U0927637

临床新导

——中医临床思维学新说

主　编　王伯章
副主编　黄泽辉

科学出版社
北　京

·版权所有　侵权必究·
举报电话:010-64030229;010-64034315;13501151303(打假办)

内 容 简 介

中医的基本理论思维与临床经典首先要用现代语言作新的阐释,从天人相应的高度与临床思维相结合的深度纵观全局,让现代学习者更易明白与认同,以提高临床理论思维的悟性。中医传统的辨证论治也要逐渐反映现代实践进展并总结出新思路,且以中医与西医诊疗的吻合点作为范例,寻找新的启发与思路,也是提高中医临床思维水平的另一方面。概言之,充分理解与认同中医临床思维原理,认识、掌握中医临床思维的基础知识及其多元性,并善于汲取现代医学进展,是提高临床思维与医疗水平的钥匙。

本书对在校学生、年轻中医、西学中的医师,均有较大启发,帮助他们较快地系统掌握中医临床思维,有利于迅速地提高临床医疗水平。

图书在版编目(CIP)数据

临床新导:中医临床思维学新说 / 王伯章主编 .—北京:科学出版社,2013.11

ISBN 978-7-03-039101-8

Ⅰ.临… Ⅱ.王… Ⅲ.中医学-临床医学 Ⅳ.R24

中国版本图书馆 CIP 数据核字(2013)第 266092 号

责任编辑:朱　华　周万灏 / 责任校对:赵桂芬
责任印制:徐晓晨 / 封面设计:范璧合

版权所有,违者必究。未经本社许可,数字图书馆不得使用

科 学 出 版 社 出版
北京东黄城根北街 16 号
邮政编码:100717
http://www.sciencep.com
北京凌奇印刷有限责任公司 印刷
科学出版社发行　各地新华书店经销
*
2013 年 12 月第　一　版　　开本:787×1092　1/16
2018 年　7　月第四次印刷　　印张:16
字数:371 000

定价:88.00 元

(如有印装质量问题,我社负责调换)

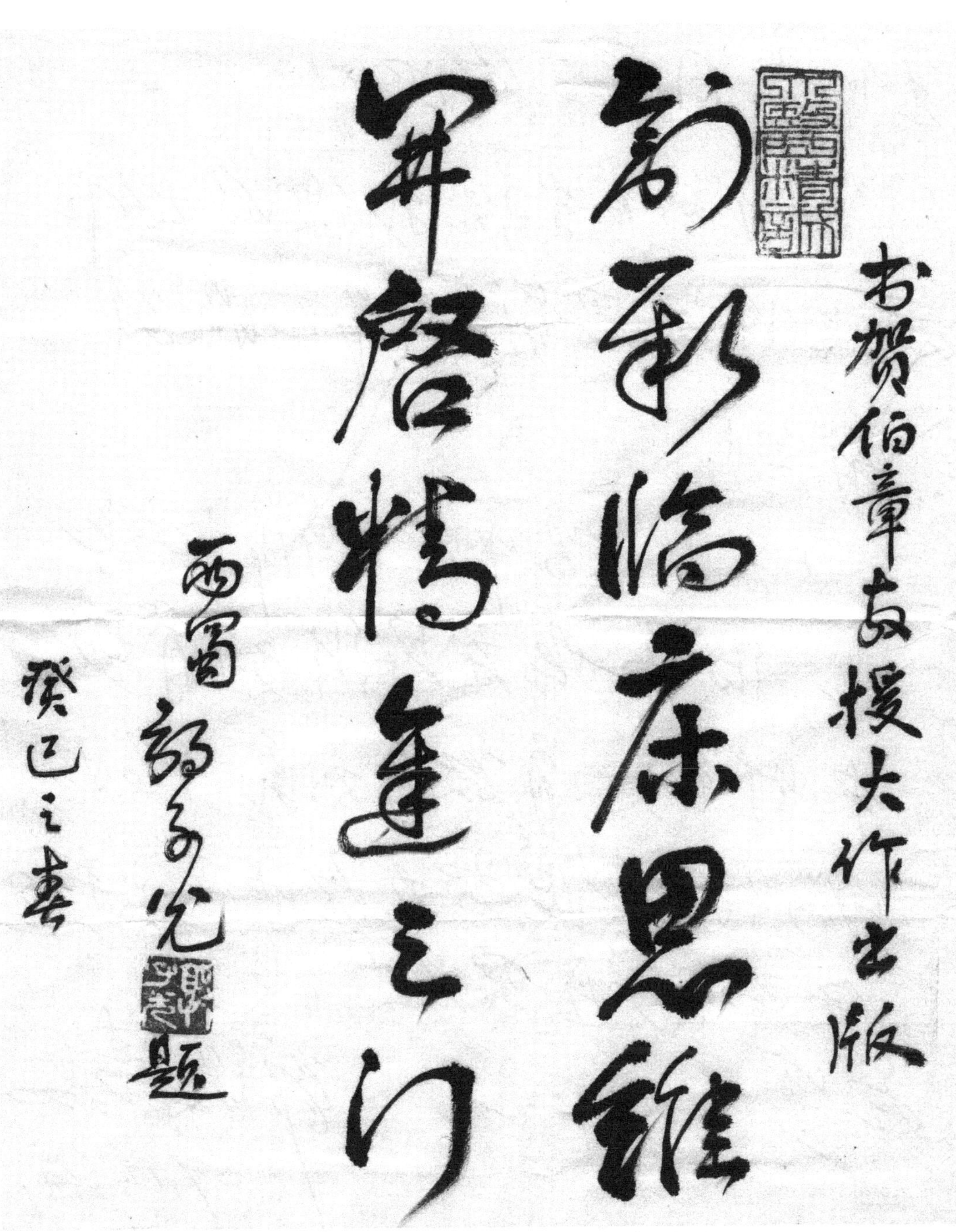

国医大师郭子光题词:创新临床思维开启精进之门

王伯章同学：你好！

09.11.25日寄给我你的大作《中医临床思维学》早已收到，谢谢！

大力提倡中医之辨证论治，细论临床思维，多有切中时弊，有教育意义，很好！嘱你继续努力，为中医之振兴而继续努力！祝

全安

邓铁涛

09.12.14.

国医大师邓铁涛老师涵复评语

序

众所周知,辨证论治是中医之特色,也是中医理论体系的核心内容。然而,辨证论治具有深刻内涵,非博学明辨、慎思笃行者,难以得其精髓。汉·张仲景以医圣之资,尚谓:“经络府俞,阴阳会通,玄冥幽微,变化难极,自非才高识妙,岂能探其理致哉?”而晋·王叔和去汉代未远,也曾因当时医家未能得辨证论治之奥旨而感叹:“夫医药为用,性命所系。和鹊至妙,犹或加思;仲景明审,也候形证。一毫有疑,则考校以求验。故伤寒有承气之戒,呕哕发下焦之问。而遗文远旨,代寡能用,旧经秘述。奥而不售。遂令末学,昧于原本,互滋偏见,各逞己能。致微疴成膏肓之变,滞固绝振起之望,良有以也。”

日月如梭,斗转星移,历史已进入21世纪,虽党和国家对中医药学重视有加,然受多种因素的影响,试问现今自诩为中医者,又有几人真正能领会辨证论治之奥义?

王君伯章,祖籍广东南海,幼承庭训,于岐黄启蒙之书如汤头歌诀、药性赋之类背诵颇多,十七岁高中毕业后,跟从其父湛江名医王挚峰学中医,七年后出师,医名渐起。1979年至1982年,又考取了广州中医药大学硕士研究生,得以聆听诸广东名家之教训,加之其刻苦勤奋,故学识日增,医技精进。毕业后,到广东医学院附属医院从事医疗、教学、科研工作至今,历任中医学教研室主任、附属医院中医科主任之职。其诊治也,审证精细,辨证准确,施治巧妙,每每起沉疴于倾刻;其教学也,旁征博引,深入浅出,风趣幽默,每于笑谈之中授学生以辨证之技巧。其医名远播于省内外,其学术也为同道所称颂,曾被广东省人民政府授予“省名中医”荣誉称号,被国家人事部、卫生部、中医药管理局批准为全国第三批老中医药专家,并担任中华中医药学会仲景学说专业委员会常委、广东省中医药学会仲景学说专业委员会副主任委员暨广东省中医药学会呼吸专业委员会副主任委员之职。

近日,王君以《临床新导——中医临床思维学新说》一书之手稿相赐,并索序于余。观此书所论,皆作者多年之心得,其内容以临床辨证思维为核心,旁及基础理论、内外妇儿各科,并对《内经》《难经》《伤寒论》《金匮要略》《温病条辨》等经典著作的精华也有解读。我认为,付梓之后,必能对提升读者辨证论治之水平有所助益,故乐为之序。

中华中医药学会常委
中华中医药学会仲景学说分会主任委员
北京中医药大学副校长
王庆国
于2013年春

自 序

中医学被称之为“伟大的宝库”，我认为是带有古老的尘垢里蕴涵着宝贵医学遗产的意思，是千年尘垢与珍宝混存的史实。的确，我们可以认为它是由两大板块结合而成：一是理论板块，在天人相应观的指导下，阐述阴阳、五行、六气与脏象等，要学会它所陈述的内容不难，而要充分理解与认同中医思维特色和方法却并不容易，往往因人而异。所以，直至现代仍常有人发出“中医理论很玄”的慨叹。中医还有它另一强大的实践板块，即它在中医理论指南之下，较形象化而又充分地记载、总结历代劳动人民与医务工作者确切的医疗实践经验，又经历代学者加以筛选，尤其把其中的成功经验列出病因、证候、方药等，供后人学习与应用。尽管如此，仍有“千方易得，一效难求”的感慨。中医人才成才之路如此漫长，也正是需更多地依赖临床经验的积累，“熟读王叔和，不如临证多”就是写照。

为解决上述问题，拟从加强理论与经验衔接思维的再阐释这一角度入手，及从古今临床思维中再整理、升华，总结出一般规范及各科各病的个性特点，再指导现代临床。这应是中医临床思维学学科建设的好方向。

余幼承庭训，又攻读过中医学硕士研究生，长期在大型综合医院工作并从事高校教育工作数十年，理论与实践得以充分结合，积累了不少心得体会，今汇编成书。总以阐释中医思维的合理内核，弘扬临床经典要旨，汲取各家及现代临床思维新进展，围绕中医临床思维展开分析、评议，以期从中启发后学者的临床思维能力。若能为读者的临床思维拓展高远视野提供垫脚的肩膀，就是笔者多年的心愿了！由于水平有限，挂一漏万在所难免，于此抛砖引玉，盼同道指正，并期望共同挖掘发展中医临床思维学。

广东医学院

王伯章

于二〇一三年仲春

目　　录

第二卷　临床实录与思维

第三卷　论证与探讨

论证篇——论证六经辨证本义与本源

探讨篇

导　言

临床思维源流概要述评

中医学有一套自成系统的完整理论体系及丰富的临床经验总结，汇合成“伟大的宝库”，它那诱人的魅力令不少学者为了发掘、发扬这一宝贵遗产承先启后，穷毕生的精力而无悔，不少先贤同仁做出了巨大的贡献。而另一方面的现实是“熟读王叔和，不如临床多”、“千方易得，一效难求”，反映出学中医有赖于临床经验长期艰苦的积累。理论与实践联系尤非易事，导致中医成才的道路尤其漫长，令人不能不深思探究。

溯源中医理论基础，当数《黄帝内经》，现代人总结它的思维方式是“司外揣内，援物比类，心法顿悟，试探反证”。当然，其中有不少易学、五行学说的象数思维作基础，当时的临床医生被称为“方士”，缺少系统的理论作指导。汉代张仲景乃“勤求古训，博采众方”而成《伤寒杂病论》，写下了第一部临床专著，以医经家的理论整理“经方”家的有效方药。这一全面系统的医学巨著，基本上建立了中医临床学架构，并为辨病与辨证论治奠定基调，即以病脉证治与平脉辨证为基本思路的大量的方证治疗。后世医家的著述基本上从不同范畴发展、完善中医学的辨病、辨证论治，并列出病、因、证、症、脉及方治。金·张元素著述的《医学启源》作为教材教李杲竟使之成一代名医。我们注意到《医学启源》基本上以天人相应观作主线，上卷列天地六经藏象图，先列三阴三阳、五脏六腑、十二经络、藏象等六气主治要法；中卷列五运六气主病方治；下卷列用药四气五味、升降浮沉归经、脏气法时补泻等。李杲的《脾胃论》写作仍以天人相应观作主线，阐述脾胃疾病形成的证治方药，阐发内经理论于临床实际较细微。朱丹溪的《格致余论》是格物致知指导医学临床思维的著述。明·张景岳《景岳全书·传忠录》提出了“诊病施治”。清·喻家言在《寓意草》提出“先议病后议药”是临床思维方式具体的阐述。而清·汪昂的《医方集解》则第一个解释常用有效医方的配伍作用，是临床思维发展的另一重要方面。从发病学、致病动因、病理机转、症候辨别及用药的临床思维细微记叙的首选清·叶香岩《外感温热篇》《三时伏气篇》。其后章虚谷正式提出“辨证论治”之名。中华人民共和国成立以来，百病验方、辨证论治的著述比比皆是。

以辨证论治思维作为中医临床思维的特色，并指出理、法、方、药一线贯通是辨证论治的主线，是当前较普遍的提法。但事实上，上述概括仍存在不少问题。因此，现代对临床思维研究主要集中在辨病与辨证的方法研究上。方药中教授提出辨证论治七步议，这是从《内经》病机十九条而来，即脏腑经络定位，阴阳、气血、表里、虚实、风、火、湿、燥、寒、毒定性，定位与定性合参，必先五胜，各司其属，治病求本，发于先机。李秋贵等学者指出，张仲景的辨证方法以辨阴阳与辨标本为指导原则，以六经或五脏辨证作为定位、定向的方法，以八纲与病因辨证作为定性、定量的方法，以“症-病-证”作为辨证的层次。郝万山指出：“一是病易识，证难辨，抓主要症状就可以用方。二是病难断，证难辨，根据主症即可用方。三是通过经验积累，简化辨证程序，只抓几个主要症状就可以对症用方。”汪涛等认为：“先病后证，判明邪正消长态势是辨证的关键。”徐淑文体会到：“辨证论治是中医的一大特色，但多年的临床实践让我体会到重症肌无力往往从辨病入手效果好。举个很简单的例子,同样是易感疲劳,重症肌无力往往从脾肾论治,而慢性疲劳综合征往往着眼于肝。所以西医的诊断有时确实为我们遣方用药提供资料,让我们了解到该病的不同病因和发展过程。”胡学军等认为辨病势的思路方法应该:“从神、色、舌、脉等察人阴阳气血之盛衰,病邪之进退;从传经和脏腑病循环传变规律辨病势;从人体生理病理节律推测;从治疗的时限与效果反馈推测,并注意三要素:邪气有无出路,阳气、津液的存亡,胃气的存亡。”张兆云提出“辨证识机论治”,代替辨证论治,并指出:“辨证识机论治与辨病识机论治可优势互补。一般要在熟用、辨证识机的基础上结合辨病识机,在特殊情况下,无病可定则从机,无证可辨则从病,甚至舍病从机,皆应审时度势。”陈易新等认为:“西医对于病的认识其实包括了病因、疾病的发生、发展、结局的全过程的认识,因此是整体纵向性的研究。而中医重视证,是从个体反应性出发,……就某一特定的‘证’来讲是阶段性的、横向性的,是相对稳定的,所强调的是个体化。”“因‘辨证论治’必须与‘辨病论治’相结合,而‘辨病论治’在中医临床上主要体现为‘随症加减’。中医临床取效的关键在于‘辨证论治’与‘随症加减’的巧妙配合。”“如先天不足的个体出生后,终其一生可能都属于肾虚证了。因此,‘证’的存在不是以病的发生为必要条件的。证与中医学中的体质有关。”宋兴指出,怪证的诊治一是临怪不乱,二是探本寻源。“原始病因是矛盾的起点,是源;病机是矛盾的交叉点,是本”,并要辨“怪”折理,逆向思维。又说:“在采用中医诊法之前,首先用现代医学检查方法探究病因病性……如血管变性变态或寄生虫引起的颅脑病变,结核杆菌造成的脏器损伤,肿瘤、结石形成的占位性病变……都不是以望、闻、问、切能形象洞察的。而这类疾病无论表现形式多‘奇’、多‘怪’,一旦病因查明,治疗方法相对较为确定,并不受怪异现象影响。”“辨证基本明确,论治思维一时也难准确到位。”“怪病从痰治”、“怪病从瘀治”、“怪病多从脾治”、“怪病多从肾治”。杨新中对肿瘤的诊治提出,癌毒是肿瘤产生的特异病因,癌从内生,癌毒属阴,癌毒隐侵,癌毒属实,癌毒猛烈,易致瘀滞,易于扩散,易耗正气。而抗癌力虚是肿瘤发生的主要病机;瘀滞是肿瘤的重要病理变化。并对中医肿瘤治疗思考提出“针对癌毒病因治疗”、“针对正虚病机治疗”、“针对瘀滞病理治疗”。治疗方法是“瘤证同治,内外合治,标本兼治,汤丸并用,癌命兼顾。”刘清泉认为,依急性脑出血的病机演变特点可从“分层扭转”理论在治疗中应用。

综上所述,现代讨论诊疗辨证方法时,就是如何正确地把握病-证-症的相互关系及辨治的要领与策略技巧。同时,现代中医各门理论与临床课和现代出版的各种专病专方临床进展都在不同学科与层面上补充、发展着广义的中医临床思维。而从狭义上说,则应是提取各门理论与实践课中和临床应用直接相关的主要思维方法与知识联接起来,加以提炼概括出广泛共性的思维大纲与相关的知识基础,才有可能成为新的临床思维学。另一方面,鉴于目前下述的一些状况,即我们的中医学生、西医学习中医者或青年中医师成才的道路均较西医生漫长;仍有人对中医基本理论感到困惑,不易理解;对学习中医经典的重要性也不解;或有不少人仍感到“千方易得,一效难求”,这都是需要我们反思学科自身是否存在不足,这也是笔者提出临床思维学的初衷。

笔者认为,中医的基本理论思维与临床经典首先要用现代语言作新的阐释,从天人相应的高度与临床思维相结合的深度纵观全局,让现代学习者更易明白与认同,以提高临床理论思维的悟性。中医传统的辨证论治也要逐渐反映现代实践进展并总结出新思路,且以中医与西医诊疗的吻合点作为范例,寻找新的启发与思路,也是提高中医临床思维水平的另一方面。总而言之,提高临床医生理论思维悟性,消除对辨证论治认识的滞后与误区,探求临床经典对实践的基本指南与成功诊疗提供的典范与线索；了解各专科临证特点与对症用药方法；掌握现代进展及思路，应是学习与提高中医临床思维的可行的技术路线。让初学者迅速提高临床认知能力，以期缩短中医成才的道路。

总之，围绕临床思维这一主题，先通过对理论穷源溯流，深入浅出地重新解读中医理论思维的要领及对临床概括的思维规律，汇集前人临床思维的精粹及现代中医临床思维的新发现，总结出临床思维的一般规律，并加以明细的阐述，以此代替古人“医者意也”的粗浅表达。以较周详而深入的现代表达，并在此过程中提供相关的基础知识，从而回过头来指导临床实践，以期逐渐减小理论联系实践的涵接距离。这对深化与完善中医学体系的学科建设，提高中医学的临床效果是有重大意义的。而在本书里，笔者作为从事临床医疗四十年的高校教师，仅是期望对学生提供职责范围内的一些帮助，为青年才俊的上进提供垫脚的肩膊。

第一卷 中医临床思维学新说

第一章 中医基础思维解读

一、从中医学的源流看它的思维结构

中华人民共和国成立以来，在对中医的研究过程中，人们感觉到它有自身的规律和特色，违背了它的特色与规律，发展研究便会走向死胡同。人们便提出了"中医特色"的问题。现仅从它的结构来分析、认识其思维特色。

(一) 来源于象数思维模式的医学理论

中医学以它无可争辩的临床疗效和独特而又完整的理论指导为人类防治疾病做出了杰出的贡献，不能不承认它是一门医学科学。同时也深感到由于它是导源于古代科技文化基础的一门医学，与现代科学尚有不少鸿沟很难逾越。近年来国内外兴起了医易同源的研究，在这一研究中人们发现，中医学与易学的相关之处主要是象数思维的方式，是以阴阳五行为主要内容的取象比类法的方法论。象，在易学中原指卦象与爻象，数原指爻数与图数。数以象为基础，数的目的说明象。河图、洛书就是以图示数，以数寓象，说明天地自然的客观存在的含蓄规律，因此可以说，象数思维导源于河图、洛书的创造者。《易·系辞》说"易有太极，是生两仪，两仪生四象"、"仰则观象于天"、"天象莫大于日月"，日月相合就是易。数指爻的奇偶数及爻的位次数，借以观察事物从量变到质变的演变过程，从中总结规律性的东西。《后汉书·律历志》说："物生而后有象，象而后有滋，滋而后有数。"这就是象数思维抽象形成的原意。易学的发展，走上了象、数、理、占的各种流派与途径，阐明预测人类社会的天文、历法、人事、医学等问题。

古代医学的起源也必然是从人们的直觉观感与直觉思维开始的，古代解剖学并没有给古人带来医学的长足进步，使之成为医学理论的主要基础。而河图、洛书原是中华民族的祖先在观察概括天文学科学领域的辉煌成果，也是直觉观察与直觉思维融汇的结晶，在天人相应的基本出发点指导下，发现以观察总结天地自然的方法与结论观察总结人体的生理病理，指导诊治疾病是可行的，指出了人与天地自然会有象数上的同构和信息的同步谐振。这样，《黄帝内经》(《内经》)把对人体生理病理的丰富而无系统的观察诊疗经验与象数思维的结晶——阴阳五行学说作为主要思维坐标来进一步观察人体，并发展成中医学理论的完整大厦。故此，在易医学上有"太极为一，两仪为二，天地人三才为三，四象为四，五行为五，秉三才而两之为六"、"太极元气，涵三为一"等之数。在《内经》有"生气通天论"、"阴阳应象论"、"四气调神论"、"五常政大论"、"六节藏象论"、"藏气法时论"、"五运行大论"、"六微旨大论"、"八正神明论"、"九宫八风篇"等。这些篇章与"咳论"、"痹论"、"虐论"、

“胀论”迥然不同，是天人相应观指导下的产物，完成了象数医学理论的系统阐述，也才有与阴阳五行相应的精气神三才、五脏六腑、三阴三阳、十二经络的藏象学说、中药的四气五味、升降浮沉理论。

中医学作为一门完整的医学理论与丰富的实践体系结合的学科，它的科学性并没有得到现代科技工作者的真正理解，除了阴阳学说外，五行、八卦、五运六气、九宫八风、干支纪年、藏象、病机诊治等，还不完全明白其现代科学语言的意义，尤其五运六气、干支纪年更被认为是虚妄之谈。近年来天文学科技工作者发现，易学是一个完整的科学体系；五运结构是表达日、月、地、天体运行关系的；河图、洛书表达的是同一空间结构，只是空间取向不同而已，正视为河图，侧视为洛书，五运与五行结构数不同，正是空间旋转性不同的表达。而天干表征日地关系，地支表征月地关系，日、月、地三体运动特征周期以宇宙环境条件作基本依据，把天象、地象、气象、人象统一考虑，创立了一套完整的科学预测体系，这就是引起上千年争论的运气学说的再发现。

在这里，天人相应观是人体科学与自然哲学的桥梁，是脏腑生理与自然界阴阳五行、五运六气赖以沟通的杠杆。过去对此多持慎重态度，近年却不断发现它的科学性，脏腑配时辰，原来与日、地运动节律导致的生物钟有关。生命的起源，原是当时地球的化学组成的一张图片或复制品。遗传基因、太空反应的宇宙病与天人相应有关，这种天人之间，被实验证明以“场”相应等，这样，中医学的整体观就有了更深刻的理解，即人是一个整体，而人与天地、自然更是一个息息相关的大整体。

上述各种研究的再发现，促使人们对中医学的象数医学理论重新给予客观的思考与评价，只承认阴阳、批判五行、批判藏象学说功能与结构不一致的论调淡薄了，因为象数全息的观念必然限制了结构单一统一的研究与发展。对中医象数医学的整体系统性认识深化了，对中医基本理论“是什么”的问题就初步了解了。

（二）道法自然的防治思想与方法

“道法自然”是道家的思想，它意指得道者最大的追求是认识宇宙的本源，效法、回归自然，求得人体与自然的协调与一致。又如《易·乾·文言》说“同声相应，同气相求”，就是指同类气味的事物相互谐振。它作为防治疾病的指导思想也充分体现于中医学之中，如《内经》谓“法于阴阳，和于术数”、“智者察同，愚者察异”的养生学思想，在治疗上“治病必求其本”、“生之本，本于阴阳”、“谨察阴阳之所在而调之，以平为期”的调燮阴阳的指导思想，都说明了这种以协调人与自然规律作为防治思想的宗旨，在方法论上则是寻求达到上述目的的“术数”，这在医学方法论上就是古典辨证论治的方法。辨证是认识人体藏象到病能的过程，实质是从认识人体生理功能态到病理功能态的过程。论治则是应用自然环境、手段、药物、食疗、工具等进行因势利导的调整机体的病理功能态，达到康复的目的，包括中药、针灸、按摩、食疗、导引气功都是这一宗旨。如中药讲四气五味，药膳讲“以脏补脏”、“以血肉有情之品”以补血肉之躯，以调节人体五脏气血阴阳，全是这种天人相应整体观指导下“同气相求”在医学上的应用。同样，在“道法自然”的指导思想下，在自然界寻找医药，如用“五子衍宗”，从植物的种子寻找治疗增加精子、生育儿子之类；用桂枝、桑枝走人肢体，治痹痛；用藤类药、皮类药治人体之筋脉与皮肤腠理之疾；用钩藤、地龙之类的动植物以求解痉；用鹿巴、蛤蚧、海马重在动物之尾巴治补人之腰肾功能。如此等等，都有是援物比类思维结合临床验证的产物。针灸选穴讲究子午流注，目标是最终认识人的气血流注与自然界的阴阳消长同步而进行最佳的穴位选择，进行调节谐振，均是典型的自然疗法与手段。

世界卫生组织提倡发展四个医学。一是异类医学(西医),二是同类疗法,三是自然疗法,四是传统医学。其中所说的自然疗法曾标榜不打针、不开刀、不吃药,后来才认识到后三者基本上同属自然疗法。相比之下,西医是替代疗法。中医之所以属自然疗法,是要求人类主动适应调节人与自然、社会的关系,达到保健的目标,如气功就是追溯、调动人类已退化的功能的返还原理,都属此范围。

(三) 实践第一的验证医学

整体观与象数思维结合产生的取象比类法应用在医学实践上逐渐形成古典的辨证论治。辨证论治对中医诊疗具有普遍的指导意义。但这种普遍的指导,毕竟是比较粗糙的,一般化的,要进一步解决实践的具体问题,还需要古人不断在临床过程中进行验证。"神农尝百草"就是自我验证的写照。《内经》也说:"善言古者必有验于今。"在验证的过程当中,从单方逐渐向复方过渡,这在医学整体上说是一种进步。试观《内经》十三方的生铁落饮:"有病怒狂者……使之服生铁落饮,夫生铁落者,下气疾也。"而复方半夏秫米汤又治胃不和、目不瞑证,是两种药配伍才能产生的良好疗效。复方才能适应日益复杂化的病情需要。从《内经》十三方到《伤寒论》113方,是这种临床验证的逐渐复杂化与深化。没有临床验证,没有对疾病治疗的专方、专药,就不可能有解决临床具体实践的专门技术,象数医学与辨证论治就没有了技术基础。因此,医圣张仲景强调要"勤求古训,博采众方",很全面地提出正确处理古与今、理论与实践的关系问题。实际上取类比象法的思维过程,从意象到法象都较抽象,基本上属人的直觉思维范畴,不同的人,悟性不同,领会的差异就大,从而对实践的指导仅是方向性的、普遍性的,对具体病情的分析、具体方药的应用,全赖个人领会与实践运用,而后者更需要医疗实践经验作基础。所以,自经方之后,中医学治疗技术整体上的发展是各种验方、偏方的方术,针灸就是穴位与针技,其操作更体现个人的悟性与技艺功夫。各种方技与针技的运用,中药加工炮制,炼丹的火候与掌握技术的丰富与发展,都是中医学主要医疗技术发展的标志。这些技术主要从医疗实践验证中发展提高。故验证医学的成果,又常以验方的形式记载下来。

(四) 唯象医学理论指导下验证的医学科学特质

我们前面从中医学产生形成过程与结构来分析它的特点,从而知道它的框架基本上是一种唯象医学理论指导下进行大量临床实践验证的总结,二者有机地结合在一起而形成一个伟大的宝库。由于它强调整体观,认识从天地到人的一体开始,这就决定它属于宏观的方法论。所以现代人常用协同论、系统论、控制论去说明它、研究它。由于从一开始就接受阴阳五行学说的渗透与指导,它是富含辨证法思想的自然哲学。而中医学的理论与实践自身是医学科学的总结,是运用宏观方法论的蒙着古老面纱的医学科学。因为科学的概念范畴包括自然科学,又包括哲学,甚至社会科学。相比之下,医学科学习惯于只属于自然科学,往往采用分析还原的研究方法,离不开数理化基础学科,思维特色偏重于从局部到整体,与其形式逻辑思维的唯物观的西医来说,恰形成一个鲜明的对照。例如西医先认识人体的解剖结构,再认识功能,再认识病理,治疗方法是异类替代疗法,是一个从局部到整体的认识过程。中医学的特点是先认识天地自然到认识人,从大整体到小整体都是象数相应的全息观、重思辨的认识论;在此思维理论框架指导下,重功能态的生理、病理、诊断学,重自然疗法手段的因势利导、协调大小整体的防治思想,重人体以辨证论治作普遍指导原则的医学方法论,重具体运用方药或配穴的阵法技巧式的复合治疗经验技术作基本医疗方法学。正是上述各层次的结合,形成相比于西医的中医特色。并充分意识到,它是与西医结构功能完全不同的另一整体调节系统,二者之间的交叉吻合点也许要经长期研究才能发现并升华。

总之,中医与西医分别产生于东西方文化土地的基础上,从思维方式、医学方法论、学科理论基础、生产基础、医疗手段与方法、价值观念都有差异。但既然存在东方与西方的文化和医学的迥异,也必定像从混沌世界到太极图的阴阳鱼一样,在运动中互补与渗透。因此,中医学要研究与发展,也必然要吸取西方科技文化,尤其西医之长来发展自己,充实自己。否定了中医,或弃医存药、弃医存方,也就从根本上否定了中西医结合自身。学术是这样,作为一支卫生力量也是这样。"皮之不存,毛将安附焉?"这是毫无疑义的。由于中医学的古老外衣的遮蔽,我们在研究发展它的时候,甚至有时候不能仅从医学科学或自然科学的概念来评价、整理或苛求它。但我们坚信它反映的是客观存在的、有真理性的,只是对表述如何理解罢了。这也是事实。对现代科技界的人们来说,对它的疗效与水平的评价,对它的其实内涵的现代科学语言是什么,也未真正完全解决。这就需要在中西医结合的过程中,利用现代科技去认识它,弄清它"是什么",即当代著名科学家钱学森提出的先建立唯象中医学。由于中医学从它形成之初就受到自然哲学的指导与渗透,而这种哲学含蓄地代表着宇宙、人与自然的原始的基本结构,因而就具备了它先进的一面。只要现代科学对它充分渗透,经过若干代人的努力,最终会使这一门披着古老外衣的医学科学,从当今的医哲一体的状态,飞跃到代表未来医学科学方向的新医学。

二、从解读中医学的阴阳五行学说谈思维导向

中华民族的祖先,为了认识人类自己,很早就注意解剖,《内经》说"八尺之士……,其可解剖而视之",在《内经》、《难经》中有不少古代解剖的记载,但在科学并不发达的古代,要通过解剖学作为基础发展成医学,事实上是不可能的。茫茫宇宙,大千世界,如何观察认识它呢?马克思曾说过:"一个民族,一刻也不能没有理论思维。"我们的祖先,如《素问·五运行大论》所说:"黄帝坐明堂,始正天纲,观临八极,考建五常。"可见阴阳五行学说是考察建立即"考建"出来的。他们"仰观天象,俯察地理",从观察到的天地自然现象的共性出发,采用援物比类(《素问·示从容论》)的抽象思维方法,确定出阴阳五行学说作为思维坐标,并用以描述归纳人与自然现象的共同特性。每个现象的背后都有其客观存在,并作为理论思维模式并规范化。

确定这一思维坐标的出发点是把人放在天之下、地之上,天地人一体。人在天地之间是万物之灵,生长、进化不可能不受天地自然支配与影响,从哲学上讲是"天人合一",从医学的中心上说是认识人,故称天人相应,人与天地自然息息相关,人的阴阳消长与自然界阴阳消长同步与协调才能正常,叫做"智者察同,愚者察异"(《素问·阴阳应象大论》)。这种相应是以阴阳、五行、六气为中心的相应,是人与自然的共性,而在自然界中"求大同",就意味着"存小异",追求概率,而不是绝对规律。我们应有这种意识。人要顺应自然环境又与自然环境生气相通及自身环境内阴阳协调平衡才正常、健康,若平衡协调破坏就是疾病。

(一)阴阳学说

1. 阴阳的起源与性质　众所周知,阴阳五行学说导源于河图、洛书,所谓"河出图,洛出

书,圣人则之"。河图与洛书来源之迷如何解读,至今仍不清楚,可能与史前文明有关,即古人对星象观察与天文概括有关。从河图与洛书到阴阳五行学说完整阐述,不知经过多少代人的艰苦研究阐发才完成的理论。

从文字源流上讲,阴字最早是象形字,◎圆日中有一点,四周是浮云蔽日;后来是形声字,山今隂,成了繁体的陰字。《辞源》亦引述"书"经说:"山北水南曰阴,山南水北曰阳",说明阴阳最初的含义是向阳面与背阳面的现象,如果细分析这种自然现象加以归纳思索,就引出如下的属性:阴→晦暗→夜→秋冬→冷凉→水→冰→阴成形→向内→降→静→抑制,阳→光明→昼→春夏→暖热→火→阳化气→向外→升→动→兴奋、亢进。在古人眼里,自然界的阴阳变化差异导致了寒热的变化,一天昼夜的变化,一年四季寒热温凉的变化,以及天上风、寒、暑、湿、燥、火的产生,地上生、长、化、收、藏的生态变化。另一方面,又认识到阴阳是一个相对的概念,山水的阴阳是向阳与背阳,地球的阴阳是昼夜,而天为阳,地为阴;火为阳,水为阴;动为阳,静为阴;外为阳,内为阴;而昼作为阳,上午是阳中之阳,下午是阳中之阴;夜为阴,上半夜是阴中之阴,下半夜是阴中之阳;说明阴阳是相对的,是在动态之中确定的。在相关的自然事物或同一自然事物的两个方面,作为分析对象,阴阳学说固然"数之可十,推之可百",但也不是无条件的,牛头与马嘴,汽车与火车则无可比性,总之阴阳是人与自然相关事物的对立双方或同一事物对立的两方面的概括。而在医学范畴中,阴阳属性的具体化有它特定的意义,也区别于一般的应用。

2. 阴阳学说的基本内容

(1) 阴阳的对立与转化:阴阳的对立制约,古人称阴阳相反,上与下、左与右、天与地、动与静、升与降、明与暗、寒与热、水与火等性质相反,故此互相制约。阴阳转化是指物极必反,即《灵枢·论疾诊尺》"重阴必阳,重阳必阴",《素问·阴阳应象大论》"寒极生热,热极生寒",自然界的寒来暑往是转化。临床上有些中毒性肺炎可以从高热,突然厥冷,脉沉绝致死;而有些中毒性痢疾也可能先腹胀厥冷,突然转为高热;又如输液反应先寒战,后高热,都是阴阳的转化现象。

(2) 阴阳互生消长与平衡:阴阳互生又称阴阳互根,阳生于阴,阴生于阳,孤阴不生,独阳不长。结合人体来认识阴阳,常常被称作阳气与阴精,通俗地说,我认为阳气代表着机体的功能,阴精代表着机体的物质。人体的阳气与阴精,代表着人体的能态与质态的转换与变化。相互消长是说阴消阳长,阳消阴长。互生与消长说的是一方面阳气来源于阴精,阴精来源于阳气;而另一方面消耗阴精才能产生阳气,消耗阳气才能产生阴精;因此互生与消长说的是同一事物的两个侧面,在机体就如同生物的同化作用与异化作用共同完成新陈代谢。为什么这样说呢?《内经》说:"阴者,脏也,藏精气而不泻"、"阴者,藏精而起亟者也"、"阴成形"、"阳者,腑也,传化物而不藏"、"阳化气"。基本意思是说藏阴精就是代表机体同化作用的过程以储备能量,阳化气"卫外而为固"是机体分解有机物、释放能量、排泄废物的过程。在自然界阴阳互生与消长就如同昼夜的变化,冬夏的转换。如上所述,在互生与消长的过程当中还有一个阴阳的动态平衡问题,阳盛则阴病,阳盛则热;阴盛则阳病,阴盛则寒。而在人体,由于从生理上来讲,"阳在外,阴之使也;阴在内,阳之守也",所以阴阳平衡失调还有另一种情况,就是一方的不足而不是过盛,则"阴虚则内热,阳虚则外寒"。所以中医整个诊疗过程都注意调节阴阳,"谨察阴阳之所在而调之,以平为期",平就是平衡,否则异常成病。

(3) 阴阳交感相错与协调:《素问·天元纪大论》说"阴阳相错,而复由生","在天为气,在地成形，形气相感，而化生万物”。天地之间有阴阳的差异，就有矛盾。相互作用，“交感相错”，就形成及维系着一组矛盾，《易经》说：“天地交泰”、“天地不交则否”。阴阳交感的阻塞，不通则异常。在人生理的“阴平阳秘，精神乃治”，“男女媾精，万物化生”就是协调，就是非平衡稳态。若“阴阳气不相顺接”就会产生厥、脱、逆、闭等病证；若“阴阳离决，精气乃绝”就会产生格阴、格阳，生命就会终结。这组矛盾就破坏、不存在了。

总之，阴阳互生消长的平衡既然是动态的，那就必包含着不平衡的时候，与平衡互相转化。维系这种转化就是非平衡稳态，就是协调。健康幼儿、少年、青年、老年都可视为阴阳动态平衡之躯。如果没有非平衡稳态就不会有生、长、壮、老的变化，人体有疾病是阴阳不平衡，经过治疗抢救未必一调理就平衡，首先是维持“阴平阳秘”的非平衡稳态，经过调理才能逐步恢复平衡。

必须要说明一点，笔者认为机体的阴阳主要是指阳气与阴精、功能态与物质态，也许会有人提出异议，上为阳，下为阴，外为阳，内为阴，左为阳，右为阴，如何理解呢？上对于下、外对于内在自然界与人体都是趋向于能态高，而左为阳，右为阴，根据《素问·阴阳离合论》的说法，人观察天地的标准体位是以面南而立，“前曰广明，后曰太冲”定位的，这个时候左是东，右是西，左升右降，因此左为阳，右为阴。并有“肝生于左，肺藏于右”的五行脏气的说法。

如果按笔者的观点来理解，所谓“天人合一”、“天地人一体”，就是把人放在自然界中统一的气“场”观察思考自然现象的变化。那么，人的生命是什么？《灵枢·本神篇》说：“天之在我者德也，地之在我者气也，德流气薄而生之者也。”天之德，是产生生命的机遇条件的信息；地之气，是物质能量的基础。二者结合就产生生命，故生命伴随自然之气变化而产生与变化。因此可以认为，阴阳学说是把日照产生的阴阳现象抽象引申到性质和它相关的各种自然变化，包括昼夜、冬夏或春秋等的天气、生态、物候等自然界有机或无机界的种种质能态交变常态联系起来，规范成一个理论模式，作为观察与思维的坐标，并认为阴阳变化是自然界各种变化发展的最根本的原动力。

（二）五行学说

古人“仰观天象，俯察地理”，观察天地自然的变化规律，发现自然界有些事物是互相资生、孕育的，有些则是互相制约、约束的事物，简称生与克。互相资生、孕育的现象，如森林可发生大火——木生火；火烧过后剩下灰烬沃土——火生土；岩石矿藏多埋土壤之下——土生金；泉水来自高山坚硬的岩石之中——金生水；水能滋养植物，有水的地方就有植物——水生木。互相制约的现象，如植物的根可以防止土壤流失——木克土；土壤筑堤，可防水泛滥——土克水；雨水可灭林中之火——水克火；大火烧后，岩石变质，金属变软——火克金；坚硬的岩石可压抑植物生长——金克木。

上述这些孕育与制约过程均发生在自然界的正常变化，正常的生克称五行制化，是正常的现象。这对古人产生的启发却是在这种现象背后有什么更深刻的内涵。通过援物比类的抽象思维，古人仰观天文与俯察地理首先确立基本时空与这些现象联系起来，我国农历的四季较简明的是以北斗星斗柄所指方向来确定的。故先确定东与春、南与夏、西与秋、北与冬的关系。再加上一年夏秋间的长夏与东南西北中的关系确立中与长夏的关系。这样逐步引申出自然界中各种对应关系（表1-1）。

表 1-1 自然界五行对应关系

时	空	仰观天气	俯察地理	自然态概念	名称	气的运动态	五脏	五味
春	东	风	生(生荣)	生发柔和	木(植物)	向外伸展	肝	酸
夏	南	暑火	长(繁茂)	阳热炎上	火(阳光)	上升	心	苦
长夏	中	湿	化(丰满)	长养变化	土(土壤)	基点移行	脾	甘
秋	西	燥	收(坚敛)	清肃坚劲	金(石)	向内收缩	肺	辛
冬	北	寒	藏(凝固)	寒润下行	水(海)	下降	肾	咸

在北半球的中国以地球的轨迹作观察点的农历,对中国农耕的指导及各种物候生态的描述是确实无误的。

在五行生克的变化过程中,如果有一方太过或不及,这种生与克就产生不平衡,叫做“亢则害”,就产生五行乘侮的异常现象。如上所述,古人首先透过木、火、土、金、水五种自然界的现象生克变化常例,意识到各方的动态平衡关系的重要性。同时更重要的是透过自然变化的物象,认为它又是气的运行态、时空转换的标志。又代表着自然界一年四季的气的运动态,归纳为生发柔和、暑热炎上、长养变化、清肃坚劲、寒润下行,自然生态简化为生、长、化、收、藏,实即气伸张、上升、转化、收缩、下降。五者当中,主要代表着一年中两组矛盾,即春与秋、木与金、气舒张与收缩的矛盾,以及冬与夏、水与火、气升与气降的矛盾。土标志基点移行转化,这是五行学说核心意义所在。自然界如此,在人体亦如此之,在自然界说明五行当中要处在一种平衡的状态才正常,否则不平衡是异常,用五行学说阐明人体内分五脏也是强调一脏的虚实失调就会影响全身各脏器的失调,五脏相关。治疗上就出现培土生金、滋水涵木、扶土抑木、壮水制火等治则。从上述可见,金木水火土不仅是物象,更是物质运动过程中时空状态的概括。

值得注意的是,道家有一句话,叫做“跳出三界外,不在五行中”,提示我们如果离开了地球的环境,进入太空,五行就不复存在了。同时,五行学说在中医理论形成的过程当中;用它作为思维坐标观察人体,确立人体内部有五脏与自然环境相应,从而形成了完整的藏象学说;用它作为思维坐标观察中药,分出五味属性,升降浮沉,产生中药学的某些功用理论。但是,随着对人体具体观察而深入的藏象学说及中药理论与实践经验相结合的完善后,五行学说在临床上少用了,主要是因为被藏象学说和中药学直接替代了。这是从自然哲学向医学科学过渡的进步表现。

若按笔者的理解来表达,五行学说从观察归纳自然界的植物、阳光与火、土壤、金石与水的五种地表事物形态相互转化与制约的循环与平衡常态现象开始,通过长期“仰观天象,俯察地理”,并抽象思维后,认为这是自然现象的“气”的变化的表现。即自然之气舒张则温,为木;自然之气上腾则热,为火;自然之气的基本点是中和濡缓则湿,为土;自然之气收敛则凉,为金;自然之气沉降则寒,为水。这些都与自然界时空变化息息相关。对此,加以抽象规范成五者循环相关与动态平衡的简明理论模式,阐明自然并作为思维坐标,观察人与自然。换言之,当年黄帝“考建五常”就是长期考察天文地理后,一分为五概括自然界变化常态,主要是事物形态的转化与制约循环方式。称之为五行,即是五种自然之“气”的运行,其内涵是五种物质的内在“气”运动方式决定它的外在形态及彼此间转化与制约的平衡,并与它所处的时空息息相关。这就是五行学说的核心思想内容。古人云:“超以象外,得其环中”,笔者谨于此请示斯语,故而抛砖引玉,仅供读者参考与理解。

笔者认为,用这种一分为五的时空定位方法在北半球的中国观察自然引出的结果是正确的、适用的。若在南北极则会有不同的结果,如在南半球的大洋洲则可能时空倒置。但五行学说所建立的观察自然现象并进行抽象思维的方法与思维坐标是基本正确的,反映中国大地的客观存在。

总而言之,阴阳五行学说是深刻反映自然现象常态的人类宝贵思维坐标,是中华民族祖先智慧的结晶,不是谬种流传的玄学。应从历史唯物主义的立场理解它的观察、思维、归纳自然界的客观存在及其返璞归真的合理的科学内核,而不是仅对其理论中的局部内容进行误解、误读。

综上所述,阴阳五行学说是古人从天人相应观出发,观察人与自然现象的客观变化,运用取象比类的思维概括人与自然的共同特性,从而确立的思维坐标,其中涵盖了质、能、时、空四大要素。从而借助此思维坐标规范观察、认识天地自然并阐明自然的"象"与"数",以此进一步认识人体,发展成为中医学的"藏象"、"舌象"、"脉象"等生理病理现象,并成为中医理论体系的基本思维架构。从自然到人的思维坐标所观察描述的每一影"象"背后都有客观存在的事物,因此,从本源上讲,阴阳五行学说是阐明天地自然的哲学,但由于上述原因,阴阳五行学说又成了中医学不可分割的基础思维。

现代还有人说:阴阳五行很玄,五运六气更玄。《内经》收入的七篇大论,长篇论述了五运六气学说,说明古代是很重视这一理论的,但是人类的疾病谱为什么通过天干地支结合五运六气推算出六十年一个周期呢?古人既没有卫星云图,又没有数十年大面积统计的材料,六十年周期的疾病谱从何而来呢?从现代天文学的发展以及电脑的使用,发现影响地球的变化主要是日、月、地三者之间的关系,由于月球绕地一圈与地球绕日一圈时间周期不一样,三者之间要重复它们之间的方位和距离要六十年一个周期,由于地球是一个球体,在受日月不同的影响下会产生轻微的变形,而导致地极偏移,就会有六十年一个周期的不同天象、地象与人象,也许这就是运气学说疾病观背后的客观存在吧!

(三)易学对中医学的影响

中医学在历史上受过易学的影响,所以有"医易同源"和"医易相关"的说法。其实中医学在历史上还受到道学、儒学、佛学、文学等方方面面的影响,至于影响有多深,有多少,谁还能用百分比统计出来呢?但有一点是肯定,每一位从事中医与相关学科影响的学者都会强调他研究领域的重要性。但是要知道中医学主要是解决病人疾病痛苦的医学科学,然后有哲学、易学、儒学、道学、文学渗入其中。这种本质是否定不了的,也只有这样,才能让我们注意分清,不要眉毛胡子一把抓。易学对中医学理论产生什么影响呢?笔者觉得首先是它的天人相应观(天人合一是从哲学的角度提出,而医学研究的中心是人),由于确立了人在天之下、地之上,人是万物之灵的天地人三才观,人要适应天地自然才能生存、健康,人的气机生气通天的这一思想,才产生出中医学的疾病观、病因学说。例如天上有六气,风、寒、暑、湿、燥、火,六气太过,人不能适应,则成为六淫,成为外感疾病的致病动因。人的七情及气血痰瘀等内在环境的失调又成为了人体产生疾病的内在因素。因此强调人体的阴阳和环境的阴阳消长同步协调才正常。另外,受易学"一阴一阳之谓道"的影响,《内经》完善地提出了与医学适用的阴阳学说,但《内经》的阴阳学说和易学的阴阳是有区别的,即同中有异。易学讲阴阳是太极、两仪、四象、八卦,内涵也较粗糙。《内经》及《伤寒论》讲三阴三阳,并结合人体生理、病理加以阐明。如果说通过医易相关的研究,进一步理解古代中医理论形成的渊源和思路肯定是有好处的,也已有不少成果,但是过分强调易学在中医理论研究的重要性并作为今后中医发展的大方向，倒也不必。事实上也没有成为主流。因为哲学与医学是有区别的，医学科学有它自身结合人的机体细微的理论内容与医学技术。但是按照个人的看法，抓住天人相应观的客观途径和天人相应的物质基础作研究，有可能对中医理论的研究获得更深刻的阐明。发现中医理论这影“象”是什么。也许这就是钱学森先生提出来先弄清楚中医讲的“是什么”，以后再问“为什么”的唯象中医学吧！至于易学在中医学其他方面的影响遗留下来到现代还用的东西，已是很枝节的了。

（四）天人相应观指导下确立的藏象学说

古代中医到底如何认识人体的生理功能呢？最初可能是古解剖学，《内经》、《难经》均有明确的记载。“八尺之士……其可解剖而视之。”《难经·四十二难》说“肝重四斤四两”、“胃肠五丈八尺四寸”等。但在科学并不发达的古代，这些解剖知识不能进一步发展成医学生理的基础。但却能从开阔的世界观中认识人，即“人以天地之气生，四时之法成”（《素问·宝命全形论》）、“天地合气，命之曰人”。这种观点与当时人局部认识的观点是有争论的。在《素问·五藏别论》中记载，黄帝“余闻方士，或以脑髓为脏，或以肠胃为脏，或以为腑，……愿闻其说”。黄帝反映了临床医生（方士）或以脑为脏或以肠胃为脏的意见，向岐伯提出了如何界定脏腑的问题。岐伯后来明确界定了“五脏者，藏精气而不泻”、“六腑者，传化物而不藏”的命名原则，并举出“脑、髓、骨、脉、胆、女子胞，此六者……名曰奇恒之腑”，其中原因就是从天人相应这大世界观、人生观出发，并充分反映在其他篇章中。如《素问·气穴论》说：“天以六为节，地以五为制。”《素问·金匮真言论》：“人亦应之，……五脏皆为阴……六腑皆为阳。”这就是确定人以五脏属阴，外应于地上五行；人之六腑，外应于天上六气的主要出发点。中医以五脏六腑为中心的藏象学说原则就从此确立下来了。但直至今天脏腑辨证也已系统化了。还有某些专家从解剖生理出发，提出“脑主神明”的问题，似乎是并未注意到《内经》的这些记载。《内经》不但有“心主神明”，而且阐明神、魂、意、魄、志均各归属心、肝、脾、肺、肾所主，都与精神思维活动有关。在辨证论治上、用药归经上调治各脏，如滋肾宁心、交通水火、疏肝解郁安神、健脾补心宁神、豁痰开窍醒神等也均能调治心神情志病变的。但若重新找归“脑经”之药，似乎再从零创新或再重复其他十四经了。

《伤寒论》说：“天布五行，以运万类，人禀五常，以有五脏”，说明张仲景也是承传《内经》的以五脏为中心的藏象学说的。其实，《内经》对五行学说的阐述有它结合人体自身医学化的阐释与发展。在《尚书·洪范》中“木曰曲直，火曰炎上，土爰稼穑，金曰从革，水曰润下”，这显然指自然界。而《素问·五常政大论》在阐明正常人体内时“木曰敷和”（敷布阳和之气）、“火曰升明”（升发光热）、“土曰备化”（润泽化万物）、“金曰审平”（平顺稳定）、“水曰顺静”（清静随顺）。用木、火、土、金、水的生克制化关系阐明人体五脏心、肝、脾、肺、肾的正常平衡与制约的关系。但显然还是不够的。例如，肺属金的清肃坚劲或审平，不完全代表了肺主气、司呼吸、肺朝百脉、开窍于鼻、外合皮毛的藏象功能及其与其他脏的关系，当五脏的藏象功能完善之后，五行学说在后世的应用就减少了或大部分被替代了。这是从哲学向医学的具体化过渡，也是医学自身的进步与发展。

如果我们注意到古人从确立阴阳五行的思维坐标的五行象数与藏象学说的发展完善，这是从哲学结合人体生理的医学的过渡。从阴阳五行思维坐标观察推导产生的中药学四气五味功能，到临床经验总结出的主治相结合，是从哲学到药学的完善过渡。甚至把五行象数的延长线伸延到现代生理化学知识中去，也可以作为一种新的藏象物质基础的假说（表1-2）。

表 1-2　五行象数与藏象功能及其物质基础参照

五行	（五常政）象气	五脏	肢体	藏象	物质代谢
木	敷和（敷布阳和之气）	肝	筋	出谋虑、藏血、喜条达、主疏泄	核酸、蛋白质
火	升阳（升发光热）	心	脉	主神明、主血脉	糖
土	备化（润泽化万物）	脾	肉	主运化、统血、主四肢	酶类、脂类、维生素
金	审平（平顺稳定）	肺	皮	主气、司呼吸、通调水道	电解质
水	顺静（清静随顺）	肾	骨	藏精、主骨生髓、主水液	水

阴阳五行学说在本草学的影响主要是四气五味。四气代表寒、热、温、凉的阴阳四象。五气酸、苦、甘、辛、咸，浅分属木、火、土、金、水。在后世的医疗实践中，还多列出淡而无味、淡渗利水。这都是医学的进步与发展。

我们前面提到，古人从观察人与自然变化常例出发，用援物比类法抽象出“象”与“数”的共性作为观察人与自然的思维坐标。用以描述阐明人与自然的质、能、时、空性质上的变化及规律性。以此思维坐标建立起中医学理论实际上也是一种“影象”学，每一影象的背后都深刻反映着客观存在，学者必须充分理解这一点。

（五）三阴三阳辨病是标本中气学说与临床相结合的产物

《伤寒论》六经辨证的创立，宣告了中医临床医学的奠基与辨证论治思想的确立，它一直指导着临床的医疗实践，而对其本质及应用范围所触及的理论问题，又是历代学者所争鸣的题目，尤其是温病学派崛起以来就从未休止过，直到当前国内对寒温辨证统一提纲的讨论，也不可避免地触及这一问题的实质。至当代的“六经非经论”的国内教科书也普遍认为六经辨证非指经络，而是经络脏腑阴阳气化学说的综合体现。但对于这一“高度综合体”的由来、结构与本质未见充分阐明，始终尚欠准确表达六经辨证作为外感病辨证纲领的特定意义及其科学内涵。

溯源六经辨证体系的创立，是张仲景总结了东汉以前的理论与临床方药成果，这在《伤寒论》序言中已明确表述的。而理论部分显然脱离不了《内经》，尤其是最接近作者东汉时代的标本中气学说，应是探讨六经辨证最有力的珍贵资料，而不是割断历史的孤立研究。借助标本中气学说的提示为线索，为探讨六经辨证的本质，寻求吻合点，立足在《伤寒论》上，就有可能探求到先哲的原旨，借助现代新知重新审察三阴三阳整体的生理与病理证治，并结合生物进化论等研究，对标本中气学说与六经辨证的理论形成进程进行剖析，从而能对实质提出既符合历史源流面貌，又有现代新知高度的准确而深刻的新见解。

1. 三阴三阳的生理意义　关于六经辨证的起源，《素问·天元纪大论》说：“寒暑燥湿风火，天之阴阳也，三阴三阳上奉之；木火土金水，地之阴阳也，生长化收藏下应之。”以及《灵枢·阴阳系日月》说：“天地阴阳，合之于人。”都是《内经》关于阴阳消长天人相应的著名论断。如从生物进化的观点来理解它，是指生命机体的三阴三阳系统要不断进化来适应天上的六气环境。对地上的五行物质环境，生命机体要不断进化完善它的新陈代谢系统以适应它。《素问·五运行大论》说：“气相得则和，不相和则病。”天人气机交通又相应才正常。人体三阴三阳不适应天之六气则病，这种外感六气的病自然是三阴三阳辨证，即“六经辨证”的起源。《素问·热论》中六经辨证的论述就是雏型。而标本中气学说是从天人相应观出发，纲领性地揭示了三阴三阳的生理、病理的主要倾向，三阴三阳是一个连接上下表里、脏腑经络气化的系统，生理意义是起着适应外界六气环境的调节作用。即经云：“阳者，卫外而为固也；阴者，藏精而起亟也。”同时三阴三阳本身是阴阳学说的衍化，一分为三，反映阴阳气的多少及势位，《素问·至真要大论》中岐伯释为“以名命气，以气命处”，即三阳是机体适应外环境的调节系统，三阴是机体的内稳态调节系统。太阳为三阳，是巨大的阳气充盛于外之意，代表分布在躯体的头、项、背部的阳气，主要反映机体的抗寒调节及其水液直接排贮的调节功能，起源于水生生物；阳明为二阳，代表躯体胸腹部及其消化道的耐热耐燥的调节功能，起源于陆生生物；少阳为一阳，初生游离的阳气，代表躯体两侧及其有关器官组织的寒热整合调节功能，起源于两栖生物。厥阴为一阴，代表营血贮调、输布，是支持少阳寒热整合的内稳态调节系统，主要负责机体的营血贮调功能，与肝、心包相关联；少阴为二阴，是支持太阳的内稳态调节系统，主要负责机体的神、精、气的枢化，阴精的贮调，所以与心肾相关联；太阴为三阴，即大量的阴津，是支持阳明耐燥热的内稳态调节系统，主要负责机体津液的贮调、输布、运化，与脾肺相关联。而现代《医学生理学与生物物理学》认为，下丘脑的后部负责抗寒调节，下丘脑前部属耐热调节，两侧是整合调节。这与中医学上述的三阳生理调节功能是吻合的。

2. 三阴三阳的分布结构 根据《素问·阴阳离合论》结合生物进化观认识人体的三阴三阳基本结构应是一个左右对称的类似三页、底面共六层次的卷筒状结构组成的系统。平置这一卷筒状结构，反映了生物躯体平行于地面引起阴阳方位相对固定，三阴三阳分化并确立起来，是生物进化经过水生、两栖、陆生三个阶段而形成的生理和病理生理基础。

从生物进化论来看，体位旋转不定的变形虫，表里阴阳似太极。而进化到两侧对称的三胚层动物（如文昌鱼）不论从水生、两栖进化到陆生爬行哺乳动物，躯体基本平行于地面（人类躯体直立时间与以前漫长的进化时间相比微不足道），上下表里阴阳方位相对固定，外为阳、内为阴、阴阳一分为三，而为三阴三阳卷筒状结构躯体的横切面如图1-1。三阴三阳分布依据《素问·阴阳离合论》以“圣人面南而立”，“前曰广明，后曰太冲”，“太冲之池地，名曰少阴；太阴之前，名曰阳明；少阴之前，名曰厥阴；厥阴之表，名曰少阳”。指出的三阴三阳分布，与生物进化、阴阳离合交感理论一致，并提示深奥古朴的中医传统理论，反映的是返璞归真的自然科学（图1-2）。

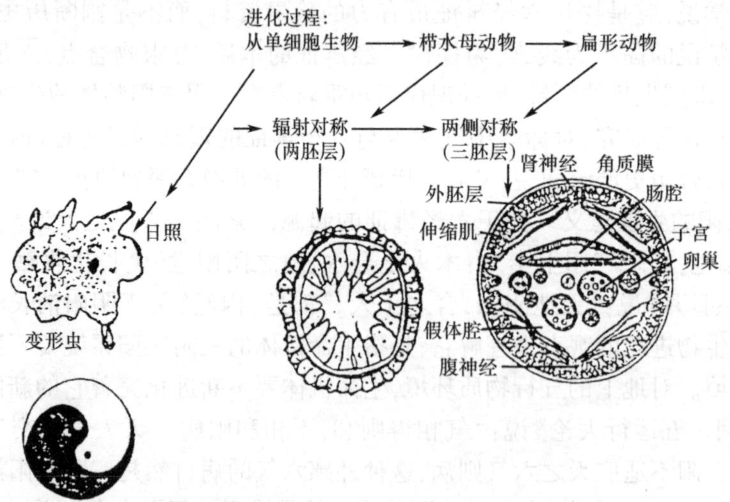

图1-1 体位旋转不定的变形虫，表里阴阳似太极

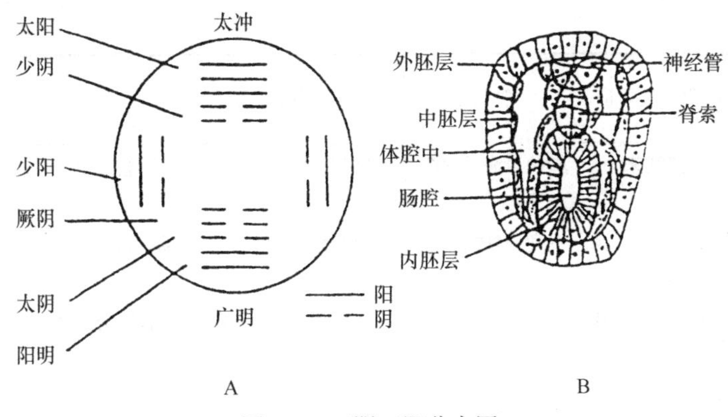

图 1-2 三阴三阳分布图

两侧对称的三胚层动物(如文昌鱼)至哺乳动物、人类,上下表里阴阳太极方位基本确立,外为阳、内为阴。A. 躯体横切面三阴三阳分布图;B. 文昌鱼胚胎横切面

3. 三阴三阳病的本质 六经辨证是三阴三阳理论、藏象经络学说与外感临床实践相结合的产物,主要反映了人体三阴三阳层次在适应外界六气的过程中的病理改变。如《素问·六微旨大论》说:"太阳之上,寒气治之,中见少阴。"意指太阳的主要发病倾向是感受寒邪产生的病理改变,寒气是本,太阳是标,太阳的功能首先是使机体既适应外界寒气,又不受寒邪侵袭,少阴是支持太阳大量阳热耗散的能源贮调系统,即神、精、气的枢化,所以叫"中气"。《伤寒论》六经辨证主要是针对外感风寒邪气产生疾病变化的辨证纲领。太阳病是以伤寒表证为中心,上及气府、下连水府的一系列气津改变。改变的实质是寒邪遏伤体表阳气,津液直接排贮的调燮系统功能紊乱,实质上主要是它的抗寒调节功能为中心。"寒水"是这一系统疾病的特征概括。太阳病变证的病所往往反映了太阳的脏腑生理联系,变证的性质,主要由阳气与津液遏伤后如何进一步演变而定,也可以说是寒水病变的演变。阳明病是耐热燥的有效调燮功能紊乱,阴液调燮功能损伤所致。这是"阳明之上,燥气治之"。少阳病机是阳气枢转不利,寒热整合调燮紊乱,以及气液不枢,浮火上炎所致。这是"少阳之上,火气治之"。太阴病病机是寒凝湿聚于内,故累及脾运化功能生湿为土,肺的宣发水津功能失司为次。这是"太阴之上,湿气治之"。少阴病病机是以心肾元气耗伤,神、精、气生理调燮链的损伤或障碍,寒常伤肾阳,热先耗心阴,故有寒化与热化两极分化的证治。这是"少阴之上,热气治之"、"少阴之上,名曰太阳"。厥阴病病机是寒遏厥阴,气火郁阳,甚或营血异循,相火勃发。这是"厥阴之上,风气治之"。六经证治体系就是从此框架上确立起来。

归纳六经辨证系统可见,阴阳的失司证是主导,是本,是三阴三阳之名用以辨证的意义所在。脏腑经络失调证是标,是阴阳气舍节之处与通路。三阳空窍证是标之异(表 1-3)。

表 1-3 三阴三阳六病分证归纳表

证治 六病	阴阳失司证	脏腑证	经络空窍证	舌脉证	治法
太阳病(抗寒泄水失司)	恶寒发热	小便不利、汗出失调蓄水	头痛、项强、鼻衄、烦瞑	舌质淡红润、苔白根腻、脉浮	汗法解表
阳明病(耐燥热与传导糟粕失司)	恶热、发热、潮热	口渴、便秘、燥屎	目中不了了睛不和、目痛鼻赤	脉洪大、舌红苔干	清法、下法

续表

证治 六病	阴阳失司证	脏腑证	经络空窍证	舌脉证	治法
少阳病(寒热整合失司)	寒热往来	胸胁苦满、胁痛、心下痞	口苦、咽干、目眩	苔薄白、脉弦	和解法
太阴病(贮调津液失司)	恶寒、腹满而痛	下利、时腹自痛	四肢温	脉缓迟	温中法祛寒湿
少阴病(神精气枢化失司)(生命能量储调)	形寒,但欲寐,神衰	心烦不寐、脉微细	咽痛、心烦四肢厥冷	舌淡、脉迟微细	温下法或清上导下法
厥阴病(贮调营血失司)	厥热往来	气上撞心、心中疼热、饥不欲食、食则吐、下利	头顶痛、吐涎、肢冷		祛寒通络、养血理肝

4. 日传一经与病愈日、欲解时释义 综上可见,从天人相应观来理解标本中气学说与三阴三阳辨证,就能够找到理论的源流。同样,运用阴阳消长天人相应的观点就不难合理解释"日传一经"、"病愈日"、"欲解时"等相关的疑难问题。

《伤寒论》有"日传一经"的提法。如"伤寒一日,太阳受之",显然是受《内经·热论》"伤寒一日,巨阳受之"的影响,这是承袭《内经》的一方面。但书中也有"伤寒五六日"、"中风六七日"的论述,这是实践中的真实记录,与《内经》"日传一经"不相符的记录。按照《伤寒论》篇次,六经的层次是太阳—阳明—少阳—太阴—少阴—厥阴。用"循经传"的经络观点解释不能成立的。因为十二经络循行手足阳经相连,并挟在手足阴经之间,次序显然不同。而上述层次是按三阳—二阳—一阳—三阴—二阴——阴的阴阳消长太极循环论第次相传的,中心思想是外感邪气,主要指寒邪侵袭人体后,正常的阳气消长受阻而改变,导致时空改变——传经,而人体与自然界同步的阴阳消长首先以一日为周期,同步消长改变,故有"日传一经"的古述。这显然与古代医易相关的理论有关。与此相关的是"病愈日"与"欲解时"问题。《伤寒论》说:"发于阳,七日愈;发于阴,六日愈。以阳数七、阴数六故也。"据陶治中氏研究,"七日愈"来源于《周易》"七日来复"的天象自然数,"发于阴,六日愈"来源于地理的五脏五行生克循环数。而实际上以人体阴阳脏腑而言,发于阳者与六腑相关,第七日为第二周期之始日;发于阴者与五脏有关,第六日为第二周期之始日,故应是机体阴阳消长重建稳态最有利的"病愈日"。"欲解时"与此意义相似。太阴为三阴,故欲解于一阳初生之中心子时;少阴为二阴,欲解于阳气初长之中心丑时;厥阴为一阴,欲解于阳气长之第三对,即中心寅时。阴尽阳生,少阳欲解于阴之将尽的中心卯时;太阳为三阳,欲解于一阴初生之中心午时;阳明为二阳,欲解于阳之将尽的中心酉时。

总之,三阳解时,在三阳旺时而解及阳盛得阴而解;三阴解时,亦在三阳初旺时而解及阴盛得阳而解。《伤寒论》以生阳为本之故,总与太阳在天体的运动与人体阳气的消长有密切的关系。"欲解时"是最有利于阳气恢复,使人体与自然界阴阳消长同步的时机。当然并不一定"不治而愈"。"病愈日"是天人相应观指导下认识恢复人体与自然界阴阳消长同步人体脏腑内周期的内在时机。"欲解时"是天人相应中自然界因素为主导的外在时机。

5. 结语 对《伤寒论》六经辨证的意义历来争鸣不休,目前多数以脏腑经络阴阳气化学说解释。结果对经文与临床虽能解释,但解释时各取所需,颇觉离散。毕竟脏腑经络阴阳气化学说综合反映了人体生理功能,但又会导致用脏腑辨证替代六经辨证,无意中已否定自身。因为这些观点始终尚欠准确表达确立六经辨证作为外感病辨证纲领的特定意义及其科学内涵。我们应坚信,六经辨证是客观实践存在的,不是凭空人为确立的。所以必须有三阴三阳的生理功能、病理变化作基础,也只有这样,才有确立与存在的必要。而本文认为《伤寒论》的六经辨证,实际上主要反映了人体三阴三阳的层次在适应外界六气的过程中的病理改变,并主要是针对外感风寒邪气产生疾病变化的辨证纲领。这与反映整个人体生理功能的脏腑经络气化学说之间,其异同点是明白无误的。因为前者以阴阳气多少及层次为本,脏腑经络为标;后者以脏腑经络生理病理直接为标本。同时,历代都有一些高明的医家,善用《伤寒论》六经辨证统治百病,并治疗各种杂病。然而他们活用的途径,除《伤寒论》的指导原则外,仍是六经辨证的外延——通过全面的脏腑经络气化学说的理论指导进行的。最典型的是范中林老中医,他的医案均用六经辨证,并用经方加减进行治疗,令人十分钦佩。细分析其中案例机制,均多有结合经络脏腑功能进行辨证。其实,我们先从原著上看,张仲景的原著上是三阴三阳病辨治外感热病的,《金匮要略》是用脏腑辨治杂病的,而《伤寒杂病论》给我们的提示是外感疾病与内伤杂病是相互交错的,有时外感时诱发原有杂病,或迁延误治成杂病,有时是内伤杂病中有外感迁延挟杂,多数要先解外邪,再治杂病。辨证不清,难图疗效。临床现实就是如此。而后世将阴阳气化的三阴三阳辨病简称为六经辨证,现代普遍明确为"六经非经论",并说是脏腑经络阴阳气化的总概括。在此概念下,强调经典经方的如范中林老中医用它统治百病,而强调脏腑辨证则用此概括三阴三阳辨病而成为内科学核心;强调外感温病的用卫气营血为纲,吸纳六经少许证治。在百家争鸣中我们也许应以冷静的头脑思考、以临床实践去检验为好。

另外,《内经》有以阴阳气多少作人的体质分类的阐述,笔者的学兄郑氏、林氏也曾提出过"六经人"的体质学说,只是后世学者多不提及,现代临床也少有人呼应。本人尊敬之余,也对此体会不深,不敢多加评议。陕西杜雨茂教授也提出肾脏疾病的六经辨证方法治疗及常用十四种治法。这一学术观点表明,肾病用六经辨证可以,用常用十四种治法也可以。也许将来还有人提出用六经辨治癌肿或其他病。学术理论上,从六经辨证的泛义上应可通,但从实践意义与效果上,实难企及。而对于作"六经辨证"的原义的三阴三阳辨病本义与本质,请详见第三卷论证篇中。在中医众说纷芸的学术争鸣中,笔者总觉得应先弄清原义,然后再去伸延,再在实践中验证为好。

(六) 中医学研究与发展方向

人们都说阴阳五行学说是中华民族祖先的哲学思想,这当然不错,但说它是"说理工具"则不对。古人在"智者察同"的指导思想下,观察人的生命现象与自然现象的共性,概括规范成最贴近这二者现象的框架理论作思维坐标,描述世界,认识人体生命现象。二者之间的共性,就是"天人合一"的哲学,但就医学以认识人体为目的而言,叫"天人相应"更贴切。察现象的大同,意味着存小异,当然是追求概率,而不是绝对规律。认识生命现象与自然现象的种种相应,阐述以阴阳五行为分类相应的普遍性,从而成为中医学生命观、疾病观、治疗养生观的原理与最早原始的出发点。现代生物进化论、系统生物学等告诉我们,生命的进化、生物系统的进化是在自然界环境演变下促成的,而这自然环境我们可以概括为阴阳、四时、五行、六气的环境与演变。所以与之时时处处相应的生命现象也可以以此分类,彼此相应。故此才有五脏六腑的藏象与三阴三阳辨病的医学分类。

毕竟阴阳五行是哲学,以它作思维坐标观察人体后产生出的藏象学说才是生理学,天人相应观观察人体产生出的病因学,与疾病观等才是医学。阴阳五行学说思维架构观察自然界动植物产生出本草学的四气五味、升降浮沉甚至功能性质的理论推导,但中药的主治作用,则是靠大量"尝百草"的医疗实践总结出来的。当阐明人体生命现象的藏象学说与动植物现象的效验结合中药学日趋完善后,五行学说便逐渐被替代了,是从哲学向医学的过渡完成所致。

因此,充分认识天人相应观是理解中医基本理论的钥匙。而寻找天人相应的客观途径及其物质与信息、能量的传递方式,则必将是对中医基本理论认识的突破。其中生物系统进化论与基因组学可能是先驱。有些博士生曾说,越是深入到分子生物学研究中医,越是觉得离中医理论越远。其原因也就在于脱离天人相应的轨道。如果上述基本理论研究取得突破,然后再用它来研究方证的药效关系,也许中医药的研究会进入一个新的天地。

有人指责中医研究厚古薄今,总去证明《内经》的正确。毋庸讳言,当前中医学的科研与国内其他科研界都有一些虚假现象,也许有拿到国家大量的科研基金,用在证明《内经》的正确性。但笔者觉得这毕竟是极少数现象。另外,有些事情该如何看待呢?如青蒿素治疗疟疾的研究成果难道是为了证明当年晋代青蒿汁治疗疟疾的正确性吗?一些淘金者千辛万苦淘出金沙来,是为了证明当地有金矿吗?其实,在古为今用的研究当中,必然是像挖掘宝藏一样有取有舍,而不完全是全部证明。当前,人们对《内经》理论的研究和认识多数也是这样。例如,九宫八风、上古真人等篇,现代人也很少去理会的。可以说《内经》大部分的内容很少人理会,后世才出了《内经知要》,现代才有《中医基础理论》及《内经选读》的著作。

当年,党中央号召西医学习中医,中西医结合之前,中西医之间也曾有过认识上的偏差。你说我"厚古非今",我说你"崇洋媚外"。其实这种争论是没有必要的。笔者觉得要把二者加起来说,要厚古而不要薄今,要崇洋而不要媚外才好。厚古是深刻认识中华民族的科技文化的源远流长,而不是谬种流传,有这种认识才能根深,崇洋是借助改革开放的大好环境吸收西方的科技文化的雨露阳光,有这种认识才能叶茂。在中西医结合的路途上,才能根深叶茂。从认识的方法论源流上看,中医学的认识过程是从天地自然环境与人的统一性着眼,逐步认识人体内的种种生理病理。从宏观逐步细化,而西医从魏尔啸的细胞病理学到组织器官到人的整体认识产生的医学是从局部到整体的认识过程。因此,中西医对人体的认识应能逐步互补与融合,应坚信它们各自的理论与实践都能从不同层面反映人体科学。实际上,当前国内的医疗需求首先是中西医配合提高临床疗效,适应当代人的卫生保健需要。在过去的几十年中西结合研究也取得过不少进展,但是真正的突破却没有,方法论的问题也还没有真正解决。而用西医学的理论来整理中医学,过去的事实证明多数是行不通的。如果中医学吸取西医学及现代科学的理论与方法,逐步使中医现代化,有可能被人们逐步接受,但需要较为漫长的时间。至于吸取什么科技理论与技术,那只能够是在这长期的研究当中发现,因为在过去的这些年代中,多数是用现代的新理论阐明中医学理论的先进性、科学性,而用以阐明中医学理论的本质"是什么",并解决实际问题的极少。中医学长期以来还未能用现代语言阐述自己的理论,也使得非行内人士误解及为国际交流带来了诸多的困难,而不被理解,不被接受。这也是我们的弱点。

当前,中医学从整体上落后于西医学,这是明摆的事实。就以手术外科为例,中医几乎是空白。当年,华佗用麻沸散麻醉而做的肠痈手术据说失传了,但以后外科手术一直也还没有创建和发展起来。笔者认为主要是外科手术赖以严格的消毒、可靠的麻醉,在科学技术还不成熟的古代还没有出现。但是,中医总体疗效落后于西医,是因为近一百多年来中国受帝国主义、殖民主义的侵略以及封建主义的压抑总体科技落后所造成的。世界上所有的民族医学都总体上落后于现代医学,并不是因为其他国家也有易学束缚,而是这些国家受帝国主义、殖民主义的侵略和压迫,导致科学技术不能发展而落后造成的。当然,对中医而言,封建主义的束缚也是有影响的,例如,男女授受不亲引发的传说中的丝线诊脉就是表现。

总之,现在西医依托现代科技的迅猛发展,技术很先进,手段较专一,疗效很明确,尤其对诊断明确、病因单一的很多急性病立竿见影。中医是积五千年中华文明的神奇领域,对西医而言,对多因素的慢性病或代谢免疫性疾病及少数急性病仍有着较多的优势,尚有目前西医学理论还难以解释的神奇疗效。因此,中西医在临床实践上互相配合几乎可渗透到各个领域或层面上,在较远的将来才有可能在理论上结合。

回顾过去这些年来,中医学在新技术革命浪潮的洗礼下,大放异彩,走向世界,相信在新的世纪当中,中医学一定能逐步吸收现代科学技术为己用,发展自己而独领风骚。

三、中医基础思维原理的问题与笔者的假说

前面我们谈到中医学在历史上形成的过程,先是黄帝"始正天纲,观临八极,考建五常",考察天地自然建立起的阴阳五行、六气学说这个自然观,并进一步确立天人相应观,从而以阴阳五行、六气的象数理论作为框架建立五脏六腑学说,在临床观察中修订成藏象学说。而张仲景以三阴三阳标本中气理论作指导框架建立六经辨证临床思维架构,并在临床观察中修正。用"道法自然"的防治思想方法进行辨治,并在亿万次实践中临床验证并记录下来,形成了现在看到的"上下五千年,洋洋数万卷"的中医学这一伟大宝库。纵使是这样,现代人仍在千百次地问,这样的理论真实吗?这样的医学科学吗?因为现代人接受了大量西方传来的科学理论与知识,对象数思维、阴阳五行、五运六气学说未必认同,道法自然的思想也存疑,也很容易拿西医知识与中医比较。西医是先有解剖,后有生理功能,再有微生物学、病理生埋等。简单说是"结构功能学",有什么结构,就有什么生理功能。中医的藏象学说中,这功能从何而来呢?现代中医必须回答这一问题。本著述要谈论中医临床思维,也必须先回答中医思维的原理是什么这一问题,而不能回避。有人答辨说,这是文化差异,这是铁的事实,但仍不足以解惑,故概释如下。

从前述的解读中,我们已知道,从文字源流上认识,古人阴字的涵义是浮云蔽日的象形字,可见阴阳的概念从日照产生的现象差异,并引申到自然界的阴阳气属性与昼夜、一年四季等的阴阳变化往复,乃至地球六十年一个周期的日、月、地之间方位距离的变化,都被认为影响着自然界的阴阳气变化。天之阴阳变化是寒、暑、燥、湿、火、风;地之阴阳变化产生季节变化致物候的生、长、化、收、藏的五行变化,五行是"行",而不止是物,气的运行是时空的变化,是气的运动态,是气的伸舒膨胀、上升、平衡转化、收缩、下行的五种变化,故又叫五运。离开地球到天外,便无五行可言。道家说"跳出三界外,不在五行中",就是指五行主要是指地上气的变化、自然界现象的常态及其相互关系。熔炉的钢"水"浇在树木上,不能"水"生木,因为这不是自然现象的水;汽车与火车之间,也无谁阴谁阳可言,因为汽车与火车是人类的工业品,不是自然界中相关方。阴阳五行学说是观察与阐述自然界相关各方的,而地上五运行变化与天上六气与人类疾病相关的六十年一个周期的变化组合,常称五运六气学说,均是阐述天上日月星辰的变化致天气的变化,地上物候的变化导致人可能产

生病的变化。实质上,阴阳的核心反映的是自然界相关的质态与能态,五行反映的是时空态。阴阳五行学说反映了自然界中质、能、时、空四大要素的变化了。这就是古人倡导的“超以象外,得其环中”的认知方式。古人把人在天地中都看作有一个统一的“场”,它们时时、事事、处处相应,叫“天人合一”。但医学研究的对象以人为中心,故叫“天人相应”更贴切。现代很多对自然界的认知已确定,天人相应是客观存在的,如果抓住天人相应的客观存在的途径,尤其是其中质、能、息的相应途径,就可能认识到中医藏象学说的本源。

众所周知,生物适应自然环境的不断变化才能生存并进化,从单细胞到多细胞,从低等到高等。当生物从水生生物到两栖到陆上爬行动物再到人,它在适应外环境中抗寒及两栖的寒热整合调节、耐燥热的成熟时,这就是生物体内的三阴三阳调节的生理功能形成时,就是“六经辨证”的生理基础。当然,应理解的是,适应外界气候环境,不只是气候自身的理化环境,而且包括在该环境下的微生物环境。而且,T. E 鲁、F 傅尔顿的《医学生理学和生物物理学》也指出人的丘脑前侧是耐热调节,后侧是抗寒调节,两侧是寒热整合调节。这与上述三阳生理功能的中医理论也是吻合的。还有,生物的系统演化论提示我们,生物在水的中介下,皮毛与肺的关系是生物气体交换过程,汗孔这旧“气门”、新“气府”的关系,它们仍随呼吸而共同开合。也就是说生物系统演化史上,肺与皮毛曾是“同功”器官。同时,较高等无脊椎动物的呼吸器官是表皮一部分转化形成,或向外突成水生种类的腮,或向体内凹陷成陆生动物的气管,那么肺与表皮又曾是“同源”器官。这是中医“肺外合皮毛”功能的一种原由与依据。同时,中医说“膀胱与毫毛相应”、“心主血脉”等提法,都可在生物系统演化论中找到“同功”、“同源”的佐证(请参考第三卷的探讨篇)。那么,生物进化时的适应调节生理功能到人还存在吗?由于人的胚胎发育全过程可以视为是生物进化全过程的缩影,这叫重演论,因此,生物进化过程的很多重要适应调节功能应是存在于人类之中的。中医药与针灸能调动起这些功能调节,达到治病的目的。笔者认为这就是中医藏象功能的客观存在的本源,也就是中医思维建立在客观存在的原理所在。

至于说西医的“结构功能学”从解剖开始,我们的祖先也有解剖,《内经》有“八尺之士……其可解剖而视之”之说,《难经》更有详细的五脏解剖记录。但在科学还未发达的古代,古解剖学并未能成为中医学脏腑生理功能的主要基础,更多的是依赖藏象学说。《灵枢 · 本神篇》说:“天之在我者德也,地之在我者气也,德流气薄而生者也。故生之来谓之精;两精相搏谓之神。”这里阐述生命机体形成的过程,强调精气神三才在生命机体产生及完成的过程。而在自然界,则是物质能量、信息,简称质、能、息是三大要素。它可以是无形的、流动变化的“气”的存在方式。人的精气神与自然界的质、能、息是“生气通天”的,人是一个开放的自稳态调节系统。人类时时、事事、处处都与天地自然相应。从这一意义上说,人的藏象生理功能也是一个有生命物质基础(精)之上的信息功能体,这就是精、气、神的转化。如果说西医是结构功能学,则中医从这个意义上说是机体的“信息功能学”。因而天气变化与环境变化人会发病,或旧病复发,这是结构功能学解释不了的。从生物历史源流来看,“结构功能”学应是生物物种进化过程中形成的,而“信息功能”学则是物种进化之前更久远的生物系统演化过程遗存下来的。

在天人相应大视野下的防治思想与方法依然是“道法自然”的道与术,包括养生、治未病等。而治疗上利用自然界的五味作治五脏病的一般对应方法是《内经 · 至真要大论》最原始的方法。从而用阴阳五行学说思维架构观察自然界动植物生产出本草学的四气五味、升降浮沉甚至功能性质的理论推导。但中药的主治作用,则是靠大量“尝百草”的医疗实践总结出来的。同时在“道法自然”、“同气相求”的思想影响下,用植物种子寻找增加生育的药物(五子衍生丸);用桂枝、桑枝走人体肢体,治痹痛;用藤类药、皮类药治人体筋脉皮肤腠理之疾等。现代中医是否可考虑从污浊环境生存却不过敏的动植物寻找抗过敏中药,从生命中有正常基因突变过程的动植物中寻找防治肿瘤药。深化系统演化生物学、基因组学与中医药学联系与研究,开拓出新的中医药学领域,有可能开拓出新的途径。

中国著名科学家钱学森深信中医学的科学性,深信中医学代表着未来医学的方向,提出先解决“是什么”的中医学,即“唯象中医学”。现在中医讲的五脏不完全是指古解剖学中客观实体五脏本身,而更多是“藏象”,象古代是意象、法象,即客观实体的“象”,这客观存在的藏“象”应是五脏分类表达出来的信息、功能及其肉眼未能见到的物质。从现代认知天人相应的客观途径入手,尤其从天人相应的信息、能量、物质相应途径入手,必能认识到藏象学说的本源与本质,“唯象中医学”就得到阐明了。

不得不指出的是,至今仍质疑中医的一些人仍不时攻击中医学讲“阴阳五行”,读《黄帝内经》的复古与顽冥不化,攻击找不到解剖形态的经络的虚无。殊不知中医学者们上述孜孜以求探索的路,正是中医学的“基因组学”的必由之路。这是那些只认物质形态,却不知道自然界与人类中广泛存在着信息、能量与物质相互关联的“唯物”者们十足的偏见。中医理论反映的是自然与人的返璞归真的客观存在,实践是行之有效的医术。这就是反映了真理存在的客观事实与合理内核。因此不怕来自西方的某些现代医学因概念表述不同而被排斥。人类的真知灼见最终一定是回归真理的,并以此为目标。

综上所述,笔者坚信中医基本理论是反映自然界的返璞归真的客观存在的,抓住天人相应的客观途径,尤其是质、能、息方面的联系,应是认识藏象生理功能的中心链条,中医数千年实践经验与成果也终究被后人阐释成更精准的医学科学,从而得以跨越式地发展。

第二章　经典临床思维解读

一、《伤寒杂病论》的基本临床思维

所谓临床思维，来源于张仲景的序言所说“勤求古训，博采众方”，古训是理论，如《素问》、《九卷》、《胎胪药录》、《八十一难》、《阴阳大论》等。采众方是临床用方的进展，是实践的记载，理论与实践联系的桥梁就是临床思维。而中医理论富含哲理性，掌握它的运用就要讲求悟性。学习方药取得真知就要多实践以取得经验，中医临床思维就是涵接带悟性的理论与富含经验总结的方药知识之间的桥梁。理论要在实践中反复验证与勤求中才能认识深化与透彻。临床经验要在理论指导下不断博采中充实丰富，才能产生卓越的临床思维。这就是先哲“勤求古训，博采众方”给予后学的启示吧。相反，若“不念思求经旨，以演其所知”，或“各承家技始终顺旧”，理论上不演绎“经旨”，临床上墨守家技，就是先师批评不发展临床思维、理论脱离实践的表现。

（一）首辨病，求病因，知势位，识病传

中医辨病，首先追寻起病的原因，不外从外感或内伤中去了解分析病程，但这对中医辨证用药针对性很有帮助。知病势，即知道发病所在及势态。识病传，就是知道疾病的传变可能性。《伤寒论》说：“伤寒一日，太阳受之，脉若静者，为不传；颇欲吐，若躁烦，脉数急者，为传也。”伤于寒邪外感是病因，太阳受病是病的势位，是否传变的鉴别也看脉症。

1. 首辨病　综观《伤寒论》大量的条文“阳明中风”、“太阴中风”、“妇人伤寒”、“伤寒发热”、“三阳合病”、“少阴病二、三日”冠于条目之前，《金匮要略》各条常以脏腑归类疾病，而各条疾病辨治也常冠以“诸病黄家”、“肾著之病”，“膈间支饮”、“肝着”、“虚劳”再列脉证及方法，也都说明了临床思维首重辨病分类，伤寒三阴三阳病是六个分类范畴。《金匮要略》杂病辨病分类以脏腑身形与主症结合，如痰饮咳嗽上气、肺痿肺痈咳嗽上气，消渴、小便不利、淋病、水气病、腹满寒疝宿食等；或结合特有病症为主体，如浸淫疮、奔豚气、蛔虫病、妇人病等，病名确立，主症、病因病机即在某范畴内。辨病分类就是便于认识疾病的源头所在。岳美中教授曾说：“疾病的证候是从病而来，从矛盾的性质方面来说，病是基本矛盾，证是主要矛盾。辨病首先要认识基本矛盾。”上述认识无疑是非常正确的。目前流行一种说法，认为中医讲辨证论治，只要辨证正确就行，于是乎有是证，用是药，园机活法。这是非常局限的短见与误解，仅以此宣传则是误导。是的，有些常见病如感冒发热、急性肠炎腹泻，随着辨证论治后症好了，病也好了。但若是一个恶性肿瘤的病人，在患病后出现很多证候，运用中医药治疗能不断缓解他的证候，改善他的生活质量，基本上未能遏止肿瘤的恶化，直至病亡。而一个乙肝大三阳或糖尿病2型患者或隐匿性肾炎的患者，却无任何症状或不适可辨，患者却要求我们为之根治疾病，说明时代在呼唤中医与时俱进，既要辨病，更要辨证。弘扬仲景学术的正确思想，才能更有效地为临床工作服务。

再者，由于强调辨证论治时提到“异病同治”，有人误解可以不辨病了。其实，不同病，

但证同就有相同治疗的基础,这不错;但不同的疾病,证同时,中医可以治疗相同,但疗效肯定不同。同为往来寒热的小柴胡汤证,若是感冒,一剂知,两剂已;若是胆内结石并感染的胆瘅、积聚挟外感,则需要几天;若是肝癌或胆汁性肝硬化并感染,则往往病重难起效;若要取效,尚需加减变化,辨病与辨证结合治疗。又假若一个少气、纳呆、动则气喘的病人,一般属肺脾气虚证,每用四君或补中益气汤,若是慢阻肺病,则往往少效或无效。可见,不论从中医或西医的辨病与辨证结合都是非常重要的,也充分体现先哲仲景的临床思维是很有远见的。

2. 求病因,知势位　疾病的发生,中医首先寻求致病动因,外感六淫或内伤七情、气血痰食等,并充分分析现在的症候的病位与势态,只有这样才能更容易认识疾病的传变。这是审因辨证的过程,不少人理解辨证论治注重了当时的证候,辨寒热虚实即用方,忽略了动态的过去、现在、将来的分析,结果局限了自己的眼光。这种辨证也往往容易失误。例如《伤寒论》说:"厥阴之为病,消渴,气上撞心,心中疼热,饥而不欲食,食则吐蛔,下之利不止。"如果不辨病,不问过去,只见现证,有可能被误认为胃阴虚证。

3. 从伤寒与杂病看病传变　众所周知,只有识病传,才能预防治疗,成为"治未病"的"上工"。这在实践中是很困难的。

一般来说,伤寒病按三阳三阴病传。杂病从脏腑类病,然后也"知肝传脾,当先实脾",从五行胜复中预测。伤寒杂病兼有者,应知先后病。伤寒与杂病,理论上截然不同,实际上却很难截然分开。

但在辨治伤寒与杂病的过程中仍应注意先外感后杂病,或兼治。因为临床上不少慢性病从外感迁延不解表邪所致。魏长春老中医曾引述俗谓"伤寒不醒变成痨"乃是经验之谈。

太阳病篇还有"淋家"、"疮家"、"衄家"、"亡血家"都是原有杂病,"不可发汗"、"假令尺中迟者……以营气不足"不可发汗之训。这都是先有杂病后有伤寒,或者体质差异,治疗要慎重的告诫。我们今天的临床,也更是这样,小儿素有咽喉炎者最易受凉,反复上呼吸道炎治疗应先外感后杂病,先外邪后理肺胃。又或老年慢支肺气肿的病人受寒可并发感染,甚至诱发心衰,治疗也要分标本缓急,解表救里兼施。

(二)诊脉参证,审判病机势位

仲景十分重视脉诊,每以脉象之势度病证之势,以脉象之位度病之位。以决表里、寒热、虚实、阴阳、标本的取舍,如"太阳中风,阳浮而阴弱,阳浮者,热自发,阴弱者,汗自出。(12)"在此,脉象是病机的表达。又如:"太阳病下之,其脉促,不结胸者,此为欲解也。脉浮者,必结胸;脉紧者,必咽痛;脉弦者,必两胁拘急;脉细数者,头痛未止。(140)"脉象在此成判断症候的标志。又如:"脉浮热甚,而反灸之,此为实,实以虚治,因火而动,必咽燥吐血。(115)""微数之脉,慎不可灸……脉浮故知汗出解。(116)"脉象在此又是施治的指南。《伤寒论》没有把脉象机械地象征某一病症,而是整体脉象参合整体病势位。或是病机的表达,或是施治的指南,或是证候的标志。脉诊就是古代中医的全身检查。从《内经》全身上中下三部九候,到汉代的寸口脉诊法,都是整体的循环信息,结合整体观理论判断势位病机,当时是很先进的。时至今日,现代中医除了进一步深究其玄机外,应结合现代西医的全身检查作为参考,也应不失为传统全身检查之外的、与时俱进的补充。假如都是呕吐,胃炎呕吐降逆止呕易,如是尿毒症呕吐则难,尚需要结合利尿排湿毒着眼更明智些。

（三）辨证抓主症

辨病之后是辨证。一病常有很多症状，但也往往提示了主症。一般来说，辨病即在某范畴内，主症常联系着主要病因或病机。但辨主症尚需要注意先后病，因为它们各有主症。也就是《金匮要略》说："夫病痼疾加以卒病，当先治其卒病，后乃治其痼疾也。"卒病与痼疾，各有主症不同。同时，即使是先治卒病，原有痼疾，体质不同，主症表面相同，治疗也不同，即《伤寒论》太阳病"淋家"、"衄家"、"亡血家"，不可发汗。而体质不同者，"咽喉干燥者，不可发汗。"至于如何抓主症，今试谈体会如下。

1. 常见者，主症先现 在疾病发生之初，由于外因或内因或兼有致病，主症往往先出现。如太阳病起于外感风寒，故先恶寒，然后才发热。才自汗或无汗与脉浮。因此，恶寒是太阳表证的主症。这就是"有一分恶寒，便有一分表证"。少阳病则是"伤寒五六日，中风，往来寒热，胸胁苦满，默默不欲饮食，心烦喜呕，或胸中烦而不呕"。而"往来寒热"、"胸胁苦满"、"但见一症便是，不必悉具"。这就是主症。抓住主症治疗，其他问题可迎刃而解。

2. 危重者，主症最急 原有病有主症，但卒然急症出现，如大出血、昏厥、大便闭、小便癃等，急则治标，主症就转移，治疗上也转移。仲景师的少阴病之急下症，及"少阴病，脉沉者，急温下，宜四逆汤"即是。

3. 复杂者，主症易解 《伤寒论》说："阳明中风……胁下及心痛……一身及目悉黄，小便难，有潮热，时时哕，耳前后肿，刺之小差，外不解，病过十日，脉续浮者，与小柴胡汤。(231)"这时黄疸、腹满、胁下及心痛、潮热等病情复杂，病程也已过十日，只要脉续浮者，仍用小柴胡汤以解外。这就是先易后难的辨治法。又如"太阳病，初服桂枝汤，反烦不解者，先刺风池、风府，却与桂枝汤则愈。(24)"太阳病桂枝汤证，用之则解，此例烦而不解，是邪郁络脉致烦，刺风池、风府通络除烦，即易解。再服桂枝汤就解了。对病情复杂时，先从容易着手，如叶天士的"兼风则薄荷牛蒡之属，挟湿则芦根滑石之流"。先抓易解决的主症，复杂的病情也可以渐渐简明化了。

4. 体会 辨证论治的辨证关键就是抓住主症的病机进行治疗。而辨别主症的病机可先从八纲角度分析，假如尚不明显，就从致病动因的角度去考虑，如仍然不明显者，从病者体质的角度去判别病机。

（四）选方主证

1. 随机运用 都说《伤寒论》开创了辨证论治的先河，而《伤寒论》辨证论治中最直接临床思维就是选方主证、遣药对症。什么是选方主证呢？例如"太阳中风，阳浮者热自发，阴弱者汗自出，啬啬恶寒淅淅恶风，翕翕发热，鼻鸣干呕者，桂枝汤主之"。太阳中风致阳浮阴弱与后第53条"卫气不共荣气谐和故尔"是病机，是桂枝汤证。在太阳中风证，恶风是主症，营卫不和是主症的病机。《伤寒论》条文多是××汤主之，说明某种病机为主的汤证，是古代反复实践验证的汤证，经方汤证愈千年屡验不鲜，恰说明主要的经方汤证是人体某种基本病理生理格局。六经证治体系就是人体科学的基本结构的病理反映，也是经方疗效千年不改的基本原因。张仲景抓主症，辨主证，选用主方，就是《内经》所谓"必伏其所主，而先其所因"临床思维的体现。在这里，抓主症，辨主证，就是掌握病机，然后随机选方。"观其脉证，知犯何逆，随证治之"是辨证论治的灵魂，是最关键的临床思维。因为我们一般说辨证，往往是通过四诊获知疾病过程中整体层次上机体反应状态及其运动变化，又称为证候，而主症、主证、病机则是疾病当时主要的先要解决的关键，才能因势利导，随机选方。实际上，很多人仅从理论上知道辨证正确的重要性，但一个全面证候有很多小证，一证有多方。没有选准正确的方来主证，也只能是理论正确，实践无效。原因就在于对病情病机的悟性与把握用方的经验相结合这一点上。例如一个产后大出血的病人，按辨证血虚证也是很明显了，悟出气随血脱的先机，并用独参汤扶正摄血。一个心脏病的病人感冒并发肺部感染心衰时，按辨证痰涎壅肺、血瘀不行、元气欲脱都存在，病机何在？元气欲脱、脉微肢厥者必是先机，恐怕不离四逆加人参汤之类为急务。所以，辨证论治的临床思维，首在抓主症，辨主证，察病机，随先机选方，才能掌握治病的主动权。过去学中医强调背汤头歌诀，能直接应用在临床上也是最直接简单的选方主证的临床思维。病机简明的病一用就灵。因为这方证相对。历代医书都把病、因、症、方列出来，熟读医书的医师有较广泛的理性知识，对疾病病机的把握就广泛全面些。另一方面，如何选取主方应用于临床仍是最关键的一步。有临床经验的医师用方就有把握多了。对没有临床经验的人辨证同，仍一证有多方，时有“千方易得，一效难求”的感叹。按个人的习惯，会先考虑仲景方，无合适者再考虑时方及温病方。复杂病再考虑复方与大方。

2. 序贯用方 在上述一系列的临床思维指导下，辨证察机选方尚无把握时，不妨试行贯序试方。这在《伤寒杂病论》中早已有之：“伤寒阳脉涩，阴脉弦，法当腹中急痛，先与小建中汤；不差，小柴胡汤主之。（100）”“病溢饮者，当发其汗，大青龙汤主之；小青龙汤亦主之。”“伤寒，服汤药，下利不止。……医以理中与之，利益甚，理中者，理中焦，此利在下焦，赤石脂禹余粮汤主之，复不止者，当利其小便。（159）”有时疾病在一定的时间环境中未显露本质，多高明的医师都要试方。若临床思维正确，经验多时，失误会少些。当然这种序贯试方是建立在对病程的理论分析后，有计划地用方治疗的，而不完全是盲目的。对中医理论及方剂掌握得越多，对临床复杂病例的序贯试方的成功概率就越大。

另一方面，中医治病也有程序化治疗的，如伤寒论的三阳三阴病治疗。温病的卫气营血、热病后养阴、久病及肾、久病入络或杂病后健脾等。也说明一时无方对证时，就要对证立法，“病痰饮者，温药和之”，就是这一法则的运用。

（五）对症用药

随机选方主证是成功的基本，但还不是全部，很多时候还需要对症状或对病因进行加减遣药。甚至有时候病不清，证难辨，也可以对症用方药。以《伤寒论》第96条小柴胡汤为例，“若胸中烦而不呕者，去半夏人参加瓜蒌实一枚，若渴去半夏加人参合前成四两半，瓜蒌根4两……”。其他如小青龙汤（第40条）、真武汤（第316条）、四逆散（第318条）、理中丸（第386条）等。有因证基本同而症不同而加减遣药，《伤寒论》桂枝类方、麻黄汤类方、承气汤类方、柴胡汤类方，也是更大的加减遣药法。熟识掌握这种加减遣药，对治疗疾病的效果也是非常重要而直接的一环。某2～3味中药或药对，常能解决某些症状。掌握药对，消除症状或改善症状，能减轻疾病痛苦，鼓舞患者信心。而药对又实质是方剂组成的有效单位。熟练运用药对也即是拆解方剂治病，如分解武术套路为散打技巧一样，十分实用。

（六）结语

通过学习《伤寒杂病论》，使我们深感它的基本临床思维是深刻而正确的，时至今日，仍有不可否认的指导作用。若再简化它，也许可用“诊病审因，辨证察机，随机选方，无方立法，对症用药”五句话，这样较能更直接而深刻地反映基本临床思维。

我们的前人早已总结出中医学辨证论治、理法方药一线贯通的正确思维，相对于西医而言更反映出中医学的一大特色,这些丰功伟绩也足以令我们中医界顾盼自豪。随着时间的推移,讨论的深入,辨病问题的提出及强调,辨证论治时只注意"疾病功能态",而往往忘记中医病因病机的分析与掌握,从而降低了准确性与疗效,对于一证有多方的认识与对策更从"方士"的临床思维上看,"方证相对"、"方药加减则法亦变"就是法寓方中的现实等问题,却促使我们重温医圣张仲景的教诲,以求"温故而知新",并结合现代实践提出一些见解。

二、现代用经方基本临床思维探析

现代用经方的临床经验总结与报道已很多,尤其近二十多年来,从医案的报道开始到系统阐述运用经方的著述都越来越多。笔者不揣浅陋,在此通过复习活用经方的临床经验,试图探析一下临床思维的有关问题。

(一)基本临床思维问题

上面提到临床思维是张仲景倡导的,那么《伤寒杂病论》的基本临床思维是怎么样的呢?笔者认为,思维的基础是中医疾病发生学,伤寒论序说"人禀五常,以有五脏"集中概括与继承了内经的人天观。即人与自然环境是开放沟通而又协调和谐的,人与外环境不协调即得外感病,人的内环境不协调得内伤病等,这是中医疾病发生学的出发点。三阴三阳辨证就是这一思想宗旨的实践与发展。笔者对《伤寒杂病论》的基本临床思维归纳为"诊病审因,辨证察机,随机选方,无方立法,对症用药"五句话。第一句话,诊病审因就是首辨病,求病因,知势位,识病传。《伤寒论》说:"伤寒一日,太阳受之,脉若静者,为不传,颇欲吐。若躁烦,脉数急者,为传也。(4)"太阳病的诊断起于外感寒邪,太阳受病是势位,是否传变也看脉症。这在伤寒论比比皆是。在伤寒外感病,分三阴三阳辨病,在《金匮要略》大内科杂病,则是以主症及其病因特点与病位所在的脏腑身形结合,作命名与分类。如黄疸、胸痹、心痛、消渴、小便不利、惊悸、吐衄、呕吐哕、下利、腹满等是主症,痰饮、瘀血、五脏风寒积聚、寒疝、水气病、中风、历节、血痹、虚劳、肺痿、肺胀等就是病因特点与脏腑身形结合命名,中医内科基本沿用这类中医病名。这种病名分类确立突出主症、突出病因与脏腑,诊疗就在中医理论范畴内寻找了。这在科学还不发达的古代容易被医患各方接受普及。通过病因与主症,推断病情发展的势位与传变,思路就顺直了,用现代的话,就是注意询问与分析病史。对目前的病情判断是第一重要的。

在这里先回顾伤寒论传统的辨治思维方式。

在伤寒论112方中,大多数条文都是列出病因、病程、症状(或病机)脉候及主治方的。这种形式主导了《伤寒杂病论》的论述方法,突出了病因、病机、主症与主治方之间的对应关系,阐明了不同方剂有不同的适应证。即方证相对才能有效治疗的最原始思路,或称以方中病。而较少直接列举以药治病的形式,使人联想起《内经》称临床医生为"方士",而伤寒论问世至今,不论辨证论治如何发展中医生们也依然基本上是以方中病的方士。

在所列的方证中,加减一二味,就是不同的方证了。因此,解剖一方证加减法,最能说明伤寒论的辨治一般方式。但在《伤寒论》中,同一方证不同次症有加减法。也许是因同一方证的证的基础较广泛与稳定。而这种"通治方"大证之下或主症之下又常见不少次症的变化,需要作必要的加减。同一方证加减《伤寒论》中共有五个方,《金匮要略》共有八个方。通过下述的分析,使我们初步领会到,针对病因、病机与主症即(或出现症)是组方药对的核心，而次症的增减出现是用药加减的依据。

但在辨病的问题上，现代中医更多了一项选择，就是西医对病的诊断。

有人流行一种说法，认为中医讲辨证论治，只要辨证正确就行，于是乎有是证，用是药，园机活法，不必理会西医诊断，这在古代本无可厚非，在现代则是非常局限的短见与误解，以此宣传则是误导。有些常见病，如感冒发热、急性肠炎腹泻，随着辨证论治后可参考用小柴胡汤或葛根汤之类后，症状好了，病就好了。但若是一个恶性肿瘤的病人，在他患病后出现很多证候，运用中医药治疗能不断缓解证候，改善生活质量，基本上未能遏止肿瘤的恶化，直至病亡。若以为症状好了就治好了，不及时作必要的西医检查发现是癌肿，就会麻痹了自己，贻误了病人的及早其他诊治。假若是一个乙肝大三阳或糖尿病2型患者，或隐惹性肾炎患者，却可能无任何症状或不适可辨，患者却要求我们为之根治疾病。这时我们又如何园机活法、辨证论治呢？这提示我们时代在呼唤现代中医与时俱进，既要辨证，更要辨病，包括西医的病，弘扬仲景学术的正确思想，才能更有效地为临床工作服务。

因此，笔者想现代用经方与古代用经方的临床思维方式原则是一致的，但应有所发展变化，一是基本临床思维原则不变，而思维方法活跃了、发展了；二是现代临床多了西医辨病、中医辨证这一事实，西医辨病对中医辨证的临床思维有什么影响，这都是我们研讨经方活用的人应注意总结与探讨的问题。

（二）活用经方的基本临床思维

《伤寒论》问世后，后人提出了很多诊疗规范。六经辨证，以经络脏腑辨病证是第一，尤在泾《伤寒贯珠集》则以治法规范选方。柯琴《伤寒来苏集》第一个以方证为纲，提示方证相对即用经方。近代曹颖甫《经方实验录》是中国第一本经方验案专著，所录病例，方证相对，单经方为主，而悟证用方之处，确独具卓识。近代日本人汤本求真的《皇汉医学》也是方证相对于前、经方验案在后之作。在悟证用方上，尚掺杂日本人的“气、血、水”三因病理及参考西医的某些诊断。在当时的历史条件下，也曾起到一定的积极作用。

中华人民共和国成立后，中医医案日渐受到重视，学习经典著作也更重视临床运用的实践经验了。活用经方的中医基本临床思维就值得在此复习一下。

陈瑞春教授指出：①精辨病机，拓宽运用范围。②合论病证，规范运用法度。③深究方规，增强运用活力。④化裁古方，提高运用效益。柯雪帆教授提醒，活用经方，一是要注意治疗大法的原则性，二是具体治法的灵活性，三是药物剂量的复杂性，四是药物制剂与给药途径的多样性。同时更要重视仲景药对的选用。周衡教授指出，在活用经方治疗复杂的病证时，一是要根据原方功效，扩大应用范围；二是善于分解夹杂证，复合经方治疗；三是要借鉴效方理法，改用经方治疗；四是改变剂型与给药途径，增强经方疗效；五是关于方证对应的运用中，注意分解夹杂证用复方，掌握相关病机，选择对应方，慎用加减药。梅国强教授最近发表文章指出，拓展经方临床应用的途径，一是突出主证，参以病机；二是谨守病机，不拘证候；三是根据部位，参以病机；四是循其经脉，参以病机；五是斟今酌古，灵活变通；六是厘定证候，重新认识；七是复用经方，便是新法；八是但师其法，不泥其方。李赛美教授通过分析病因病机，指出《伤寒论》的证型特点是寒热对立、寒热相持、寒热错杂、寒热相兼、寒热相格、寒热消长、寒热转化。临证思维应注意慢性病可见寒热相兼证，脾胃病多寒热错杂证，危重证可见寒热相格证。经方活用的思路是主证对应法，病机求同法，治法类从法，药理演绎法。活用的模式可是经方叠加，或经方与时方叠加或经方与特异药结合法等。

个人的临床体会不出上述范畴，谨对六经辨证体会作点补充。它其实是三阴三阳辨证,阴阳一分为三的原因是内经所说"以名命气,以气名处"、"气之多少异用也"。意思是说,在躯体分布阴阳气多少不同,是它的势与位不同,功能也就不同。太阳、阳明、少阳三阳代表机体直接的适外调节系统。太阳又称三阳、巨阳,即巨大的阳气充盛于外,扩散阳气,主开,代表机体的抗寒调节为中心的一系列脏腑经络外在功能;阳明是聚合阳气于里的势位,代表机体的耐热耐燥的调节为中心的另一生理功能;少阳是一阳游离的阳气,代表机体寒热整合调节为中心的另一部分生理功能。太阴、少阴、厥阴主要是代表机体津、精、营血储调的内稳态调节系统为中心脏腑经络另一生理功能。太阴大量的津液输布是阳明之里,支持阳明耐热、燥调节;少阴是神、精、气枢化的关键调节,是支持太阳大量阳气充散于外的抗寒调节的物质基础;厥阴代表储调营血运行、支持少阳寒热整合的系统的物质基础。因此,从广义上说三阴三阳都是机体适应外界六气环境的调节系统。根据《素问·阴阳离合论》,三阴三阳相表里的关系与势位如图2-1。

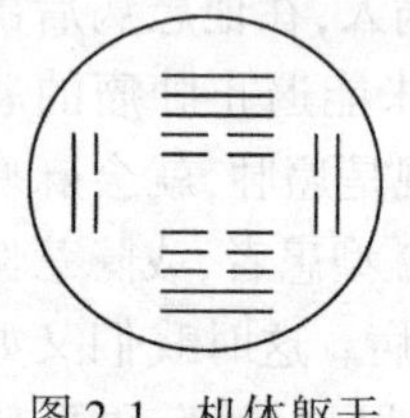

图2-1 机体躯干横截面图

因此,对三阴三阳辨病应充分理解它们生理上不同的位、势、用,就容易认识它们的病理变化,活用经方进行治疗。位是经络脏腑的气化阴阳层次所在,这尚易理解,经络部位辨证也广泛被人们理解与运用,阴阳气之势与用是一致的,结合脏腑在这方面的生理功能特点加以认识,就能更具体。例如外感头痛,应辨分三阳病证,属太阳头痛用葛根汤为主方多;属阳明头痛以白虎汤化裁而成的清胃散为主方多;属少阳头痛以小柴胡汤为主加减多。六经作为经络而言,获病均可出现各经的寒热虚实证治,但外感头痛必须分三阳辨治。位与势、用就反映了它不同位、不同势与用的常见生理特点与证候,以及表、清、和三种不同治法了。

另外,上述三阴三阳的表里关系的理解,可从它们如下的证治反映出来。太阳是三阳,主开,太阳病受风寒主解表,麻黄汤、桂枝汤、葛根汤类,它之里是支持它的物质基础是少阴之精为主的储调作用,或藏精化气,或积精存神,或积气成精。这些功能都与心、肾脏腑相协调功能直接相关。《伤寒论》说:"太阳病发汗,汗出不解,其人仍发热,心下悸,头眩,身润动,振振欲擗地者,真武汤主之。(84)"太阳病汗出仍发热不解,主用真武汤。这就指出少阴是太阳之里的证治。阳明病是恶热的热实证,白虎汤、承气汤清热救阴、泻下存阴之方。阳明中寒用吴茱萸汤是特例。若寒困脾阳,进一步引起水湿不行、津液输布失司,必是理中、四逆辈了,这易理解。较难理解是少阳与厥阴相表里的临床证治。论曰:"伤寒三日,少阳受之"。都说小柴胡汤是退热良方,但如果第一天发热的病人就用小柴胡汤多数不灵,这是笔者的体会。第二天用药,小柴胡汤加解肌药,第三天值少阳期,用之有效。发热第三天以上,用小柴胡汤疗效较好。小柴胡汤原本是和解少阳,主治寒热往来之方,是通过枢转人体少阳的阳气与津液,和解透邪气而达到整合寒热的调节作用。而这些阳气与津液的来源,就是营血的运化储调而生,若是营亏、木旺者,气液储备有限,用小柴胡汤非但不能退热,反觉头迫胀痛,故有柴胡劫肝阴之说。每遇此类病人,笔者常合用犀角地黄汤,却不用犀角而用羚羊角滋助厥阴营血,透解少阳邪热,有良好的效果。比如,有些小儿外感发热稍高到39℃就抽搐者,每令父母惶恐不已,用小柴胡汤加葛根之类和解少阳、解肌透表,合用羚羊地黄汤助厥阴营血,往往效如桴鼓。至于《伤寒论》的厥阴病提纲的证候是寒遏厥阴、气火郁阻证。也偶见于蛔厥证。而厥热胜复的机制应是营卫异循、相火勃发之证,现代临床上罕见,不在此讨论。

总之,三阴三阳是脏腑经络的气化阴阳层次的代表,是适应外环境过程中机体阴阳调變的另一种表现。换句话说,三阴三阳来源于脏腑经络功能,但它有自身的生理功能、病理变化的规律的客观存在。不是虚构的,因此六经证治体系与经方运用能经历千多年不衰的真实原因,就是我们坚信它是客观存在的人体科学的基本结构。

有些中医理论家或用脏腑经络辨证涵盖三阴三阳辨证,或用三阴三阳辨证涵盖脏腑辨证,都公说公有理,婆说婆有理,后学也莫衷一是。但临床上有些问题却令我们深思。笔者曾治一例刘姓患者,58岁,稍有感寒,次日眩晕甚,当地医院头部CT检查是“脑瘤”,急送广东医学院附属医院神经外科做磁共振复查,其实是小脑梗死并发脑疝。经穿颅、减压、引流等抢救无效,反渐昏迷、高热、潮式呼吸,家属夜半请予前往诊之,见面潮红、高热,已十多天未解大便,舌红脉弦数,仍考虑属太阳蓄血证,拟桃仁承气汤原方一剂。凌晨一时服药,次晨九时许后泻下黑便数次,热退些,潮式呼吸已止。主管西医以为是合并上消化道出血,正要开医嘱,笔者及时加以解释劝阻后改拟血府逐瘀汤两剂黑便止。病情稳定后转中医病房调治二个月而愈。类似这类病例,是脏腑辨证还是六经辨证呢?是膀胱经病还是膀胱腑病呢?其实,太阳蓄血就是太阳蓄血。临床上诊疗需要的是辨治的精细准确才是真,才是硬道理。如果真能统一,也许祖师爷张仲景就早已统一了,不用再分三阴三阳辨证与脏腑辨证。

上述各家论述,使人感到精彩纷呈,各具特色,逐步深入。基本上围绕着这样一个思路:原方功效→主症→病因→病位→病机→分解夹杂证→变用经方→从法不泥方→药对→注意不同剂量及用药法。在这一过程中还提到需要斟古考今,提高临床运用的适应面,才能适应现代临床医疗的需要,因为现代医疗的水平与需求更高,要求用一切可行的、先进有效的医疗为患者服务才行。这当然包括中医与西医二者的诊疗手段具备,合二者优势,力挽危难。

(三)西医辨病,中医辨证用经方的基本思路

1. 参考西医发病的部位中医辨治 中医的治疗亦注意不同的脏腑经络、四肢百骸进行辨治,但有时候由于症状不典型,证候不明显时,辨治就会较困难。假如一个无明显诱因较长期低热的病人,各种症状不明显时,辨治就不易。如果检查出是胆道炎引起,用小柴胡汤加减治疗就较容易收效,因为胆为少阳经府所过。如果检查出是肺结核,小柴胡汤加减治疗就可能行,也可能不行,这也与具体所在肺部患处与少阳经脉所过及证候特点与该方是否合拍有关。

笔者对治疗肾绞痛有点滴的临床体会。肾绞痛为结石移动引起输尿管梗阻、痉挛、阵发性剧痛,先在腰部,沿输尿管向膀胱或向外生殖器、大腿内侧等处放射。发病急,疼痛发作往往腰痛连腹、腹痛连腰。

小柴胡汤为疏肝利胆、通调三焦、和解少阳之主方,把它的证治与肾绞痛参照:①从部位看,疏肝利胆。“肝经是动则病腰痛不可以俯仰”。②从脏腑功能看,通调三焦。用小柴胡汤加减使上焦得通,津液得下,下焦决渎。又说:“伤寒阳脉涩,阴脉弦,法当腹中急痛,先与小建中汤;不瘥者,用小柴胡汤主之。”腹中拘急作痛,用小建中汤先行益阴和阳,不见好转,再用小柴胡汤。笔者的理解是,腹中急痛一个“急”字,细细品味,用意殊深,尚有发病急、卒暴而起之意,与肾绞痛的发病有相似之处。因此,笔者常借用小柴胡汤加减治疗,有一定功效。

许某,男,60岁,工人。素来体健耐劳,一日,无明显诱因卒发腰腹剧痛,即来医院急诊,因未发现急腹症,仅作镇痛、抗感染处理,经小便检查及X线摄片证实,诊为左输尿管结石,

但仍有疼痛不止。时而加剧,已四昼夜,来诊时痛楚不堪,不能入眠,难于饮食,小便不利,大便不行,腹胀,口苦咽干,舌苔黄,脉弦数。属决渎失司,挟阳明腑实。拟方:柴胡12克、黄芩9克、元明粉12克、法夏9克、生姜3片、血余炭3克、枳壳9克、厚朴9克、党参9克、甘草5克。嘱服一剂,因患者痛苦,恐一剂药力不及,两剂作一剂煲服。当晚微利三次,下半夜痛渐止,沉沉安睡。第三日仅微腰痛,自诉夜寐难,即改拟六味地黄汤加味善后。

肾绞痛不仅可用小柴胡汤者,笔者亦曾治数例肾绞痛不止者,仅缪刺足少阳经阳陵泉一穴而镇痛(如先用西药镇痛无效时,针刺效果更佳)。可为肾绞痛属少阳经佐证。

2. 参考西医病因进行辨治 喻方亭教授在治疗慢性疲劳综合征的时候,考虑到西医的忧郁症及全身免疫功能低下有关,因而考虑参考仲景师的虚劳病与百合病,选用百合地黄汤、百合知母汤、酸枣仁汤合方化裁进行治疗:百合15克、生地15克、知母10克、茯苓10克、西洋参10克、甘草10克、沙参10克、白芍10克、丹参10克、淮山10克、枣仁10克、白茅根10克。在西医诊断为非典型肺炎的SARS病毒感染威胁全国各地之际,邓铁铸教授等纷纷指出是春温疫疠、湿热、毒瘀、虚挟杂,国家中医药管理局提出的防治方案中,早期可用麻杏石甘汤合升降散,或合银翘散等。"非典"是一种变异的病毒传染到人体引起的一种烈性传染病,在人们进行辨治的过程中都必须注意参考的,并从中医的外感与疫毒的治疗大法中选方。

3. 参考病理进行辨治 欧阳惠卿教授认为,《金匮要略》说"妇人肩有癥病,经此未及三月,而得漏下不止,胎动在脐上者",用桂枝茯苓丸,还可治妊娠之后,癥积害胎,致胎元不固,出血不止。因此方下其癥,方能血止胎安。因此可治:①子宫肌瘤主要表现为子宫体增大,肌瘤较大时,小腹可扪及质坚硬、形态不规则肿物,或伴有经色瘀暗挟瘀块痛经、月经先期等。②慢性盆腔炎,妇检时发现盆腔内条索状、片状增厚组织或囊性肿物,并有固定压痛等妇科瘀血证和癥瘕病证。具有桂枝茯苓丸适应证。③子宫内膜异位症,异位在肌壁间的子宫内膜在卵巢激素的影响下,反复发生周期性的增殖和出血的结果,使子宫增大、变硬、子宫内膜异位症或子宫腺肌病的病理变化表明,其实质就是中医的胞中瘀证。

现代临床过程中,有条件时参考西医诊断是应该的。假设是一个中风病人,不论是中脏腑或中经络,西医必须弄清楚是出血性中风还是缺血性中风,这在治疗时会有原则的不同,前者要止血,后者要活血或活血化瘀,这对中医辨证论治都是一个很重要的参考依据。又假如是一个胃痛的病人,有条件做胃镜检查作参考也很必要。是慢性胃炎,或是溃疡都可以辨证论治而康复。如果是胃癌,则不能因治疗止痛有效而满足,可能还要早期做手术。以免延误病人手术,甚至引起医疗纠纷。

笔者曾治一个病人,发病前一天曾应酬饮酒,吃少量辛香之菜肴,次日上午头晕不适来诊,刚到医院门口,竟晕厥倒地,大汗,面青白,舌淡脉沉细,即送入病房,并作虚脱厥证用独参汤。当天下午,在病房竟泻下黑便3次,共约500毫升。无腹痛,无胃痛,急改用血府逐瘀汤加炮姜、大黄炭、党参。胃镜急查,是十二指肠溃疡出血,经中西医结合治疗渐愈。次年又发胃痛,黑便,再中医治疗而愈。第三年出差到湖南再发,当地医院作了切除术而愈。

从上述例子说明,参考西医诊断与有关知识,对中医辨治减少盲目性及疾病预后是有好处的。

4. 注意方剂药理临床应用 关庆增教授汇总了小柴胡汤的很多现代药理作用:①神经系统:对癫痫模型波有抑制作用。②免疫:对促细胞分裂素活性、多克隆β细胞活性及佐剂活性均有诱导作用等。③对肝胆系统:直接抗肝纤维化,防止胆汁郁积作用等。④对循环系统;使血黏度下降,改善血液流变,减轻血管壁损害。⑤还有抗感染作用等。因此,小柴胡汤能治疗肝胆疾病、艾滋病、肿瘤、心血管病、肾病、呼吸病、消化、神经系统病等。朱章志教授还注意到伤寒论方的化学成分研究的动态与分析,这应是经方临床疗效的物质基础最前卫的研究了。

综上所述,给我们的启发是学习时用心领悟,讲求悟性,多思才能出悟性,才能思求经旨,演其所知,实践中重在创新,而不是"始终顺旧",所以创新才是应用经方的基本临床思维的灵魂。

三、经方的活用与变化及其在现代中医临床中的地位

经方一般指仲景方,流传至今一千多年,仍广泛被临床医生所常用,日本、韩国等国外更不例外,真可谓"宝刀未老"。尤其自我国晚清曹颖甫《经方实验录》、日本汤本求真《皇汉医学》问世以后,对近代中医学界的临床医生重视运用经方破大症,活用经方于临床,提高中医界在临床中的信心,顶住当时"全盘西化"的医学思潮,在历史上起过巨大的影响。此后,国内有关经方运用的专著不少,国内外杂志也经常刊载经方运用于临床的各种报道。

笔者师从先父,较喜用伤寒论方。本人又从事仲景学说理论与临床二十多年。对此有点滴的体会,今不揣浅陋,分述如下。

(一) 运用经方的临床体会

1. 按部循经辨证选古方　这是较传统的六经辨证方法,即根据发病的部位,确立其属何经病,辨别其寒热虚实,选用该经的方剂,笔者称之为"按部循经辨证选古方"。例如笔者曾用小柴胡汤加川芎、菖蒲开窍治少阳证耳聋,小柴胡汤加泽泻汤治少阳证之眼屎多;用大柴胡汤加苡仁、连翘、皂刺治少阳证之耳屏假囊肿者;用五苓散加知柏治疗太阳蓄水挟热证之前列腺炎癃闭,均属这种思路。所加药物,或针对症状,或针对病。

2. 辨证选古方循古训辨证创新意　在辨证选古方时,普遍都懂得只要辨证与古方相吻合,就可以选用古方,亦属于"方证相对",但此"证",在临床上的表现症状,已是全部的主症,或病种。换句话说,在临症时,对主症或病症,既要运用平时学习古方时悟出的"真谛",又要创意地运用于临症,迅速建立起"证的新意"与主方的"桥梁"。这种"桥梁"是一种悟性。临症多思考就会有。例如《金匮要略》论麦门冬汤说:"火逆上气,咽喉不利,止逆下气,麦门冬汤主之。"一般认为这是胃阴虚、火逆的方证,而笔者的临床体会,妊娠恶阻用此方加味疗效远胜香砂六君之类,由于妊娠妇女因肝肾精血滋养胎儿而觉肾水不足,致相火上逆犯胃作呕。鼻咽喉放疗后不能饮食,也"火逆上气,咽喉不利",此方最宜,疗效也理想。本人曾治一护士陈某,近3个月工作忙,家事不如意,发现消瘦了10多斤,咽梗心悸、汗出,一检查确诊是"甲亢",即来找笔者就诊。因考虑其家事不如意,情志受郁,郁火上逆,咽喉不利,遂拟小柴胡汤合麦门冬汤加桔梗、夏枯草、牡蛎、龙骨等进退加减2个多月。每天或隔天1剂,未用西药,嘱其注意休息,少动怒气。2个多月基本治愈,体重回升近5千克。其后2个月,不时服药巩固。半年后追踪复查痊愈。

3. 古方新用又可着意拓宽方意　运用古方治疗前人未记载或少有记载的疾病,这才叫古方新用。也只有古方新用才给古方新的生命力。但是在运用时就必须有创意,这种创意也常在对方药组成功效的新的理解上。笔者曾以大剂芍药甘草汤作基本方(赤芍、白芍各30克,炙甘草、生甘草各10克)加党参、五灵脂、三棱、姜黄、生地,治术后二十多年的陈旧性

腹膜粘连腹痛,数剂即有较显著的效果,主要是从芍草汤的治脚挛急、其脚步即伸的仲景方得到启发,它能解痉"舒筋"。如仲景桃仁承气汤方证。笔者曾以之治疗一例眩晕,继而昏迷、高热的小脑梗死脑疝病者,经颅减压引流等抢救无效,昏迷、高热、潮式呼吸,诊时见其面潮红,十多天未解大便,应属"太阳蓄血",一剂而热退,潮式呼吸止,出现泻下黑便,亦嘱西医勿按上消化道出血处理,经中医药调理而痊愈。而对于某狼疮肾蛋白尿患者久治其下焦不效者,用千金苇茎汤加连翘、白芷竟能显效于短暂数周。而素有多囊肾、肾石的血尿患者,在久治下焦不效时,用麻杏苡甘汤加茅根、益母草、血余炭数剂而血尿止,都给我们以启发。运用古方要拓宽方意,因书中的方解,只是对书中的条文的,这就像中学对毕业生的评语一样正确,但它从不涉及学生的自学、应变、社交、意志力的能力,因而不能对中学生在其今后成才与否做出预见。而现代临床又有几个是照书病的病例呢?对古人的条文要有现代临床的理解,古方就更要从它自身的药理及组成中理解它对人身的调节作用,是活血还是祛湿,是祛邪即可安正,从中理解它的改善循环作用,利水达邪作用等。也许这样一例一例的积累经验,是拓宽方意的途径。

4. 拓宽方意还要渗新方新药 在拓宽古方方意加以运用的过程中,古方仅是基础,但仍是远远不足以应付现代临床的各种疾病需要的。要看到后世很多理论与方药,比之古方是大大向前补充与发展的现实,尤其是现代,这种发展更快,没有这种基本认识,便不能正确对待现代临床与古方的关系。因此,在拓宽古方方意运用过程中,如渗入后世方药或现代方药,会大大增强疗效。例如《金匮要略》说:"诸病黄家……假令脉浮,当从汗解之,宜桂枝加黄芪汤主之。"这是桂枝加黄芪汤治黄疸的唯一条文,从现代临床上看,此方治疗阻塞性黄疸或肝性黄疸不多报道。"假令脉浮,当从汗解",给我们以提示,也许全身性的带"表证"的黄疸为宜。笔者曾治一女孩,8岁,先天性遗传性球形红细胞增多症,溶血性黄疸,肝肋下1.5cm,脾肋下5cm,巩膜轻黄染,遂用此方加三棱、莪术、花粉、绵陈,共服15剂,黄疸全退。后改用小柴胡汤加减调理。上方用三棱、莪术,是后世治癥瘕的方药,有时,癥瘕积不退减,黄疸湿困便无出路,这是个人的点滴临床体会。又如一例痛风患者,70岁,因感风寒咳嗽甚而呕吐,并发心绞痛,经住院抢救,心绞痛止,惟尿少、呕吐、少纳、口臭尿味,面白虚浮,舌淡苔白滑,脉弦浮,辨证时仍考虑其从风寒闭肺始,水毒内困不能下行,拟仲景麻杏苡甘汤合导赤散加车前、牛膝、竹茹提壶揭盖,加淡渗引水下行,服药2剂,尿多一半,呕吐止,食纳好转。后并随症加减调理月余终使患者病情缓解,能食、痛已、无呕吐而出院。此证用麻杏苡甘汤既能开表,又能通痹,而导赤散是后世治心经移热之方,取其凉血导水毒困积之热下行。淡渗利水之后,水毒自然缓解,这一类尿毒症的治疗,临床上是颇为棘手的,此例有效,仍属不易。也是古方新方并用,联合发挥作用所致。又笔者曾治一例一周岁半小儿,发现疝气仅数天,发时左睾囊壁入肠气作痛。于是拟后世金铃子散治肝经气结,加小茴、黄柏辛苦寒温并用行气理疝,然此气消,恐仍需太阳膀胱气化行水,于是合用五苓散,连服9剂,疝气全止,月余后追踪未见复发。古方新药,联合运用,应是毫无疆界可言,方能进一步提高疗效。

5. 新六经辨证思维运用古方 笔者曾经对六经辨证多年的潜心研究,认为三阳病主要是机体的抗寒、耐燥热、寒热整合的调节功能为中心的一系列生理功能失调,三阴病主要是机体的津、精、血储调的内稳态调节功能为中心的病理改变。并以此思路指导临床,有一定的体会,举例如下。

【病例1】 寒热整合失调案(慢性疲劳综合征)。

简某,医院职工,男,40岁。半年前劳倦之后,复感风邪感冒,适又逢出差,出差归来后感冒已愈，但周身乏力、肢体酸疼、恶心、睡眠差，尤觉上身躯体恶寒，下肢恶热，烦热。数月来，服某医中药数月，已服很多西洋参，觉困乏好些，就诊西医拟诊属慢性疲劳综合征，治疗无效。后邀余诊治，诸症如前，舌淡红苔白，脉弦浮。沉思其上觉寒、下觉热，仍是机体的寒热整合作用失调，又细问之，谓每稍感风，上身恶寒即加重，又应挟太阳抗寒调节功能失司，起于太阳，传于少阳，太少合病，用柴胡桂枝汤作基本方温上解表，加知母、黄柏以清下身之热。服药3剂，顿觉上身恶寒减，下肢烦热已，疲劳消减，虽以前服西洋参不及此方精神云。此后又反复出现类似症状，反复加减此方近2个月调治，方告痊愈。

【病例2】　太阴痰湿案（肺癌术后脓胸）。

孙某，男，54岁。原于1991年因右肺癌作右肺切除术。近月来偏偏感风受邪，感冒咳嗽又作，咳嗽渐没，低热不退，脓痰甚多，俯身即有，铁锈色，再入某医院外科，经CT检查，拟属脓胸，再行残肺切除，术中见脓胸，残肺铁硬。将其切除及修补好后关闭胸腔。但出于意料，术后仍发热，脓痰不减，用最新的抗生素治疗也无效。出院诊断：①右肺癌术后肺感染，纤维化萎缩；②右侧胸腔脓胸；③术后瘘管形成。邀余就诊，诉仍低热、脓痰多、困乏、呃逆、少纳，舌淡红剥无苔，尚润，脉弦细无力。余思忖此症起于风邪入太阴化热，津液储调受邪耗灼。痰是津液营血受热灼所化，先拟千金苇茎汤、葶苈大枣汤合甘桔汤加竹茹、杷叶、银花、连翘、板蓝根，加减10余剂，痰减半，热退些，但困乏仍甚，少纳，舌根已有薄黄苔，仍低热，改用陈夏六君汤健脾化痰，配合小柴胡汤退热，进退10余剂。热全退，脓痰渐止。

【病例3】　寒热整合失调案。

卓某，中学教师，45岁。感风后起发热5天，住院4天，抗感染治疗无效请余会诊，症见寒热往来，高热39℃以上，午后为高，胸膈满闷，无咳嗽，口干不渴，口黏而舌淡，小便黄短，舌红苔黄腻，脉弦。余思忖此症基本符合湿温病的三仁汤症状，但仍是感风寒后寒热整合失调为主导，遂拟小柴胡汤合三仁汤二剂加银花、板蓝根。服药1剂，次晨热退，再剂起床。后拟芳香理胃收功。此案如果只是典型三仁汤证，那么必然“午后潮热，状若阴虚，病难速已，名曰湿温”。但此例病人一剂而瘥，说明他的湿热只是兼证而已。

（二）经方的组方配伍变化

仲景方配伍精炼，方证相对，只要辨证准确，活用屡有奇效。为便于理解掌握，可对《伤寒论》、《金匮要略》的主要方从拆解方证入手，以求在比较中显露要义，体会仲景心法，深化认识，以便易于记忆。

皇甫谧于《释劝篇》中云“仲景垂妙于订方”，而订方之妙，关键在配伍。仲景方配伍精炼，方证相对，只要辨证准确，活用屡有奇效。为便于理解掌握，今试对《伤寒论》《金匮要略》的主要方从拆解方证入手，以求在比较中显露要义，体会仲景心法，深化认识，易于记忆。于此，是笔者有别于前人以类方识证的初衷。

1. 姜枣草基础配方方证　仲景对外感风寒诸证，每用生姜、大枣、炙甘草作配伍基础，散寒益胃、鼓舞胃气，以助调和营卫。以此为基础之方进行变化加味方甚多，如桂枝汤类、柴胡汤类、葛根汤类、越婢汤类方证均在此列。除姜枣草外、剩下便是2～4味的药物配伍，如细心玩味，启发良多。

配桂枝、芍药（1∶1）成桂枝汤，治太阳中风，表虚自汗等。此方加减治表阳虚型的各种感冒、自汗、低热、偏瘫、糖尿病性神经痛、产后高热、冻疮、男性病、寒性的多形红斑、五官科病等。配桂枝、芍药（2∶1）成桂枝加桂汤，治心阳虚、气从少腹冲胸证。配桂枝成桂枝去芍汤，治太阳病脉促胸满证。配桂枝、皂荚成桂枝去芍加皂荚汤，治肺萎吐涎沫。配桂枝、附子(4∶5)成桂枝去芍加附子汤或桂枝附子汤,治风寒湿痹证身痛,或需温经复阳、脉微恶寒者。此方加减,可治寒厥心痛、阳虚型的类风湿、坐骨神经痛、膝关节炎、产后痹痛、阳痿早泄、寒疝等。配桂枝、麻黄、附子、细辛成桂枝去芍加麻辛附子汤,治水气病,心下坚大如盘、边如旋杯之水肿证。也可治胃有痰饮、外感风寒的咳喘之证。配桂枝、蜀漆、龙骨牡蛎(3∶3∶5∶4)成桂枝去芍加蜀漆牡蛎龙骨救逆汤,治伤寒火劫误治,惊狂不安证。配桂枝、芍药(1∶2)成桂枝加芍药汤,治邪陷太阴、里寒腹痛。配桂枝、芍药(1∶2)大黄成桂枝加芍药大黄汤,治上证挟实邪者。配桂枝、芍药(1∶2)饴糖成小建中汤,治太阴腹痛,能温中补虚,并治脾胃虚寒型的各种溃疡病、高血压或低血压、妇产科病等。配桂枝、芍药、附子成桂枝加附子汤,治表阳虚或心肾阳虚,汗漏不止诸证,也可借用于阳虚的乙型肝炎、鼻衄、带下清稀之证。配桂枝芍药、黄芪(3∶3∶2)成桂枝加黄芪汤,治黄汗脉浮。配桂枝、芍药、人参(3∶4∶3)成桂枝加芍药生姜人参新加汤,治伤寒汗余身痛脉沉迟。配桂枝、芍药、葛根成桂枝加葛根汤,治桂枝汤证项背强直证。配桂枝、芍药、花粉(3∶3∶2)成瓜蒌桂枝汤,治太阳病项背强直。配桂枝、芍药、杏仁、厚朴成桂枝加厚朴杏仁汤,治感风寒喘证。配桂枝、芍药、龙骨、牡蛎(1∶1∶1∶1)成桂枝加龙骨牡蛎汤,治男子失精、女子梦交、阳虚不固诸证,并可治与证型相类同的神经官能症。配桂枝、芍药、麻黄、葛根(2∶2∶3∶4)成葛根汤,治无汗气冲口噤作刚痉之症。太阳病项背强直或外感引起无汗抽搐之证。配白术、附子成《伤寒论》的桂枝加术汤或《金匮要略》的白术附子汤,或近效术附子汤,治风湿身疼痛、大便硬、小便自利之症,或风虚头眩、不知食味之证。配麻黄、石膏(3∶4)成越婢汤,治风水恶风身肿,或风湿热、关节肿大者。配麻黄、石膏、半夏成越婢加半夏汤,治肺胀咳喘上气证。配麻黄、石膏、白术成越婢加术汤,治水气病一身面目黄肿,或中风历节病、下焦脚弱、汗泄津脱。配麻黄、石膏、杏仁、桂枝成大青龙汤,治外感风寒,挟内有郁热烦躁者。或治水气病,溢饮浮肿者(此方重用石膏)。配麻黄、连翘、赤小豆、杏仁、梓白皮成麻黄连翘赤小豆汤,治伤寒湿热,瘀热郁而发黄,并可活用于皮肤病、急性肾炎等湿热郁于肤表者。配桂枝、党参、麦冬、生地、阿胶、麻仁成炙甘草汤(清酒煮),治伤寒心下悸、脉结代证。配桂枝、芍药、当归、木通、细辛、吴萸成当归四逆加生姜吴茱萸汤(加清酒煮),治伤寒脉细、手足厥寒证或寒凝肝脉之证,并可活用治疗寒凝血脉型的偏头痛、坐骨神经痛、缩阴证、血栓性脉管炎、妇科病等。配柴胡、黄芩、半夏、党参成小柴胡汤,治少阳病寒热往来、胸胁苦满等之证。本方以柴、芩疏肝清热,夏、参降胃益气,合姜枣草成小柴胡汤。此加口减适应证十分广泛,外感发热或内伤郁证均可,或肝胃不和型的内科消化系、心血管系疾病、肝病、妇科、五官科疾病均可于此方中加减治疗。配柴胡、黄芩、半夏、党参、桂枝、芍药成柴胡桂枝汤,治伤寒太阳少阳并病,并可参考应用治疗癫痫病,肝郁胃寒的消化系疾病等。配黄芩、黄连、半夏、于姜、党参成生姜泻心汤,本方以干姜配黄连、黄芩配半夏,寒热相反、苦降相合治心下痞,肠鸣下利之证。去生姜则成半夏泻心汤、甘草泻心汤证。配旋覆花、代赭石、半夏、党参成旋覆代赭石汤,以旋覆花配代赭石轻重相异。降气相同为主,佐半夏配党参治心下痞、嗳气不除,并司活用治疗支气管扩张咯血、痰饮眩晕等诸症。配橘皮、竹茹、党参成皮竹茹汤,治暖气、呃逆挟中虚之证。配桔梗成排脓汤,治疮疡脓成、排脓。

2. 桂枝配方方证(非姜枣草类) 桂枝汤以桂枝配芍药、结合姜枣草调和营卫,占去桂枝汤加减法的大部分,而桂枝配方不与姜枣草为伍,自有它通阳化气活血之功,今列如下。

配炙甘草成桂枝甘草汤,治心阳虚、心下悸之证。配炙甘草龙骨牡蛎成桂枝甘草龙骨牡蛎汤,治伤寒火劫后心阳受损,阳气不敛,而出现惊狂卧不安证,可活用于心阳虚、烦躁诸证。配炙甘草大枣、茯苓成桂苓枣甘汤，治汗后伤阳、脐下动悸、欲作气冲之证。此方有平冲作用，大枣用量较大。配炙甘草、茯苓、白术成苓桂术甘汤，治痰饮眩晕，可活用于脾阳虚型的内耳眩晕、慢性支气管炎、充血性心衰，溃疡病、遗尿诸症。配甘草、茯苓、生姜成茯苓甘草汤，治痰饮心下悸，能散水利尿除心下悸。配茯苓、白术、泽泻、猪苓成五苓散，此方以桂枝化气，配利水四药治太阳蓄水小便不利、水逆之证。可加减活用于下焦湿困的泌尿系统感染，或急性肾炎、急性黄疸肝炎、积液性疾病等。配茯苓、白术、泽泻、猪苓、茵陈蒿成茵陈五苓散，治黄疸肝炎。配茯苓、丹皮、芍药、桃仁成桂枝茯苓丸，治徵痼害妊娠之证，即桂苓相配，温阳利湿，合破血药，使痰瘀从内消解。配桃核、大黄、芒硝、甘草成桃核承气汤，此方基本配伍格局如桂枝汤，改桂芍相配为桂桃配伍以温阳破血，不用姜枣草助胃气上腾和营卫，而用硝、黄、草调胃承气下行，使瘀血从下泻出。此方可活，用于瘀热互结，引起的精神病、脑外伤、肠梗阻、妇科病、糖尿病、暴发型痢疾等。配木通、细辛、芍药、当归、大枣、炙甘草成当归四逆汤，本方以桂、通寒温相反、通脉相合、佐以芍、归、枣和营，细辛辛通，可治寒凝血脉型之偏头痛、坐骨神经痛、缩阴证、妇科等病。

3. 麻黄配方方证　麻黄一味，成“千金麻黄醇酒汤”，配清酒煮，春月用水煮，治黄疸。

配附子、甘草成麻黄附子甘草汤，治少阴表证。配附子、细辛成麻黄附子细辛汤，治太阳少阴两感证，可活用治阳虚的病态窦房结综合征、高原性疾病、面神经麻痹等证。配杏仁、炙甘草、桂枝成麻黄汤，治伤寒表实证，也可活用于寒邪外束引起的呼吸道疾病、肾炎及皮肤病等。配杏仁、炙甘草、石膏成麻杏甘石汤，治肺热壅盛咳喘之证，可活用于治疗肺炎，百日咳等病。配杏仁、炙甘草、苡仁成麻杏苡甘汤，治风湿身疼、日晡时剧，可活用于治疗肩周炎、肾炎、皮炎、湿疹等病。配半夏、甘草、桂枝、芍药、干姜、细辛、五味子成小青龙汤，治内有寒饮、外感风寒之咳喘证。此方以麻黄配桂、芍解表寒，以姜、辛、味、夏以祛寒饮，是有名的表里两解寒邪方。配黄芩、黄芪、独活、细辛成“千金三黄汤”，治中风、手足拘急、恶寒、烦热、节痛、心烦之证。配芍药、黄芪、乌头、甘草蜜成乌头汤，治风寒湿痹。

尚有麻黄连翘赤小豆汤、大青龙汤、葛根汤详见姜枣草方类。

4. 栀子配方方证　配豆豉成栀子豉汤，治伤寒热扰胸膈、心烦懊憹证。配豆豉、甘草成栀子甘草豉汤，治上证觉短气者。配豆豉、生姜成栀子生姜豉汤，治上证呕者。配厚朴、枳实成栀子厚朴汤，治心烦腹满、卧起不安证。配豆豉、枳实成枳实栀子汤，治热病后劳复者。配干姜成栀子干姜汤，治伤寒丸药泻下后身热微烦之证。配豆豉、枳实、大黄成栀子大黄汤，治酒黄疸、心中懊憹或热痛。配茵陈、大黄成茵陈蒿汤，治阳黄证、食即头眩、腹满、无汗尿短赤。配大黄、黄柏、硝石成大黄硝石汤，治黄疸腹满、小便不利而赤，自汗出，上三方均是栀子配大黄、治黄疸肝炎之证，湿热内困、酒积、停食均可参考使用。

5. 石膏配方方证　配知母、粳米、甘草成白虎汤，治阳明热盛，大热、恶热、大渴、大汗脉洪大，可加味活用于肺炎、乙型脑炎、流行性出血热等。配知母、粳米、人参、甘草成白虎加人参汤，治身热、大汗、时时恶风、背微恶寒、倦怠少气、舌红少津、脉洪大之证，也可加减借用于糖尿病、肿瘤热、小儿夏季热之证。配竹叶、麦冬、半夏、党参、粳米、炙甘草成竹叶石膏汤，治伤寒解后少气、气逆欲吐之证。可加减活用于乙型脑炎、麻疹后肺炎、流行性出血热、败血症等热病后恢复期的调理。配知母、炙甘草、粳米、桂枝成白虎加桂枝汤，治身热无寒但热、骨节疼烦、时呕者。

6. 芩连配方方证

(1) 芩配方:黄芩配芍药、炙甘草、大枣成黄芩汤,治太少阳合病下利、大肠湿热泄泻之证。黄芩配苦参、生地成《千金方》三物黄芩汤,治妇人产后露风、四肢烦热之证。

(2) 连配方:黄连配瓜蒌仁、半夏成小陷胸汤,治胸中痰热互结,胸脘痞硬、压之则痛的小结胸症,可活用于胃炎、渗出性胸膜炎等症。

(3) 芩连配方:芩连配大黄成泻心汤或大黄黄连泻心汤,治伤寒心下痞、按之濡,其脉关上浮者,或治心胃火盛吐衄者。芩连配葛根、甘草成葛草芩连汤,治阳明热盛泄泻。

7. 姜附配方方证

(1) 干姜配方:配炙甘草(1∶2)成甘草干姜汤,治肺萎吐涎沫、遗尿、小便数之证。配人参、半夏成干姜人参半夏丸,治妊娠呕吐不止。配粳米、赤石脂成桃花汤,治少阴病下利脓血、温涩虚寒泄利之证。配茯苓、白术、甘草成甘姜苓术汤,治肾着病,腰以下冷,腹重如带五千钱,口不渴小便自利之证。可活用于肾炎腹水、下肢肿或妇人久年腰冷、带下清稀之证。配侧柏叶、马通汁、艾叶成柏叶汤,治吐血不止者,无马通汁,有用童便代替者。配白术、人参、炙甘草成理中丸方,治脾胃虚寒、腹痛、喜唾涎沫者,活用于各种胃寒痛、肠鸣泄泻之证。配白术、人参、甘草、桂枝成桂枝人参汤,治太阴寒湿下利,外证未除、表里两解者用之。

(2) 附子配方:附于配半夏、粳米、大枣、甘草成附子粳米汤,治腹中寒疝切痛雷鸣、呕吐之症,可活用于胃寒腹痛呕吐为主幽门梗阻之证。配茯苓、芍药、生姜、白术成真武汤,治肾虚水泛的浮肿、慢性肾炎、心衰、神经系统疾病等或头眩身瞤动等证。配茯苓、芍药、人参、白术成附子汤,治少阴病、身痛脉沉者。配苡米成薏苡附子散,治胸痹缓急者,心衰浮肿胸痛可参考。配苡米、败酱草成薏苡附子败酱散,治肠痈排脓。配地黄、山药、萸肉、泽泻、丹皮、茯苓、桂枝成肾气丸,治虚劳腰痛、肾元虚疲、小便不利。

此方可活用于慢性肾炎、慢性肾盂肾炎、小便不利、尿频数、下肢浮肿、肺气肿、糖尿病等之肾阳虚型。

(3) 姜附协同配方:干姜附子汤治伤寒汗下后,昼烦夜静脉沉。配炙甘草(约5∶10∶6)成四逆汤,治少阴病、下利清谷、脉微欲绝者,活用治脾肾阳衰的各种休克、消化系统疾病等。配炙甘草、人参成四逆加人参汤,治少阴病恶寒脉微复利之证。配炙甘草、人参、茯苓成茯苓四逆汤,治少阴病汗下后烦燥增剧者。配甘草(约3∶4∶2)成通脉四逆汤,加猪胆汁少许成通脉四逆加猪胆汁汤,治少阴病脉微欲绝者。配葱白、猪胆汁、人尿为白通加猪胆汁汤,治少阴病下利、无脉呕烦之证。

8. 当归配方方证 配赤小豆成当归赤小豆散,治大便先血后便,或活用治尿血之证。配贝母、苦参成当归贝母苦参丸,治妊娠小便难、饮食如故之证。习惯性便秘、前列腺炎的小便不利,可酌情活用。配生姜、羊肉成当归生姜羊肉汤,治妊娠腹痛及产后调养。配川芎、白芍、黄芩、白术成当归散,安胎、治妊娠腹痛。配川芎、芍药、白术、泽泻、茯苓成当归芍药散,治妊娠腹中疗痛。活用可治慢性肾炎、妇人带下痛经等证。配桂枝、芍药、生姜、大枣、炙甘草成千金内补当归建中汤,治产后虚羸不足,腹痛刺痛、吸吸少气。活用可治脾虚血少,温中补血。配桂枝、芍药、细辛、通草、甘草、大枣成当归四逆汤,治伤寒手足厥寒,脉细欲绝者。活用可治厥阴寒疝、坐骨神经痛、厥阴头痛等证。

9. 麦冬配方方证 配半夏(7∶1)、人参、大枣、炙甘草、粳米成麦门冬汤,治火逆上气、咽喉不利、止逆下气之证。配半夏(2∶1)、石膏、竹叶、人参、甘草、粳米成竹叶石膏汤,治伤寒解后虚羸少气、气逆欲吐者。配半夏(2∶1)、当归、川芎、芍药、阿胶、丹皮、桂枝、吴萸、生姜、人参、甘草成温经汤,治妇人少腹寒、久不受胎,或崩中去血或月经过多,至期不来者。配人参、炙甘草、生姜、大枣、桂枝、地黄、阿胶、麻仁成炙甘草汤,治伤寒脉结代、心动悸,活用可治风湿性心脏病,病毒性心肌炎等证。

10. 阿胶配方方证 配黄连、黄芩、芍药、鸡子黄成黄连阿胶汤,治少阴病心烦不寐,可活用于湿热痢疾、血证等。配猪苓、茯苓、泽泻、滑石成猪苓汤,治少阴病心烦不得眠、小便不利、咳嗽呕利之证。可活用于不明原因的血尿、膀胱炎、肾盂肾炎、泌尿系统结石引起的尿血等。配川芎、当归、芍药、地黄、甘草、艾叶成胶艾汤,治妇人半产漏下、妊娠下血、腹中痛等。配白头翁、黄连、黄柏、秦皮、甘草成白头翁加甘草阿胶汤,治下利后虚极,可活用治热痢下血。配地黄、黄芩、白术、附子、灶中黄土、甘草成黄土汤,治先便后血的大便出血症,可活用治脾虚型的下血、妇人崩漏等证。

11. 通下配方方证

(1) 大黄配方:配甘草成大黄甘草汤,治食已即吐者。配厚朴、枳实成小承气汤,治阳明燥结大便硬,可活用于术后肠粘连、中毒性肠麻痹等证。配厚朴、枳实、杏仁、芍药、麻仁成麻仁丸,治脾约大便硬。配桃仁、䗪虫成下瘀血汤,治产妇腹痛、腹中有干血著脐下,也可通经闭。配桃仁、水蛭、虻虫成抵当汤,治陈瘀干血蓄结小腹,其人喜忘屎硬等证。活用治蓄瘀挟癫狂等精神症状。配甘遂、阿胶成大黄甘遂汤,治水血结于血室、妇人小腹满如敦状。配柴胡、黄芩、半夏、生姜、枳实、芍药成大柴胡汤,治胸胁痞硬等证。活用可治胆囊炎、胆石症等。

(2) 芒硝配方:配小柴胡汤成小柴胡加芒硝汤,治日晡潮热、胸胁满而呕、不大便者。甘遂、芒硝、大黄协同配方成大陷胸汤。上三味加葶苈、杏仁蜜成大陷胸丸,治大结胸症。甘遂配芫花、大戟、大枣成十枣汤,治胸胁满痛、干呕和悬饮内结之证。为攻下逐水峻剂。

12. 混合交叉方

(1) 表里寒热、方药混合并治法:桂枝二麻黄一汤,治汗后如疟,一日再发者。桂枝麻黄各半汤,治伤寒面热身痒、不能小汗者。桂枝二越婢一汤,治太阳病热多寒少脉浮大者,或肺炎初起、口渴心烦恶风咳嗽者。柴胡桂枝汤,治少阳柴胡汤证表证不解者。小青龙加石膏汤,治小青龙汤证(外有寒邪、内有寒饮)而烦热不解者。桂枝人参汤,治太阴虚寒下利而表寒外束不解者。白虎桂枝汤,治无寒但热如温疟、肢节烦疼干呕,或阳明热盛而表寒不解、肢节烦疼者。附子泻心汤,治心下痞而复恶寒汗出者,或心火上炎吐衄而又肾阳衰者。

从上八首方可见仲景方可以表里、寒热、虚实合方而并治各得其所,此是范例。

(2) 苦温混合调中法:半夏泻心汤,干姜、半夏配芩连加参、枣、草,治寒热交杂心下痞证。干姜黄芩黄连人参汤,芩、连、姜、参治寒格、食入即吐证。黄连汤,用姜、夏、桂配黄连加参、枣、草治伤寒胸中有热、胃有寒邪、腹痛呕吐者。乌梅丸,连、柏配姜、桂、椒、辛、归、附加乌梅、人参治厥阴蛔厥证,或久利者。黄芩加半夏生姜汤治太少合病下利而呕者,可见寒温升降之药可调中,此法也常少不了参、枣、草之类。

13. 其他方证

芍药甘草汤,治脚挛急。芍药甘草附子汤,治脚挛急恶寒者。甘草粉蜜汤,蛔虫烦躁。甘麦大枣汤,治脏躁、情绪不宁。甘草汤,治咽痛。桔梗汤,治咽痛。猪肤汤,治阴虚咽痛。半夏鸡清苦酒汤,治咽痛挟痰。半夏散及汤(夏、桂、甘),治咽痛无红肿。蜜煎导方,治大便难。猪胆汁方,治大便难。瓜蒂散(瓜蒂、赤小豆),香豉汤送服,催吐。三白散(桔梗、巴豆、贝母),治寒实结胸。葶苈大枣泻肺汤(葶苈、大枣),治肺痈喘不得卧。咳逆上气。瓜蒌薤白半夏汤,治胸痹。四逆散(柴、枳、芍、草),治肝胃不和。白头翁汤(白头翁、黄连、黄柏、秦皮),治厥阴下利热盛。酸枣仁汤(枣仁、茯苓、知母、川芎、甘草),治失眠、少寐。千金苇茎汤(苇茎、桃仁、冬瓜仁、苡仁),治肺痈。厚朴生姜甘草半夏人参汤,治脾虚腹胀。半夏厚朴汤(半夏、苏叶、厚朴、生姜、茯苓),治状如炙脔、梅核气。

(三)经方运用在现代中医临床中的地位

在正确认识这一问题前,我们必须回答的问题是"古方今病缘何相能?缘何不相能?"谓"古方今病不相能"是指随着人类社会的进步,时代变,环境变,人类疾病谱也在变。一是变得多因素、复杂化了。二是产生古代所没有的新疾病等。这些新疾病是现代化科学技术生产环境等条件下产生的,是古代所未记载的。同时,由于人类总是不断有所发现,中医学也在不断进步发展。后人已在经方的基础上不断发展新方,去治疗新疾病,认识新问题。经方在过去与现代都不可能囊括治疗所有疾病,而仅是部分的疾病而已。故仲景师也明言:"寻余所集,思过半矣。"这是古代科学家当时实事求是的科学态度。从这种意义上去认识"古方今病不相能"是正确的。

另一方面,现代中医在中医现代化的实践中,发现上述问题仍可通过古方活用研究取得较显著的进展。一是对多因素、复杂化的疾病采用辨证论治的方法与思路,通过方证相对、合方对证等活用的思路与方法进行治疗。而对新疾病也有不少通过活用古方而行之有效的。前面已举过不少例子证明了这一点。从理论上来认识古方治新病,是因为仲景方与《内经》阐明的中医人体生理,都是中医学理论与临床的源流与基础。换言之,六经证治体系又基本反映了人体科学的三阴三阳基本生理结构各个环节的病变与治疗。这是经方历千年之久、屡用不废的实践与理论基础,这基础在中医学的理论与临床上是盘根错节的。但时代变,环境变,人类疾病谱也在变,因此不能老固守经方一成不变,要充分与深刻地认识前人的成就并在实践的基础上不断发展新方。活用经方也要善于应变,才能做到"以不变应万变"。后学也只有这样才不致迷失方向,并摆正老树干与新枝叶的关系。学习运用古方的目的是为了发展新方,发展新方更需要学习后世方、温病方,尤其现代方药知识,才能治疗新疾病,解决现代的新问题,而不是复古。并充分认识中医现代化不能不要仲景学说,而是把它放在综合提高临床思维能力的课程来学习,而不是方剂学,不是基础课来学习,才能正确处理承先启后、扬长补短的关系。也只有这样,才能更好地继往开来,把中医学推向新的发展、新的高峰,真正实现中医现代化。

四、伤寒杂病论方的对症加减、变方证治与辨病选方

(一)伤寒杂病论方的对症加减

在伤寒论112方中,大多数条文都是列出病因、病程、症状(或病机)脉候及主治方的。这种形式主导了《伤寒杂病论》的论述方法,突出了病因、病机、主症与主治方之间的对应关系,阐明了不同方剂有不同的适应证。即方证相对才能有效治疗的最原始思路,或称以方中病。而较少直接列举以药治病的形式,使人联想起《内经》称临床医生为"方士"。而伤寒论问世至今,不论辨证论治如何发展,中医生们也依然基本上是以方中病的方士。

在伤寒论中,以桂枝汤加减命名的方证最多,共14方;柴胡汤加减命名次之,共6方。而全书一方中或现症加减共有5方,即小柴胡汤的或现症加减为多,共8个,小青龙汤或现症6个,真武汤或现症4个,四逆散或现症5个,理中丸及汤或现症7个。至于为什么有些

方加减独立方证条文，而另一些方却是同方证条文中列或现症加减，也许是因为同一方证的证的基础较广泛与稳定，而这种"通治方"大证之下或主症之下，又常不少次症的变化，或现症的存在，需要作必要的加减。而已加减的不同的方证，则是意味着彼此相似的方证，提示注重鉴别运用。王付教授指出这是药症可变性与方证不变性，可参考。而在现代医疗实践中似未能找出有意义的鸿沟区别开来。故此，通过相对集中的一原方症的加减变化进行分析，也许更能从中找出组方的原旨所在。通过下述的分析，使我们初步领会到，针对病因、病机与主症即（或出现症）是组方药对的核心，而次症的增减出现是用药加减的依据。列析如次（表 2-1 ~ 表 2-5）。

表 2-1　小青龙汤证(40)

因与机	伤寒表不解			心下有水气		
组方药对	桂 3 芍 3 草 3			姜 3 辛 3 味 3		
加减症	干呕、发热、咳	渴	利	噎	小便不利、小腹满	喘
加药	麻、夏	花粉	芫花	熟附	茯苓	杏

【析】 小青龙汤的病因、病机应是伤寒有表证，内有停饮、水气。因此组方药对是桂枝、芍药、甘草解表，干姜、细辛、五味子化停饮止咳，如果是干呕发热而咳，就加麻黄、半夏。

表 2-2　小柴胡汤证(96)

因、机与主症	伤寒五六日，中风		往来寒热、胸胁苦满	
组方药对	姜 3 枣 3 草 3		柴胡 8	
加减次症	不欲饮食 心烦喜呕	胸烦不呕	渴	腹中痛
加药	芩、夏、参	芩、蒌实	芩、粉、参	芍、参、夏
加减症	胁下痞硬	心下悸 小便不利	不渴 身微热	咳
加减药	芩、夏、参、牡去枣	夏、参、苓	芩、夏、桂	干姜、五味去枣

【析】 从 96 条看小柴胡汤的病因、病机与主症是伤寒五六日或中风，而出现往来寒热、胸胁苦满，组方药对是以生姜、大枣、甘草散寒益胃助调营卫。重用柴胡 8 两为主，除往来寒热、胸胁苦满。这可从《本草经》说柴胡"主心腹肠胃结气、饮食积聚、寒热邪气"作旁证。此外，默默不欲饮食、心烦喜呕，可以上述柴、姜、枣、草为基本方加黄芩、半夏、人参。若胸中烦而不呕加黄芩、蒌实。若口渴加黄芩、花粉、人参。若腹中痛加芍药、人参、半夏。若咳去生姜、大枣加干姜、五味。

表 2-3　真武汤证(316)

<table>
<tr><td>因、机与主症</td><td colspan="2">少阴病四五日</td><td colspan="2">里有水气
（下利尿少）</td><td>腹痛肢重</td></tr>
<tr><td>组方药对</td><td colspan="2">熟附</td><td colspan="2">术 2 苓 3 姜 3</td><td>芍药 3</td></tr>
<tr><td>加减症</td><td>咳</td><td colspan="2">小便利</td><td colspan="2">下利</td><td>呕</td></tr>
<tr><td>加减药</td><td>姜辛味</td><td colspan="2">去苓</td><td colspan="2">加干姜去芍</td><td>加生姜去附子</td></tr>
</table>

【析】 此条病因、病机与主症应是少阴病见脉微细，但欲寐四五日，病机判断为里有水湿困积，伴见腹痛、肢疼，但组方药对是用熟附子、白术、茯苓、生姜、芍药。若咳加干姜、细辛、五味，若下利加干姜去白芍，若呕加重生姜，去附子。可见，里有水气、呕重的去附子的真武汤不似温阳利水的真武汤证了。这里就触及一个问题，有些加减对症下药后的新方，治法全变了。因此方证相对及某些加减主药方，都是对理、法、方、药一线贯通的部分否定。

表 2-4 四逆散证(318)

因、机与主症	少阴病(脉微细，欲寐)			四逆(不温)	
组方药对	甘草			枳实、芍药、柴胡	
加症	咳或利	悸	尿少	腹痛	泄利下重
加药	姜5味5	桂5	苓5	附1	薤白(先煎)

【析】 此条病因、病机、主症是少阴病的脉微细，但欲寐，又四逆不温，《内经》说："少阴热化，施之阳明。"阳明热郁早期，宜此方解郁达热而解。若泄利下重加薤白先煎也是助肠利气之法。

表 2-5 理中丸汤证(385)

因、机与主症	霍乱(吐泻)				寒多不用水者		
组方药对	姜3术3参3甘3						
加减症	肾气动脐上筑	吐多	悸	渴	腹痛	寒	腹满
加减药	桂4去术	生姜去术	苓	术1.5	参1.5	姜1.5	附1去术

【析】 此方病因、病机、主症是霍乱(吐泻)的寒证，因此，"不用水者"，恶水者必里寒湿为患。因此，若脐上筑动加桂枝是寒甚，腹中痛加人参是吐泻后虚甚。但理中汤去术加附子还是健脾的方吗?

【按】 上述五方的加减法，有同有异，如同者，咳加干姜、五味，小便不利、心下悸加茯苓，吐呕多加生姜等。稍有不同的是小柴胡汤腹中痛加芍药配人参、半夏，四逆散腹中痛加附子配枳实、芍药；理中汤腹中痛加重人参配干姜、甘草，提示伤寒腹痛要注意掌握里虚寒的程度而相应的药配伍。虚寒用人参，里热解痉用芍药，肢凉郁热配些附子，即注意症候的反面用药。

从上述可见，病因病机与主症是组方药对的核心，这是方证相对的基础，加减次症可灵活加减药对。换句话说，什么是汤方？它是针对病因、病机、病症的药对及其组合。反之，以药对及其组合命名能有效针对特定因、机、症的人体病理而又相对固定的状态，名曰方证。这是伤寒论给我们的提示。

此外，伤寒论的临床思维首先是诊病审因，这是辨证论治的前提，而方证相对是辨证论治成败的中心。即主要突出体现病因、病机及主症与主治方的对应关系，也是组方药对的核心，方证相对的基础。对次症加减药，有时也可改变整体方的治法。真武汤去附子，难说是温阳利水法。理中汤去术加附，难说是健脾法。因此，当方证相对与部分加减方是某主药时，都是对理、法、方、药一线贯通的提法的局部否定。列析如次(表2-6～表2-12)。

表 2-6　防己黄芪汤证(《金匮·痉湿暍篇》)

<table>
<tr><td>因、机与主症</td><td rowspan="2">风湿</td><td colspan="2">汗出恶风</td><td>身重脉浮</td></tr>
<tr><td>组方药对</td><td colspan="2">姜枣草</td><td>己芪术</td></tr>
<tr><td>加症</td><td>喘</td><td>胃不和</td><td>气上冲</td><td>下有陈寒</td></tr>
<tr><td>加药</td><td>麻黄 5</td><td>芍 3</td><td>桂 3</td><td>细辛 3</td></tr>
</table>

表 2-7　千金三黄汤证(中风历节篇)

<table>
<tr><td>因、机与主症</td><td rowspan="2" colspan="2">中风</td><td colspan="2">手足拘急
节痛、恶寒</td><td colspan="2">烦热、心乱</td><td rowspan="2">不欲食</td></tr>
<tr><td>组方药对</td><td colspan="2">麻 5 独 4 辛 2</td><td colspan="2">芪、芩</td></tr>
<tr><td>加减症</td><td>心热</td><td colspan="2">腹满</td><td>气逆</td><td>悸</td><td>渴</td><td>寒</td></tr>
<tr><td>加减药</td><td>军 2</td><td colspan="2">槟 1</td><td>参 3</td><td>牡 3</td><td>粉 3</td><td>附 1</td></tr>
</table>

【体会】　上述两方证，不论是风湿或中风历节，多从外感而来，身重自汗，以芪、术、己为组方药对核心。而节痛、拘急、恶寒多为肌肤闭邪，以麻、独、辛相伍解祛达。前方表开者，以姜、枣、草助胃和营卫，加减症药注重温通于里，后方表闭烦热，却用芪、芩相辅，加减症药重在凉降。这种表里症不同的侧重点，值得临症时借鉴。即提示表热注意里寒、表虚注意里实、表实注意里虚、表寒注意里热的次症加减药治疗。

表 2-8　水气病越婢汤证(中风历节篇)

<table>
<tr><td>因、机与主症</td><td rowspan="2">风水</td><td>恶风、身肿</td><td>自汗、渴</td></tr>
<tr><td>组方药对</td><td>麻 6 姜 3 枣 15 草 3</td><td>石膏 8</td></tr>
<tr><td>加减症</td><td colspan="2">恶风</td><td>风水</td></tr>
<tr><td>加减药</td><td colspan="2">附子 1</td><td>术 4</td></tr>
</table>

【按】　风水恶风身肿用麻黄、姜、枣、草，自汗渴用石膏，若恶风加附子，是扶阳，风水肿甚加术，是燥湿，寒热燥湿交叉同用去湿消肿是此方的特点。

表 2-9　厚朴七物汤证(腹满寒疝宿食篇)

<table>
<tr><td>因、机与主症</td><td>腹满</td><td rowspan="2">发热十日</td><td>脉浮者</td></tr>
<tr><td>组方药对</td><td>枳实 5 个厚朴 8 大黄 3</td><td>桂 2 姜 5 枣 10 草 3</td></tr>
<tr><td>加减症</td><td>呕</td><td>利</td><td>寒</td></tr>
<tr><td>加减药</td><td>夏 5 合</td><td>去黄</td><td>姜</td></tr>
</table>

【按】　此方里实热、胀为主用厚朴大量为君，脉浮发热注意表有寒，桂、姜、枣、草，重用生姜散寒兼能温胃除胀。

表 2-10　当归生姜羊肉汤证(腹满寒疝宿食篇)

<table>
<tr><td>因、机与主症</td><td>寒疝</td><td>腹中痛</td><td>胁痛里急</td></tr>
<tr><td>组方药对</td><td>生姜</td><td>当归</td><td>羊肉</td></tr>
<tr><td>加减症</td><td colspan="2">寒多</td><td>痛呕多</td></tr>
<tr><td>加减药</td><td colspan="2">生姜 1 斤</td><td>橘皮 2 术 1</td></tr>
</table>

【体会】 腹痛满寒疝有此虚实用方吐比较示范,但寒加生姜,实呕加半夏,虚呕加橘皮之别,虚无大痛,用羊肉食补为主。

表 2-11　白术散汤证(妇人妊娠病篇)

因、机与主症	妊娠养胎		
组方药对	术 4 芎 4 椒 3 牡 2 酒		
加减症	苦痛	心下毒痛	心烦吐、痛、不欲食
加减药	芍	芎	辛夏(先“浆水”后“麦汁”)

【体会】 妊娠养胎用白术散,未提及症候,以药测证是寒湿之体质,或体胖之人,苦痛与毒痛难以理解,以药测证,芍药解痉止痛,苦痛绵绵不止。毒痛则较剧烈,川芎行气止痛,偏寒宜用。辛、夏止吐痛,用两药浆水“酸收”颇有启发,不行用“麦汁”养胃气,药易达效。此方用川芎、川椒温通,配用术牡涩湿,用辛夏治因痰湿致呕吐腹痛不欲食。深有启发,值得牢记。

表 2-12　千金内补当归建中汤(妇人产后病)

因、机与主症	产后虚羸	腹中刺痛、少腹中急、摩痛引腰背	不能饮食
组方药对	归 4 饴 6	桂 3 芍 6 姜 3 枣 12 草 2	
加减症	去血多		
加减药	地 6 胶 2		无归,芎代;无生姜,干姜代

【按】 建中汤加归治产后腹痛,养血温中,去血多用地、胶,用芎代归,用干姜代生姜,颇有启发。

【体会】 上述 4 个腹痛方,若是痛满实者,用通下;若痛而不满实之寒者,用温中之椒、姜,或行气之芎、橘与夏、辛,或偏虚,以当归、芍、桂、枣、草温中补益;较拒药之腹痛,或用饴糖,或用酸“浆水”或用“麦汁”配药,视方药及病情而定。

【小结】 《金匮要略》前三方,防己黄芪汤、千金三黄汤、越婢汤分治痉湿暍、中风历节、水气病均是形骸肢体病变,次症加减注意表里间寒热、虚实的失衡,此虚彼实、此寒彼热的加减,以及麻、辛、独、己、芪、术与麻、姜、枣、草的配伍应用。后四方均是腹痛方加减,注意里实里虚的通下补中、气痛血痛的差别。辛开、酸收、甘缓、寒热散收均可止痛。视症机如何而定。枳朴黄、归姜羊、归芍桂草,尤其妊娠养胎腹痛用芎椒苍牡相伍,先用酒送服,不能饮食再用酸浆水,不解用小麦汁再大麦粥调养。而温中补虚配饴糖于建中汤内的配伍调配,尤堪记取。

另竹叶汤呕加半夏,竹皮大丸烦喘加柏实,只酌一味加减,故该方未列入分析。

(二) 变证加减方例简析

上述一方症加减法最多是小柴胡汤证,故今以小柴胡汤证变证加减方为例试析之。

“伤寒十三日,不解,……潮热者,实也,先宜服小柴胡汤以解外,后以小柴胡加芒硝汤主之。”(107)

“伤寒八九日,下之,胸闷烦惊,小便不利,谵语,一身尽重,不可转侧者,柴胡加龙骨牡蛎汤主之。”(110)

柯氏注:此方取柴胡汤之半(量)以除胸满心烦之半里,加铅丹龙牡镇心惊,茯苓以利小便,大黄以止谵语,桂枝者,甘草之误……心烦谵语而不去人参者,以惊故也。

"伤寒六七日,发热、微恶寒、支节烦疼、微呕、心下支结,外证未去者,柴胡桂枝汤主之。"(151)

【按】 这是两主症兼有,两方合半剂。

【体会】 上述三条小柴胡汤变证汤证,或是出现原方证以外的不同因机、主症,如里实热潮热,或烦惊,或外兼表寒证等其他脏腑失调之证。而需要同时并治的、而加减方之证,是原方证范围内有可能因不同人与体质可能出现不同的症状,或症状相同,严重程度不等,而组方药对更有针对性的因、机、主症则是相同的。

在临床辨治用药时,对复杂的兼证尚需要医者分解主症、次症、兼症。故有柴胡桂枝汤证、桂枝麻黄各半汤证、柴胡加芒硝汤证等。有时疾病本质一时未暴露,医生一时辨证未清也可序贯试方,"病溢饮者,当发其汗,大青龙汤主之,小青龙汤亦主之","伤寒,阳脉涩,阴脉弦,法当腹中急痛,先与小建中汤,不瘥者,小柴胡汤主之"。这也是医之常情。

换一角度来说,运用前人有效的组方对解决疾病的因、机、主症,是我们学习运用经方的核心。因此,临证中如何认识因、机、主症是一回事,如何尽快准确拟出组方药对中病又是另一回事。前者要多点悟性,多思出悟性,后者多点经验,多临床出经验。也是医者最关乎成败的基本点。所以,较复杂的情况下,选用变方,选用序贯试方也无不可。

(三)辨病选方例

《伤寒论》对有因机及主症叙述不明的方:141条"寒实结胸,无热证者,与三物小白散。"392条"大病瘥后,劳复者,枳实栀子豉汤主之。"《金匮要略》更有主症叙述不详的对病方,如"妇人妊娠,宜常服当归散主之。"估计与上述白术散不同体质配九痛丸"治九种心痛"。獭肝散治冷痨,又主瘵疰一门。"蛔厥者,乌梅丸主之。"千金麻黄醇酒汤治黄疸,百合地黄汤治百合病,提示同一因机的某些病可出现类同的症状,可考虑试用辨病选方。

《伤寒论》391条提到阴阳易,主症是"其人身体重,少气,小腹里急,或引阴中拘挛,热上冲胸,头重不欲举,眼中生花,膝胫拘急者,烧裈散主之。"虽然主症叙述详细,但不用常用中药,而是用对方中裈,烧灰存性,日三服。小便即利,阴头微肿,此为愈矣。本草书中并无"烧裈"此种药及其性味功能归经,而这里提示的是辨病用方的办法。则类似于现代灭活菌苗的治疗。颇有启发。

综上所述,说明中医并非只有辨证论治,而无辨病选方治疗的。

这里给我们提出了一个常见的不能回避的问题,什么情况下针对因、机、主症拟方、加减,进行辨治,什么情况下辨病选方。显然疾病多数的情况下,病程变化较大,应辨证论治。但有些较特殊的病,如阴阳易、瘵疰等,或病情较固定而病因机较明确,因人体质、因时、因地差异少者;或如寒实结胸、大病劳复,妇人妊娠、九种心痛,是否可以考虑辨病选方以对应中病?都是值得我们深入探讨的课题,并似乎在提示我们,特殊的病寻找特殊的物质作药治疗,病情较固定的病选用相对固定对应的方治疗。也是临床思维的一种选择,临床研究的一条途径,而不是一味辨证论治。

五、叶天士辨治的临床思维方式解读

(一)外感温热篇

叶天士在《外感温热篇》中,创造性地提出温病学说的基本理论,大致是:①阐明温病的发生、发展机制及与伤寒的区别。②创立“卫气营血”学说作为温病的辨证论治纲领。③发展了温病的诊断方法主要是辨舌验齿、斑疹白痦等。④制定了温病不同类型及不同阶段的治疗大法。在研究原文的论述过程中,深入探讨了叶氏的临床思维方式,试述如下。

1. 辨证审因机传变,要知常更要达变 中医辨证,首先是审因辨证,这本来是常识,但现在很多人似乎总忘记了这一点,以为只根据病人诊病时的证候即可辨证用药,这是一大误区。叶氏说“温邪上受,首先犯肺,逆传心包”,指出了温病从上受,从口鼻而入与外感寒邪从皮毛而入不同,因而传变从三阴三阳的途径改为卫气营血不同途径。这是常规。而“逆传心包”则是“突变”。这是认识温病的提纲。所以说:“大凡看法,卫之后方言气,营之后方言血。”“否则不循缓急之法,虑其动手便错,反致慌张矣。”因此,从病因推断病机的传变是第一重要的,很多人却恰恰忘记这一要点。另一方面,即使是病机大致类同,不同的病因,辨证用药亦有所不同,如热入营分,“如从风热陷入者,犀角、竹叶之属,如从湿热陷入者,犀角、花露之品,参入凉血清热方中”。这些认识很重要。不同的病因,相类的证候治疗是不同的。现在临床疗效不佳时,应从中医病因传变推病机传变才是首要的。同时,审因机传变的思路宜细密,“风挟温热而燥生,清窍必干”、“湿与温合,蒸郁而蒙蔽于上,清窍为之壅塞”、“斑点隐隐,撤去气药”。

推断因机传变,不同的人,体质不同,亦有所不同。除卫气营血程序顺传外,也可流连气分,不入血分,发热仍不退,通过战汗透邪,或从三焦上中下,用杏、朴、苓或温胆汤走泄,或伴脘腹痞痛,或而用小陷胸、泻心汤类或用杏、蔻、橘、桔,这多数是消化系统的感染症候。或是湿热困积,芳香化湿利水清热或是热盛困积,通下热结。以诊舌辨证依据,这都是前人未阐述过,而今人气分病辨证所必须注意的是“斑疹皆是邪气外露之象”、“斑属血者恒多,疹属气者不少”,多胃中热盛或胃津内涸,用“清凉透发”。白痦多属湿热伤肺,湿郁卫气,注意邪虽出,而气液枯。将辨其斑疹白痦,色红紫深浅明晦与枯润判别。这些临床思维的辨证“达变”技巧也是必须掌握的。而诊舌验齿对诊断温病的阐述已众所周知,不在此多赘。

2. 论治技巧灵活分解——直出药对对证或立法选方,序贯试药 叶氏在卫气营血辨证中,首先强调“卫之后方言气,营之后方言血”、“到气才可清气”、“入营犹可透热转气”。在重视程序化的辨治原则外,更注意“挟风则加入薄荷、牛蒡之属,挟湿加芦根、滑石之流,或透风于热外,或渗湿于热下,不与热相搏,势必孤矣。”这种分解病邪的灵活诊疗技巧,给人以深刻的印象。又如“邪留三焦,分消上下之势,如近时之杏、朴、苓等类,或温胆汤之走泄”、“犹可望其战汗之门户、转虐之机括”、“若邪始终在气分流连者,可冀其战汗透邪,法宜益胃,令邪与汗并,热达腠开,邪从汗出”。这里提出温病在三焦与伤寒在少阳的不同,上下分消或战汗治法,也是另一创新亮点。少阳小柴胡汤证的少阳府虽是胆与三焦,重点是输转少阳游离的阳气与津液调适整体寒热整合调节系统。立足往来寒热小柴胡汤也使“上焦得通,津液得下,胃气因和,身濈然汗出而解”,重点是外透肌表郁热之邪,内降胃府下行之气。而温胆汤走泄是降胃泄胆法与“益胃”挟津气透邪达表的战汗法的细致技巧,针对不同体质对无外寒但郁热迁延不重与胃津气虚损证候的疗法是不同的。不但技巧新颖,叶氏用药也新颖,如金汁、人中黄、银花露也都不拘一格的使用,通下腑气,以透热清斑。

在用方药的方法中,有些是直出药对对症,如“入营犹可透热转气,如犀角、玄参、羚羊角等物。入血就恐耗血动血,直须凉血散血,如生地、丹皮、阿胶、赤芍等物。有时动态观察病传情况,序贯试药,如“若斑出热不解者,胃津亡也,主以甘寒,重则如玉女煎,轻者如梨皮、蔗浆之类”。

同时，叶氏充分注意到湿温病的证候特点，提出了卓越的见解，令后人颇为珍视与警觉，如“面色白者，须顾其阳气，湿胜则阳微也”、“面色苍者，须要顾津液”、“不可就云虚寒，而投补剂，恐炉烟虽息，灰中有火”、“热病救阴犹易，通阳最难，救阴不在血，而在津与汗，通阳不在温，而在利小便”。这些论治临床思维原则成了后人治疗湿温病的脍炙人口的有名佳句，而复杂证治在这种灵活的分解下逐一解决。

叶氏也注意专科特色用药，如“大凡胎前病，古人皆以四物加减用之，谓护胎为要”、“冲脉隶属阳明也”、“若热邪陷入，与血相结者，当从陶氏小柴胡汤去参枣加生地、桃仁、楂肉、丹皮或犀角等”。这也是专科用药的临床思维。

（二）三时伏气外感篇

本篇主要论述春夏秋四时温病，兼论一些幼科证治，以及难能可贵提及伏气温病的认识与证治。

1. 时令与外感温病的疾病观解读　篇中说：“春温一证，由冬令收藏未固……寒邪深伏，已经化热，昔贤以黄芩汤为主方，苦寒直清里热伏于阴，苦味坚阴，乃正治也”、“若外邪先受，引动伏热，必先以解新邪，继进苦寒，以清里热。”这里提到了争论已久的《内经》“冬伤于寒，春必病温”的问题，认为冬伤于寒，入阴化热，春天发作，用黄芩汤苦以清热坚阴为正治，如果是春天外邪先受，引动伏热，必先解外邪，继进苦寒清热。就从原则上基本解读了《内经》的春温，指出了两种可能性的解决方法。而所运用的思维方法，出发点仍是天人相应的疾病发生观。

2. 因机症药与因机法药的推演思维，在温病证治中并存　篇中说：“风温者，春月受风”、“身热咳喘，不知肺病在上之旨，妄投荆防柴葛……此手太阴气分先病，失治则入手厥阴心包络，血分亦伤”。

这里指出春温、春月受风、肺气受病、身热咳喘之症，与肌表受邪，用荆防柴葛之不同，推演受病层次不同，因而证治不同。“春月暴咳忽冷，先受温邪，继为冷束，咳嗽痰喘最多……辛解忌温，只用一剂。”后注解中用泻白散加前胡、牛子、薄荷之属。在这里“先受温邪，继为冷束”引起的咳喘与肌腠皮毛受外风寒冷束的用荆防柴葛之咳喘是受病层次与证治是不同的。现代人尤其是城市人生活在空气污染较重的环境里，尤其小儿，上呼吸道炎、肺炎病人反复发作迁延，都与口鼻“先受温邪，继为冷束”有关。从病因推演咳喘主症，对症选用泻白散加疏风的前胡、牛蒡子、薄荷等药解外受之“冷束”风邪。

篇中说：“暑伤气分，湿亦伤气，汗则耗气伤阳，胃汁大受劫烁，变病由此甚多，发泄司令，里真自虚，张凤逵：暑病首用辛凉，继用甘寒，再用酸泄酸敛，不必用下。”

前段文字简述了从内经到伤寒，金元历代对暑热的认识及伤寒与暑病的证治鉴别，而在此论及夏暑更多的是阳暑。从伤暑致耗气伤津的病因、病机不出药对，只提药法，就是因机症法的推演思维过程。

而暑厥、昏迷惊厥是邪入中络，直接用牛黄丸、至宝丹芳香利窍，神苏后用清宫汤之类，这又是因机症方药的推演方式。

夏令病因病机主症的用药特异点亦一并指出，阴暑气闭无汗用香薷杏仁发汗泄水。夏季身痛属湿，羌防辛温宜忌。宜用木防己、蚕沙（豆卷）。值得注意的是有时主症相同，时令病因不同，用药就不同。

3. 演绎经旨，创新辨证思维　篇中说：“秋深初凉，稚年发热咳嗽……世人误认暴感风寒，混投三阳发散，津劫燥甚，喘急告危。若果暴凉外束，身热痰嗽，只宜葱豉汤，或苏梗、前胡、杏仁、枳桔之属,仅一二剂亦可。”

这是区别于外感风寒较重致咳嗽之麻桂之方,尤其南方小儿,秋凉外感而不甚寒,南方之地,温燥更宜谨慎,这也是叶氏对外感肺卫咳嗽证治的创举。现代城市很多小儿自汗,易外感诱发上呼吸道炎,西医效差,麻桂亦不宜,此方可用。对于经典的论述,能结合实践出现的问题创新解读。如篇中说:“阅近代世俗水湿喘胀之证,以内经开鬼门,取汗为表,分利小便,洁净府,为里治……不知凡病皆本乎阴阳,通表利小便乃宣经气,利腑气,是阳病治法,暖水脏,温脾胃,补土以祛水,是阴病治法,治肺痹以轻开上,治脾必佐温通。”并指出“夏季湿热郁蒸……渐至浮肿腹胀……必先咳嗽喘促……先喘后胀治在肺,先胀后喘治在脾,亦定论也。”这里给我们的提示是开鬼门、洁净府都是水邪的出路,而开肺痹、宣经、利腑可通表利尿,而温通脾胃、补土祛水,亦可祛邪消肿。这是对经典的新解读,另一点提示就是抓主症时注意主症先现的临床思维。先喘后胀治在肺,先胀后喘治在脾,这对于临床上一些水肿,包括西医如肺心病水肿、肾性水肿等诊治时颇有意义。

4. 叶氏临床思维小结 由于是外感温热病,叶氏论述的重点是审因机传变,提出卫、气、营、血辨病,审因是分析风温、湿温、暑热、暑厥,以病因为主命名。

在病名诊断类同的情况下,辨治思维的重点是因机、症药与因机、法药,推演思维并存,而审因更注意时令、地域对疾病的因素的影响,而因机传变注意知常达变。与《伤寒杂病论》相比,大量文字在分析因机传变阐述上。而论治技巧更讲究灵活变化、直出药对对证或立法选方、序贯试药。

《伤寒》与《温病》相比,它们相互继承,方药可互用,但温病显然是另类疾病的证治阐释。感受病因不同,传变途径不同,证候侧重点不同。也许寒温之间病邪传变也会有交叉。但临床中必须同中求异,异中察同,才能达到最佳效果。例如三焦证候,小柴胡汤证之半表半里与温病的杏、朴、苓或温胆汤走泄上下分消,都必须体察分辨。

因此,可以说,在审因辨舌、察机、灵活治疗法药上,是叶氏一大特色,他对温病学说的贡献是不可磨灭的。

六、陈平伯《外感温病篇》辨治解读

陈平伯此篇以条文形式列12条,对风温证的发病季节、初起证治、演变情况以及兼挟证治进行论述。

十二条当中,九条是发热咳嗽从轻至重,三条是引发腹泻、昏迷等兼证,即从呼吸道引发肠道及中枢系统的危重证候。因此,这是研究呼吸病证治的好材料。

篇中说:“风温为病,春月与冬季居多,或恶风,或不恶风,必身热咳嗽烦渴,此风温证提纲也。”

这里指出不管恶风与否,只要是初起发热咳嗽烦渴,就是感风温之病,尤其是春冬二季,呼吸道病最常见。这是对临床实践最真实的总结与大胆的提法。是伤寒论所没有的提法,自谓“仲景之无文处求文,无治处索治”。

陈氏在12条中,均谓风温证,诊断概于前,然后是症状、舌、脉、病机、用药治法。这一形式与序列恍如医案,估计是陈氏多年临床经验的真实总结。实际上是因、症、机、药、治,稍异于叶氏序列,总是病因诊断在前,治法只是辅方说明在后,便于后学前后对照思考。

如果兼有头痛、恶风,属表证,用杏仁、川贝止咳化痰,桔梗、前胡宣降肺气,合为凉解表邪。

（一）次述

如果是咳、热无恶风、头痛而兼自汗口渴属肺胃热，用连翘、牛子、桑皮、竹叶清热，川贝、橘皮化痰。详见症药相对如表2-13。

表2-13 风温证症药相对表

咳、发热、渴 杏仁、川贝、桔梗、前胡	头痛、畏风 薄荷、桑叶	风温表证 疏风解表
身热、咳嗽 川贝、橘皮化痰	自汗、口渴、烦 连翘、竹叶、桑皮、牛子	肺胃热 凉泄里热
咳嗽、烦、热渴 川贝、知母、花粉、石斛、麦冬	谵语 羚羊角、青蒿、连翘	热灼肺胃，风火内燥 泄热和阴
咳嗽、身热、胸痞 桔梗、黄芩、橘皮、甘草	下利、口渴、谵语 豆卷、煨葛、黄芩	肺热下注大肠 升泄温邪
热久不愈、咳嗽、胸闷 连翘、橘皮	白疹 牛子、连翘、荆、防、（芦、滑）	风邪挟温 凉解
身热、咳嗽 银花	头目大、泡疮 荆芥、薄荷、牛子、连翘 玄参、马勃、青黛	风热上壅阳络 清热散邪
身热、痰咳气粗、口渴 川贝、知母、麦冬、玄参	目赤唇肿、神昏谵语、下利黄水、舌绛齿板燥 犀角、连翘、干葛、赤芍 丹皮、人中黄	风温热毒入阳明营分解毒提斑
身热痰咳 青蒿、川贝、知母	口渴神迷、瘈疭、惊痫 麦冬、连翘、羚羊、钩藤	金囚木旺 息风清热
身热口渴、目赤咽痛 银花、黄芩、甘草	卧起不安、肢厥、泄泻、脉伏 升麻、豆卷、犀角	热毒内壅，络气阻遏 升散热毒
身热自汗、面赤 石膏、知母	神昏、身重难转侧、嗜睡、鼻鼾、语涩 麦冬、竹叶、半夏、甘草	温邪内逼阳明，精液散夺，神机不运 泄热救津
热渴烦闷 麦冬、川贝	昏愦不知人 犀角、连翘、远志、菖蒲、至宝丹、牛黄丸	热邪内蕴，走窜心包 泄热通络

（二）陈氏临床思维小结

叶氏指出春温“先受温邪，继受凉束”及深秋初凉稚年发热咳嗽的呼吸道病，在陈平伯这里概指“风温为病，春月与冬季居多”。这里的风温，恐概指内受温邪，外受风袭的呼吸系统病为主。

本篇陈平伯实际上概述了风温之邪致呼吸系统病后的不同症候，是因不同的病机，以药对组合对症治疗。这些用药治疗道理是依据某一治法针对病机的，实显了陈氏前因、现症、察机、用药、治法这阐述模式，辨证重思考，治疗重经验用药的特点。而治法最后阐释，应是起审校作用。这是医生临床较为简明时的辨治思维方式。

七、薛生白《湿热病篇》辨治临床思维解读

（一）湿热在肌肤（1、2、3、4、21条）

1条：始恶寒，后但热，汗出胸痞，口渴不饮——提纲。药——藿、苍、杏、蔻、朴、半、菖、

佩兰、枳、桔、郁、六一散等。舌根黄加山楂、莱菔子、蒌仁。

2 条:恶寒无汗,身重,头痛——湿在表分。药——藿、薄、牛、薷、蔻、术皮(头不痛,去羌活)。

3 条:恶寒发热,身重、节痛——湿在肌表,不为汗解。药——苓、术皮、藿、荷叶、滑、豆卷、通草、桔梗(不恶寒,去术皮)。

4 条:三四日,即口噤,拘急,角弓反张——湿热侵经隧中。药——苍耳子、灵仙、地龙、川连、秦艽、滑石、海风藤、丝瓜络。

21 条:胸痞,发热,肌痛、无汗——暑闭腠理。药——六一散送服,薄荷泡汤。

【按】 薛氏谓湿热证是外感热病,也包括湿温、暑温外感之病。王旭高氏说湿热蒸腾五六月间,肌表口鼻皆能感触受病。这就不拘于风寒从肌表入、温邪从口鼻入之论,而是肌表、口鼻皆感触湿温、暑温而致"湿热病"。因此,注意表证也辨有汗无汗,与麻黄汤、桂枝汤证不同,无汗用香薷、羌活、苍术皮之类,有汗热不解用藿、荷叶、通草、苓皮、滑石之类。另外,这里指出的外感热病证治与伤寒明显不同,往往身重、体困、胸闷。在肌表,均用透表、凉泄,辛开渗湿并用。若在经络,则专用通络清热去湿药。

(二) 湿热入营血危重证辨治(7、20、33、34、35 条)

7 条:壮热烦渴,斑疹,胸闷,自利,神昏痉厥,舌红或缩——邪充三焦。药——犀、羚、地、玄、银、紫草、金汁、菖蒲,方诸水(蚌水或竹沥水代)。

20 条:数日汗出热不除,头痛或痉——营亏风火升。药——羚、京、地、玄参、钩藤、女贞。

33 条:上下失血或汗血——毒邪深入营分,走窜欲泄。药——大剂犀、地、赤芍、丹皮、连翘、紫草、茜根、银花等。

34 条:七八日,不渴不语,不知饮食,神昏。辛开凉泄,芳香逐秽俱无效,此邪入厥阴。药——三甲散(酒地鳖、醋鳖甲、土炒山甲、僵蚕、柴胡、桃仁)。

35 条:谵语,神昏,手搐,口渴,苔黄刺,囊缩舌硬——津枯邪滞。药——生地、生首乌、生芦根、生稻根、大黄。

【按】 上述数条提示湿热入营血重危神昏高热、抽搐以凉泄为主,犀、羚、玄、地、银、紫之类,或佐菖蒲开心气,或佐金汁、竹沥蚌水、生芦根泄露下,与吴鞠通清营汤同中有异,若湿热之邪燥化,承气、凉膈之类通下。若重证邪入厥阴,用三甲散破血醒神,是一特例。

(三) 湿热证在上焦清窍(14、17、31、40 条)

14 条:胸闷不知人,呼痛——邪闭中上焦。药——菖、果、槟、芫荽、六一散、皂角、地浆水。

17 条:咳嗽昼夜不安,喘不眠——暑入肺络。药——葶苈、杷叶、六一散。

31 条:壮热口渴,脘闷,眼闭时谵语——浊蒙上焦。药——枳、桔、淡豉、栀,无汗加葛。

40 条:暑月乘凉,饮冷,阳气为阴寒所遏,肤热畏冷,头重痛,自汗,烦渴,或腹痛,吐泻。药——香薷、厚朴、扁豆。

【按】 夏令暑入肺络,咳喘不宁用六一散、葶苈、杷叶。而外感暑热,内饮冷外受凉或大汗、烦渴、头重或吐泻用三物香薷饮,这种证治的临床思维需要注意记取。而眼闭谵语,用栀豉、葛根、枳桔,胸闷痛用辛开果朴、槟榔、芫荽、滑石等,又颇与伤寒陷胸汤不同。因为暑温、湿温之邪入上焦,故以辛开、凉泄、淡渗用药,这是后人临床实践对伤寒论的重要补充与发展,因为感受的病邪不同,证候相似实不同,因而证治药不同。

(四) 湿热证在中焦气分(8、9、12、13、15、17条)

8条:寒热如虐——湿热膜原。药——柴、朴、槟、果、藿、苍、夏、滑。

9条:脘闷,饥不能食,体困溺黄——湿邪蒙三焦。药——五叶汤加冬瓜仁、糯稻根。

12条:舌遍白,口渴——阳明湿滞。药——辛开用朴、果、夏、菖。

13条:舌根白,尖红——余湿热蕴。药——蔻、半、菖、卷、翘、滑、绿豆衣。

15条:四五日,大渴,胸闷,干呕不止,舌光如镜——胃液受劫,胆火上冲。药——五汁饮(西瓜汁、金汁、生地汁、蔗汁等)、四磨汤。

17条:呕恶不止——胃热移肺,肺不受邪。药——苏叶、黄连煎汤呷下。

【按】 37条白虎加苍术汤证,38条东垣清暑益气汤证,16条温胆汽加瓜蒌证,22条吐下理中汤,均易按既往思维理解。呕恶不止是胃热移肺,肺不受邪,用黄连清胃热,苏叶疏肺降胃,疗效也十分肯定,这与小半夏汤是呕吐同而受邪不同致证本质不同的临床思维。而寒热如虐不是用小柴胡汤,而是湿热邪在募原,用柴、朴、果、槟。证相似而邪不同,治法用药不同,尤堪记取。五叶汤等治饥不能食,辛凉淡渗取效。干呕、胸闷又舌光如镜,用五汁养胃阴,四磨理气、降胆火,临床思维实在灵活巧妙。

(五) 下焦湿热证治(11、23、26条)

11条:数日自利,溺赤,口渴——湿流下焦。药——四苓加萆薢、通草。

23条:十余日,左关弦数,腹时痛,时圊血,肛门热痛——热传厥阴。药——仿白头翁法。

26条:暑月,恶寒面黄,口不渴,神倦,肢乏,腹痛下利——湿困太阴之阳。药——仿缩脾饮、大顺散、来复丹。

【按】 湿热下利利小便,湿困脾阳下利,用理脾渗湿法均不难理解,而热传厥阴,见肛门热痛、便血、腹痛、关弦用白头翁汤,则是颇足启发的证治。

(六) 湿热证善后证治(19、27、28、39条)

19条:口渴,汗出,骨痛——余邪滞络中。药——元(糯)米汤泡于术一宿,去术煎饮。

27条:诸证退,惟目瞑则惊悸梦惕——余邪内留,胆气不舒。药——酒郁李、姜汁枣仁、猪胆皮。

28条:恶候平,神思不清,倦不思食,溺数,齿干,元神亏。药——参、麦、石斛、木瓜、甘草、谷芽、莲子。

39条:暑月热伤元气,气短倦怠,渴多汗——肺虚而咳。药——参、麦冬、五味。

【按】 前二者是善后偏方,不重脉证辨治,只重判断余邪机括,最能解决不大不小的难题,后者概括湿热病过后养阴益气善后,生脉散是名方。

(七) 观察应变证治(29、30条)

29条:温热四五日,忽大汗,手足冷,脉细如丝或绝,口渴,茎痛,起坐自如——乃汗过多暂亡卫外之阳,湿热仍存,宜五苓去术加滑石、酒炒川连、生地、芪皮。

30条:湿热发痉神昏,足冷阴囊缩——下体外受客寒,仍宜从湿热治,只用辛温之品煎汤熏洗。

【按】 临床不时遇到复杂的难题,善于观察分清眉毛与胡子,分开处理解决,上二条是典范。内湿热证受外寒,外寒用外洗解。湿热证遇汗多暂亡阳,注意护理,仍坚持湿热治疗。

（八）薛氏《湿热病篇》小结

1. 审病因推病机，常证相似治殊途　从王孟英《湿热经纬》所载薛氏《湿热病篇》实际上涵盖了湿温与暑温的外感热病。由于湿温与暑既可从口鼻而入，暑、湿也可以从环境肌肤外感受病，因此，温病的热入营血危重证候，既有从上而下的三焦传变辨证，也有从外而内的肌表及变证，也有无汗与有汗的区别与不同证候。明显地提示我们感受病邪的性质不同，证候相似而传变途径不同，辨证用药必然有差异，必须同中求异。通过对病因邪气的特点推断病机是非常重要的。

2. 病因辨病与辨证用药结合　本篇叙证治方式较简明，先列证，点破病机，再述对症药系列。例如，暑闭腠理，热无汗、胸痞，用六一散送服薄荷泡汤；而暑入肺络，咳喘不宁用六一散配葶苈、枇杷叶；若阴暑吐泻或头痛烦渴用三物香薷饮，辛温芳香化暑湿等。辨证体现病因所致病机推断，然后对症用药。但列方药，不写方名，以示给人临床进退的余地。既体现了对暑病的辨病用药（阳暑六一散或阴暑三物香薷汤），又体现了暑病不同证候的辨证用药，是辨病因与辨证结合的典范，也是因、机、主症不同，而施治不同的辨治方法。

从上述两点我们可正确认识到异病同治的问题。异病同治的基础是证相同而治相同，但不同的病因致病，有相类同的证，应是有相同的地方，更有不同的治法用药及不同的转归。否则是一种误解与误导。

八、余师愚《疫病论》选读

“疫证初起，有似伤寒太阳阳明证者，然太阳阳明头痛不至如破，而疫则头痛如劈，没而不能举，伤寒无汗，而疫则下身无汗，上身有汗，唯头更盛。……疫证之呕，胁不痛，因内有伏毒，邪火干胃，毒气上冲，频频而作。太阴自利，腹必满，疫证自利，腹不满，大肠为传送之官，热注大肠，有下恶垢者，有旁流清者，有日及数度者，以辨证异而病同也。”

“余断生死，则不在斑之大小紫黑，总以其形之松浮紧束为凭。……此毒之松活外见者，虽紫里成片者可生；一出虽小如粟，紧束有根，如履透针，如矢贯的，此毒之有根锢结者，纵不紫黑亦死。”

“又可辨疫甚析，如头痛发热恶寒，不可认为伤寒表证，强发其汗，徒伤表气，热不退又不可下，徒伤胃气，斯语已得奥妙，奈何以疫气从口鼻而入……惟熊凭照《热疫志验》首用败毒散去其爪牙，继用桔梗汤同为舟楫之剂，治胸膈手六经邪热，……以此药浮载亦至高之剂，……余今采用其法，减硝黄以热疫乃无形之毒，难以当其猛烈，重用石膏直入肺胃，先捣其窝巢之害，……无不屡试屡验。”

注：桔梗汤即清心凉膈散，其方即凉膈散去硝黄，加桔梗，以连翘、竹叶、薄荷、桔梗、甘草升散上焦气分邪热，由栀子、黄芩苦寒泻火，再加石膏以直清肺胃之热。

【按】　余氏鉴别了疫病非一般伤寒或温病，而是内有伏毒，邪火干胃，毒气上冲，并以斑疹的浮松或紧束辨吉凶。提出以清瘟败毒饮一方，重用石膏主治，也是临床思维的新发现。

九、《温病条辨》选读

（一）几点说明

（1）吴瑭在本书凡例中说明，是仿仲景《伤寒论》做法，但一切议论若干分注注明，俾纲举目张，一见了然，并免后人妄注，致失本文奥义。

(2) 指出是书原为温病而设，如虐、痢、疸、痹，多因暑湿、湿温而成，不得不附见数条。

(3) 凡例中还指出，后世之失，一失于测证无方，识证不真，再失于有方无法。本论于各方条下，必注明系内经何法，俾学者知先识证，而后有治病之法，先知有治病之法，而后择用何方，有法同而方异者，有方似同而法异者。这实际是强调了治法在临床思维中的重要作用。

(二) 原文选解

"太阴风温、温热、温疫、冬温，初起恶风寒者，桂枝汤主之；但热不恶寒而渴者，辛凉平剂银翘散主之。温毒、暑湿、湿温、温虐不在此例。"并注明取鲜苇根煎汤送服银翘散粗末，约二时一服，日三服，夜一服，轻剂致胜于频服。

"头痛恶寒，身重疼痛，舌白不渴，脉弦细而濡，面色淡黄，胸闷不饥，午后身热，状若阴虚，病难速已。名曰湿温。汗之则神昏耳聋，甚则目瞑不欲言，下之则洞泄，润之则病深不解，长夏深秋冬日同法，三仁汤主之。"

"手太阴暑湿，以汗后，暑证悉减，但头微胀，目不了了，余邪不解者，清络饮主之。"荷叶2两，银花2两，西瓜翠衣2两，扁豆花1两，丝瓜皮2两，竹叶心2两。

"秽湿着里，舌黄脘闷，气机不宣，久则酿热，加减正气散主之。"藿香3两，厚朴2两，陈皮1两半，茯苓皮3两，杏仁1两，滑石6两。

"暑温蔓延三焦，舌滑微黄，邪在气分者，三石汤主之。"滑石3两，石膏5两，寒水石3两，杏仁3两，竹茹2两，银花3两，金汁一杯，通草2两。

"夜热早凉，热退无汗，热自阴来者，青蒿鳖甲汤主之。"青蒿2两，知母2两，鳖甲5两，生地4两，丹皮3两。

"下焦温病，热深厥甚，脉细促，心中憺憺大动，甚则心中痛者，三甲复脉汤主之。"

"时漱口不欲咽，大便黑而赤者，有瘀血也，犀角地黄汤主之。"

【按】 从吴氏上述最著名的银翘散、三仁汤条文中可见他是较重视病因病名的诊断对辨治的指导作用的，也强调治法对临床思维的重要性。

与其他温病学家相比，吴氏拟立了较多的成方方名，从而强调了理论与实践联系的严谨性。而实际上，第五条"太阴温病，服桂枝汤已，恶寒解"，再用"银翘散主之"，在理论上是伤寒或是温病说不通。似有辨证不清试用之嫌。同法多方，如何选方？此方无效，又另选何方？无方可选，如何用药？这在临床上常见的存在问题均难直接找到答案的，必须重新整理我们的临床思维，在实践中创新并找出答案。

银翘散的组方、服药法等注意事项是继仲景桂枝汤之后，为后人治外感初期退热治法、服药法留下难能可贵的经验与方法。而三仁汤则为治三焦湿温热有名的传世之方，也颇值得细味。三石汤则是温热以热盛为主方。夏季热迁延不去常用青蒿鳖甲汤散暑退热，而热入血分动血用犀角地黄汤，热病后期掣动拘急用三甲复脉汤。及热后暑邪不清、头目不适用清络饮，均是很有代表性的方证。这些都是吴鞠通的贡献。

十、温病辨治思维讨论

(一) 外感热病与卫气营血辨证

《素问·天元纪大论》说："寒暑燥湿风火，天之阴阳也，三阴三阳上奉之。"提示了寒暑燥湿风火六气太过为六淫，人感受之即成外感之病，人的三阴三阳是对应六淫各邪气相适应的机制。这是三阴三阳生理病理的由来，汉·张仲景《伤寒杂病论》问世后，首先从临床学角度发展阐明了这一机制，并提出三阴三阳辨病，但《伤寒论》的论述，显然是以外感风寒为主，略于其他证治。明清时期温病学家提出了卫气营血辨证与三焦辨证学说与证治，又进一步从临床学丰富与发展了外感热病，主要是外感温热之邪，包括温疫、暑温、风温、湿温、秋燥等的证治。《内经》时期提出的六淫各邪单感致病，现在临床上不多见。另一方面，风寒从皮毛而入，温邪从上受口鼻而入，则成了一般规律，但暑邪、湿邪是从口鼻而入还是皮毛而入，似还未有定论。

"温邪上受，首先犯肺，逆传心包"用卫气营血辨证是四个分型，或是分期。其实温病是一个范围太广泛的感染性疾病。从现代医学看，像感冒、流感，多是卫分证，甚至气分证，少见营血证；而乙型脑炎则卫分证极短即逆传心包；肠伤寒则多见湿温病。不同的传染病感染后有不同的证治。而不同的微生物致病原，有些是嗜水性强的，有些是嗜气性强的，有些是病毒引起菌血症的出疹性疾病。这是日本学者藤田氏分为嗜气、嗜血、嗜水致病微生物引起人体感温邪致病的卫、气、营、血辨证的外在动因。所以叶氏卫气营血辨证不但有《内经》的卫、气、营、血生理功能上较简明内在依据，也有不同致病外邪引发的外在因素，才成为客观存在的临床辨证提纲。

与《伤寒杂病论》相比，温病学著作较容易读，吴鞠通仿照伤寒论而写条辨，方证相对之余，加自注与治法，以示理论与实践上的完善与严谨，而事实上有些理论也未说通，有些方证相对的问题也仍似是而非。温病学著作多数未命名方证，甚至不列剂量，而是述列前因现状辨病机与对症用药。也许还有经验上的不完全成熟，而致叶、陈、薛、吴各家叙述证治上也有差异。但不管怎样，温病学都从临床上发展补充了《伤寒杂病论》之外的新的证治，也是经方所不能替代的证治。

（二）动因辨病

（1）审因：温病学也首重诊病审因，叶氏更重视不同时令，不同疾病谱，病因不同，发病的进程不同，对病机与主症的联系不同，辨治就不同。并提出了温病卫、气、营、血不同阶段的顺逆传变。多以病因命病名，风温、暑温、湿温或是疫病，病名病因不同，传变的进程不同，或三焦辨证，或卫气营血传变等。因此，诊病审因对认识疾病进程，以便进一步辨证用药是十分重要的。

（2）辨治："风挟温热而燥生，清窍必干"、"湿与温合蒸郁而蒸散于上，清窍为之壅塞"。这是病因辨证典型。挟风加薄荷、牛蒡之属，兼湿加芦根、滑石之流，是辨病因用药的例子。

（3）组方：前因与现状之判断病机的两个基本要素，围绕一个病机，可能有 1～2 个主症，及一些次症，组方药对必须围绕病机协同解决主症为主，略有兼顾次症，不一定面面俱到，否则，求全反分散药效，一个方最好只有一个解决中心，即针对病机协调组方。例如，"春月暴咳忽冷，先受温邪，继为冷束，咳嗽痰喘最多……辛解忌温，只用一剂。"后注解中用泻白散加前胡、牛蒡子、薄荷之属。此方外凉内温兼解，从病因推演咳喘主症，宣肃肺气，所以只宜一剂。

（三）肺系温病对比

温邪上受，首先犯肺。叶、陈、薛、吴在阐述肺系病时也各具特色。

（1）叶氏：风温者，春月受风，先受温邪，继为冷束，咳嗽痰喘最多……泻白散加前胡、牛蒡子、薄荷。秋深初凉，若果暴凉外束，身热痰嗽，只宜葱豉汤或苏梗、前胡、杏仁、枳、桔之属。

（2）陈氏：风温表证咳嗽，发热口渴，头痛畏风，用杏仁、贝母、桔梗、前胡、薄荷、桑叶疏风解表，或加连翘、银花、黄芩清热，或加花粉、麦冬滋阴为佐。

（3）薛氏：咳嗽昼夜不安，喘不得眠，暑入肺络，葶苈子、枇杷叶、六一散。

（4）吴氏：太阴风温，但咳，身不甚热，微渴者，辛凉轻剂桑菊饮主之。

对比之下可见，除薛氏阐述的是暑入肺络咳喘用六一散、葶苈子、枇杷叶，陈氏风温证大多是肺系热盛之症喘咳发热，初起用杏、贝、桔、前，加薄荷、桑叶，而吴氏用桑菊饮。叶氏针对的是，先感温邪，继受凉束，用苏梗、杏仁、桔梗、枳壳、前胡、橘红之属。虽然是指不同的证治，但也有不同医生用药经验不同的成分。

第三章 古代分科临床思维特色

一、外 科

清·吴谦等编《医宗金鉴·外科心法要诀》选读

痈疽总论歌

痈疽原是火毒生，经络阻隔气血凝，外因六淫八风感，内因六欲共七情，饮食起居不内外，负挑跌扑损身形，膏粱之变营卫过，藜藿之亏气血穷。疽由筋骨阴分发，肉脉阳分发曰痈，疡起皮里肉之外，疮发皮肤通疖名。阳盛掀肿赤痛易，阴盛色黯陷不疼，半阴半阳不高肿，微痛微掀不甚红。五善为顺七恶逆，见三见四死生明，临证色脉须详察，取法温凉补汗攻，善治伤寒杂证易，能疗痈疽肿毒精。

【注】 以云：诸痛痒、疮疡，皆属心火。故曰：痈疽原是火毒生也。痈疽皆因荣卫不足，气血凝结，经络阻隔而生。故曰：经络阻隔气血凝也。其因有三：外因、内因、不内外因也。外因者，由于春之风、夏之热暑、长夏之湿、秋之燥、冬之寒也。当其时而至，则为正气；非其时而至，或过盛，则为淫邪。凡此六淫秽为病，皆属外因。亦有因于八风相感，如冬至日，正北大刚风；立春日，东北凶风；春分日，正东婴儿风；立夏日，东南弱风；夏至日，正南大弱风；立秋日，西南谋风；秋分日，正西刚风；立冬日，西北折风。应时而至，主生养万物；不应时而至，主杀害万物。若人感受，内生重病，外生痈肿。凡此八风为病，亦属外因。故曰：外因六淫八风感也。内因者，起于耳听淫声，眼观邪色，鼻闻过臭，舌贪滋味，心思过度，意念妄生，皆损人神气，凡此六欲为病，皆属内因。又有喜过伤心，怒过伤肝，思过伤脾，悲过伤肺，恐过伤肾，忧久则气结，卒惊则气缩。凡此七情为病，亦属内因。故曰：内因六欲共七情也。不内外因者，由于饮食不节，起居不慎。过饮醇酒，则生火消灼阴液；过饮茶水，则生湿停饮；过食五辛，则损气血；伤饥失饱，则伤脾胃，凡此皆饮之致病也，昼日过劳，挑轻负重，跌扑闪坠等类，损其身形；夜不静息，强力入房，劳伤精气，凡此皆起居之致病也。其起于膏粱厚味者，多令人荣卫不从，火毒内结；起于藜藿薄食者，多令人胃气不充，气血亏少，凡此亦属不内外因也。人之身体，计有五层，皮、脉、肉、筋、骨也。发于筋骨间者，名疽，属阴；发于肉脉之间者，名痈，属阳；发于皮里肉外者，名曰疡毒；只发于皮肤之上者，名曰疮疖。凡痈疽阳盛者，初起掀肿，色赤疼痛，则易溃、易敛，顺而易治，以其为阳证也。阴盛者，初起色黯不红，塌陷不肿，木硬不疼，则难溃难敛，逆而难治，以其为阴证也。半阴半阳者，漫肿不高，微痛不甚，微掀不热，色不甚红，此证属险。若能随证施治，不失其宜，则转险为顺，否则逆矣。五善者，五善之证也，诸疮见之为顺，则易治。七恶者，七恶之证也，诸葛亮疮见之为逆，则难治。凡患痈疽者，五善为顺，七恶为逆。见三善者，则必生；见四恶者，则必死也。医者于临证之时，须详察色、脉。宜温者温之，宜凉者凉之，宜补者补之，宜汗者汗之，宜攻者攻之，庶有济也。然外证痈疽，犹如内证伤寒。善治伤寒，则杂病无不易治；能疗痈疽，则

诸疮无为精妙。盖以能辨表里、阴阳、虚实、寒热也。

痈疽阳证歌

阳证初起掀赤痛，根束盘清肿如弓，七日或疼时或止，二七疮内渐生脓。痛随脓减精神爽，腐脱生新气血充，嫩肉如珠颜色美，更兼鲜润若榴红。自然七恶全无犯，应当五善喜俱逢，须知此属纯阳证，医药调和自有功。

【注】 凡痈疽补起者掀赤痛，根束者，晕不散也；盘清者，不漫肿者也；肿如弓者，高肿者。此皆属阳之证。故溃脓脱腐，生新收口，俱见易也。

痈疽阴证歌

阴证初起如粟大，不红不肿疙瘩僵，木硬不痛不掀热，疮根平大黯无光。七朝之后不溃腐，陷软无脓结空仓，疮上生衣如脱甲，孔中结子似含芳。紫黑脓稀多臭秽，若见七恶定知亡，须知此属纯阴证，虽有歧黄命不长。

【注】 凡痈疽初起，如粟米大之疙瘩，不红不肿，不掀热，木硬不痛，疮根散漫，色黯无光者，此属阴之证，故不溃腐，空仓无脓，生衣如甲叶不脱，孔中结子、如花含子，紫黑脓清臭秽俱，难愈也。

痈疽总论治法歌

痈疽疮疡初如粟，麻痒掀痛即大毒。不论阴阳灸最宜，灸后汤洗膏固护，内用疏解与宣通，外宜敷药四围束。轻证神灯照三枝，平塌须急补不足，高肿不可过于攻，内热毒盛须消毒。二便秘结宜通利，脏腑宜通方为福，十日以后疮尚坚，铍针点破最宜先，半月之后脓若少，药筒拔提脓要黏。疮已溃烂腐不脱，当腐剪破开其窍，能令脓管得通流，自然疮头无闭塞。频将汤洗忌风吹，去腐须当上灵药，生肌散用将敛时，保养须勤毋怠惰。切忌脓出投寒凉，冬宜温室夏明窗，肌肉长平将疮敛，谨慎调理更加详，新肉如珠皮不敛，若失保养命多亡。

【注】 痈疽疮疡初起如粟，若麻痒掀痛者，即毒甚也。七日以前，形势未成，不论阴阳，俱先当灸之。轻者使毒气随火而散，重者拔引郁毒通彻内处，实良法也。灸完即用汤洗之法，洗完用太乙膏贴于疮顶上，预防风袭；内服疏解宣通之剂，如神授卫生汤、内疏黄连汤、蟾酥丸之类；外围敷药，如冲和膏、玉龙膏之类，四围束之。轻证以神灯照之，每用三枝。如形势已成，当因证施治。平塌者宜投补剂，以益其不足，使毒外出，高肿者不可过于攻伐，以伤元气，致难溃敛；内热盛者，须佐消毒之剂，以防毒炽；二便秘结者，急用通利之方，使脏腑宣通，方为佳兆。如十日之后，疮尚坚硬，必须用铍针，当头点破；半月之后，脓尚少者，急用药筒拔法拔之，脓血脱贫黏者为顺，紫血稀水者为逆；过二十一日，纵有稀脓，亦难治矣！若已溃之后，腐仍不脱，者塞疮口者，用剪刀当头剪开寸余，使脓管通流，自然疮不闭塞。拔脓剪腐已完，用方盘一个，疮下放定，将猪蹄汤以软帛淋洗疮上，并入孔内，轻手擦净内脓，庶败腐宿脓，随汤而出，以净为度。再以软帛叠成七八重，勿令太干，带汤乘热，复于疮上，两手轻按片时，帛温再换。如此洗按四五次，血气疏通，患者自然爽快。每日如是洗之，谨避风寒。腐肉处以黄灵药掺之，候腐肉脱尽，已见红肉时，洗后随用抿脚挑玉红膏于手心上，捺化搽涂疮口内，外用太乙膏盖之。不数日新肉顿生，疮势将敛，以生肌散或珍珠散撒之。保养谨慎，不可怠缓。脓出后切忌投以寒凉之药，患者冬宜温室，防其寒也。夏宜明窗，避

风暑也。肌肉长平，疮敛时尤加小心，谨慎调理。即使新肉如珠，皮口将敛，若调理疏忽，失于保养，恐致虚脱暴变，命必危亡矣！

内消治法歌

内消表散有奇功，脉证俱实用最灵，脉证俱虚宜兼补，发渴便秘贵疏通。清热解毒活气血，更看部位属何经，主治随加引经药，毒消肌肉自然平。

【注】 经云：发表不远热。又云：汗之则疮已。故曰：内消表散有奇功也。惟脉证俱实者斯可用之。若脉证俱虚，便乘兼补，发渴便秘，须急疏行，不可概施表散之剂也。痈疽皆因气血凝结，火毒太盛所致。故以清热解毒，活气血为主。更宜详看部位，属何经络，即用引经之药以治之，则肿痛自消，肌肉自平矣。

内托治法歌

已成不起更无脓，坚硬不赤或不疼，脓少清稀口不敛，大补气血调卫荣。佐以祛毒行滞品，寒加温热御寒风，肿消脓出腐肉脱，新生口敛内托功。

【注】 凡疮肿已成，不能突起，亦难溃脓，或坚肿不赤而疼，或不疼，脓少清稀，疮口不合，皆气血虚也。宜以大补气血，高和荣卫为君，祛毒为佐，加以辛香，行其郁滞，加以温热，御其风寒，候脓出肿消，腐肉尽去，气血充足，新肉自然生矣。

肿疡主治类方

仙方活命饮 此方治一切痈疽，不论阴阳疮毒，未成者即消，已成者即溃，化脓生肌，散瘀消肿，乃疮痈之圣药，诚外科之首方也，故名之曰：仙方活命饮。

穿山甲（炒）三大片 皂刺五分 归尾一钱五分 甘草节一钱 金银花二钱 赤芍药五分 乳香五分 没药五分 花粉一钱 防风七分 贝母一钱 白芷一钱 陈皮一钱五分

上十三味，好酒煎服，恣饮尽醉。

【方歌】 仙方活命饮平剂，疮毒痈疽俱可医，未成即消疼肿去，已成脓化立生肌。穿山皂刺当归尾，草节金银赤芍宜，乳没天花防贝芷，陈皮好酒共煎之。

内消散 此方治痈疽发背，对口疔疮，乳痈，无名肿毒，一切恶疮。能令痈肿内消，歙毒内化，尿色赤污，从小便而出。势大者，虽不全消，亦可转重为轻，移深居浅。

知母一钱 贝母一钱 花粉一钱 乳香一钱 半夏（制）一钱 白芨一钱 穿山甲一钱 皂刺一钱 银花一钱

上九味，水、酒各一碗，煎八分，随病上下，食前后服之。留药渣捣烂，加秋芙蓉叶一两，研为细末；再加白蜜五匙，用渣调敷疮上。一宿即消，重者再用一服。

【方歌】 内消散用化诸毒，毒化从尿色变行，知贝天花乳夏芨，穿山角刺共金银。药渣捣和芙蓉叶，白蜜调敷毒即平。

透脓散 此方治痈疽诸毒，内脓已成，不穿破者，服之即溃破毒出。

生黄芪四钱 穿山甲一钱 川芎三钱 当归二钱 皂角刺一钱五分

上五味，水三盅，煎一盅。疮在上，先饮酒一杯，后服药；疮在下，先服药，后饮酒一杯。

【方歌】 透脓散治脓已成，不能溃破剂之平，用此可代针针毒，角刺归芪山甲芎。

托里消毒散 此方治痈疽已成，内溃迟滞者，因血气不足，不能助其腐化也。宜服此药托之,令其速溃,则腐肉易脱,而新肉自生矣。

皂角刺五分　银花一钱　甘草五分　桔梗五分　白芷五分　川芎一钱　生黄芪一钱　当归一钱　白芍一钱　白术一钱　人参一钱　茯苓一钱

上十二味,水二盅,煎八分,食远服。

【方歌】　托里消毒助气血,补正脱腐肌易生,皂角银花甘桔芷,芎芪归芍术参苓。

保安万灵丹　此方治痈疽疔毒,对口发颐,风寒湿痹,湿痰流注,附骨阴疽,鹤膝风,及左瘫右痪,口眼歪斜,半身不遂,血气凝滞,遍身走痛,步履艰辛,偏坠疝气,偏正头痛,破伤风牙关紧闭,截解风寒,无不应效。

茅山苍术八两　麻黄　羌活　荆芥　防风　细辛　川乌(汤泡,去皮)　草乌(汤泡,去皮)　川芎　石斛　全蝎　当归　甘草　天麻　何首乌各一两　雄黄六钱

上十六味为细末,炼蜜为丸,重三钱,朱砂为衣,磁罐收贮。视年岁老壮,病势缓急,斟酌用之。如恶疮初起二、三日间,或痈疽已成至十日前后,未出脓者,状若伤寒,头痛烦渴,拘急恶寒,肢体疼痛,恶心呕吐,四肢沉重,恍惚闷乱,皮肤壮热,及伤寒四时感冒,传变疫证,恶寒身热,俱宜服之。用葱白九枝,煎汤调服一丸,盖被出汗为效。如汗迟以葱汤催之,其汗必出,如淋如洗,令其自收,不可露风,患者自快,疮未成者即消,已成者即高肿溃脓。如病无表里相兼,不必发散,只用热酒化服。

又按:此方原载诸风瘫痪门中,今移录于此者,盖疮疡皆起于营卫不调,气血凝滞,始生痈肿。此药专能发散,又能顺气搜风,通行经络,所谓结者开之也。经云:汗之则疮已,正与此相合也。服后当避风,忌冷物戒房事,如妇人有孕者勿服。

【方歌】　万灵丹治诸痹病,此药犹能治肿疡,发表毒邪从汗解,通行经络效非常。麻黄羌活荆防细,川草乌芎石斛苍,全蝎当归甘草等,天麻何首共雄黄。

如意金黄散　此散治痈疽发背,诸般疔肿,跌扑损伤,湿痰流毒,大头时肿,漆疮火丹,风热天泡,肌肤赤肿,干湿脚气,妇女乳痈,小儿丹毒,凡一切诸般顽恶热疮,无不应效,诚疮科之要药也。

南星　陈皮　苍术各二斤　黄柏五斤　姜黄五斤　甘草二斤　白芷五斤　上白天花粉十斤　厚朴二斤　大黄五斤

上十味共为咀片,晒干磨三次,用细绢罗筛,贮磁罐,勿泄气。凡遇红赤肿痛,发热未成脓者,及夏月时,俱用茶清同蜜调敷。如欲作脓者,用葱汤同蜜调敷。如漫肿无头,皮色不变,湿痰流毒,附骨痈疽,鹤膝风等证,俱用葱酒煎调敷。如风热所生,皮肤亢热,色亮游走不定,俱用蜜水调敷。如天泡火丹,赤游丹,黄水漆疮,恶血攻注等证,俱用大葱根叶捣汁调敷,加蜜亦可。汤泼火烧,皮肤破烂,麻油调敷。已上诸引调法,乃别寒热温凉之治法也。

【方歌】　如意金黄敷阳毒,止痛水消肿实良方,南陈苍柏姜黄草,白芷天花朴大黄。

洗涤类方

葱归溻肿汤　此汤治痈疽疮疡,初肿将溃之时,用此汤洗之,以疮内热痒为度。

独活三钱　白芷三钱　葱头七个　当归三钱　甘草三钱

上五味,以水三大碗,煎至汤醇,滤去渣。以绢帛醮汤热洗,如温再易之。

【方歌】　葱归溻肿洗诸毒,初起将溃用之宜,洗至热痒斯为度,独芷葱归甘草俱。

膏药类方

万应膏 此膏治一切痈疽发背，对口诸疮，痰核流注等毒，贴之甚效。

川乌 草乌 生地 白敛 白芨 象皮 官桂 白芷 生地 赤芍 羌活 苦参 土木鳖 穿山甲 乌药 甘草 独活 元参 定粉 大黄各五钱

上十九味，定粉在外，用净香油五斤，将药浸入油内。春五夏三，秋七冬十，候日数已足，入洁净大锅内，慢火熬至药枯，浮起为度。住火片时，用布袋滤去渣，将油称准，每油一斤，对定粉半斤，用桃、柳枝不时搅之，以黑如漆，亮如镜为度，滴入水内成珠，薄纸摊贴。

【方歌】 万应膏用贴诸毒，发背痈疽对口疮，川草乌同地蔹芨，象皮桂芷芍归羌，苦参木鳖穿乌药，甘独元参定粉黄。

麻药类方

琼酥散 此散治一切肿毒等疮，服之开针不痛。

蟾酥一钱 半夏六分 闹羊花六分 胡椒一钱八分 川椒一钱八分 荜茇一钱 川乌一钱八分

上廿味，共为细末，每服半分，黄酒调服。如欲大开，加白酒药一丸。

【方歌】 琼酥散是麻人药，开针不痛用蟾酥，荜茇闹羊生半夏，胡椒川椒与川乌。

去腐类方

白降丹 此丹治痈疽发背，一切疔毒，用少许。疮大者用五六厘，疮小者用一二厘，水调敷疮头上。初起者立刻起泡消散，成脓者即溃，腐者即脱消肿，诚夺命之灵丹也。

朱砂 雄黄各二钱 水银一两 硼砂五钱 火硝 食盐 白矾 皂矾各一两五钱

先将朱、雄、硼三味研细，入盐、矾、硝、皂、水银共研匀，以水银不见星为度。用阳城罐一个，放微炭火上，徐徐起药入罐化尽，微火逼令干取起。如火大太干则汞走，如不干则药倒下无用，其难处在此。再用一阳城罐合上，用棉纸截半寸宽，将罐子泥、草鞋灰、光粉三样研细，以盐滴卤汁调极湿，一层泥一层纸，湖合口四五重，及湖有药罐上二三重。地下挖一小潭，用饭碗盛水放潭底。将无药罐放于碗内，以瓦挨潭口四边齐地，恐炭灰落碗内也。有药罐上以生炭火盖之，不可有空处。约三炷香，去火冷定开看，约有一两外药矣。炼时罐上如有绿烟起，急用笔蘸罐子盐泥固之。

红升丹 此丹治一切疮疡溃后，拔毒去腐，生肌长肉，疮口坚硬，肉黯紫黑，用丹少许，鸡翎扫上立刻红活。疡医若无红、白二丹，决难立刻取效。

朱砂五钱 雄黄五钱 水银一两 火硝四两 白矾一两 皂矾六钱

先将二矾、火硝研碎，入大铜杓内，加火硝一小杯炖化，一干即起研细。另将汞、朱、雄研细，至不见星为度，再入硝矾同样研匀。先将阳城罐用纸筋泥搪一指厚，阴干，常轻轻扑之，不使生裂纹，搪泥罐子泥亦可用。如有裂纹，以罐子泥补之，极干再晒。无裂纹方入前药在内，罐口以铁油盏盖定，加铁梁盏，上下用铁镙铁丝扎紧，用棉纸燃条蘸蜜，周围塞罐口缝间，外用熟石膏细末，醋调封固。盏上加炭炎二块，使盏热罐口封固易干也。用大钉三根钉地下，将罐子放钉上，罐底下置坚大炭火一块，外砌百眼炉，升三炷香。第一炷香用底火，如火大则汞先飞上；二炷香用大半罐火，以笔蘸水擦盏；第三炷香火平罐口，用扇煽之，频频擦盏，勿令干，干则汞先飞上。三香完，去火冷定开看，方气足，盏上约有六、七钱，刮下研极细，磁罐盛用。再予以盐卤汁调罐子稀泥，用笔蘸泥水扫罐口周围，勿令泄气。盖恐有绿烟起汞走也，绿烟一起即无用矣。

【方歌】 白降丹为夺命丹，拔脓化腐立时安，朱雄汞与硼砂入，还有硝盐白皂矾，若去硼盐红升是，长肉生肌自不难。

头　部

侵 脑 疽

侵脑疽生透脑旁，湿火攻发属太阳，穴名五处知其位，红顺紫逆要审详。

【注】 此疽生于透脑疽侧下，由太阳膀胱经湿火而成，穴名五处。红肿高起，掀热疼痛，脓色如苍蜡者，属气血俱实，顺而易治；若紫陷无脓，根脚散大者，属气血两虚，逆而难治。初起宜服荆防败毒散汗之，次服内疏黄连汤下之，将溃服托里透脓汤，已溃服托里排脓汤，外贴琥珀膏，围敷冲和膏。其余内入治法，俱按痈疽溃疡门。

托里透脓汤　人参　白术(土炒)　穿山甲(炒研)　白芷各一钱　升麻　甘草节各五分　当归二钱　生黄芪三钱　皂角刺一钱五分　青皮(炒)五分

水三盅，煎一盅。病在上部，先饮煮酒一盅，后热服此药；病在下部，先服药后饮酒；疮在中部，药内兑酒半盅，热服。

【方歌】 托里透脓治痈疽，已成未溃服之宜，参术甲芷升麻草，当归黄芪刺青皮。

膝　部

鹤 膝 风

鹤膝风肿生于膝，上下枯细三阴虚，风寒湿邪乘虚入，痛寒挛风筋缓湿。

【注】 此证一名游膝风，一名鼓捶风，痢后得者为痢风。单生者轻，双生者最重。因循日久，膝肿粗大，上下股胫枯细。同足三阴经虚，风、寒、湿邪乘虚而入，为是病也。膝内隐痛寒胜也，筋急而挛风胜也，筋缓无力湿胜也。初肿如绵，皮色不变，亦无掀热，疼痛日增，无论单双，俱宜服五积散汗之；次服万灵丹温散之，外敷回阳玉龙膏；常服换骨丹或蜉祁丸，以驱其邪。若日久不消，势欲溃者，宜服独活寄生汤，或大防风汤补而温之，痛甚加乳香。溃后时出白浆，浮皮虽腐，肿痛仍前，不可用蚀药，只宜芙蓉叶、菊花叶各五钱，研末，大麦米饭拦均贴之，亦可止疼。或用豆腐渣蒸热捏作饼，贴切亦可。此证系外证中之败证也，收功甚难。

换骨丹　苍术四两　枸杞二两五钱　茄根(洗)二两　当归　牛膝　败龟板　防风　秦艽　独活　萆薢　羌活　蚕沙　松节　虎骨(酥炙)各一两

共用酒浸，晒干，研为细末，酒糊为丸，如梧桐子大。每服三钱，食前白滚水送下。

【方歌】 换骨丹归膝枸苍，龟板风艽独薢羌，蚕沙松节茄根虎，鹤膝风生服最良。

发无定处

大 麻 风

麻风总属毒疠成，其因有三五损风，五死证见真恶候，初病能守或可生。

神应消风散　全蝎　白芷　人参各一两

上研细末，每用二钱，勿食晚饭，次日空心温酒调服，觉身微躁为效。

【方歌】 神应消风散疠风，身麻白屑起斑红，蝎芷人参各一两，空心酒服麻木平。

磨风丸 豨莶草 牛蒡子(炒) 麻黄 苍耳草 细辛 川芎 当归 荆芥 蔓荆子 防风 车前子 威灵仙 天麻 何首乌 羌活 独活各一两

共为细末，酒打面糊为丸，如梧桐大。每服六七十丸，温酒达下，日用二服。

【方歌】 磨风丸莶蒡麻黄，苍细芎归荆蔓防，车威天麻何羌独，追风服后用此方。

二、妇 科

（一）清·陈修园著《女科要旨》选读

外 科

眼 目

眼科书分为七十二症。类皆不切之陈言。各家从而敷衍之。陈陈相因。曷其有极乎。所以有目不医不盲之诮也。而妇人眼病。与男子颇殊。当以补养肾水。以济冲任胞门血海之血。以目得血而能视也。又肝开窍于目。妇子善怀。每多忧郁。五郁皆属于肝。又当以疏肝解郁之药佐之。余新定二方。面面周到。

新定开瞽神方 充蔚子(隔纸烘) 元参(酒浸)各八两 香附(为末，以人乳拦五次) 柴胡(酒拌烘)各四两 泽泻(酒拌烘) 防风(黄芪汁拌) 白菊花各三两

右为末。炼蜜为丸。如梧桐子大。每服三钱。菊花汤送下。

又附方 枸杞子一斤。去蒂。并干燥者不用。取羊胆十个。泻汁。用冬蜜十两山泉一斤搅匀。将枸杞浸一宿。蒸半炷香晒干。又浸又蒸。以汁干为度。收藏密贮。勿泄气。每早晚各吞三钱。以桑叶汤送下。

瘰 疬

瘰疬者。颈上项侧结聚成核。累累相连。或生于胸胁之间。重者形如马刀。更重者聚成一片。坚硬如铁。俗名铁板疬。必死。凡疬多起于耳之前后。乃少阴之部位也。女子善怀。每多忧郁。宜逍遥散。加贝母、夏枯草、牡蛎、瓜蒌子、青皮之类常服。虚者加味归脾汤最妙。必须灸肩髃二穴，曲池二穴，命门一穴，气海一穴，足三里二穴，方能除根。又取大虾蟆一个。去肠洗净。复于疬上。以艾如大豆样。灸蛤蟆皮上。至热气透疬。再灸别处。如蛤蟆皮焦。移易灸之。三五日灸一次。重者三次可愈。服消疬汤：瓜蒌一个捣，甘草汁三钱，皂角一片去弦子，大黄三钱，五味子一岁一粒，水煎服，下秽物愈。未下再服。常服丸方：元参蒸，牡蛎醋煮，川贝母，各半斤为末。以夏枯草二斤，长流水熬膏半碗，入熟蜜为丸，如梧桐子大，每服三钱，一日两服，开水送下。此症忌刀针。及敷溃烂之药。有丹方用羚羊角，以磁片刮下为末。或用旧明角琉璃刮下为末尤良。每斤入贝母四两，全蝎三两，蜜丸。空腹服三钱。外用皂角肉入鲫鱼腹中。煅灰存性。蜜和醋调涂。无不应效。

【按】 抓住“女子善怀，每多忧郁”的生理特点，疏肝又结合眼科用药特点，治疗女子眼科病。用香附、柴胡、防风疏肝郁，用茺蔚子、菊花清肝活血明目，用泽泻、玄参调肝阴，是治疗肝郁目不明的心得所在。

（二）清·傅山《傅青主女科》选读

补　编

产后大便不通　用生化汤内减黑姜加麻仁；胀满，加陈皮；血块痛，加肉桂、元胡。如燥结十日以上，肛门必有燥粪，用蜜枣导之。

炼蜜枣法　用好蜜二三两，火炼滚，至茶褐色，先用湿桌，倾蜜在桌上，用手作如枣样，插肛门，待欲大便，去蜜枣，方便。

又方，用麻油，口含竹管入肛门内，吹油四、五口，腹内粪和即通；或猪胆亦可。

治产后鸡爪风　桑柴灰（存性）三钱　鱼胶（炒）三钱　手指甲（炒）十二个

共为末，黄酒送下，取汗即愈。

保产无忧散　当归（酒洗）钱半　炒黑芥穗八分　川芎钱半　艾叶（炒）七分　面炒枳壳六分　炙黄芪八分　菟丝子（酒炒）钱四分　厚朴（姜炒）七分　羌活五分　甘草五分　川贝母（去心）一钱　白芍（酒炒）钱二分　姜三片，温服。

上方保胎，每月三五服，临产热服，催生如神。

治遍体浮肿　是脾虚水溢之过。凡浮肿者可通用，俱神效。

弄虚作假缩砂仁四两，莱菔子二两四钱，研末，水浸浓取汁，浸砂仁，候汁尽，晒干，研极细末，每服一钱，渐加至二钱为度，淡姜汤送下。

保产神效方　未产能安，临产能催，偶伤胎气，腰疼腹痛，甚至见红不止，势欲小产，危急之际，一服即愈，再服全安。临产时交骨不开，横生逆下，或子死腹中，命在垂危，服之奇效。

全当归（酒洗）一钱五分　紫厚朴（姜汁炒）七分　真川芎一钱五分　菟丝子（酒泡）一钱五分　川贝母（去心，净煎好方和入）二钱　枳壳（面炒）六分　川羌活六分　荆芥穗八分　黄芪（蜜炙）八分　蕲艾（醋炒）五分　炙草五分　白芍（酒炒）一钱二分，冬用二钱　生姜三片，水二盅，煎八分，渣水一盅煎八分，产前空心预服二剂，临产随时热服。

【按】　①妇科专科特点：实质就是特定生理与发病倾向提示病机，能减少一般内科临床辨证思维弯路，从而会根据经验指向，特定证方，方证相对。②产后常用生化汤人人知，但大便不通也用此方加减则少人知，改一味而方成。更说明产后用当归、川芎、桃仁对产后活血气多么重要，能调整产后某种生理体质倾向而引发的各类病。又如用保产无忧散治孕妇保健，也同样给人深刻的启发。换句话说，在没法通过前因现状辨病机的某些疾病，就通过这种专科生理特点判断，即某种生理的体质倾向作病机证方的判断方向，也是一种临床思维方法。

（三）浙江省中医药研究所整编《萧山竹林寺妇科秘方考》选读

宋敕萧山竹林寺妇科秘制太和丸

专治妇女信水不准，经行腹痛，腰酸带下，骨节疼痛，胸闷食少，停经化胀，脾虚泄泻，气血两亏，积年不孕，服之无不神效。

秘制太和丸　制香附、制苍术、广藿香、净防风、嫩前胡、紫苏叶、薄荷叶、川厚朴、草果仁、姜半夏、台乌药、广陈皮、焦麦芽、春砂壳、炒枳壳、焦山楂各四两，白蔻米、广木香、伏苓、川芎、羌活、白芷、粉甘草各三两，研末和匀，以麪糊为丸，如弹子大，每服一丸，一日可服二三次,温开水化服。

按:"太和丸"方,各刻本、抄本俱失载。方中纯用气分药,有健脾、消积、化痰、行气功效,故能通治月经不调及杂症。

【按】 陈修园说:"妇人病,四物良。"强调妇科从调血论治,而和尚寺的秘方成药却全是气分药、健脾消积、化痰行气,也是另一种启发,是一种逆向思维的方法。

三、儿　科

（一）汉·《颅囟经》选读

侧柏散　治孩儿风热。

侧柏　郁金　天麻(酒浸一宿)　干蝎　天南星　地黄(去土)　子芩　大黄各半两

右为末。治风及惊。温酒下。退热。每夜热水下半钱。

柴胡饮子　治小儿行迟。小儿自小伤抱。脚纤细无力。行止不得。或骨热疳痨。肌肉消瘦。

柴胡　鳖甲(米醋涂炙)　知母　桔梗　枳壳(麸炒去瓤)　玄参　升麻

右药。等分并细剉。每日煎时。三岁以下取药半两。水五合。煎二合去滓。分两服。空心。食前后各一服。忌毒物。饮后用澡浴方。

【按】 此书是我国第一部儿科专著,估计是汉初之作,其中侧柏散对小儿风热、惊风之类,用清热凉血去风痰之类药,用散剂,以散者散也,及便于应用时快捷,借热酒行散退热,足见早已发现儿科体质特点有别于成年人。又如用柴胡饮子治小儿行迟,认为病因自小伤抱、或骨热疳劳之证。用柴胡、升麻升发阳气除邪,鳖甲、知母平肝散积热,助桔梗、枳壳升肺胃降气机,玄参护阴。疳劳热积致行迟从肝胃论治,启发颇深。

（二）明·万全(密斋)著《万氏秘传片玉心书》选读

卷之二

小儿总治法

面赤发热服凉惊,黄白发热用胃苓。身热便闭三黄下,瘦弱发热集圣灵。变蒸发热用拿法,惊风导赤吞泄青。泄泻胃苓用一粒,热泄玉露散同行。寒泄理中丸可服,泄渴白术散生津。痢疾保和同香连,疟疾养脾疟自平;咳嗽玉液降痰气,浮肿胃苓引灯心。疮疥胡麻丸最好,养脾最是保孩婴。蛔虫寸白用集圣,临时用药细叮咛。

【按】 小儿发热难问病因。常见的发热唯从望诊中推断,面赤用平肝凉热,面黄白用胃苓汤和胃。便闭发热用通下,瘦弱者调脾胃,惊风用导赤散之类。而生理发育过程的变蒸发热,用推拿即可徐徐退去。这样的临床思维方法是直接与小儿生理特点所表现的常见病机方证与五脏辨证直接挂钩,只要望诊中推断正确,治法就在其中了。这也是经验的直接应用。

小儿变蒸

小儿初生多变蒸,三十二日细推论。如蚕之眠添智慧,遍身发热不惺惺。

变蒸休用药,三日自然安;外感惺惺散,伤食保和丸。

惺惺散内用人参，甘桔川芎白茯苓，细辛少许天花粉，防风白术九味行。

五脏外症

肝主风兮目直视，闷乱叫哭不安宁。心主热兮不得眠，惊悸饮水口舌干。脾主困兮多好睡，吐泄瘦弱病成疳。肺主气兮多咳嗽，皮干发枯喘绵绵。肾主虚兮胎气弱，小儿肾弱养应难。

疥　疮

遍身疥疮是何因，血热由来胎毒成。痛痒不安多夜哭，切莫入腹命归冥。

疥疮不宜搽，胡麻丸最佳。入腹宜解毒，惊来莫治他。

杂　症

小儿吃泥土，脾热用泻黄，集圣相间服，疳成不可当。

小儿合面睡，原来热在心。只用导赤散，泻心与凉惊。

小儿多白尿，落地如米泔。胃苓盐汤送，数服解忧煎。

小儿大便清，邪热在肝经。只用泻青丸，此法效如神。

小儿粪焦黄，邪热在脾乡。谁知泻黄散，端的是奇方。

【按】 小儿的五脏望闻诊辨证与对应用方的经验简明罗列，按五脏分证在这里也可说是提掣纲领了。这就是小儿生理特点的特殊证治方。临床思维反而简化了。

四、眼　科

明·邓苑撰、清·胡芝樵校《一草亭目科全书·异授眼科》选读

外障治法

世谓眼病属火。然非外受风邪。眼必不病。因腠理为风邪所束。内火不得外泄。挟肝木而上奔眼窍。血随火行。故患赤眼。及时调治。自获痊愈。倘日久不治。及治而无效。为粗工所误。遂成外障等症。外障者。风凝热积血滞也。法当除风散热。活血明目。须用加减金液汤主之。外点玉华丹自愈。如患翳膜遮睛者。用仙传紫金膏点之。虎膏能开瞽。或武当、人龙、此君亦妙。

金液汤　治外障等症。

软柴胡一钱　白桔梗八分　直防风一钱　川独活三分　京芍药一钱　肥知母五分　荆芥穗五分　苏薄荷六分　蔓荆子(炒研)七分　北柴胡(炒)一钱　片黄芩(炒)五分

咀片水煎热服。如受风寒重者，初二剂加羌活五分、小川芎二分、白芷梢二分，后服仍去。如泪多者，加北细辛二分、家园菊五分。如肿胀者，加葶苈子三分。如痛甚者，加厚黄柏三分。如红甚者，加连翘三分、桑白皮四分、牡丹皮六分、红花三分。如翳膜者，加木贼四分、白蒺藜八分。如翳障胬肉者，加石决明(煅)一钱。如昏瞢者，加密蒙花八分、家白菊五分。如大眦红者，加栀仁(炒黑)七分。如小眦红者，加酸枣仁(炒)一钱、远志肉(甘草煎水浸软，去骨炒)一钱、麦冬(去心)一钱、家白菊三分、生地黄一钱、当归尾三分、熟地黄一钱。如初发赤眼，服药六七剂可愈，且尤后患。(外点药)如屡发者，风邪积热，入在经络，遇寒即

发,服金液汤十余剂后,或作散,或作丸服,调理三十四日,外用玉华丹点一次,即愈。如体虚者,须加减地黄丸,空心服,饭后用金液散,此法最妙。如服金液汤,须饭后热服,每日止服一剂,不可骤进,恐伤胃气。服至六七日,自愈。如外障等症,多是有余,不可妄投补剂,恐助邪,为害不浅。如内热甚者,大便闭结兼以体旺年少之人,加大黄一二钱,通后除去。此病北京最多,汤用五龙。

内障治法

内障受病。多因瞳神不红不肿。人不经意。日久不治。便成痼疾。瞳神属肾。又通胆腑。人身最灵者。惟此瞳神。而人身最重者。惟此肾经。所谓乙癸同源之义也。夫人有阴虚者。有阳虚者。阴虚则水不滋木。少火挟肝木而上炎。肝通眼窍。眼斯病矣。盖肾经如太极图也。水火具焉。右肾属阳水。左肾属阴水。命门少火居中。少火者阳也。以一阳陷于二阴之中。成乎坎之象。故易谓天一生水也。水火和平。百骸通畅。然脾土非少火不生。肝木非肾水不养。脾气足自生肺金。肝气充自培心火。则肾为五脏之源。所谓先天真气。生身立命。正在此也。故无水者。壮水之主以镇阳光。无火者。益火之源以消阴翳。非独治目。诸症可例推矣。此水火乃无形之水火。即先天真阴真阳也。阴虚补阴。阳虚补阳。脉候参之。庶几勿失。若水火有亏。瞳神受疾。遂为内障等症。内障者。血少神劳。肾虚也。法当养血补阴。安神明目。须用加减地黄丸主之。空心服。兼进五宝丹。饭后服。自获奇效。或千金磁朱丹。与石斛夜光丸。连服。及后方选用。

六味地黄丸 壮水之主。左尺微弱。补水以配火。

怀地黄(酒洗蒸晒九次又酒煮烂捣膏)八两 怀山药(炒)四两 山萸肉(去核洗蒸慢火炒)四两 白茯苓(去皮屑净蒸过晒干)三两 牡丹皮(去骨)三两 光泽泻(去毛)三两

俱为末。同地黄膏捣匀。加炼蜜为丸。如梧子大。每日空心。用滚水吞三钱。即以美膳咽下。直至肾经。且无泥膈之事。

加当归、五味、生地黄、柴胡。名益阴肾气丸。等分加枸杞、白菊。

五、土　　方

(一) 长春中医学院编写《串雅内编选注》选读

“药上行者曰顶,下行者曰串,故顶药多吐,串药多泻。顶、串而外,则曰截。截,绝也,使其病截然而止。”

“医者意也,用药如不用意,治有未效,必以意求。苟意入元微,自理有洞解,然后用药无不验。”

【按】 医者意也,意入元微,强调的是医生诊疗的细心、观察与思考。其实脉诊是这样,辨证更是这样。《寓意草》提出“先议病,后议药”也是这样,强调的是细微的散发思维,用悟性灵感全力捕捉病机与对证方药,在遵循前人认知与经验上创新应用,而不是漫无边际与前提的。前贤欧阳文忠有一则关于以意用药的对话,离开了医药知识与原则的以意用药,则会成为笑柄。传说叶天士出诊治一难产妇人,到病人家中时,忽院中梧桐叶落,随嘱家人以落叶煎水服,须臾即产下。这种近乎随缘占卜的“以意用药”行径,决非叶天士所为,而是把他神化了、巫化了。

起废丹

治痿症久不效者服之。

麦冬半斤，熟地一斤，元参七两，五味子一两，水二十碗，煎成六碗，早晨服三碗，下午服二碗，夜半[①]服一碗，一连二日必能起坐。后改用：熟地八两，元参三两，五味子三钱，山茱萸四钱，牛膝一两，水十碗，煎二碗，早晨服一碗，晚服一碗，十日即能行步，一月之后，平复如旧[②]矣。

【注释】 ①夜半：指夜间1～2点钟。②如旧：指病愈如初。

【说明】 《石室秘录》有此记载。

此处痿症是指肢体无力而言。本方主治症是阴虚痿软，病因由于酒色过度，下焦阴火燔灼，筋骨失于濡养，致腰膝酸软，行步艰难，治宜清虚热，滋肾阴为主。方中以熟地滋补肾阴为主药；辅以元参泻肾火，协助熟地以养血滋阴，补肾健骨，骨健则筋强；麦冬清心肺热，滋水润燥；五味子生津，敛肺固肾。四药合用，以成养阴生津，起痿健步之功。

继方去麦冬清润，加山萸肉、牛膝（亦见《石室秘录》，名为壮髓丹，原方有麦冬）以增强滋补肝肾，强筋健骨，利关节，行步履，起痿废的作用。

本方药量过重，临床可根据体质的强弱、年龄的大小、疾病的轻重等情况，作全面考虑，方要对症，药要适量，才能取得良好效果。

本书尚有起痿神方（元参30克、熟地90克、麦冬120克、山萸肉30克、沙参90克、五味子15克，煎服）与起痿丹大同小异，都是滋肺阴、益肾水的，移录于此，以资参考。

摩[①]腰丹

治寒湿腰痛。

附子尖、乌头尖、南星、朱砂、干姜各一钱，雄黄、樟脑、丁香、麝香各五分。

右为末，蜜丸如龙眼大，每次一丸，用姜汁化开如厚粥，烘热置掌中，摩腰上令尽。粘着肉烘，绵布缚定，腰热如火方妙。间三日[②]用一丸，或加茱萸、肉桂更效。

【注释】 ①摩（mó，音魔）：即按摩。②间三日：即隔三天。

【说明】 《丹溪心法》有此记载。另外《种福堂公选良方》有摩腰膏即此方减朱砂，加川椒。主治老人、虚人腰痛及妇人带下清水不臭者。

寒湿腰痛多由坐卧寒湿之地，致使寒湿之邪阻于经络，气血流行不畅，乃致腰部冷痛。方中附子尖、乌头尖、南星、干姜、丁香等辛热之品温化寒湿，暖腰缓痛；辅以朱砂、雄黄、樟脑、麝香通达经络，畅运气血。尤妙在以药摩腰，可使局部产生热感，更能使毛孔舒张，药性通过皮肤、穴位而进于肌腠，从而达到逐寒湿，通经络，活血止痛的功效。

摩腰丹作为外用方，朱砂、麝香可以减去不用，并不影响疗效（亦可加重樟脑的用量以替代麝香）。

又原方用附子尖、乌头尖，这种药物区分实际上已不存在，可径用附子、乌头即可。

截臌

治水臌[①]气臌[②]。

活黑鱼一尾七八两，去鳞甲，将肚破开去肠，入好黑矾五分、松罗茶三钱，男子用蒜八瓣，女七瓣，共入鱼腹内，盛磁器中蒸熟，令病人吃鱼，能连茶蒜吃更妙。

又武林邵传一单方,以治气臌水臌。

方用大西瓜一枚,阳春砂仁四两,独头蒜[③]四十九枚。先将西瓜蒂边开一孔,用瓢挖出瓜瓤,只留沿皮无子者。将砂仁及蒜装入,仍用蒂盖好,用酒坛泥以陈酒化开,涂于瓜上令遍,约厚一寸为度。即于泥地上挖一小坑,用砖将瓜阁空,以炭火煅之,须四周均灼,约煅半日息火,待其自冷。次日打开,取出瓜炭及药研细,磁瓶贮之。每服二三钱,丝瓜络二钱煎汤调服,忌盐一月。每煅一瓜约用炭二十斤为准。

又方:白茅根一两,赤小豆一两,煎汁频饮,溺畅胀消。

又方:雄猪肚一枚入蟾蜍一只;白胡椒每岁一粒,按病人年岁为度,囫囵装入肚内;砂仁二钱同蟾蜍装入肚内。用线扎紧肚口,以黄酒煮化,去蟾药,只食肚及酒,自愈。

【注释】 ①水臌:臌胀之一。主要症状有腹胀大,皮薄而紧,色苍,小便难,两胁痛。多数患者面色萎黄,或伴黄疸,身上有时可见红丝缕痕(蜘蛛痣),此由肝郁伤脾,肝失疏泄,脾不运化,水毒结聚所致。②气臌:臌胀之一。因于脾虚气滞者,症见胸腹胀满不适,按之仍觉柔软,伴有气逆、嗳气等症状。因于气机壅塞者,症见腹大,青筋暴露,肤色苍黄,四肢消瘦等。③独头蒜:即独囊蒜。

【说明】 《种福堂公选良方》及《良朋汇集》均有此记载。

水湿内停所致水臌症,小便不利则水湿无出路,治宜健脾利水,则肿满可消。方中黑鱼系鳢科动物乌鳢(俗称黑鱼),能利水,祛风,治浮肿、湿痹、小便不利。黑矾(即皂矾)能消积,化痰,燥脾湿,治血分之瘀积。松罗茶(茶之产于安徽歙县境者)清火,下气,除痰,消积滞。大蒜宣通窍,利水道,消水肿,化积结,四药合用,有分消水湿和行散积结的作用,故亦可用于气臌。

方中松罗茶可用其他茶叶代替,因茶叶含有茶碱,有清脑提神和利尿作用,故可用于水臌。

至于方中"男子用蒜八瓣,女七瓣",事属唯心,毫无临床实际意义,应属封建糟粕内容。

加味绿矾丸

治大小男妇黄疸[①]病。

皂矾八两,用面一斤和作饼,入皂矾在内,火煨以焦为度;苍术、厚朴(姜汁炒)、陈皮、甘草各八两,川椒十两(去目炒)。

右为末,用红枣三斤煮熟去皮核,胡桃三斤去壳,同捣烂和药丸桐子大,每服七八十丸,用温酒吞服。初服时觉药味甘美,服至病将愈便觉药臭矣。大率药四两,可治一人。

【注释】 ①黄疸:以身黄、目黄、小便黄为主症。病因是由脾胃湿邪内蕴,肠胃失调,胆汁外溢而引起。临床分阴黄和阳黄两大类。

【说明】 用皂矾组方治疗黄疸,李时珍认为原于仲景矾石硝石散治疗女劳疸方变化而来。

本方主治脾虚寒湿内阻所致阴黄症。方中苍术燥湿健脾,厚朴除湿散满,陈皮理气化痰,甘草调和脾胃,四药相合名平胃散,具有燥湿健脾的功效。加入皂矾燥脾湿,化郁积,消黄疸,补阴血;川椒温脾胃,散寒湿,合用有化湿滞,理脾胃,使脾胃运化功能健旺,则寒湿去而黄疸可退。

用皂矾组方治疗虚黄。明·李时珍曾用平胃散加皂矾治疗中满腹胀,明·龚廷贤曾用枣子绿矾丸和退黄丸,清·马培之有补血丸等皆与本方大致相同。

近年有用补血丸(苍术、青皮、陈皮、山楂、当归、针砂、皂矾、大麦、陈粳米粉组成)治疗贫血、萎黄病以及中、晚期血吸虫病,对改善黄疸、腹水、肝脾肿大等有显著疗效。

喉风[1]闭塞

腊月[2]初一取猪胆,不拘大小五六枚,用黄连、青黛、薄荷、僵蚕、白矾、朴硝各五钱,装入胆内,用青纸包好,掘地方深各一尺,悬胆在内,用物遮盖,不见风日,候至立春[3]日取出,待风吹去胆皮青纸,研细末,用瓶收贮,每吹少许。

庚生按:喉症不一,为害最速,予每以异功丹治之,无不立效。

附:异功丹方:斑蝥去翅足四钱糯米炒黄,血竭、没药、乳香、全蝎、元参各六分,麝香、冰片各三分,共研细末,磁瓶收贮,弗令泄气。用时以寻常膏药一张,取药末如黄豆大,贴喉外,紧对痛处,越二三时,揭去,即起泡,用银针挑出黄水,如黑色或深黄色,再用膏药及药末贴于泡之左右,仍照前挑,看以出淡黄水为度。不论喉蛾、喉风、喉痹,一切均可用,惟孕妇忌之。

【注释】 ①喉风:本病多因感受风热外邪,肺胃素有积热,致风火相煽,蕴结而成。其症状为咽喉部突然肿痛,呼吸困难吞咽不适,并伴有痰涎壅盛、牙关紧急、神志不清等。若有牙关紧闭,呼吸急促,则称为缠喉风。②腊月:即农历十二月。③立春:农历二十四节气之一,春季开始的意思。

【说明】 咽通于胃,喉通于肺,风热疫毒之气壅于肺胃,上攻咽喉,以致形成喉风闭塞,治以疏散风热,清解疫毒为主。方中猪胆、黄连、青黛清解疫毒;薄荷、僵蚕疏散风热;白矾、朴硝开结化痰,诸药为散吹喉,可清利咽喉,疏通闭塞,使上焦得清,则咽喉肿痛可消。

红升丹 亦名五灵升药

水银、白矾各五钱,朱砂、雄黄各二钱五分,火硝八钱。

右照升药法升之。凡一切无名肿毒,如溃久内败,四边紫色黑色,将药用水调稀,以鸡毛扫点,肉色立刻红活,死肉即脱去,再上生肌散,即可收功。凡通肠痔漏等症,将此药以纸卷成条,插管内七日,其管即随药条脱去。

庚生按:此法即外科一条枪法,不可乱用。近时疡医每见疮疡不收口,动辄指为有管,遂用插管药烂化,一而再,再而三,愈拔管,愈不收功,因而成为痼疾者有之,因而用刀开割,用线扎破者有之。不知脓出之路即名为管,管者非真有是物也。予手治外疡不少,从未知拔管割管之事,而生肌长肉,奏效如常,用特志此以破世医之惑。至升丹为外科要药,不能不用,然总宜陈至五、廿年者方可用,且须少用为妙。如系背疮及胸腹诸处疮之溃大者更须慎用。往往有疮未愈而升药热毒攻入腹内,以至口干,喉破者,人多不知也。

【说明】 《种福堂公选良方》有此记载。

水银渗湿敛疮,白矾、朱砂、雄黄解毒止痒,火硝破坚消瘀,祛邪生新。诸药相合,经过升炼有拔毒去腐,生肌长肉之力,故可用于疮疡溃后,疮口坚硬,肉黯紫黑,不易收口之疮疡诸毒。

白降丹 亦名夏冰对配丹

水银、火硝、白矾、皂矾、炒白盐各九钱。

右药共研细,至不见水银星为度,盛于新大倾银罐内,以微火熔化。火急则水银上升,防其走炉，须用烰炭[①]为妙，熬至罐内无白烟起，再以竹木枝拨之，无药屑拨起为度，则药吸于罐底，谓之结胎。胎成，用大木盆一个盛水，水盆内置净铁火盆一个。木盆内水须及铁盆之半，然后，将前结成之胎，连罐覆于铁盆内，外以盐水和黄土将罐口封固，勿令出气，出气亦即走炉。再用净灰铺于铁盆内，灰及罐腰，将灰平铺，不可动摇药罐，封口碰伤，亦要走炉。铺灰毕，取烧红栗炭攒围罐底，用扇微扇，烧一炷香，谓之文火；再略重扇炼一炷香，谓之武火。炭随少随添，勿令间断而见罐底，再炼一炷香，即退火。待次日盆灰冷定，用帚扫去，并将封口之土去尽，开看铁盆内所有白霜即谓之丹，将瓷瓶收贮待用，愈陈愈妙。其罐内原胎研掺癣疮神效之至。若恐胎结不老，罐覆盆内，一遇火炼，胎落铁盆，便无丹降，亦谓之走炉。法用铁丝做一三脚小架，顶炉内撑住丹胎，最为稳妥。此丹如遇痈疽发背疔毒一切恶疮，用一厘许，以口津调点毒顶上，再以膏药盖之，次日毒根尽拔，于毒顶上结成黑肉一块，三四日即脱落，再用升药数次即收功。

此丹用蒸粉糕以水少润，共和极匀，为细末，搓成条子，晒干收贮。凡毒成管者，即约量管之深浅，将药条插入，上贴膏药，次日挤脓，如此一二次，其管即化为脓。管尽，再上升药数次，即收功矣。此丹比升丹功速十倍，但性最烈，点毒甚痛，法用生半夏对搀，再加冰片少许，能令肉麻不痛。

庚生按：降丹乃治顽疮、恶毒、死肌之物，万万不可多用乱用，务宜慎之。

【注释】 ①烰（音浮）炭：炭之易燃者，亦谓"麸炭"、"浮炭"。

【说明】《种福堂公选良方》有此记载。

水银渗湿敛疮，白矾、皂矾解毒止痒，炒白盐攻坚散瘀，解毒凉血，止痛止痒，去腐生新，补皮长肉，诸药经过升炼有去腐生肌的功效。

考红升丹、白降丹是中医外科不可缺少的传统方剂，所以《外科金鉴》中指出："疡科者无红白二丹，绝难立刻取效。"到现在为止，丹药已发展到各式各样，升药处方不下 300 个，虽然所用药物不同，升炼方法亦不尽同，但归纳不外"升"和"降"二个范畴。

红升丹主要成分为汞化物，是由水银、白矾、火硝（因此又名"三仙丹"）加上青矾、朱砂、雄黄三味（故又名"六仙丹"）组成。所用药量传统为"七硝、八矾、一两银"。这些药物升炼之后，即成为纯粹的氯化汞，并非有机物质，大致含汞为 12.12%。由于红升丹经过升华之后，颜色是粉红的，是升在碗中的粉尘结块，所以名红升丹。

红升丹据《医宗金鉴》记载："此丹治一切疮疡溃后，拔毒去腐，生肌长肉，疮口坚硬肉黯紫黑，用丹少许，立刻红活。"说明它是拔毒生新去腐的外用药。

白降丹是以火硝、白矾、水银、食盐为主，它的药量，张少甫说："降丹之硝矾分量相等，水银稍轻，食盐要用足一两五钱，轻则功缓，多则疼痛"。这些药物经过升炼之后，即成氯化高汞。由于白降丹经过升华之后，颜色是纯白的，是降在碗中的粉尘结晶体，所以名白降丹。

白降丹的功用同于红升丹，都有杀菌、腐蚀、消炎、消肿的作用，但腐蚀效力胜红升丹数倍。

透骨丹

治跌扑损伤，深入骨髓，或隐隐疼痛，或天阴则痛，或年远四肢沉重无力，此神方也。

闹羊花子一两（火酒浸炒三次，童便浸二次，焙干），乳香、没药（均不去油）、血竭各三钱，为末研匀，再加麝香一分同研，用瓷瓶收贮封固，每服三分，壮者五、六分，每夜间睡后用酒冲服,能饮者尽量饮之,服后避风,得有微汗方妙,切忌房事[①]、寒冷、茶、醋等物。弱者间五日一服,壮者间三日一服。

【注释】 ①房事:性交。

【说明】 《种福堂公选良方》有此记载。

闹羊花子又名山芝麻,性味苦温,主治风寒湿痹,疡疖肿胀,扑损疼痛,疽毒疔疮,有活血疏风,镇痛麻醉之力。我国湖北一带民间,流传"跌打地下爬,快寻八厘麻(闹羊花干燥成熟果序入药,湖北称为八厘麻,就可能引起四肢发麻)",说明该品麻醉镇痛作用之强。所以赵学敏在《本草纲目拾遗》中指出:"入药每服三分,不可多服,方术家麻药中有之"。用火酒浸炒、童便浸泡以缓其毒性,并增强滋阴降火的作用,佐以乳香、没药、血竭活血散瘀,止痛消肿;少加麝香辛散走窜,通行经络,故凡跌打损伤,服后微汗,有镇静止痛之效。

枯 瘤 散

灰苋菜(晒干烧灰)半碗,荞麦(烧灰)半碗,风化石灰一碗,和一处淋汁三碗,慢火熬成霜取下,加番木鳖三个,巴豆六十粒(去油),胡椒十九粒(去粗皮),明雄黄一钱,人信一钱为末,入前药和匀,瓷瓶收用,不可见风。以滴醋调匀,用新羊毛笔蘸药点瘤上,瘤有碗大,则点如龙眼核大;若茶杯大,则点如黄豆大。干则频点之,其瘤干枯自落。如血瘤破,以发灰掺之,外以膏护好,自能敛口收功。

庚生按:瘿瘤二症虽异实同,有痰瘤、有渣瘤、有虫瘤,此瘤之可去者也;有气瘤、有血瘤、有筋瘤、有骨瘤,此瘤之不可去者也。瘿亦如之。近来西医不问可破与否,一概刀割线扎,其立除患苦者固多,而气脱血尽而毙者亦复不少。西医器精手敏,而又有奇验之药水药散以济之,尚复如此,瘤固可轻言破乎!? 予在沪与西人相处最久,目击心伤,因志此以告世之治此症者,宜加慎焉!

【说明】 《种福堂公选良方》有此记载。

灰苋菜有清热益气、解毒杀虫之功;荞麦灰功能烂痈疽、蚀恶肉、去靥痣;风化石灰能杀虫去腐、生肌长肉;番木鳖解邪恶毒,消疮块;巴豆解毒杀虫,通血脉,逐死肌,散癥结;人信去腐,化痰散结;雄黄解毒杀虫,诸药相合,有蚀疮去腐之效,故可用于瘿瘤。

串药 主下泻药也

牛 郎 串

治邪热上攻,痰涎壅滞,翻胃[①]吐食,十膈五噎[②],酒积、虫积、血积、气积诸般痞积,疮热肿痛;或大小便不利,妇人女子面色痿黄,鬼胎[③]癥瘕[④],误吞铜铁银物,皆治之。五更冷茶送下三钱,天明可看所下之物,此药有疾去疾,有虫去虫,不伤元气脏腑。小儿减半,孕妇忌服。

白牵牛头末四两五钱(炒半生),白槟榔一两,茵陈五钱,蓬术五钱(醋煮),三棱五钱(醋炙),牙皂五钱(去皮炙)。

右药为末,醋糊为丸,如绿豆大。依前数服行后,随以温粥补之,忌食他物。

【注释】 ①翻胃:也称反胃,食后吐出不消化的食物。②十膈五噎:泛指多种原因引起的胸膈阻塞,或吞咽有梗阻的感觉。一般情况下,噎是膈的前期症状,故多合称为噎膈。可见于胃癌、食管癌、食管狭窄和食管痉挛的病变。③鬼胎:指一般假性妊娠,多因肝气郁结、阴血不化,或因寒、因痰、因惊、因气、因食,所谓七情相干,经水不调而成。④癥瘕:指腹内结块,以坚硬不易推动、痛有定处为“癥”;聚散无常、痛无定处为“瘕”。二者相类,故常并提。

【说明】 《良朋汇集》有此记载,名“遇仙丹”,只是有白术无蓬术。

牵牛、槲片相合名牛郎顶(见《顶药门》),主治气筑奔冲、虫积腹胀。该方加入破瘀散结、化积通经之蓬术、三棱,气血双破,以治诸般痞积,噎膈癥瘕;茵陈苦微寒,燥湿清热,疏利肝胆;牙皂通窍化痰,解毒杀虫,所以本方又可用于邪热上攻,痰涎壅滞之疾。冷茶送下,能导致泻下,以清胃肠之积热。

本方原为白术,今改用破瘀之蓬术,用于治疗噎膈癥瘕,疗效则优于原方。

【按】 民间与江湖郎中这些相传土方每能解决一些疑难杂病。这是广大劳动人民在不断实践的经验中脱离祖方,不断创新的表现,所谓“气死名医海上方”。科班出身的临床医生如果不屑一顾也是不对的,但要进一步在临床研究观察这些成方成药,也颇有难度。原因是适应证不够明确,制作复杂。但给我们的启发仍不少,如大滋补肾阳治痿,用乌头、樟脑类外用治腰痛,用独头蒜、鲤鱼治臌或猪肚、蟾蜍、砂仁治臌,用硝、矾治疸,闹羊药子、乳、没、竭、麝为末治跌扑损伤,牵牛、皂荚、三棱、莪术等串药治膈证、癥瘕。每遇疑难绝证,时有奇效。至于红升丹、白降丹、枯瘤散是中医外科专家每每备用有效成药,妙处也不少。

(二) 福建省中药研究所编写组编写《串雅外编选注》选读

起 死 门

药名救绝仙丹

山羊血二钱,菖蒲二钱,人参三钱,红花一钱,皂角刺一钱,制半夏三钱,苏叶二钱,麝香一钱。

各为末,蜜丸龙眼核大,酒化开,以端午日修合[①]好,每料约十丸。此方神奇之至,不但救五绝[②],凡有邪祟昏迷,一时卒倒[③]者,皆可起死回生。

【注释】 ①修合:配制。②五绝:指缢死、压死、溺死、魇(yǎn 眼。梦中觉得有什么东西压住)死、临产晕厥。③邪祟:病邪作祟,一般指受四时不正之气侵袭。卒(同 cù 猝)倒:突然晕倒。

【说明】 本方在清·陈士铎《石室秘录》也有记载,但提出要先用黄纸画符,焚化在热黄酒内,灌入喉中,然后再用此药丸化开调服。赵氏在改载本条时,剔除了迷信部分,保留了方药,是一种进步。又《石室秘录》在本条方药的服用法下面还有“如临时不必如许之多,十分之一可也”的记载,可供参考。

本方以山羊血、红花活血散瘀,人参补气,苏叶理气,半夏祛痰宣痹,皂角刺通络,菖蒲、麝香通关窍。对于五绝猝死的急救,有一定的回苏作用。

还 魂 汤

麻黄二两(去节),杏仁七十个(去皮尖),甘草一两,水二碗,煎一碗,去渣灌之。

【说明】 《金匮要略》有此记载。

本条未说明用途,但《金匮要略》有“救卒死、客忤死,还魂汤主之”的记载。卒(猝)死即突然死亡,实际是呈昏迷或休克状态;客忤(wǔ 午)是小儿突然受外界异物或陌生人的惊吓,发生惊痫,甚至人事不省。《金匮要略》这一条,历代注家多认为是因热邪郁闭,所以用还魂汤解表散发郁热,散其热则惊痫自止,是有一定道理的。

本方各药用量是按古制,现代一般用量为麻黄二钱、杏仁二钱、甘草一钱。

又《和剂局方》用麻黄、杏仁、甘草各等分为末,名"三拗汤",每用五钱,加生姜五片同煎服,治风寒外感。

打　死①

松节捶碎一、二升,入铁锅内炒起青烟为度,以老酒二、三升,四围冲入,即滤净,候半热,开牙,灌入即活。

【注释】 ①打死:外伤性昏迷或休克的意思。

【说明】 明·龚松贤《寿世保元》有此记载。

松节含有松馏油(主要成分为木馏油与松节油),得热微溶于水,能与有机溶媒任意混合。据现代药理学研究,松节油对中枢神经系统有兴奋作用;酒也能促使呼吸兴奋。因此,松节炒后冲入老酒同煮,其中松馏油等成分便得以溶解,去渣服后对神经中枢及呼吸有兴奋作用,从而达到急救目的。

脚气①肿

樟脑二两,乌头三两。

为末,醋和丸弹子大,每置于足心踏之,下以微火烘之,衣被围盖,汗出如涎为效。

【注释】 ①脚气:古代泛指下肢肿胀板硬的病,与现代医学称脚气不尽相同。这里指的可能是足部肌肉风湿痛或关节病。

【说明】 《圣济总录》的"足踏丸"内容与本条同。

樟脑和乌头配合,具有行气散寒、通络镇痛作用,置于足心再加火烘,能促使局部血液循行,对脚气肿痛有一定疗效。

一切咳嗽

不问久近①,昼夜无时②。

佛耳草五十文③,款冬花二百文,熟地黄二两。

焙研末,每用二钱,于炉中烧之,以筒吸烟,咽下有涎吐出,两服愈。

【注释】 ①不问久近:不论是久年(慢性)咳,还是新近(初起)咳嗽。②昼夜无时:咳没有一定时间。③佛耳草:鼠鞠草。文:词意不明。现按用药习惯,暂定佛耳草用量1~2两,款冬花3~4两。

【说明】 以上三条在《本草纲目》均有记载。前两条同本书熏法门的"咳嗽熏法"和"熏咳"方法有某些相似。本条采用治嗽药烧烟吸气,使药物的有效成分直接作用于呼吸道。

石南叶散

小儿误跌或打著头脑受惊,肝系受风,致瞳人不正,观东见西,观西见东①。

石南②一两,藜芦三分,瓜丁③五、七个。

为末,每吹少许入鼻,一日三度,内服平肝药④或加牛黄。

【注释】 ①这一全句指的是斜视的病因和病状。肝系受风：肝的脉络受风。中医认为肝主目，主风，主惊，故斜视与肝有关。②石南：石南叶。③瓜丁：即甜瓜蒂。④平肝药：指射干、龙胆草、黄芩、钩藤等(据《秘传眼科龙木论》)。

【说明】 《普济方》及《张氏医通》均有记载。《医通》并把本病定名为"小儿通睛"。

斜视的原因很多。本条是指由于跌打脑部受伤所致的斜视症。石南叶为治风药，梁·陶弘景《名医别录》说"主治金疮痛"，可知本品有通络活血散瘀作用。藜芦、瓜蒂具有升发宣泄性能，前人常用此二药吹鼻以治头风。本方以石南为主药，配合藜芦、瓜蒂升宣上达，再内服平肝药，能起到通络散瘀、平肝去风的作用，从而使斜视得到矫正。

药 肺

治患疾病久不愈者。

猪肺一个，萝卜子五钱(研碎)，白芥子一两(研碎)。

五味调和，饭锅蒸熟，饭食顿食之[①]，一个即愈。

【注释】 ①饭食顿食之：《石室秘录》作"饭后顿食之"较妥。

【说明】 本条适应证只说"患疾病久不愈"，未指明何种疾病。根据萝卜子、白芥子皆有利气化痰功用，猪肺能补肺，对肺虚引起的咳嗽痰喘病程较长的可能有效。

神妙痧药

北细辛三两，荆芥六钱，降香末三钱，郁金一钱。

共为末，每用一茶匙放舌，冷茶送下，或津咽下[①]。

又 方

白胡椒一两，牙皂一钱，火硝[②]、檀香末、明矾、丁香、蟾酥各三钱，北细辛二钱，冰片、麝香各五分，金箔量加[③]。

【注释】 ①津咽下：靠津液(唾液)吞咽下。②火硝：即硝石。③量加：酌量适当加入。

【说明】 《种福堂公选良方》有此记载，但第二方名"白痧药方"。

痧是一种症候名称，一般临床表现为发病急骤，寒热头痛，胸闷腹痛，呕吐或泄泻，肢体出现青筋，指甲青紫，甚至神态昏迷而死亡。从症候看，相当于霍乱、急性胃肠炎、中暑等病的某些症状。第一方适应于痧症初起，出现畏寒头痛，胸满腹痛时；第二方可用于症状较重，神志昏迷时。

【按】 药名救绝仙丹、还魂汤及打死均是江湖郎中急救用方。用羊血、麝香、人参、菖蒲、皂刺、苏叶等作成药救昏迷各类猝死，还有还魂汤治小儿受惊卒昏迷，松节煮酒治外伤昏迷，均值参考。而石南叶、瓜蒂为末吹鼻治外伤斜视，佛耳草、款冬花烧烟吸入治咳，细、荆、降、金为末治痧均是民间偏方，必要时也大可一试。斑痧一病，南方夏暑之令常有，病情也有轻有重，甚至休克。但现代医学到底是如何认识也尚较模糊，尚难说得清。

六、外 治

清·吴师机所著《理瀹骈文》选读

清·嘉庆时代吴师机所著，又名《外治医说》，取"医者理也，药者论也"之意。此书介绍了外治法的历史，阐述了外治法的理论根据，以及膏药的制法、用法和治疗范围、治疗作用等。后人尊称为“外治之宗”。

“凡病多从外入，故医有外治法，经文内取外取并列。……矧上用嚏，中用填，下用坐。尤捷于内服。彼种痘者，纳鼻而传十二经；救卒中暴绝，吹耳而通七窍。气之相感，其神乎！”

“《内经》用桂心渍酒以熨寒痹，用白酒和桂以涂风中血脉，此用膏药之始也。”

“外治之理，即内治之理；外治之药，亦即内治之药，医理药性无二。”

“膏，纲也；药，目也。膏判上、中、下三焦，五脏六腑，表里、寒热、虚实，以提其纲；药随膏而条分缕析，以为之目。……膏以帅药，药以助膏。……凡汤丸之有效者皆可熬膏。”

“昔叶天士用平胃散炒熨治痢，用常山饮炒嗅治疟，变汤剂为外治，实开后人无限法门。……冲和汤为太阳解表之方，而春可治温，夏可治热，秋可治湿，以治杂症亦有神也。通圣散为双解表里之方，而兼治风、热、燥三症。五积散为内伤、外感之方，而内而脏腑，外而皮毛经络，上而头项，下而腰脚，妇人调经，无不可用。……古方如此者不胜枚举。膏药本其意而更推之扩之，虽治百病何难？”

“膏中用药味，心得通经走络，开窍透骨，拔病外出之品为引，如姜、葱、韭、蒜、白芥子、花椒，以及槐、柳、桑、桃、蓖麻子、凤尾草、轻粉、山甲之类，要不可少，不独冰、麝也。补药必有血肉之物，则与人有益，如羊肉汤、猪肾丸、乌骨鸡丸、鳖甲煎、鲫鱼膏之类，可以仿加。若紫河车则断不可用。或用牛胞请代之，其力尤大，此补中第一药也。须知外治者，气血流通即是补，不药补亦可。”

“膏中用药味，必得气味俱厚者方能得力。虽苍术、半夏之燥，入油则润；甘遂、牵牛、巴豆、草乌、南星、木鳖之毒，入油则化，并无碍。又炒用、蒸用，皆不如生用。”

“膏药热者易效，凉者次之，……攻者易效，补者次之，……大热之症，受之以凉，其气即爽；极虚之症，受之以补，其神即安。”“若夫热症亦可以用热者，一则得热则行也，……虚症可以用攻者，有病当先去，不可以养患也。……此又在临症之斟酌而变通也。”

“仲景《伤寒论》有火熏令其汗，冷水噀之，赤豆纳鼻，猪胆汁蜜煎导法，皆外治也。……至于无阳者宜蒸，脏结者宜灸，于无法中更出一法。”

“而伤寒外治：于热邪传里，有黄连水洗胸法、皮硝水搨胸法、芫花水拍胸法、石膏和雪水敷胸法老蚓和盐捣敷胸法；发斑，有胆汁、青黛水、升麻水扫法；吐衄，有井水噀法、搭法；蓄血，有苏叶汤摩法；通有犀角地黄熬贴法。……破习见而化拘牵，是所望于聪明理达者。”

“若脏腑，则视病所在，上贴心口，中贴脐眼，下贴丹田，或兼贴心俞与心口外，命门与脐眼对，足心与丹田应。外症除贴患处外，用一膏贴心口，以护其心；或用开胃膏使进饮食，以助其力。可以代内託治外症，亦不必服药者以此。”

“余所制膏方，惟清阳膏、散阴膏、金仙膏、夔膏、催生膏最验。……”

“以见膏药可以自造，不必古人曾有此方也。”

“大凡上焦之病，以药研细末，搐鼻取嚏发散为第一捷法。……急救用闻药也。连嚏数十次，则腠理自松，即解肌也；涕泪痰涎并出，胸中闷恶也宽。盖一嚏实兼汗、吐二法，不必服葱豉汤也。……其方多以皂角、细辛为主，藜芦、踯躅花为引。……研末，含水吹鼻。含水者，但取其气上行，不令药入喉也。”

“中风吐痰，用皂角、藜芦、明矾搐鼻；或以人参、藜芦并用，一取其相反为用，一取其攻补兼施也，虚人宜之。”

“中焦之病,以药切粗末炒香,布包缚脐上为第一捷法。如古方治风寒,用葱、姜、豉、盐炒热,布包掩脐上;……昔人治黄疸,用百部根放脐上,酒和糯米饭菜盖之,以口中有酒气为度。……则知由脐而入,无异于入口中,且药可逐日变换也。”

“下焦之病,以药或研或炒,或随症而制,布包坐于身下为第一捷法。如水肿捣葱一斤坐身下,水从小便出,小便不通亦然。水泻不止,艾一斤坐身下,微火烘脚,泻自止是也。一属前阴,一属后阴,凡有病宜从二便治者仿此。治疝者用灶心土或净砂,炒过加川椒、小茴末拌匀,隔裤坐之,并用布袋盛药夹囊下,又是一法。……又治久痢人虚或血崩脱肛者,不敢用升药,用补中益气煎汤坐熏。产妇阴脱,用四物煎汤加龙骨入麻油熏洗。皆与坐法一例。”

“余以为膏药与汤药殊途同归之理,……至于膏之用药,有不得不与汤头异者,盖汤主专治,分六经,用药一病一方,日可一易,故其数精而少。膏主通治,统六经,用药百病一方,月才一合,故其数广而多。……惟膏可不病其多。”

“同则相统,杂则相并。寒佐热佐,通用塞用。阴阳上下升降不胶于治,表里温凉补泻之药咸备。虑其或缓而无力也,假猛药、生药、香药,率领群药,开结行滞,直达其所,俾令攻决滋助,无不如志,一归于气血流通而病自已。此余制膏之法也。”

七、古代分科临床思维特色总结

综上所述,中医各临床专科均蕴藏着与大内科不完全相同的思维特点,总结如下。

(一) 外科

《医宗金鉴》是清代乾隆七年(1742 年)总结前人较成熟的医疗经验,汇总成歌诀的全集,以便学者诵读,实际上也是政府组织的统编教材。金鉴外科更被后人称善。它对痈疽的总结,认为原是火毒所生,经络阻隔气血凝结,外因六淫八风感触,内因六欲七情,饮食起居所致,或负挑、跌扑损伤、膏粱厚味之变或藜藿之亏气血衰弱。并认为,疽由筋骨阴分发,痈为肉脉阳分起。从病因上几乎中医的内、外因、不内外因全都致病。总是气血凝结,火毒大盛病机所致。

而临床具体诊疗手段,则另有一套有别于内科临床的方式方法与用药特点。例如,对虚人痈疽用内托治法,疮口不合,皆气血虚,宜以大补气血,调和营卫为君,祛寇为佐。加以辛香,行其郁滞,加以温热,御其风寒。因此治痈疽之方,有消发诸热毒,与内消、外透脓、内托去腐生肌、代刀及麻药等手段与方药,内服与外用兼治的汤、膏、丹、丸、散,重大的痈疽证,这种内外配合更非用不可。仙方活命饮、内消散、透脓散、托里消毒散等是常用的内服药,而如意金黄散,甚至红升丹、白降丹更是有名的外用成药。

在疮疡治疗中也常分不同部位辨治,也并非千篇一律。不同痈疽的发病状态、程序上也不同。如侵脑疽是湿火犯太阳膀胱经,“初起宜服荆防败毒散汗之,次服内疏黄连汤下之,将溃服托里透脓汤,已溃服托里排脓汤,外贴琥珀膏,围敷冲和膏。”又如鹤膝风,认为属风、寒、湿邪乘虚而入。“俱宜服五积散汗之,次服万灵丹温散之,外敷回阳玉龙膏,常服换骨丹或蛜祁丸。……日久不消,……宜服独活寄生汤,或大防风汤补而温之,痛甚加乳香,溃后时出白浆,浮皮虽腐,肿痛仍前……只宜芙蓉叶、菊花叶各五钱,研末,大麦米饭 均贴之。”这也是外透、内消、内外兼治的疾病不同阶段程序化治疗,手段多元化的表现。

此处尚载一奇方保安万灵丹,治疗痈疽疔毒、对口发颐、风寒湿痹、湿痰流注、附骨阴疽、鹤膝风、口眼歪斜、半身不遂、遍身走痛、步履艰辛、偏坠疝气、偏正头痛、破伤风牙关紧闭。认为“疮疡起于营卫不调,气血凝滞,始生痈肿。此药能专发散,又能顺气搜风,通行经络,所谓结者开之也。”提示风寒湿毒痹阻经隧,营卫壅阻,留于肉脉或为痈疽,留于筋骨或为鹤膝风,或留于脑络与经脉,发为口眼歪斜、半身不遂等。方以荆、防、麻、辛、川草乌祛风散寒,以羌活、苍术燥内外湿,归、芎、首乌行血,天麻定风,全蝎入络搜风,甘草调和诸药,为末蜜丸,热酒化服,久病从缓图治之意。

这是典型的异病同治的共同方剂。与前述疮疡不同阶段程序化不同治疗的同病异治成鲜明对照。但异病同治不是全部相同的,不同的病,中风偏瘫与鹤膝风,附骨阴疽与偏坠疝气岂会全部疗程一样呢,疗效必也不尽相同。在辨病选方相同的基础上,仍会依据不同时段、病程病机变化辨治,或上述皮肤疮疡的程序治疗也是必须的。可见,与大内科以脏腑三阴三阳等病位辨治不同,外科因病位在躯干肢体皮肤、筋骨脉肉皮肤。以结者开之为方向,顺气搜风、通行经络气血、内消外透、解毒祛风散邪务尽为要。而结合机体气血阴阳虚实状态,加以调治为辅,疗效也有异。

中医治疗痈疽显然不是靠大剂清热解毒,而是小剂量外透、内消、活血散气、通络排毒的方剂取胜。但清热解毒还是必须要的。我们复习中医对痈疽的治疗,面对现代肿瘤的病人如何治疗是颇有启发的。例如治疗大麻风的方,用来治疗银屑病就有效,看如何古为今用而已。

最后,必要的中成药、内消、外透、去腐、生肌、麻醉止痛,也是中医外科所必须的手段,可惜大多建立在手工操作的制作上,现代人较难获得了。

可见,外科皮肤疮疡难寻前因对现状的病机,辨证时,主要依据现状进行程序化治疗,内消外透,内外用药多种手段联合使用。

(二) 妇科

经带胎产是妇科因生理特点不同而产生不同的证治。例如在调经时,陈修园说“妇人病,四物良”,强调调血。而和尚寺的秘方调经时,却是主张理气健脾消积、化痰行气,也是一种气血相关的逆向思维。抓住“好善怀,每多忧郁”,多从疏肝着眼,均是常态思维。说明妇科按妇女生理特点及其体质倾向作常见病机及前人成功的经验证治,以此作判断方向,是妇科临床思维的又一特点。也就是说,在天人相应的大视野下,抓住妇女生理体质的内在特点产生的常见证治与经验,就是妇科的思维特点。

(三) 儿科

儿科难问病因发病,从五脏望诊闻诊辨证与对应方证经验入手,这是小儿生理体质特点产生证治的临床思维。在天人相应的大视野下,小儿较成人更注意五脏望诊闻诊及其证治,也许是五行象数留在初生的生命机体中的反映更多些。

(四) 眼科

眼科为病,赤眼外障属风热血郁,用金液汤主治,轻剂取胜,可谓提挈纲领,然加减用药,与内科加减稍有不同,如泪多加细辛、菊花,肿胀加葶苈子,翳膜者加木贼草、白蒺藜,大眦红加栀子,小眦红加远志、枣仁。这些宝贵的辨证用药经验,总结的专科特点太重要了!而内障重在六味地黄丸补肾,持久取效,又加柴胡、五味、当归、生地、杞子、菊花。即使不是专攻眼科的内科医生,掌握这些专科特点,简明扼要,再临症发挥,临床思维的创新也就有的放矢了。眼科与内科疾病都分内外因致病,但有相同的证治,也有不相同的证治,这是局部与整体的关系。既要注意内科作为人整体的失调，也更要重视眼这一局部生理特点产生的特别证治。临床思维就同中有异了。

（五）土方

总体上说，《串雅》内外编基本上是民间各类有效偏方汇集与经验总结，有些地方尚未能归纳到中医祖方那样的理论范畴，临床思维尚不够明晰。一般上说，它是病方相对或症方相对的形式出现。应用时以药测证，恰恰需要验证它，并在验证中把临床思维推陈出新，也有可能获得意想不到的结果。《串雅》提出顶、串、截的治法，顶与串，与《内经》所说“其高者因而越之，其下者因而泻之”宗旨是一样的，因势利导。而截法是把疾病截断，则是实践中提炼出的新想法。提出“医者意也”，意入玄微，是强调辨证思维深入细微，是正确的，但在强调发散思维的同时，不宜滑向随缘占卜的缺乏医药认知的原则。

（六）外治

临床上确有病变在外肌肤、经筋、络脉或较易于从外治而解内、儿、妇科疾病，比服药更便于捷。而适应证的选择古今可能不同，但掌握外治医疗理论与技巧，为我所用，也是现代临床思维的补充。

从理论上说内治外治医理相通，但医疗技巧仍有不同之处。外治重视气血通、邪气散，即是补，即为目的。用药常佐辛窜通透药以入肤通络。部位上取鼻嚏，胸取心口，及背、腹取脐与命门，下取坐药及足心等，并认为外治可通六经周身。寒热调适，虚实于通中邪去正安，是其特色。在天人相应的大视野下，人生命机体是一个开放的自稳态系统，通过外治对皮肤气血的调治，也必能影响机体外邪的疏散、内结气血的疏通，从而达到治疗的目的。当然从中医传统经验上说，上取鼻嚏，胸取心口及腹、背取脐与命门穴，下取坐药及足心等是外治更重视的门户。

综上所述，古代分科临床思维注重不同分科，是因有不完全相同生理特点与体质倾向，就有不同的证治，不同躯体部分病变，就有不完全相同的取舍与对应治疗。在天人相应的大视野下，必须重视整体与局部或大环境与小环境的关系，不同时段侧重点不同，或作程序化治疗，或兼容治疗等。而“医者意也”一是指在医药认知的框架下意入玄微、细思巧辨进行治疗，而不是哲学泛化思维的夸张。然后因势利导，甚或创新思维对疾病进行扭转截断治疗的尝试。

第四章　对症用药摘引

中医临床普遍运用辨证论治这一方法，实际临床上是诊病审因、辨证察机、随机选方、无方立法、对症用药为多。方证相对是常有的选择。因此，凡初学中医的人必须要背诵方歌。笔者初学中医时，受家父熏陶，背诵了不少歌括，如陈修园的《伤寒》、《金匮要略》的长沙歌括，时方歌括及后人的汤头歌诀，及以后其他温病的方歌诀等数百条。为初临床诊疗时见病悟歌括、识病机、会开方奠定基础。但细想起来，现代纳入高等教材的辨证论治理论体系的方证，其实也像武术套路。掌握药对，就是对症用药的基础。临症时多数病人不会照书病，要加减变化。人与人对打时也不能照套路，而要领会套路拆法，学会散打技巧。药对技巧就如散打技巧一样。这就是"无方立法，对症用药"的技巧。

首先解释方剂组成的是清·汪讱庵的《医方集解》，其中解释方剂的加减，就阐释了药对的对症治疗与对证作用。焦树德氏的《用药心得十讲》、全国统编《方剂学》教材等都谈及不少药对作用。最近，胥庆华氏等编写的《中药药对大全》对药对的阐述较为全面、系统，宜参考。由于近人这方面的经验介绍较多，难说谁是原创，仅能作摘要引录。

在药对配伍中，有相反配对，即十八反的药物配伍，古人认为不可，如海藻配甘草或人参配五灵脂等。胥氏指出，若其发挥得当，可以因"彼此相忌"而"各立其功"，但"没有充分把握，切莫轻投"。林通国氏著《中医拮抗疗法》一书，认为相反药物配伍，每用人参、藜芦，甘草、海藻，细辛、乌头、贝母、巴豆、大黄相配等。若用得当，适应一些停痰伏饮的咳喘、疼痛、肝气横逆、痰凝气滞致癥瘕、积聚；寒湿阻滞的痹证、外伤瘀滞等。均值参考。

一、药对的组成方式与作用

（一）药对的组成方式

胥氏认为，为了适应各种各样的病证，药对的组成也是复杂多变的，通过对大量药对的综合归纳分析，其组成方式可以概括如下。

1. 以七情和合为主组成的药对　相须配对、相使配对、相畏配对、相反配对。

2. 以性味为主组成的药对　寒凉配对、温热配对、寒热配对、辛甘配对、辛苦配对、辛酸配对、酸甘配对、芳香配对、甘淡配对。

3. 以功效为主组成的药对　宣散配对、升降配对、消散配对、补益配对、补泻配对、理气配对、理血配对、气血配对、除湿配对、润燥配对。

4. 以其他形式组成的药对　阴阳配对、刚柔配对、引经配对。

（二）药对的作用

关于药对的作用，胥氏等认为有：

协同增效作用、相辅助效作用、相互兼治作用、双向调节作用、变生新效作用、引经作用、相互制约作用、其他作用。

二、对症下药摘介

（一）散邪透解症药

外感风寒所致的头痛、鼻塞流涕；肿痛疮疡等外科疾病。酌选防风、白芷。

外感风寒表证；因食鱼蟹所致的腹泻、呕吐等症。酌选紫苏、生姜。

目赤肿痛、翳膜遮睛属风热壅盛，或肝经风热者；外伤性角膜损害遗留的翳障，视物不清。酌选蝉蜕、菊花。

肝经风热或肝火上炎所致的头昏头胀、头晕目眩、目赤多泪等症。酌选蔓荆子、白蒺藜。

风热外袭头面所致的头目昏痛、眉棱骨痛、牙龈肿痛等症；急、慢性鼻窦炎；乳痈、疮肿。酌选白芷、黄芩。

风热上攻，头晕目眩，发热，口干，苔薄微黄，脉浮数；肝阳亢盛所致的偏正头痛。酌选菊花、川芎。

风热感冒，咽喉肿痛；痘疹初发或透发不畅等症；风疹瘙痒症。酌选浮萍、牛蒡子。

风热入于阳明，循经上攻所致牙龈肿痛，面颊肿胀；风热感冒而见前额及眉棱骨处疼痛，灼热难忍；胃中伏火证。酌选白芷、石膏。

外感表证，逐渐入里化热而见身热渐甚，头痛身痛，无汗咽痛，项背强束等症；风疹、麻疹，症见体热不退，肢体烦痛。酌选解肌退热的柴胡、葛根。

（二）寒热调适症药

阳虚欲脱之四肢厥逆，脉脉欲绝；脾胃虚寒，脘腹冷痛，呕吐，腹泻等症。酌选附子、干姜。

冲任虚寒之月经延期，量少而黑，少腹冷痛等症；肝经寒滞所致的疝气疼痛。酌选吴茱萸、当归。

中焦虚寒，阴寒上乘之猝然脘腹剧痛，呕吐清水，手足冰冷，脉沉弦；虚寒虫积腹痛，时作时止，呕吐苦水；脾胃虚寒之脘腹冷痛，呕吐，四肢不温。酌选饴糖、花椒。

风热上攻之头风、头痛、三叉神经痛；胃火上炎牙痛、牙龈肿痛。酌选石膏、细辛。

热病热邪伤津，口干舌燥，烦渴；消渴病，症见口渴，饮多，尿多者。酌选知母、天花粉。

细菌性痢疾或肠炎，症见下痢腹痛，里急后重，痢下赤白等症。酌选黄连、木香。

热痢脏毒，便下脓血。酌选黄连、大蒜。

寒热互结心下而见胃脘痞满，嘈杂泛酸，不思饮食；上热下寒所致的食入即吐，腹痛肠鸣，下痢不止等症；泄泻，痢疾诸症。酌选黄连、干姜。

湿热阻困上、中二焦，恶心呕吐，胸闷不舒之证；肝胃郁热，胃气上逆所致的妊娠恶阻、胎动不安证；尿毒症属湿热秽浊阻于脾胃而致剧烈顽固性呕吐者。酌选黄连、紫苏。

肝火横逆，胃失和降之胁痛，口苦，呕吐吞酸，舌红，苔黄，脉弦数者。酌选黄连、吴茱萸。

肝胆热毒壅滞，血瘀气结所致的发热，胁痛，口苦咽干等症；急、慢性肝炎，胆囊炎，胆石症。酌选山栀、姜黄。

中焦脾胃寒热错杂，脘腹疼痛，胃中嘈杂似饥等证；下利后腹中虚痛。酌选山栀、高良姜。

胃有积热所所致的口舌生疮,口腔黏膜溃烂,牙龈肿痛及喉痹乳蛾等证。酌选升麻、黄连。

时邪疫毒,咽喉肿痛不利,口腔糜烂等症;阴虚津伤,虚火上浮所致的顽固性口腔溃疡。酌选玄参、升麻。

痰热内扰,遏阻中焦所致的胸闷,头昏,头痛、睡眠梦多等。酌选半夏、夏枯草。

(三)透热解毒症药

用于砒石、巴豆、附子、苍耳草等一切草木金石诸药中毒;用于鱼蟹、豚、蛇等食物中毒;用于一切痈肿疮毒,或防治痘疮,麻疹之流行感染。酌选甘草、绿豆。参考用量:绿豆 30 ~ 120 克,甘草 9 ~ 15 克。

相火妄动,梦遗精滑诸证;男子"阳强",女子性欲亢进诸症。酌选黄柏、知母。

知母上行润肺泻火,下行补肾阴泻虚火,中能清里热,滋阴除烦,适用于退虚实之热。地骨皮性寒清热凉血,甘淡而不伤阴。酌选知母、地骨皮。

血虚发热,骨蒸潮热;温热病传入营分,午后发热;原因不明的低热。酌选白薇、地骨皮。

胆热犯胃,湿浊中阻,口苦胸闷,吐酸苦水,或干呕呃逆;暑湿成疟,湿热黄疸。酌选青蒿、黄芩。

劳热骨蒸,潮热盗汗,尤以治风劳病最效。酌选秦艽、鳖甲。

阴虚发热,骨蒸潮热,盗汗,咳喘等症;温病后期,阴已伤,邪伏阴分而见夜热早凉,热退无汗,形瘦,舌红苔少之症。酌选青蒿、鳖甲。

(四)泄下症药

风热内蕴,腹胀且痛,二便不通,肛门肿痛等。酌选大黄、荆芥。

年老、气虚、产后津液不足、血虚肠燥之大便秘结;温热病后期,津液亏损,肠燥便秘,且无力排便者。酌选当归、肉苁蓉。

老年阴血不足,或产妇,或病后虚弱之肠燥便秘。酌选火麻仁、苏子。

(五)理湿症药

湿热下注,下肢痿软,湿疮诸症;湿热为患,小便淋浊,女子黄白带下;湿热郁滞关节而致关节红肿热痛者。酌选苍术、黄柏。

妇女湿浊带下诸症。酌选苍术、白芷。

饮食所伤、脾失健运、食积湿滞之胸膈痞闷、心腹胀满、呕恶泄泻等;夏令暑湿外侵所致呕恶饱胀,暴泻之症。酌选苍术、神曲。

寒湿为患,小腿挛急,疼痛等;暑湿为患,呕吐泄泻,小腿转筋等;下肢痿软无力;脚气入腹,困闷难忍,腹中胀满等。酌选吴萸、木瓜。

肾虚,小便频而少,浑浊不清,淋漓不畅;妇女带下诸证。酌选益智仁、萆薢。

湿热蕴结下焦所致的各种淋证。酌选海金沙、甘草梢。

风湿痹证。酌选海桐皮、秦艽或防风、秦艽。

顽痹、风寒湿邪客舍关节筋脉,久痛不愈,或屈伸不利。酌选川乌、全虫。

(六)咳喘及治痰症药

肺虚久咳,痰中带血等;支气管扩张引起的咯血诸症。酌选紫菀、阿胶。

素体气虚,痰浊壅肺,久咳久喘而不愈者。酌选白果、麻黄。

肺寒咳逆。酌选五味子、干姜。

久喘诸证;妇女经期哮喘。酌选熟地、麻黄。

气滞胸胁之咳嗽,咳痰黄稠,胸胁满闷或隐隐胀痛等。酌选瓜蒌、海蛤壳。

肺热燥痰喘。酌选知母、贝母。

胶痰咳喘。酌选白前、前胡。

(七) 散结止痛症药

消滞下气降脂。酌选鸡内金、槟榔。

各种结石。酌选瓦楞子、海浮石化积散结或瓦楞子、鱼脑石。

乳房结块胀痛;视网膜渗出难吸收。酌选海藻、昆布。

妇人小腹冷痛,男子疝气。酌选川楝子、小茴香。

妇人经行冷痛。酌选香附、艾叶。

胃寒痛。酌选香附、高良姜。

各种气滞痛。酌选香附、乌药。

各种疝痛、小腹包块。酌选荔枝核、橘核。

胃寒吐逆。酌选丁香、柿蒂。

各种痛症、疮疡、痛经、久泻等。酌选乳香、没药。

各种积聚。酌选三棱、莪术。

诸身上下关节痹痛。酌选姜黄、桂枝。

跌打损伤,瘀肿疼痛。酌选红花、苏木。

经水不调、心绞痛。酌选党参、五灵脂。

老弱跌打痛、肺瘀郁咳喘。酌选人参、苏木。

(八) 血证症药

肠风痔疮便血。酌选槐花、荆芥炭。

肠风下血、崩漏、药物过敏、皮下出血等。酌选黄芩、槐花。

吐血、衄血、便血及崩漏等。酌选乌贼骨、茜草化瘀止血。

支气管扩张所致咯血、痰血。酌选青黛、海蛤壳。

(九) 补益与固涩症药

肺肾两虚或肾不纳气之喘咳;肺气肿,心源性喘息等病的治疗。酌选人参、蛤蚧。

脾肾阳虚、腰酸乏作痛、阳痿。酌选仙茅、灵脾。

下焦虚寒经闭、不孕、不育。酌选仙灵脾、石英温经暖宫镇冲逆。

目昏暗视物不明。酌选沙苑子、白蒺藜疏风明目、补肝肾。

热病后伤阴口渴少纳。酌选乌梅、木瓜。

肝肾阴虚,肝阳上亢之头晕目眩、视物不清、腰膝酸软;须发早白、脱发等症。酌选桑叶、黑芝麻。

中气虚弱,清浊不分之尿浊膏淋等;雀目、夜盲。酌选苍术、玄参。

可治以性欲减退为症的妇人隐疾,又名性不惑症。酌选女贞子、续断。

肠胃不固之久泻久痢。酌选赤石脂、干姜。

久嗽、久泄。酌选罂粟壳、乌梅固涩止咳止泄。

脾肾亏虚,下元不固之遗精滑泄,小便失禁、带下。酌选金樱子、芡实。

肾虚下元不固之小便频数,甚至失禁;小儿遗尿。酌选桑螵蛸、海螵蛸。

(十) 清心安神症药

心火亢盛所致的心神不安,惊悸不眠,胸中烦热等;疮疡肿毒(外用)。酌选朱砂、黄连。

心肾不交之心悸怔忡,入夜尤甚,多梦失眠,心烦不安,难以入睡等。酌选黄连、肉桂。

阴血虚弱所致面色萎黄,心悸心慌,失眠少寐;血虚生燥生风致头发枯燥脱落。酌选当归、柏子仁。

阴血虚少,心神失养之忧郁不乐,虚烦不眠,多梦易醒等。酌选夜交藤、合欢花。

梦扰纷繁。酌选朱砂、琥珀。参考用量:朱砂 0.5 克,临睡时,白开水送下;琥珀 0.5 克,临睡时,白开水送下。

心肾不交,心肝火旺之神志不安、惊悸失眠、耳鸣耳聋,以及癫、狂、惊痫等。酌选磁石、朱砂。参考用量:磁石 10 ~30 克,打碎先煎;朱砂 0.5 克,冲服。

(十一) 平肝息风症药

肾阴不足,肝阳上亢致头晕、耳鸣、失眠多梦。酌选紫石英、磁石。

肝风内动、风痰上扰之头痛、眩晕、眼黑、手足麻木;中风半身不遂,言语不利;小儿惊风、癫痫而见四肢抽搐、牙关紧闭,烦躁不安等。酌选天麻、钩藤。

中风后半身不遂,肢体麻木疼痛;肝阳、肝风引起的顽固性头痛、三叉神经痛、头面部痉挛抽搐疼痛等。酌选全蝎、钩藤。

顽固性偏、正头痛,以抽掣疼痛为主者;风湿痹痛。酌选全蝎、蜈蚣。参考用量:全蝎 3 ~5 克,研末冲服;蜈蚣 1 ~3 克,研末冲服。

肝阳上亢所致头晕、目眩、头痛等;神经性头痛、三叉神经痛;吕景山用此药对治疗妇人面黑,若与四物汤参合,其效甚速。酌选刺蒺藜、僵蚕。

肝火上炎之目赤肿痛;虚性高血压病,表现为头重脚轻、头昏目眩、血压增高者。酌选茺蔚子、夏枯草。

破伤风之口噤强直、牙关紧闭、角弓反张。酌选天南星、防风。

温热病热入心包或湿浊蒙蔽心窍而致的神志昏迷、昏懵无语等;气郁、血郁、痰郁而致的心悸、健忘、情绪不安;癫痫、癔病、抑郁性精神病、脑震荡后遗症。酌选石菖蒲、郁金。

痰浊蒙闭心窍之惊痫癫狂。酌选郁金、明矾。

痰浊蒙闭心窍所致的神志昏迷、昏懵无语或癫狂惊痫;痰浊气郁影响神明所致的心悸、善忘、惊恐、失眠。酌选远志、石菖蒲。

邪犯清窍之头晕耳鸣。酌选石菖蒲、蝉蜕。

(十二) 治虫症药

绦虫、蛔虫等寄生虫病,尤对绦虫最宜。酌选槟榔、南瓜子。

滴虫阴痒带下。酌选蛇床子、白矾。

蛔虫腹痛;脾虚久泻、久痢、便血、大肠滑泄不止。酌选乌梅、川椒。

(十三) 治疟症药

各种疟疾,尤宜于感受山岚瘴气、秽浊湿邪所致的瘴疟。酌选常山、草果。

第五章　现代医家思维经验综述与文摘

现代医家临床思维已有很多进展，临床经验在不断丰富，水平也不断提高，因为这是现代中医精英活用古训与经验解决当代医疗难题的总结，所以更值得从中汲取思维营养，笔者以自己的水平及所接触相对可靠的资料中，选取出认为有代表性、值得参考的资料，摘要引用，并加按语概括，以供读者参考。

一、一般临床思维经验

（一）思维方式是钥匙，临床疗效是基础

这里的所谓"一般临床思维"，是相对专病专科而言，贯穿辨治过程中的较普遍应用的思维，诸如思维方式、病证关系、证的实质、方症关系与应变、组方主旨等。

任继学大师指出，广义的伏邪则指一切伏而不发的邪气，即指七情所伤、饮食失宜、痰浊、瘀血、内毒等内在的致病因素，此是脏腑有伏邪，即所谓《素问·气厥论》言"五藏伏气"，也包括了伏气温病。清·王燕昌《王氏医存》言："伏匿诸病，六淫、诸郁、饮食、瘀血、结痰、积气、蓄水、诸虫皆有之。"伏藏于内，或因感受六淫之邪逗引，或因七情过激、饮食失节、劳逸失调等因素触动，再次发作，或进一步加重，或引发他病。①外感伏邪。外邪侵犯人体的途径有二：一是邪毒从皮毛玄府而入，因肺与皮毛相合，又因少阴肾脉注入肺中，循咽喉，由气血之道侵犯于肾，潜伏膜原，久蕴邪毒而发病。二是邪毒从呼吸道而入，结于咽喉，因咽喉卫气不足，无力束邪，邪结喉核，营气不从，陷于肉里，"营气者，血之用"，故邪结咽喉之血络或毛脉，血液循环受阻而生红肿，毒随血脉下犯肾之膜原而为病。急性肾小球肾炎亦有药源所致者，多因患感冒、咳嗽、乳蛾之疾，医者患者依赖抗生素，应用不当，致寒遏太过，邪气内伏而不得透发之故也。如支气管哮喘，曾患麻疹而后出现哮喘，是临床比较多见的一种情况。小儿内胎麻毒，感受时疫病毒而发疹。一伤肺气，二伤肺体，三伤气管，渐成哮喘。②杂病伏邪。以血管性痴呆为例，中风发生系气血逆乱所致的危急重证，若及时采取急救措施，病情多能由重转轻，由危转安。损伤脑气；肾气不足，肾精亏虚，残余之邪未净，使部分患者脑气欲复未复，脏气欲平未平，经络欲和未和，气血虽顺而未畅，上下气化、神机流贯尚不完全，伏留脑髓，久蓄不除，残余之邪毒损害元神，神机受损，神经失御，机窍不展。又如冠心病，先天禀赋不足，遗有父母先天之病毒，此病毒植于脏腑经络，潜伏经脉。复因风寒外犯、暑湿入侵、情志过激、劳作太甚、饮酒过度等，造成心内外之经络、孙络、缠络、横络、血脉、毛脉发生阻滞，津血、清气循行出现障碍。总之，伏邪是许多疾病的内在原因，其发病的形式多种多样，医家尤应重视伏邪致病的作用。

颜德馨氏认为：一元论思想的根本特点是从现象的不同组合来判断现象系统的特异性质。其临床思想的轨迹，基本上先有演绎，再有归纳，其中互贯着一元论思想。"候之所始，道之所生。"实不耐攻，虚不受补。用东垣天真丹出入为方，丹溪大温中丸法启脾阳，三焦气化失司。一张药方要有主旨，做到组方严密，首尾呼应，不能杂乱无章，要体现系统性。显然，颜氏的观

点是《内经》所谓“必其所主，而先其所因”思想的体现，是组方要针对主证的体现。

祁宝玉氏认为：①辨证辨病互参。辨病包括中医的病，也包括西医的病，很多内障眼病的眼底变化和西医必要的理化检查；所谓互参，是指辨证与辨病不是互相孤立的，而是相互参照，如果没有现代科技提供的扩大的望诊，单靠中医传统辨证，会给治疗带来困难，例如眼底血证，中医学对本病只有描述性的记载，《张氏医通 · 七窍门》在“珠中气动”一条下写“视瞳神深处，有气一道，隐隐袅袅而动”，依靠现代检查我们不仅可以确诊眼底出血，连出血的程度和部位都可以发现，再根据中医整体辨证为脾不统血所致，用归脾汤治疗，结合检查眼底出血量的改变和色泽新旧的变化，在止血药的使用上就有更大把握。②临证医理相促。要提高疗效，还要重视继承学习经典著作，作为中医眼科，不但要继承钻研眼科知识，而且要旁及诸科，尤其是中医经典、中医内科和中药本草，因为眼病的发生，无论内障、外障均与脏腑经络气血失调有关，古代眼科名医倪维德、黄庭镜，现代眼科名家陆南山、陈达夫等都不仅眼科造诣深厚，而且诸科、经典、本草俱精。例如老年人多发眼病，而老年眼病多全身兼有痰饮、眩晕、心悸、消渴等，若想取得疗效，仅有中医眼科功底，不具备内科技能，恐难完成，对疑难眼病更是如此。我们从上述眼科专病的诊疗中应获得很好的启发。

马玉宝等提出了“证”的研究思路，认为中医学甚至整个人类医学都必须回到以观察生命现象为前提的正确道路上，医学的最高境界是预防为主，不治已病治未病。经络是机体内的一个独立的功能调节系统，经络上的穴位是机体与自然环境相通的闸门，闸门的开启与关闭的节律，决定了无形物质出入机体的量。研究“证”如果没有认识到经络的本质，思路就不会正确。机体内的细胞代谢存在一个微小的时相差，是以经络群组划分的。无论是组织胚胎学家还是遗传学家都没有意识到受精卵最初为什么形成了 12 个细胞而不是 16 个，这 12 个细胞恰恰形成了 12 个经络群组，每个群组内至脏或者腑，外至经筋皮部，细胞间隙相通，不管组织属性的同与不同，他们在机体内都是一个功能活动单元，对每个功能活动单元的穴位的电阻、电位、温度等进行动态观测，就形成一组有意义的数据。当然我们不能以某个数据定论，而是要分析量比关系以及发展变化的趋势，这样“证”的表达就更加准确。对各个经络群组功能活动的外在表象的研究，揭示了“证”的本质内涵，不失为一种正确的研究思路。例如前贤上海沈自尹教授的尿 17 羟皮质酮变化与肾阴、肾阳关系的研究；陈梅霖教授关于舌象变化的研究等，都作为先进者为我们指引了前进的方向。

郝万山对“方-症”关系问题，作了探讨。认为：病易识，证难辨，抓主要症状就可以用方；病难断，证难辨，惟据主症即可用方；通过经验积累，简化辨证程序，只抓几个主要症状，就可以对症用方。

岳美中认为“既要全面地辨证识病，了解整体情况，也要抓住重点”。有人谓“有是证，用是药”，才是辨证论治的圆机活法。岳老认为：“这种主张虽然有一定的道理。但就辨证论治的实质来说，还不够全面。”他认为：“辨证论治最忌海阔天空，不着边际，要落实到一病一药上。但绝不是死板的固定的一竿子插到底的特效方观点。”“在治疗疾患采取措施当中，中心环节不一定把力量用在基本矛盾上。因为，当基本矛盾相对稳定不变时，阶段性的主要矛盾可与基本矛盾一致，这是中西医在这个阶段施治上的不同看法，要注意研究。”

陆德铭对乳腺病的专病治疗提出有启发性的心得，他在治疗“乳癖”和“乳腺炎”的长期实践中，形成了自己独到的治则治法，体现出鲜明的特点和特色。陆德铭处方以仙茅、仙灵脾、鹿角片、肉苁蓉、山萸肉等调摄冲任；以三棱、莪术、桃仁、丹参破瘀散结；以山慈茹、海藻软坚消肿；以制香附、郁金、元胡索疏肝理气止痛；以鹿角片、炙甲片填补奇经精血、益养冲任;以益母草、当归调经补血化瘀;以山楂、生谷芽、生麦芽减少乳头溢液。

陈国丰、傅晓东从培土生金法治疗慢性咽炎;用温阳补肾的方法治疗过敏性鼻炎;用导赤散治疗耳鸣,其效甚佳;以三子养亲汤治疗咽滴漏症等,形成了自己独特的诊疗特色。如对耳鸣虚实的辨证,从耳鸣的音调、音量中加以区别:音调高亢、尖锐者为实证,音调低沉者为虚证;音量大者有虚有实,音量小者多为虚。对复发性口疮,应用"引火归原"法的依据在于:一是口舌溃疡点周围不充血或轻度潮红,二是舌质嫩红,关键的一点是手足发冷,腰膝有凉感。舌体有裂纹,常为气阴两伤,只有舌质红、少津,进烫食或酸咸味即痛,才为火热灼阴,若无感觉即为生理性的沟纹舌。过敏性鼻炎,若常规采用益气、温阳、脱敏治疗,常出现下鼻甲肥大,黏膜红润或艳红者。陈老采用清泻肺气的葶苈大枣汤;同时,对过敏性鼻炎中气不足,清阳不升之证时,他独特地提出和运用了升阳脱敏法,其效极佳。临床用药要注意:一是辨证论治,审证求因。法随证制,药随法出,以证选方用药。二是用药要精。选用天竺黄,能化痰而不伤阴;瘀血证又有失眠者,选丹参既活血又安神。三是用药宜轻灵制胜。

在病证结合治疗方面,孙伟正教授治疗血液病的心得认为,将慢性再生障碍性贫血的治疗分为肾阴虚型和肾阳虚型,肾阴虚型方用自拟的补髓生血Ⅰ号方(生地黄、山茱萸、枸杞子、何首乌、桑椹子、茜草、西洋参、党参、淫羊藿);肾阳虚型方用自拟定补髓生血Ⅱ号方(熟地黄、茯苓、山药、淫羊藿、补骨脂、巴戟天、仙茅、菟丝子、鹿角胶、黄芪、红参、阿胶、麦冬等)治疗。用"血思饮"治疗原发性血小板减少性紫癜,药用黄芪、当归、茜草、牡丹皮、槐花、仙鹤草、甘草、白花蛇舌草、绞股蓝、猪苓、鸡血藤、土大黄、肿节风等。用紫癜清治疗过敏性紫癜,药用紫草、丹参、赤芍、甘草、猪苓、白花蛇舌草、地肤子、蛇床子。

畅达从中西医结合的角度提出了想法,认为应该注重以下五个问题:一是详查四诊,见微知著。如舌质的胖瘦老嫩、舌苔的厚薄干湿、脉象的虚实、面部的色泽荣枯及瘀斑色痣都能从一个侧面反映病情的变化。二是逆向思维,以有测无。以慢性肾炎为例,用以蛋白尿为主要检验指征,有症状表现患者的常见证型的有效治法方药治疗相应无症状表现的尿潜血、蛋白尿患者等,临床中往往可收到相同的治疗效果。三是以病代证,辨病施治。选有效方剂"专病专方"进行施治。如对乙型肝炎病人单项谷丙转氨酶升高者,可予木贼草、白茅根、茵陈、五味子等清热利湿以降酶;若乙型病原学检查异常者,则又可以黄芪、枸杞、板蓝根、虎杖等以提高机体免疫力和抗病毒能力。四是加大临床观察样本,探索证与各种仪器检查结果间的必然关系。五是加大深层基础理论研究力度,找出中、西医理论的结合点。

这些针对西医疾病的证治用药心得颇足珍视。

刘宗梅氏概括指出:《医宗金鉴》谓"疡医若无红白(红升丹、白降丹)二丹,决难立刻取效",可见丹药之重要。丹药所用原料配方各异,但都是以汞或汞化物(朱砂)作为主药。升丹多用水银、火硝、白矾作炼丹用药,称三仙丹,若在此三种原料中加皂矾、雄黄、朱砂等炼成的丹药则称大升丹,而白降丹则是在红升丹的原料中加入食盐。丹药的化学结构有氧化汞类与氯化汞类。火硝与矾类均为氧化剂,可使水银变成汞的化合物。汞盐可以沉淀蛋白质。汞盐有较强的抑杀菌作用。汞及其化合物引起中毒的机制目前还不十分清楚。汞与蛋白质中的硫基能抑制很多酶的活性,影响整个机体的代谢,这被认为是汞中毒作用的基础。汞化合物能从伤口吸收,在创面用药4小时后,大鼠的血、脑、肝、肾等组织内含汞量明显升高,以肾内汞量最高,其次为肝、血、脑。实践证明,丹药能加速坏死组织脱落,促进肉芽组织新生,现代医学也证实其有杀菌、腐蚀等作用。天津市中西医结合研究所成功地研制成了"致新丹",用于临床,达到了与丹药相似的效果,且无不良反应。这是疡科前进中的一道曙光。

张锐氏对服药忌口问题颇有心究,指出:病人服用中药后要达到应有的效果,除要保证药材质量合格、药师调剂准确无误外,调剂后向患者认真交待注意事项也起着极其重要的作用。笔者在调剂中就遇到患者服用含荆芥的中药方剂后吃鱼,引起严重的恶心呕吐症状。《中医临床用药禁忌手册》中有"荆芥忌食鱼"的记载。为了避免出现类似情况,更好地为病人服务,特将几种常用中药的忌口内容归纳:人参、党参"忌萝卜、绿豆、山楂"(《品汇精要》)。丹参"忌醋"(《本草备案》)。"现代研究丹参不宜与牛奶、黄豆及细胞色素同服,以免降低丹参作用。此外丹参与抗癌药如博来霉素(别名:争光霉素)同用可促进肿瘤转移。"(《中医临床用药禁忌手册》)。代赫石"忌咖啡、茶叶,以免铁质沉淀有碍消化"(《中医临床禁忌手册》)。何首乌"首乌含鞣质……服用时不宜与含铁离子的药品同服,也不宜与磁石、赭石、禹余粮等药同用"(《古今中药炮炙初探》)。"忌猪肉、血、无鳞鱼"(《首乌传》)。"忌葱、蒜"(《本草纲目》)。附子"服药时不宜饮酒"(《实用中药辞典》)。

中国中医药报 2002 年 10 月 21 日第 3 版中国医师周刊

思维方式是钥匙　临床疗效是基础

——著名老中医朱良春的中医药继承发展观

1. 继承的钥匙是中国传统文化的思维方式　中国古代特有的哲学思想是我们祖先擅长的思维方式。医者取来为我所用,成为说理工具。

2. 灵活应用中医固有的理论及辨治经验是基础　朱老认为中医理论的核心是"天人合一的整体观",它贯穿于阴阳五行学说、藏象学说、经络学说等之中。

疗效决定于辨证,要善于从临床实践中体察,灵活掌握辨证论治的精髓,为我所用。只有通过长期的临床实践,细心揣摩,深刻领悟其中的奥妙,掌握辨证识病的诀窍,从而进一步抓住层次上的领悟,才是最深刻、最全面的继承。

3. 辨证与辨病相结合是提高临床疗效的需要　朱老认为中医的"辨证论治"是针对机体各个部分以及整体的主要功能状态与病理活动,给予综合性的评定,进行恰当的处理。也就是根据病情,运用四诊八纲,结合病因,加以归纳分析,区别证候的属性,辨识邪正的盛衰,推测疾病的转归,从而确定治疗原则与具体治疗措施。西医的"辨病论治"则是在寻找病源,明确诊断的基础上,针对病源用药的。因此,"证"和"病"是一种因果关系,具有不可分割的有机联系,否定或肯定病和证的任何一方面,都是片面的、不完善的。

但是,中医对疾病产生的某些机制和诊断,缺少现代科学依据。因此,在充分发挥中医辨证论治优势的前提下,进一步辨识西医的病,这对提高临床疗效是非常必要的。意义有五点:一是可明确诊断,防止误诊误治;二是有利于疾病的早期诊治;三是可以启发治疗思路;四是无证可辨时,有病可医;五是借助生化指标,便于观察疗效。

4. 实现中医药现代化必须有扎实的临床基础　没有临床实践就没有中医药学,实现中医药现代化最为关键的还是要建立在扎实的临床基础上,并辅以相关学科的研究,通过与多学科的横向联系与协作,确立自我主体。

对于中药的现代化研究,朱老主张不能丢弃中药的四气五味、升降浮沉与归经。

【按】　上述各家基本上完整地阐述了现代一般临床思维(包括西医的辨病)、病与证与症三者之间的关系如何处理。特别是"无症可辨"时如何逆向思维,以有测无,以病代证,辨病施治,或病难断、证难辨时,对主症用方下药等。其实,也可以看作是《伤寒杂病论》病脉证并治的现代中西医配合的引申:辨病是认识疾病全过程特点的概括,因此西医辨病也同样应认识才跟得上现代诊疗。并首先应追查引起疾病的原因。而"脉"是人体得病后经诊查后获得的信息,现代人可引申到包括西医检查的各种信息与中医舌象等四诊的信息。通过全面分析,全力抓住主要信息,才能抓住病机。"证"是症状与证候,对疾病不同阶段症状的病机分析得出证候选方治疗是为首选,是前人成功经验较多的选择。没有成方的话,对症下药也是必要的补充。若病情变化发展快时,辨证论治跟上。病情稳定变化不大的,辨病用方未尝不可。而根据各种不同的疾病的证候变化,在辨病的基础上辨证会更全面、深刻且针对性更强。如陆德铭治乳癖,陈国丰治五官病,祁宝玉治眼疾就是很好的例子。综上所述,辨病与辨证相结合实际上是贯穿疾病全过程基本矛盾的认识与疾病不同阶段主要矛盾方面诊疗相结合。局部病变与整体反映认识相结合,疾病特殊性与一般性整体调治相协调。

(二)一般临证思维与技巧、经验

对张景岳"归原"论,陈雪功氏指出:①气不归原与怔忡、喘促,宜治以加味左归饮,药用熟地、生地、生山药、枸杞子、怀牛膝、生龙骨、生牡蛎、山萸肉、茯苓等。赵献可又发挥云:"先以八味丸、安肾丸、养正丹之类煎人参、生脉散送下,觉气若稍定,然后以大剂参芪补剂加破故纸、阿胶、牛膝等以镇于下,又以八味丸加河车为丸,日夜遇饥吞服方可"。②水不归原与虚损、痰饮、非风,且八味、六味"名曰水泛为痰之圣药"。③火不归原与假热、吐衄、喉痹、口疮,六味加牛膝、肉桂以镇之。景岳运用引气归原、引水归原、引火归原等应证诸方,亦可分为两类。阴虚偏重者,以六味地黄汤、七味地黄汤、左归饮、左归丸、贞元饮类方加减。阳虚偏重者,以八味地黄汤、右归饮、右归丸、理阴煎、镇阴煎、六味回阳饮类方加减。用附子需凭脉。其云:"无论表证、里证,但脉细无神、无气、无热者,所当急用"。用肉桂需下寒。其云:"若下焦虚寒法当引火归原者,由此为要药"。用干姜需炒黄。下元虚冷"专宜温补者,当以干姜炒黄用之","吐衄、下血者,但宜炒熟留性用之,最为止血要药"。泽泻"引药下行";茯苓"治痰之本,助药之降";牛膝"性降而滑","其性下走如奔","引诸药下降"。

这都是在传统理论上对病机有新领悟,用药有新心得。

段富津教授谈及专病治疗的体会指出:常用处方中,益气聪明汤(黄芪、人参、蔓荆子、升麻、葛根、川芎、柴胡、酒芍、炙甘草)主治神经性耳鸣、耳聋;洁古黄芪汤(黄芪、人参、桑白皮、杏仁、瓜蒌、甘草)主治肺源性心脏病、支气管哮喘;宣痹汤(滑石、防己、薏苡仁、姜黄、海桐皮、蚕沙、地龙、秦艽、甘草)主治强直性脊柱炎、类风湿关节炎;枳实消痞丸(枳实、厚朴、半夏、人参、焦术、砂仁、炙甘草)主治萎缩性胃炎;枇杷叶散(枇杷叶、杏仁、海浮石、炙甘草)主治慢性支气管炎;三仁汤(滑石、薏苡仁、半夏、青蒿、白豆蔻、通草、竹叶、甘草、白薇)主治湿温、伏暑及风湿热痹。

胡滨教授治疗专病的宝贵经验是:自拟健脾和胃汤(党参、白术、茯苓、杭芍、关夏、干姜、黄连、甘草、陈皮、八月札)加减,治疗各型胃病疗效满意。对肠道疾病特别是泄泻和便秘的诊治,颇有建树,自拟健脾理肠汤(党参、仙鹤草、淮山药、杭芍、炮姜、黄连、陈皮、防风、焦山楂)治疗慢性结肠疾病,疗效确切。自拟清肝益蠲脂合剂(绞股蓝、苏木、决明子、泽泻、红楂肉、虎杖等)治疗脂肪肝,自拟益气活血蠲痹汤(黄芪、赤芍、桑寄生、细辛、制乳香、白僵蚕、鸡血藤、蜈蚣、川芎、防风)治疗风湿病(风湿性关节炎、类风湿关节炎、强直性脊柱炎等),自拟定喘消肿汤(淮山药、紫石英、丹参、葶苈子、车前子、莱菔子、补骨脂、茯苓皮、沉香粉)治疗咳嗽气喘,自拟定眩汤(炒冬术、姜半夏、天麻、陈皮、茯苓、枸杞、杭菊花、枳实、吴茱萸、蝉衣)治疗眩晕,均有较好疗效。

何世东治疗专病的宝贵经验是：对顽固性反复发作性胃、十二指肠溃疡，应用益气温脾清胃法治疗，并提出抗复发治疗，自定为康尔胃Ⅰ号，组方北芪、吴茱萸、黄连、三七、五灵脂、甘草、白及。肝内胆管结石的治疗，应用加味大柴胡汤，组方：柴胡、木香、黄芩、大黄、元明粉、法夏、白芍、金钱草等。类风湿关节炎，应用桂枝芍药知母汤加减，寒重者加用制川乌、细辛、淫羊藿；热重者加用桑枝、生地、地龙、豨莶草、羚羊角，去附子、麻黄、桂枝；湿重者加用苍术、生苡仁、川萆薢、木瓜、蚕沙等；病久者加白花蛇、蜈蚣、全虫、炒山甲、土鳖甲。

上面段、胡、何三人均在专病专方的应用创新思维有独到经验。

欧阳恒教授的运思心得是：在具体操作上，运用取类比象法体现中医特色优势。倡导以色治色法，以形治表法，以皮治皮法，寓瘙意治瘙法，以毒攻毒、吊毒法，参用"红升白降外科家当"说。对于皮肤疮疡疑难病证的诊疗独具专长，每收奇效。

陈昭定的专病专方经验是：①肺炎咳嗽：创制了以护肺降逆、清化痰热为主的银黛合剂，即银杏、青黛、寒水石、竺黄、苏子、地骨皮六味药为主要组成，治疗小儿气管炎、肺炎。小儿肺疡（肺脓疡），应用自制的脓疡散（乳香、牙皂、紫草、青黛、天竺黄、寒水石），不用抗生素亦获得满意疗效。②脾虚泄泻：常用肉蔻、丁香、赤石脂、伏龙肝、莲肉、寒水石为主。③嗜异症：主张偏重于清热解毒药，如青黛、贯众、绿豆、紫草、白矾面等；若阴血耗较甚，面黄肌瘦，贫血者加用黄精、何首乌、白及等。④胃脘痛：主张活血化瘀为主，佐以理气止痛、和胃健脾。以紫草、青黛、乳香、黄连、藿香、丁香、赤石脂、黄精，八味药制成胃平冲剂，治疗小儿十二指肠与胃溃疡。

蔡瑞康巧妙心得是：应用甘利欣注射剂等甘草制剂治疗湿疹皮炎；应用力蜚能胶囊、血宝胶囊治疗白癜风；应用大黄䗪虫丸、梅花点舌丹治疗囊肿性痤疮。

马玉琛的创新思维经验是：发明"痛敏"穴治疗泌尿系统结石，扩大迎香穴的应用范围，用以治疗房颤、室上速等快速心律失常等见效快，疗效好。

米逸颖以温故知新、借旧治新的经验是：借用"小儿琥珀猴枣散"治疗高龄老人发热；借用"坤宝丸"滋补肝肾，镇静安神，养血通络，治疗妇女更年期综合征，均取得很好疗效。

杨新年氏谈组方块时指出：方剂的组成还可以按板块结构来认识，为一个主导板块和一至二个辅助板块的药物组合结构。①一个主导板块和一个辅助板块的双板块结构方剂，麻黄汤用麻黄合桂枝作为方剂的主导板块药物，复以杏仁、炙甘草合麻黄作为方剂的辅助板块药物，用来宣降肺气，止咳平喘，并缓和药性，调和诸药。②一个主导板块和二个辅助板块的多板块结构方剂，主导板块药物用于解决主病、主证及其主要问题；辅助板块药物，分别用于解决兼病、兼证及其相关的问题。小青龙汤用麻黄、桂枝作为主导板块药物，力主外感风寒之表证；复以干姜、细辛、半夏和芍药、五味子、炙甘草分别作为两个辅助板块药物。温经汤亦是多板块结构方剂。方剂的板块结构分析方法，虽然没有"君、臣、佐、使"的组成原则论理详细，不能完全取代组成原则的分析法。

赵利氏等谈外用中药指出：①进行外用中药的剂型改革，最近药物透皮吸收促进剂的研究，可望提高药物疗效。现有的透皮吸收促进剂都是烃、酮、酰胺等有机合成化合物，目前国内外比较好的透皮吸收促进剂是氮酮，直肠给药栓剂的应用。开发中药涂膜剂也不失为一个好的途径。川乌中含有抑制心脏的毒性成分乌头碱，经加热水解炮制，则生成醇胺型生物碱乌头胺。对有毒药的研究表明它们的毒性也就是临床应用的依据，如轻粉的抗菌作用原理是由于汞离子同病原微生物体内酶蛋白中的巯基结合，使其失去活性而产生抑菌作用。因此对于这些药物的应用范围、应用剂量及作用机制应深入探讨，试图找出安全合理的应用范围和剂量，为中医中药与国际接轨铺平道路。②加强外用中药的实验研究，中医外用药的实验研究还存在系统深入研究的少。外用中药虽多，但作用真正被阐明的，得到广泛认同的甚少，许多问题仅解决或部分解决了"有效"的问题，但不知道为什么有效。

储水鑫氏谈一味蜈蚣配伍技巧说：《医学衷中参西录》谓："蜈蚣，走窜之力最速，内而脏腑，外而经络，凡气血凝聚之处皆能开之。"蜈蚣有毒，长期使用会损害肝肾功能。蜈蚣配全蝎治周围性面神经麻痹；蜈蚣配川芎治血管神经性头痛；蜈蚣配蝉蜕治皮肤瘙痒症；蜈蚣配地鳖虫治雷诺病；蜈蚣配乌梢蛇治强直性脊柱炎。此外，本品还用于治疗慢性骨髓炎、慢性淋巴结炎、痉挛性咳嗽等。笔者用蜈蚣 3 条，配仙灵脾 30 克，研粉末，装入胶囊，口服，一日 3 次，治疗男子阳痿也有很好的效果。

单健民氏谈虫类药技巧时说：叶天士根据"新邪宜急散，宿邪宜缓攻"的治疗原则，常以仲景大黄蛰虫丸、鳖甲煎丸等方化裁，治疗积聚。他认为，用以松透病根，治疗一些干血、恶瘀积聚之劳伤血痹等顽痛痼疾。常用一二种虫类药配合其他药物，用虫蚁迅速飞走诸灵，气可宣通，可制成丸剂缓攻。在《临证指南医案》中，应用最多的是穿山甲、蜣螂、䗪虫。其他如用地龙舒筋活络，以全蝎透风搜邪，以蜂房祛风散热等。本案以蜣螂、䗪虫为主，配合归须、桃仁润利活血，郁金、川芎行气活血，以及香附、木香之理气行滞，佐牡蛎之软坚、夏枯草之消结。取酒性之走窜，意在渐消缓削，不损正气。虫类药的主治功用有八个方面：①机体的脏器发生病理变化，形成坚痞肿块，如内脏肿瘤、肝脾大等，用之以攻坚破积。如鳖甲、䗪虫、蜣螂、蜂房、鼠妇、全蝎、蜈蚣、斑蝥等。②机体的循环瘀滞或代谢障碍，出现血瘀征象，用之以活血化瘀，推陈致新。如水蛭、虻虫、䗪虫。③肝风内动，出现昏厥、抽搐等神经系统症状，可用以息风定惊。如蝎尾、乌梢蛇、蜈蚣。④热病早期，邪热郁于肌表，见发热，疹发不透，用僵蚕、蝉衣以宣风泄热，化毒透邪。⑤麻风、风湿性关节炎等历节诸症，可用乌梢蛇、僵蚕、全蝎、地龙、蜂房等搜风解毒。⑥气郁血滞所致之脘腹胀痛，可用虫类药行气和血。如九香虫、蜣螂等。⑦阳痿不举、遗尿、小便失禁等肾阳虚衰证，以蜘蛛、蜂房等可以壮阳益肾。⑧毒邪壅结，导致痈肿、恶疽、顽疮等，可用蚰蜒、斑蝥等消痈散肿。

马岳青谈外治法指出：膏药内疗尚未得到普遍应用，直到清代吴尚先才系统地进行总结。他倡导三焦分治用药的理论。如上焦之病用药末取嚏，连取多次腠理自松，此类解肌之汗法；嚏则涕泪痰涎并出，盖一嚏而兼汗吐两法。又瓜蒂赤小豆散含水吸鼻，能清肺金而水下趋，使胸中之水或吐或泻而出。若治霍乱吐泻，用盐炒布包置脐上，以碗覆盖之，吐泻腹痛自止；黄疸用百部根放置脐上，酒拦糯米饭覆盖之，觉口中有酒气为度。布包坐于身下，可以利尿，使水从小便出。常选用气味较厚、药力较强如乳香、没药、麝香、乌药、木香、细辛等芳香之品及山甲、菖蒲、葱、韭、姜、蒜、白芥子、花椒、轻粉、冰片等开窍透骨之品。

刘小平氏在活用葛根的解肌作用的体会：从阳明肌肉引申到关节炎的治疗；以"起阴气，升津液"联想到扩张冠状动脉，增加脑血流量，进而到葛根的活血化瘀，引申治疗冠心病心绞痛。无一不是在丰富和发展葛根解肌作用的内涵，扩大葛根解肌作用的临床应用。葛根解肌的机制：葛根能摄取消化器官之营养液，而外输于肌肉，故能治项背强痛，起阴气，即输送津液之谓。葛根解肌之引申应用：①从葛根解散太阳经俞风邪，为项强之特效药，引申应用于高血压病的颈项强痛。②现代药理认为葛根总黄酮可使冠状动脉及脑血流量增加，葛根能"起阴气"，有"生者破血"之作用，进而引申应用于冠心病心绞痛。《中药大辞典》："用葛根酒浸膏片每日 6～12 片，分 2～3 次服，总疗程 4～22 周，治疗冠心病心绞痛。"③受葛根扩张冠状动脉治疗冠心病之启发，在清热利湿通淋处方中加入大剂量(30 克)葛根煎汤内服,治疗输尿管结石。④引申治疗神经性耳聋耳鸣效著。⑤根据葛根能疏解阳明肌肉风邪的作用,从肌肉引申到关节。因为关节通利与否,不仅依赖筋舒骨健络活,而且需要肌肉舒缓有度,急紧有节。以葛根20~30克配合祛风除湿,舒筋活络,活血止痛,强腰健肾等药治疗关节炎之关节强直、腰肌劳损取得满意效果。⑥从解肌到解痉,从肌肉到子宫平滑肌。

总之,成方巧活用,组方板块结构掌握,外用外治法、虫类药、单味药活用扩用思维均值参考。

中国中医药报2007年6月28日第6版

脏热腑寒说及温胆汤用法

——王洪图教授临证心悟

温胆汤的命名

温胆汤收录在唐代孙思邈《备急千金要方》中,《外台秘要》标明其方源于《集验方》。《集验方》用温胆汤所治之证为"大病后,虚烦不得眠,此胆寒故也"。胆虚寒之证是和脑髓密切相关的。"若其脏腑有病从髓生,热则应脏,寒则应腑",其主治为"虚烦证"和"惊悸证",凡心胆虚怯之证皆可服用此方。《集验方》谓病涉胆、髓、脑。需要提请注意的是,心与脑髓的关系。

温胆汤的临床应用

对温胆汤的化裁,《三因方》已经对《集验方》的温胆汤做了一些化裁,如心虚神怯加人参,烦热者加黄连,痰滞者加胆星等。加黄连者名为黄连温胆汤,加柴胡、黄芩者又名柴芩温胆汤,《证治准绳》去竹茹加枣仁、五味子、远志、熟地黄、人参名为十味温胆汤。

温胆汤的适应证应具备两组症状:一是惊悸(胆怯)、健忘、头晕、头痛等精神神经性症状;二是消化系统的症状,如食欲差、恶心、腹胀满、大便不调(或溏或秘)等。其脉弦或弦滑,其舌苔多薄腻。用该方尚治疗过胆囊炎、过敏性鼻炎(《内经》谓胆移热于脑为鼻渊)、斑秃(神经性)、阳痿(性神经衰弱)等病证。加柴胡8g、黄芩12g,青陈皮各6g,名柴芩温胆汤。方中加用柴、芩二味药,因为病人多有热,一般不用大枣、生姜。

失眠:其心烦懊憹者,加栀子豉汤;多梦纷纭者,加龙骨;头疼者加川芎、白芷。斑秃:加桃仁、红花、川芎活血药物,大约15天后生出细黄或白色毛发,改用补血药物,以四物汤为主,或于柴芩温胆汤中加发归、生地、桑椹子等,10余日后其发转黑。抑郁、躁郁:原方加入郁金。阳痿:原方加芍药、蜈蚣;蜈蚣为"中枢神经"药,此方可用于"性神经衰弱"。

胆囊息肉:加乌梅、夏枯草。神经性呕吐:加生牡蛎、夏枯草、炒栀子。心悸或冠心病:加杏仁、生苡仁,含有茯苓杏仁甘草汤方在内,所谓"胆心综合征"用之最宜。妇女更年期:去柴胡,加青蒿,含有蒿芩清胆汤方义,尚可加女贞子、旱莲草补肾阴;一般多属本虚标实之证,故应标本兼顾治之。癫痫:原方重用半夏至18~20克,加桃仁、红花。此方原由刘渡舟教授所传,王洪图教授研制的"利脑明冲剂"抗痫作用不亚于常用西药,无不良反应是其优点。儿童多动症、抽动秽语综合征、儿童痉挛症:温胆汤加用钩藤、炒栀子、菊花等清肝止痉类药物。夜卧惊呼:"肝在声为呼",肝胆互为表里,肝病治胆,加当归、龙牡之类,养肝安魂,疗效较为满意。

中国中医药报2006年7月28日第5版

煎药用水讲究多

(山东中医药高等专科学校　苏新民等)

各种流水　急流水:借急流水通下之功而取得奇效,一饮而溲。顺流水:常用来煎取治下焦腰膝之证及通利二便的药物。千里水：即长流水，其性只下不上。半天河水：就是空树穴或空竹管中的水，称为上池水，古人认为其具有灵气。其清洁自天而降，没有受到下流污浊之气，所以多用来炼还丹、调仙药。

雨水 立春雨水：多用来煎煮中气不足、清气不升的药物。液雨水：立冬后10天为入液，至小雪为出液，入液、出液间所降的雨水称为液雨。百虫饮液雨水后伏蛰，因此液雨水有使百虫伏蛰之力，所以多用液雨水来煎煮杀虫消积之药，以助药效。露水：露水是极具养生价值的无上妙品，或用以泡茶，或用以酿酒，或用以疗疾。每种都随物性迁，具有不同的作用。如百花上露，令人好颜色；而柏叶上露有明目作用。露水禀秋之收敛肃杀之气，多用于煎取润肺杀祟的药物。雪水：一般将冬至后第三戊称为腊，腊所在的农历十二月即腊月。对于腊雪（水）的性味，《本草纲目》认为其性甘、凉、无毒。所以腊雪（水）性属阴，这寒凉之品，用来煎煮治疗伤寒火暍的药物。井泉水：单指井水。风引汤用井花水煎药，取其助药清热之意。甘澜水：甘澜水也称为劳水、扬泛水、甘烂水。甘澜水煎药，取其不助肾气而益脾胃之意。潦水：即大雨或久雨后路上的流水或低洼处所积的雨水。煎药用潦水，取其味薄而不助湿气利热气之意。因其性不动摇而有土气内存，所以多用于煎煮补益中气、调理脾胃的药物。

其文化的味道浓于医学的味道。

【按】 临床大家任继学提出重视伏邪的致病作用，就是从病因、病机入手的理论思维过程。明代大医学家张景岳的三“归原”说也是他临床理论思维的创新。而瘗氏的痰气交阻则是临床常见规律，宜注意兼顾。

而方剂的对证活用又是临床思维的关键一环。也是不少医生积毕生经验而成。例如眩晕，段氏用聪明益气汤升提中气，胡氏是半夏天麻白术散加杞、菊、枳、吴萸、蝉衣。一以升为主，一以降邪为主，略加升药之蝉衣，补之杞子，均是经验特色。

慢性喘证，段氏用参芪益气，桑皮泻肺，杏蒌滑痰。慢性支气管炎则用杏、杷、浮石宣降痰浊，也很有特色；而胡氏则用葶、莱、沉、石英、车、苓降饮利水，丹参活血，淮山、骨脂补脾肾，亦有妙用。而小儿肺炎咳嗽则另有特点，用青黛、白果、苏子、竺黄、杏仁、寒水石。慢性胃炎，有用枳实消痞，或陈夏六君加黄连、干姜、八月扎。溃疡则用左金丸加田七、五灵脂、白及、北芪生肌活血敛疮，可见胃溃疡从兼治疮的思维或抑癌药引入均值重视。降脂则用苏木、决明子、山楂、虎杖等。而温胆汤的活用很多，能治过敏性鼻炎、斑秃则少见报道。

总之，“诊病审因”是基本临床思维的第一步，学会并善于分析伏邪的致病作用就显得十分重要。这一步有所获，第二步“辨证察机”就容易了。而在辨证察机时，又要善于理顺思维，三“归原”说就是张景岳理虚的理论创新，而治气必治痰，痰瘀交阻又是久病疏邪的另一方面。“随机选方”是第三步，学习古方吃透原意，再发挥活用，则能解决诸多疑难之疾。温胆汤活用治鼻鼽、阳痿等即是。而“无方立法”、“对症用药”，也应注意板块药对之间的有机组合与协调。至于煎药法、服药法及外科丹药、煎水用水，也是临床医生多知道些更好。

最后，外用药的运用，针对病症较强的药味的加减配伍，经验的运用，忌口的一般知识，也是应跟上时代，多认识为好。

二、专病专科思维经验综述与文摘

（一）肺病专科

肺病是临床常见病，临床验方颇多，其中不乏精华妙方，对临床确有指导作用。

对于小儿哮喘证治,马荫笃氏等认为应采取如下四法:①清热理肺法。基本方用鱼蛤石花汤(临床经验方),鱼腥草、海蛤粉、金银花各10克,生石膏30克,杏仁、前胡、北沙参各10克,木蝴蝶5克,川贝母、橘红各6克,水煎服。伴发热、流涕、咳嗽者,加荆芥6~10克;气喘甚者,加麻黄4~8克,生姜1~2片。②祛寒平喘法。基本方为冬花五炙饮(临床经验方),炙冬花12克,炙紫菀6克,炙枇杷叶、炙杏仁各10克,炙罂粟壳6克,水煎服。四肢发冷者加桂枝;喘甚者加细辛、五味子;便溏者加白果仁、生山药;痰鸣甚者加姜半夏。③泻肺通腑法。基本方为五子镇喘汤(临床经验方),葶苈子、瓜蒌仁、杏仁、茯苓各10克,苏子、胆南星、白芥子各3克,橘红、玄明粉(冲服)各6克,水煎服。④健脾固肾法基本方。基本方为山药纳气汤(临床经验方),生山药30克,熟地15克,炒白术、冬虫夏草、冬花、炙远志各10克,小茴香、川牛膝、五味子各6克,生姜2片,大枣3枚,水煎服。心慌汗多者加黄芪、当归;手足冰冷者加熟附子、肉桂;便溏腹泻者加党参、茯苓。

田惠中氏谈感冒后咳嗽的辨治经验时说:感冒后咳嗽不止,笔者多年对此留神观察,依主证特点和兼证的不同,探求其病因、病机和临床常见证型进行辨治,疗效颇佳。以肺气郁逆型为例,感冒愈后,咳嗽不止,几乎皆有咽喉不利,咽痒即咳,咳声不扬,或咳出少量黏痰,咳则缓解,甚则遗尿。诊见咽红,舌苔白或薄黄,一般体征不明显,证属风邪蕴肺,肺气郁逆,用"宣肺方"(系笔者多年经验方):银花15克,连翘15克,芥穗10克,桔梗15克,枳壳15克,百部15克,射干15克,胖大海10克,陈皮10克,蝉衣6克,浙贝10克,水煎服。煎药方法:先把群药加凉水或温水(忌用沸水)浸泡1小时后,水量高于药面2cm,沸后煎10分钟左右,约剩药汁200ml即可。二煎加水500ml,煎至200ml,两汁合并,分两次温服。如此煎法,头煎取药性轻清之"气",此走上焦;二煎取药性之"味",性味相助其效才佳。以下各方以此煎法为佳。本文所用之药,约有三分之二属"气药",久煎(15分钟以上)会挥发殆尽而失效,所以提出此煎药方法。以下方药煎服法同此。

晁恩祥对哮喘的辨治提出了独特的认识与分析:他创立了"以风为本,是哮病病因"之说。研究疏风宣肺、缓急止咳治疗咳嗽型哮喘的辨证与治疗,研发新药苏黄止咳汤(苏叶、麻黄、地龙、蝉蜕、僵蚕、辛夷、牛蒡子、五味子、枇杷叶、紫菀、杏仁等);研究解痉法治疗哮喘的祛风解痉平喘汤(麻黄、苏叶、地龙、蝉蜕、五味子、白果、白芍、石菖蒲等),疗效较好。多年从事阻塞性肺病的研究与防治,总结内外贴敷治疗肺心病及其并发症的经验。

曲生氏对咳嗽的治疗颇有心得,提出了治咳截断的经验方:即"止嗽散"加枇杷叶、莱菔子、鱼腥草诸药组合,无论外感内伤诸咳(除阴虚肺燥咳嗽外)均可服用。

杨牧祥氏根据多年临床经验,研制出咳喘宁胶囊:由炙麻黄、炒杏仁、紫菀、款冬花、五味子、炙百部、地龙、炙黄芪、太子参、桃仁、丹参、淫羊藿等药物组成,共奏补气活血祛瘀、化痰止咳平喘之效。

张金磊教授在哮喘病防治研究的新进展方面首先研究提出:支气管哮喘是一种对生态环境适应性调节功能失常性疾病的新观点。在治疗方法上,依据"支气管哮喘是一种对生态环境适应性调节功能失常性疾病"的理论观点,采用"适应原样"作用的中药,恢复人体本能的适应能力,从根本上治疗哮喘顽症的指导思想,创立了"通气活血、改善气道阻塞及高敏状态、愈合气道炎症性病灶、消除咳、哮喘症状以治标;滋阴培元、稳定机体内环境、增强机体适应性调节功能以治本"的新治则。拟定了"局部病理治疗与整体功能调节相结合,常规治疗与临时控制相结合,一个疗程三个阶段(治标、标本兼治、治本)"的治疗方案。在局部病理性治疗方面:①应用清热解毒消肿和止咳平喘中药消除气道炎症和气道阻塞,改善肺的通气功能;②应用补肺、生肌、收敛的中药愈合气道炎症病灶;③应用活血化瘀中药,改善肺部微循环;④应用软坚、散结中药,改善肺瘢痕化、纤维化,恢复肺的弹性功能;⑤通过以上综合治疗,消除咳、痰、哮喘症状,恢复肺功能,达到局部病理修复性治疗目的。在整体功能调节方面:①应用健脾、补肾的中药,恢复免疫功能、内分泌功能;②应用滋阴培元类中药,稳定机体内环境,恢复机体适应性调节功能。通过局部病理性治疗和整体功能调节性治疗(标本兼治)达到治疗之目的。

周三林氏对咳嗽经验颇佳,指出:详审病位,勿一味止咳。外感咳嗽如果病邪还在表必须解表。观仲景治咳有麻黄汤、小青龙汤、厚朴麻黄汤等,并未予一味止咳之药,而是解表,表解肺气自然通畅,咳嗽自愈。古人用五味子治咳嗽,必伍用干姜、细辛、半夏等,才可以制约它的收敛之性。笔者认为川贝、冬花都应慎用,亦属润肺之品,又有些收敛之性。"轻则六安煎,重则金沸散。"验之临床,疗效显著。外感咳嗽如邪入少阳,必须和解。临床常见典型的少阳病,用小柴胡汤加减治疗必效。如表证明显,可加防风、前胡、苏叶、荆芥轻宣肺气,如里饮明显可去人参、甘草加干姜、五味子。喉源性咳嗽,病位在喉,必须治喉。对于喉源性咳嗽,可以用喉科常用的六味汤加减,六味汤由荆芥、防风、桔梗、生甘草、僵蚕、薄荷组成。王行宽教授曾经用一疏风清咽汤,有薄荷 、牛蒡子、桔梗、生甘草、僵蚕、蝉衣、杏仁、紫花地丁治疗这种咳嗽。临床上外感咳嗽病人常常夹有痰饮,甚至干咳也常常是由于痰饮所致。这种咳嗽是由于痰饮内阻,津不上承而致口干咽燥。可用六安煎、金沸散随症加减,常常也加当归、鲜梨、桔梗、枳壳、白芥子、紫菀、枇杷叶等。外感咳嗽病人有些兼夹气滞者,未予理气,常久治不愈。"少阴病,四逆,其人或咳……四逆散主之",治疗可用四逆散加桔梗、前胡、荆芥等宣肺解表。妇女素有肝气郁结得外感然后咳嗽,可用逍遥散加减,必用生姜、薄荷,取其解表,不可过用辛散。

【按】 张金磊氏对哮喘的中西医机制阐述得很透彻,可惜光打雷不下雨,未见遣方用药介绍,但仍可参考。对咳嗽的诊治,常注意疏邪在先,分辨喉源性咳嗽,久咳注意情志气郁,老人注意补肾,均是经验之谈。久咳不止,用止嗽散加枇杷叶、莱菔子、鱼腥草截断治疗,也不妨一试。喘分寒热;晁氏说哮以治风为本,也是颇有启发的见解。热喘用鱼腥草、文蛤壳之类,寒喘用冬、杷、杏、粟壳加辛味之类;寒实用三子养亲加元明粉为核心。对证加减也应记取。

(二) 心病专科

对于心脏疾病的辨证施治,不少专家教授各有所长,从不同角度提出许多有见地的看法。

郭士魁教授对心脏疾病有独特的辨治必得,他指出:风湿性心脏病发热时心阴虚较明显,心肌炎之初期以阴虚为主,此时治疗以清热解毒养心为主。病久渐出现气虚,需用气分药,如党参、黄芪等;如合并有气滞或肝郁气滞加柴胡剂疏肝理气。病情再进一步发展到出现阳虚的症状,如心脾肾阳虚,哪一脏为主选用哪一脏药为主,如通心阳以桂枝为主,健脾以四君子为主,温肾阳以附子为主,如真武汤。当然温肾阳同样可以影响到脾阳及心阳,如阳虚甚则发生水肿,此时只有气分药就不够了,需在益气温阳的基础上加利水药,如茯苓、泽泻、车前草(比车前子好)、益母草。腹水较重者宜攻补兼施或交替使用。病到血分肝脾大、瘀血重者只用利水药效果不好,必须加用血分药,以当归芍药散加减。如有心源性肝硬化,则需要加三棱、莪术、红花等破血药物,寓补于攻下之中。便秘者可加二丑面(可用到6克)。病到后期除阳虚外必出现阴虚,证见舌光红紫暗,在滋阴药中加温阳利水药,可用炙甘草汤加减。重度心衰可发生阳脱,用温阳敛阴固脱之剂,重用参、附、姜、山萸肉,山萸肉可用30~60克,用黄芪、白术固脱止汗更好。生脉散、保元汤敛阴既固里又固表。心阳虚心率快,可适当加入北五加皮3~10克(一般维持量是3克)。

史载祥氏对冠状动脉介入治疗后再狭窄主张应用活血解毒治法,及早应用安替瑞丝方(大蒜、大黄、水蛭组成的复方)。善于古方新用,例如用阳和汤治疗肋软骨炎、牵正散治疗三叉神经痛。

李世文氏认为针对“心悸”怔忡之心律失常,擅长运用炙甘草汤加减治疗;尤其针对初期心悸之心律失常,认为多由心阴不足为主,兼有痰瘀阻络,故自拟以苦参为主药的“四参汤”加以治疗,效果明显,与西药抗心律失常效果相似,而无任何不良反应。

钟坚氏总结出不少经验方:如保元强心汤(红参、生黄芪、麦冬、炙五味、赤丹参、川芎、鹿角霜、三七粉、制附片、川桂枝、泽泻、车前子、地龙、炙甘草等)治疗风湿性心脏病、心功能不全、心律失常;加味葛根芩连汤(粉葛根、炒条芩、炒川连、柴胡、焦神曲、焦山楂、苍白术、生甘草等)治疗婴幼儿急性感染性腹泻、轮状病毒性肠炎,均有确切疗效。

曾学文氏治疗冠心病、心力衰竭有很深的体会,他提出:将充血性心衰,分为心气虚证、心血瘀证、心水肿证、心厥脱证,简言之“气血水厥”。制订出相应证型的中药治疗方剂益心气汤、活心血汤、利心水汤、救心厥汤。自拟4方的首选必备主药党参、黄芪、当归、玉竹、桂枝。各方组成是在主药的基础上再分别增加如下药物,益心气汤加麦冬、五味子、瓜蒌、薤白、酸枣仁、柏子仁,益气养阴,宽胸安神,治疗心脏病早期,心气虚证,心功能Ⅱ级,心衰Ⅰ度。活心血汤加丹参、川芎、香附、郁金、山楂、益母草,益气活血,通络化瘀治疗心脏病中期,心血瘀证,心功能Ⅲ级,心衰Ⅱ度。利心水汤加附子、川芎、葶苈子、白术、猪苓、泽泻,益气温阳,化瘀行水,治疗心脏病晚期,心水肿证,心功能Ⅳ级,心衰Ⅲ度。救心厥汤加附子、干姜、龙骨、牡蛎、生地黄、山茱萸,益气固脱,回阳救逆,治疗心脏病终末期,心厥脱证,心功能极度衰竭,心源性休克。

对于冠心病的辨治,王如侠氏提出:冠心病以瘀为主要病机关键,通瘀为治冠心病之纲,以丹参、当归、赤芍、川芎、降香、桃仁、红花为主药进行治疗;慢性充血性心衰要益气活血、温阳化水,以黄芪、党参、当归、川芎、半夏、茯苓、泽泻、车前子、葶苈子、水红花子、仙灵脾、桂枝等为主药改善心功能。主张调脂降黏要活血化痰,除应用一般活血化瘀化痰除湿药物外,还应选用全虫、地龙、水蛭等虫类药搜风剔络,以期强力调脂降黏。认为缓慢性心律失常乃阳弱阴盛,可重用桂、姜,加附子、仙灵脾;快速性心律失常多属阴亏阳盛,需加苦参、黄精,滋阴清热。

董燕平氏把心律失常分为快速型与慢速型两类:快速型心律失常用药多选黄连、苦参、丹参、甘松、全蝎;慢速型心律失常多选用补骨脂、淫羊藿、人参、附子、川芎、蜈蚣。红斑狼疮,自拟生地紫草汤取得良好效果,常用药为生地、紫草、丹皮、土茯苓、白芍。

田芬兰氏确认“心力衰竭”的内在病机实质为“本虚标实,气虚、阳衰、阴虚为本,血瘀水停为标;病位在心,涉及肺、肾、脾三脏器所致”,组创了“利水、活血、益气”的治疗法则,选用符合这些法则更为有效的“西洋参、丹参、益母草、防己、葶苈子”等中药为主组成新方(冠心一号、二号、三号)予以治疗,得到满意的疗效。

李可教授对心衰有独特的经验,他说:我从事中医临床46年,在缺医少药的农村,运用自创破格救心汤成功地治愈了千余例心衰重症,并使百余例现代医院已发病危通知书的垂死病人起死回生。破格救心汤组成:附子30~200克,干姜60克,炙甘草60克,高丽参10~30克(加煎浓汁对服),山萸肉(净)60~120克,生龙牡粉、活磁石粉各30克,麝香0.5克

(分次冲服)。破格救心汤煎服方法:病势缓者,加冷水2000ml,文火煮取1000ml,5次分服,2小时1次,日夜连服1~2剂,病势危急者,开水武火急煎,随煎、随喂,或鼻饲给药,24小时内,不分昼夜频频喂服1~3剂。破格救心汤的创制与思路:本方始创于20世纪60年代初期,经40年临证实践,逐渐定型。本方脱胎于《伤寒论》四逆汤类方、四逆汤衍生方参附龙牡救逆汤及张锡纯氏来复汤,破格重用附子、山萸肉加麝香而成。伤寒四逆汤原方,炙甘草是生附子的两倍,足证仲景当时充分认识到附子的毒性与解毒的措施。在破格重用附子100克以上时,炙甘草60克已足以监制附子的毒性,不必多虑。后读近代张锡纯氏《医学衷中参西录》,张氏为我国近代中西医结合的先驱者。他在书中创立"来复汤"一方(山萸肉60克、生龙牡粉各30克、生杭芍18克、野台参12克、炙甘草6克)可补四逆汤之不足。张氏盛赞"萸肉救脱之功,较参、术、芪更胜。盖萸肉之性,不独补肝也,凡人身阴阳气血将散者皆能敛之",故"山萸肉为救脱第一要药"。余师其意,于破格人参四逆汤中重加山萸肉、生龙牡,更加活磁石、麝香,遂成破格救心汤方。方中尤以山萸肉一味,"大能收敛元气,固涩滑脱,收涩之中,兼具条畅之性。故又通利九窍,流通血脉,敛正气而不敛邪气"。此点极为重要,为古今诸家本草未曾发现之特殊功效。麝香急救醒神要药,开中有补,对一切脑危象(痰厥昏迷)有斩关夺门、辟秽开窍之功。小剂量麝香对中枢神经系统,呼吸、循环系统均有兴奋作用。对心衰、呼吸衰竭、血压下降、冠心病心绞痛发作,均有可靠疗效。破格救心汤的功效与主治:本方可挽垂绝之阳,救暴脱之阴。凡内外妇儿各科危重急症,或大吐大泻,或吐衄便血,妇女血崩,或外感寒温,大汗不止,或久病气血耗伤殆尽……导致阴竭阳亡,元气暴脱,心衰休克,生命垂危(一切心源性、中毒性、失血性休克及急症导致循环衰竭),症见冷汗淋漓,四肢冰冷,面色苍白或萎黄、灰败,唇、舌、指甲青紫,口鼻气冷,喘鼻奄奄,脉象沉微迟弱,1分钟50次以下,或散乱如丝,雀啄屋漏,或脉如潮涌壶沸,数急无伦,1分钟120~240次以上,以及古代医籍所载心、肝、脾、肺、肾五脏绝症和七怪脉绝脉等必死之症、现代医学放弃抢救的垂死病人,凡心跳未停,一息尚存者,急投本方,1小时起死回生,3小时脱离险境,一昼夜转危为安。

【按】 心衰用温阳活血利水适当佐以益气养阴系医家所共同体会,用方药技巧上各有不同。而心律失常上,王氏提出缓慢型的为阳弱重附、姜、桂、灵脾,快速型的为阴亏阳盛,用苦参、黄柏可参考。董氏多选连、苦、丹、蝎、甘松均值参考。李老用药经验难能可贵,惟用量超过药典,引用便要承担医疗安全上的风险了。

(三)胃病专科

中医中药对消化道疾病的治疗有优势,若能结合胃镜检查的实化指标,指导中药的辨证用药,疗效更加确切。

李永成氏认为重视寒热平调法是治疗胃脘痛的重要法则,仲景的半夏泻心汤对胃脘痛的疗效甚佳,三十余年来临床中每试必验。方中半夏、干姜、黄连为平调寒热的精髓。常用处方如下:清半夏、干姜、黄连、川楝子、元胡、木香、枳壳、厚朴、鸡内金、神曲。本方对消化道慢性炎症、溃疡病均有显效。

谢昌仁治疗上消化道出血,积累了很多经验方:如自拟"溃疡止血方"(黄芪、太子参、白术、阿胶、炙甘草、当归、白芍、地榆炭、侧柏炭、乌贼骨、煅龙骨、煅牡蛎),具有益气健脾,养血和营,止血止痛之功效;再加"溃疡止血粉"(乌贼骨、白及、参三七),能够在创面形成保护层并易于吸收,更增止血生肌之功效。

李英杰善治慢性胃炎,他认为:慢性胃炎多胆胃不和,自制胃乐胶囊,药用白芍、元胡、佛手、吴茱萸、黄连、蒲公英、麦芽、白术、半夏等。

中国中医药报 2007 年 1 月 26 日第 6 版

萎缩性胃炎以痈论治

——李玉奇老中医治疗脾胃病经验

（辽宁中医药大学附属医院　张会永）

李玉奇老先生，生于 1917 年，为全国首批老中医药专家学术经验继承工作指导老师。他率先提出“萎缩性胃炎以痈论治”之学说。

1. 胃脘痈的古代论述　《圣济总录》中对胃痈作了精辟分析并提出治疗方剂：“胃腑实热，留结为痈……犀角汤方；营卫不流，热聚胃口，血肉腐坏，胃脘成痈，射干汤方；胃脘蓄热，结聚成痈，芍药汤方；热气留聚胃脘，内结成痈，麦门冬汤方。”

2. 胃脘痈的本质　李老谓：“胃痈之为病，乃胃阳之气不得宣发而受遏抑，所谓胃阳遏抑亦可视为胃之表证，即寒气隔阳；胃的里证乃热聚于胃口，故萎缩性胃炎是因脾胃俱病而出现的寒热交错诱发的瘤痈。”

自胃内镜发明后，多年来众多病例在借助胃内镜、活检病理，屡屡看到胃黏膜充血水肿呈花斑状，甚至还可伴有糜烂、出血、溃疡及胆汁反流等程度不等的病理改变。这种胃镜下所见与萎缩性胃炎热聚胃口，血腐肉败为痈十分吻合。

李老借鉴胃镜用于诊断，反而促进四诊提高，尤其以舌诊突出。他独创“观舌识病”之长，通过放大镜观察患者舌象变化，就能准确地判断疾病的性质、轻重及预后转归，与胃镜、病理诊断相比，总符合率达 90% 以上，“观舌识病”堪称中国一绝，蜚声海内外。

3. 萎缩性胃炎癌前病变的诊断　李老发现胃癌癌前期病变的三大指征：①脉来弦实有力；②望诊可见肿瘤面容，舌面萎缩无神无根；③体重急剧下降，胃脘胀满，全无食欲。

4. 胃脘痈的治疗与预后转归　萎缩性胃炎处于癌前病变，经胃镜病理确诊后，立即给予阻断监护治疗，并规定 4 个月一次胃镜病理复查，根据病变程度指导治疗，直到病变解除，免于癌变的发生。

针对本病的演变转化趋势，李老提出治疗本病的四大法则，即升阳益胃、生津救阴、解毒除湿、去腐生新。在此大法下选用黄芪、苦参等中药组方配伍，研制成治疗萎缩性胃炎的特效方剂——十三方。

5. 典型病例　付某，男，54 岁。胃脘胀痛伴嗳气，食后加重，食纳尚可，脉来弦实有力。胃镜提示：①进展期胃贲门癌；②慢性浅表萎缩性胃炎。活检病理：贲门腺癌。患者立即到北京行手术切除治疗。患者脉象转为沉细无力，此为邪去正安之象。为缓解放化疗之不良反应，治以健脾和胃、化瘀消痈之法，方用救胃延龄汤。

处方：苦参 20 克，槐花 10 克，甘草 15 克，藏红花 5 克，茯苓 20 克，乌贼骨 25 克，红豆蔻 15 克，败酱草 20 克，白蔹 25 克，麦芽 15 克，扁豆 15 克，瓦楞子 20 克，蓼实 15 克。

上方加减共服半年余，病情比较稳定。

中国中医药报 2005 年 12 月 15 日第 6 版中国医师

证病结合辨治慢性胃炎探析

（同济医学院　邓聪

同济大学附属医院第十人民医院　承伯刚）

1. 证治

（1）肝胃不和，当疏肝理气和胃：左金丸加玫瑰花、八月札、夜交藤、木蝴蝶等；对胆汁反流性胃炎患者，加用郁金、姜黄、白螺丝壳、煅瓦楞子、竹茹等。

(2) 湿热中阻，当辛开苦降化湿：常用方剂半夏泻心汤加旋覆花、白豆蔻、砂仁等，方中干姜、半夏辛散中焦痞胀之气机，黄连、黄芩苦寒以清中焦湿热，其起辛开苦降之效，同时加用旋覆花、枳壳、槟榔行气消胀，神曲、谷麦芽消食运中，共奏三焦通达、疏畅气机之功。

(3) 脾胃虚弱，当健运以复升降：常用香砂六君子汤加半夏、升麻之类；若脾虚湿困较重，加藿香、佩兰、厚朴花、生薏苡仁、白蔻仁之类健脾化湿运中。

(4) 胃阴不足，当养阴益胃和中：以滋养胃阴为主，如北沙参、天冬、麦冬、玉竹、生地、枸杞子、玄参，佐以理气不伤阴之品，如佛手、玫瑰花、绿萼梅、月季花、代代花。

(5) 瘀阻胃络，当活血化瘀止痛：以血府逐瘀汤为主，酌情应用活血化瘀、理气止痛之品，如丹参、王不留行、香附等，往往起到较理想的疗效。

2. 讨论

(1) 笔者认为，对于慢性胃炎的治疗，应从临床症状的改善以及胃镜检查的实化两个方面综合考量，指导中药的辨证用药，以使用药更合理、准确和到位。

(2) 笔者提倡，根据内镜提示，施以胃黏膜下的辨证用药：①如黏膜出现水肿、糜烂、出血等炎性改变时，均提示胃热偏盛，主张选用一些清热泻火解毒之品（如黄芩、黄连、蒲公英、蛇舌草、连翘、半枝莲、山栀子、生地榆等）以及化湿行气之品（如半夏、厚朴、藿香、白豆蔻、砂仁等），以消除或缓解炎症的发展；②如黏膜苍白，或虽红白相间，但以白为主，则提示胃寒为患，可选用一些温脾暖胃之品，如肉桂、熟附片、高良姜、草豆蔻、荜澄茄等；③若显示黏膜肠上皮化生（大肠上皮化生或小肠上皮化生），甚至不典型增生者，则提示湿热之邪久蕴，胃络瘀阻，此时应考虑选用化瘀通络药物，如三棱、莪术、苏木、丹参、冰球子、山慈菇、穿山甲，以期软坚散结，抑制肠上皮的化生或不典型增生。

(3) 另外，呼气试验阳性，显示幽门螺旋杆菌（HP）阳性时，笔者认为多为湿热邪气作祟，治当佐以清热化湿行气之品；而对于胆汁反流性胃炎，HP 阴性者，西医认为胆囊括约肌松弛，胆汁反流入胃所致，中医则辨证为脾气不升，升降失司，上逆为病，治疗上宜补气、和胃、降逆并用。

【按】 胃脘痞痛，传统辨治疏肝和胃、理气者偏多，用药习惯因医者而稍有不同，辛开苦降也是经方遵循的原则。而提出以痈论治，以及参考胃镜提示论治，选用清热泻火、化湿行气或淡白者用温阳之品；尤其黏膜上皮化生是湿热久蕴，胃络瘀阻，用化瘀通络均值重视。因为现代胃镜报告的彩图已很清晰了。

（四）肝病专科

中国有近两亿肝病患者，肝病种类繁多，研制有效方剂是摆在我们面前的难题。

苏礼主任医师在长期的诊疗实践中，创制了中医治疗肝病的系列新方。①益肝合剂：生黄芪 30 克，柴胡 6 克，虎杖 10 克，丹参 15 克，五味子 10 克，蚤休 15 克，贯众 15 克，败酱草 15 克，白花蛇舌草 15 克，甘草 6 克。每日 1 剂，水煎 400ml，早晚 2 次分服，连服 60 剂为 1 疗程。用于乙型肝炎早期，或乙肝病毒携带者，证属肝郁气虚，疫毒内蕴者。②脂肝Ⅱ号：柴胡 10 克，赤白芍、香附、郁金、枳壳、荷叶、草决明、生首乌各 12 克，川芎 10 克，陈皮 10 克，泽泻 15 克，川楝子、元胡索各 10 克。用于脂肪肝，情志不畅，证属肝郁气滞，痰湿内阻者。方中柴胡疏肝散疏肝行气，活血止痛；川楝子、元胡索、郁金疏肝解郁，理气活血止痛；荷叶、草决明、生首乌、泽泻清热利湿，减肥降脂。脂肝Ⅱ号用于脂肪肝及高脂血症的治疗，缓解胁痛腹胀等主要症状、减肥降脂的疗效颇为明显。③复肝Ⅰ号：柴胡 10 克，赤白芍各 12 克，西洋参10克,白术12克,茯苓12克,炙甘草6克,香附、郁金各12克,丹参15克,泽兰12克,三七6克,生牡蛎30克,炮山甲10克,桃仁10克,半枝莲30克,白花蛇舌草30克。用于慢性乙型肝炎、早期肝硬化,证属肝郁脾虚,肝血瘀阻者。此方立意重疏肝健脾、化瘀活血,方中柴芍四君子汤疏肝解郁,健脾益气;香附、郁金理气活血,解郁止痛;丹参、泽兰、三七、桃仁、生牡蛎、炮山甲活血化瘀,软缩肝脾。白花蛇舌草为茜草科植物白花蛇舌草的带根全草,性味苦甘寒,功能清热,利湿,解毒;半枝莲为唇形科植物半枝莲的全草,性味辛平,功能清热解毒、散瘀止血定痛。

刘亚娴氏认为治疗慢性肝病,自拟"甲乙煎"基础方,由茵陈、茯苓、苡仁、佩兰、泽泻、郁金、柴胡、连翘、生甘草等组成,疗效较好。以戊己饮2号(沙参、麦冬、山药、鸡内金、清半夏、生甘草、浮小麦等)治疗食管贲门癌术后厌食,以戊己饮1号(藿香、陈皮、厚朴、茯苓、苡仁、生甘草、山药、鸡内金、砂仁等)治疗食管贲门癌术后腹泻均获良效。

李可老中医指出:治阴黄有几点经验教训值得记取。①凡病,但有表证便当解表为先。外邪侵入,先从皮毛肌表而入。此时,邪在轻浅表层,妥施汗法。②麝香为急救神志昏迷要药。其性辛温入心脾经。救治肝昏迷(肝性脑病),属阴寒秽浊内闭外脱者,即用本例方药;若湿热化毒,腑实内闭之急黄症,热深厥深者,以犀角地黄汤合大承气汤加菖蒲、郁金、麝香0.5克,4小时可醒。其辛香走窜之力,又善开经络壅闭,具有解毒、活血、通经、消肿止痛作用。③笔者自创之"三畏汤"——红参、灵脂、公丁香、郁金、肉桂、赤石脂,三对畏药。三畏相合,功能益气活血,启脾进食,温肾止久泻、久带,消寒胀,宽胸利气,定痛散结消癥。④"蜡纸筒灸黄法"为20世纪50年代末中医采风运动中,河北卫生厅搜集民间秘方,《串雅外编》《验方新编》均有类似记载。用于各种黄疸皆有奇效。体质壮健病人,苦丁香(即甜瓜蒂)搐鼻退黄法(苦丁香研粉,少许吸入鼻孔,流出黄水,此法对鼻炎、额窦炎、鼻息肉均有效),收效更速。

中国中医药报2003年1月9日第6版

中西医结合诊治慢性乙型肝炎

(汪承柏教授)

1. 中医辨证

(1)主证:虽然都是慢性肝炎,但证型不尽雷同,在我们收治并经肝活检确诊的病例中,经临床认真辨证,中、重度先天性肾上腺皮质增生症(CAH)以血瘀为主证者占91.7%,包括血瘀血热,兼肝郁脾虚,兼肝肾阴虚,兼脾肾阳虚;其他证型占8.26%。轻度CHH中气虚占46.8%,肝郁脾虚占26.19%;阴虚占15.87%,气阴两虚占1.59%。由此看出血瘀是中、重度CAH的主证;气虚、阴虚或气阴两虚是轻度CAH的主证。

值得说明的是,临床医师不便于对每例病人,尤其是门诊病人都实行肝活检而分别诊断为CAH的轻、中、重度,但是《诊疗方案》中对慢性肝炎根据临床症状及肝功、B超而分为轻、中、重的根据作了详细说明,只要认真了解病人病情,以《诊疗方案》为依据,则可以做出正确诊断。

(2)特殊证型:以上的辨证分型系对多数或大多数病人而言,但有部分病人可能不包括在内,例如寒凝肝脉等。我们见到比较多的,而未被人注意的是"饮停心下证",占慢性肝炎的60%以上,其主要临床表现有胃脘胀满,疲乏无力,口黏口苦,喜温热饮或不欲饮,大便偏稀,胃脘有振水声,舌苔腻或黄腻,脉滑或弦滑。《金匮要略》又述"病痰饮者,当以温药和之"。因为病痰饮为阳不化阴,本虚标实之证。

(3)矛盾证型:慢性乙型肝炎矛盾证型很多,不多例举,以湿困与阴虚为例说明之。轻型患者既有乏力困倦、轻度浮肿、纳少便溏、腹胀矢气、舌体胖淡、苔腻等脾虚湿困症状，同时又有腰膝酸软、口咽干燥、五心烦热、眼球干涩、小腿转筋、爪甲枯裂、心烦失眠、便干溲赤、舌红等阴虚表现。同一病人可以是湿困重于阴虚，也可阴虚重于湿困、湿困阴虚皆轻或湿困阴虚并重。

单项谷丙转氨酶（ALT）升高，或只伴有轻度黄疸；病理诊断多系 CAH 轻度肝炎。若阴虚较重者，无论湿困程度轻重，多有 ALT 升高、蛋白代谢异常、黄疸等多项肝功能不正常；病理诊断以 CAH 中、重型为多见。

无论分治与合治，均应注意对兼症的治疗。常见兼症有血热、血瘀、肝郁。处理兼证时应防止伤正滞邪，如疏肝不宜太过，用药宜防伤阴。使用柴胡要谨慎；当归气香味浓，性温而不燥，为生血活血之要药，功能宣通气分，使其血各有所归，又能升能降，内润脏腑，外达肌表，缓肝木之急，无偏盛之虞；瓜蒌荡热涤痰，润肝燥，清肝热，平肝逆，缓肝急，且能降酶。用活血药宜防耗血动血，可伍以丹参、葛根、赤芍、三七、水牛角、生山楂、丹皮、蒲黄等兼具凉血、活血、养血功能之品。

（4）特殊见症：①爪甲枯裂。②食欲亢进。③疲劳。④眼睑酸困。⑤口苦：在辨证用药基础上加上生石膏，症状消失较快；心经有热或血分热，舌苔发干发黑，可加黄连。⑥咽干但喜唾涎沫：加用茯苓可上承津液，疗效较好。⑦下肢发沉：在慢性肝炎者较为常见。加升麻后，数日内症状可以消失。⑧腹胀：可用杏仁、桔梗、前胡、白前、瓜蒌等药。⑨膝关节酸痛：两膝酸痛，以白芍、牛膝两药疗效较好。⑩小腿转筋：当以养血为主，重用首乌、木瓜、白芍、甘草、牛膝并配用旱莲草、丹参等活血养血之品，一般 5 ~ 7 剂即止。⑪盗汗：当归六黄汤加用女贞子止汗，桑叶、白芍敛阴甚为得心应手，不仅止汗快，而且降酶退黄效果好。⑫眼干涩：应加用野菊花、青黛。⑬肝区隐痛：古人云“平肝，舍白芍实无第二味可代”，实践证明肝区隐痛用白芍，疗效甚佳。⑭肌肉跳动。⑮情绪激动：用甘麦大枣汤，重用白芍、甘草。⑯皮肤瘙痒：紫草入心肝二经，止痒疗效好。⑰黄腻苔：如有心下停饮者用苓桂术甘汤。对于痰湿瘀阻者用二陈汤合失笑散，蒲黄、五灵脂有助于肝功能恢复。对肝肾阴虚而有腰膝酸软者，常用牛膝、白芍补阴；对于转氨酶明显升高及或有黄疸者少用苦寒之剂，常重用葛根、升麻；对湿热中阻或湿困脾胃而出现胃纳呆滞者，常用香橼、陈皮。

2. 常用治则方药 关于慢性乙肝的常用中药，大体上分为清热解毒、利湿祛湿、调理脾胃、调理气血、滋补肝肾、疏肝理气六大法。的确，在临床上对慢性肝炎，这六法基本上是缺一不可。下面就笔者经过多年探索常用的几十味药的临床应用、作用机制等方面作一介绍（此处仅摘录清热解毒法）。

葛根：葛根有很强的利胆作用，还能活血、降酶，与丹参并用，一般服药两周即见效。用于退高胆红质血症，其作用优于栀子、茵陈。降 ALT 作用也很好。常用方剂如七味白术散（煨葛根、党参、茯苓、白术、藿香、甘草、木香）加干姜、升麻。加用葛根令病人微汗亦有助于消除头身沉重等症状。用于退黄、降 ALT，用至 20 ~ 30 克，未发现有任何不良反应，用于健脾一般 15 克左右即可。

升麻：“升麻，若补其脾胃，非此为引不能补。”“升麻，解百毒。”我重用升麻降 ALT 常配入葛根，凡用其他药物不效者，用此二味常有效。升麻还可消除症状如下肢酸沉。慢性肝炎有脾胃虚弱者，升麻为常用之品。用于降 ALT 可用至 20 ~ 30 克，其他情况用小量（6 克）。有高血压慎用，或配伍大剂量黄芩（30 ~ 45 克），可防止血压上升。

茜草：分茎和根。无毒，入心肝经，有行血止血、通经活络之功。《本经》、杜文燮《药鉴》

《纲目拾遗》《本草经疏》《民间常用草药汇编》等医书中记载本品能退黄。本品凉血活血，凉血活血药有清除免疫复合物作用，抗过敏抗自身免疫，用于自身免疫性疾病，治疗高 γ-球蛋白血症及红细胞沉降率增快者，收效甚速。

豨莶草：味苦，微辛寒，有小毒，入肝脾肾经，为治疗痹症常用药。治疗肝炎作用与茜草相似，但退黄不及茜草。

茜草、豨莶草、秦艽对慢性乙肝抗体过剩，抗体与抗原形成的复合物造成肝肾损害，具有独特的疗效。

值得说明的是慢性肝炎不宜应用大苦大寒之辈，因苦能伤阴，寒能耗气。

【按】 从苏氏方中可看出，治疗乙肝用升阳疏肝活血的柴、芪、丹、味、虎、等加贯众、蛇舌草、败酱草解毒。治疗脂肪肝用柴、芍、附、郁、枳等疏肝理气加荷、芎、首、泽等降脂。治疗慢性迁延性肝炎用疏肝理气健脾的柴、芍、附、郁、丹、苓、术、参配合桃、牡、甲、三七、半枝莲等活血之品。均值参考。

李可老先生谈凡病有表证当先解表，救昏厥用菖、郁、麝香及用“三畏”之药治各种疑难痼疾，均是宝贵经验。汪教授种种辨证用方对症用药经验很有专病深度，更令人获益匪浅。

（五）肾病专科

对于肾病，中医采用宏观辨证与微观辨病相结合的方法，取得了可喜的疗效。

莫燕新教授对慢性肾小球肾炎、肾功能不全的中药治疗颇有体会：在改变尿常规方面，总结了益肾健脾通络法，一方面以益肾健脾提高机体的免疫功能，减少尿蛋白的排出，增强体质，也即中医固有的治本原则；另一方面配以活血通络的药物以冀改善肾小球免疫复合物的沉积和肾小管的变化，标本兼施。方剂以黄芪（黄精）、党参加六味丸，再加益母草、丹参组成。其兼证的治疗，抓住咽炎扁桃体炎加清热利咽（地丁、地瓜蒌）；并发尿感时加蛇舌草、鸭跖草、荠菜花等，反复镜下血尿时加止血之参三七片、茜草根、仙鹤草等，对减少尿蛋白和隐血尿有一定的效果。肾功能不全（氮质血症），采用益肾健脾泄浊的治疗方法，从提高免疫功能和促成蛋白质代谢产物（尿素氮、肌酐）的排出两个方面入手，在扶正的同时通过通便泄浊（掌握好生军的用量）疗效颇佳。

龚丽娟对肾炎的治疗提出独特的看法：她认为急、慢性肾炎由上呼吸道感染诱发者，用板蓝根、土牛膝根、蚤休、银花、连翘等清肺泄热解毒；因皮肤感染、湿疹疮疡诱发者，加蒲公英、紫花地丁、苦参、紫背天葵清热祛湿解毒；狼疮性肾炎、紫癜性肾炎活动期，皮肤出现红斑、紫癜，系邪热深蕴营血，可异病同治，用犀角地黄汤加银翘、紫草等清热凉血，解毒消斑。前者可配蛇莓、漏芦、露蜂房等加强凉血解毒之功；后者配蝉衣、防风、牛蒡子、凌霄花等祛风抗过敏药物。如蛋白尿较多，湿热盛者，加土茯苓、石韦、白花蛇舌草、六月雪；脾肾气虚者，加芡实、石莲子、菟丝子；肝肾功能正常者，加服火把花根或雷公藤多苷片。尿中白细胞、脓细胞多者，加黄柏、蒲公英、荔枝草；血尿，加大小蓟、茜草、白茅根、墨旱莲；管型尿，加猫爪草；血尿酸增高，加用丝瓜络、玉米须、威灵仙；微循环障碍，血液浓、黏、聚、凝，加川芎、丹参、赤芍、水蛭活血化瘀抗凝，以改善肾脏血流量，保护肾功能。

邹燕勤善用泻浊法治疗肾衰竭：用化湿泻浊法，治疗肾衰竭湿浊证，常用制苍术、炒白术、藿香、佩兰、半夏、陈皮、薏苡仁、茯苓、生姜、竹茹、牛膝、车前草等品；渗湿泻浊法治疗肾衰竭水湿证，常用淡渗利水，不伤阴液之品，如生黄芪、白术、茯苓皮、生薏米、玉米须、泽泻、车前子、六月雪、萹蓄、白茅根、芦根等；化瘀泻浊法，治疗肾衰竭血瘀证，药用生黄芪、当归、桃仁、红花、赤芍、丹参、怀牛膝、鸡血藤、川芎、益母草等；解毒泻浊法，治疗肾衰竭皮肤瘙痒症,药用地肤子、白鲜皮、土茯苓、丹皮、赤芍、水牛角片、银花、紫花地丁、蒲公英等品。对慢性肾衰竭正虚的治疗以甘平之剂为主,认为平补肾气最优配伍的药物是何首乌与菟丝子。

赵玉庸从中医病机角度并结合现代肾脏病理学研究认为:肾衰形成是由病邪深入肾络,导致肾络瘀阻不通而致,在补肾健脾、化湿解毒利水等基本治法的基础上重用活血化瘀、软坚散结通络法,研制了基本方"肾毒清"(黄芪、焦术、茯苓、猪苓、水牛角丝、土茯苓、当归、大黄、鬼箭羽等),以虫类药为主"肾络通"(黄芪、丹参、川芎、蝉蜕、炮山甲、乌梢蛇、地龙、全蝎等)。加减治疗慢性肾小球肾炎、慢性肾衰,取得了很好的疗效。

石庞春景总结治肾(慢性肾炎)三法,具体措施归纳为:塞流,澄源,复旧。塞流即消除或减少蛋白尿的流失。常用药物有山药、山萸肉、菟丝子、覆盆子、五味子、枸杞子、金樱子、芡实;方剂为地黄类方剂五子补肾丸、水陆二仙丹,参苓白术散。澄源是以消除病因,阻断病机发展的治疗措施,即治"本",其核心是辨证施治。急则治其标,缓则治其本或标本兼治。复旧是调理善后,重点在脾胃,自拟"保肾方",药用黄芪、党参、白术、茯苓、山药、山萸肉、菟丝子、女贞子、益母草、石韦、水蛭、白花蛇舌草,常服以巩固疗效。通淋莫忘行气,慢性肾炎(慢性肾盂肾炎)治当行气通痹,非治肝莫属也。常用方药有黄精、太子参、女贞子、生地、白芍、柴胡、橘核叶、瞿麦、山药、半枝莲、白花蛇舌草、石韦、甘草,取其益气养阴、行气通淋之意。

赵纪生教授擅长治疗肾系疾病,对无症状性蛋白尿患者,摸索出一定的辨证规律:①肺卫不固,风邪内恋:无症状性蛋白尿多由于感冒而诱发,蛋白尿增多。仔细分析,这样由于感冒多素有肺气虚损,肺虚则卫表不固。赵纪生教授抓住证之实质,采用益气补肺、祛风固表的方法治疗,药用黄芪、防风、白术、荆芥、羌活等,往往有较好的效果。②脾肾气虚,清气下泄:本病多是饮食不节,或后天失养,或分病及脾导致脾胃虚弱,固摄无权,精微下注,随湿浊而出为蛋白尿。精微下泄则形成蛋白尿。脾为后天之本不充,日久及肾。赵纪生教授多采用补脾益肾、升阳固精法治疗,方选补中益气汤合大补元煎加味,加芡实以增强固精的作用。对夹有水湿或兼湿热的可随症加味,补泻兼施。③肝肾阴虚,阴精下注:日久可使肾阴更虚,肝肾同源,每多见肝阴亦虚,病情缠绵。蛋白尿的发生亦与肝之疏泄条达有关。临床上这一证型患者以女性多见。故赵纪生教授谨守病机,采用平补肝肾、理气养阴法治疗。方用一贯煎合二至丸加减,稍加疏肝理气药。无症状蛋白尿患者大多是由于体检或常规检查小便时发现有蛋白尿,大部分患者未诉有特殊不适。为此,每遇这样的患者,赵纪生教授详审细查,抓住"乏力"、"腰酸"、"小便泡沫多"以及舌脉等,并借助于西医的检查,从中突破,宏观辨证与微观辨病相结合,施以论治,选方择药恰当,收效较好。

中国中医药报 2004 年 4 月 29 日第 6 版中国医师周刊

中医治疗慢性肾功能衰竭的思路与方法

(冯建春)

1. 病机注意把握标本先后主次 慢性肾衰竭的临床表现十分复杂,往往虚实并见,标本错杂。以往的研究发现脾肾气(阳)虚占 20.8%,肝肾阴虚占 11.3%,脾肾气阴两虚占 58.5%,阴阳两虚占 9.4%,各有夹瘀血、水湿、湿浊、湿热、痰热等不同邪实。

2. 辨证分型甄别标本缓急

(1) 脾肾气(阳)虚证:方用补中益气汤、保元汤、附子理中汤、真武汤加参芪。

(2) 肝肾阴虚证:治宜滋养肝肾,方用杞菊地黄汤、知柏地黄汤。有肝阳上亢者,可用三甲复脉汤、建瓴汤。

(3) 阴阳两虚证:方用桂附地黄汤、参芪桂附地黄汤、济生肾气汤。

本病发展过程中,在正虚的基础上所产生的病理因子主要为:①湿浊:慢性肾衰由于脾肾两虚,湿浊不行下泄,上泛为呕,是属本病之标。对症治疗可用旋覆代赭汤、小半夏加茯苓汤以降气化浊。如果湿浊化热,上逆为呕,可用苏叶黄连汤,频频呷服;或用黄连温胆汤、半夏泻心汤以辛开苦降,泄热化浊。②水停:由于脾肾气虚乃至阳虚,水邪不得外泄,溢于肌肤而全身浮肿,此水停亦是本病之标。气虚阳虚者,可用济生肾气汤、实脾饮温阳利水;气滞水停者,可用大橘皮汤、导水茯苓汤行气以利水;阴虚挟水停者,则用六味地黄汤加牛膝、车前子育阴以利水;如晨水停严重,尿少尿闭,亦可攻水以应急用之。③瘀血:病久入络,气机失畅亦必有瘀血内停,可用桂枝茯苓丸、血府逐瘀汤以活血化瘀。④湿热:可加用知柏、萆薢、瞿麦、萹蓄以清利湿热。⑤风热:慢性肾衰多因外感风热而使病情加重,治当积极控制风热,可用银翘散加味治之。

3. 治疗宜辨病与辨证相结合

(1) 控制消化道症状:中医认为恶心呕吐是由于脾肾虚损、水湿不化,酿为湿浊化毒,湿毒内蕴又损及脾胃,升降失司,湿毒上溢,以致口中尿臭,呕恶频作,如见舌苔白腻。治宜温化降逆,方用小半夏加茯苓汤(半夏、生姜、茯苓);如舌苔黄腻,是湿毒化热,治宜清化降逆,方用苏叶黄连汤(苏叶、黄连)。均宜多次小量,频频呷服,可使呕恶停止。

1) 顽固性的食欲缺乏:可用香砂平胃散(苍术、厚朴、陈皮、甘草、广木香、砂仁);或加减羌活除湿汤(羌活、苍术、防风、柴胡、陈皮、砂仁、蔻仁)。如湿毒化热,阻滞气机,宜清化开泄,如黄连温胆汤(黄连、半夏、陈皮、茯苓、甘草、枳实、竹茹)。

2) 顽固性的腹泻:方用理中桃花汤(人参、白术、干姜、甘草、赤石脂),或姜附四神汤(附片、干姜、补骨脂、肉豆蔻、吴茱萸、五味子)。如有化热趋势,可以寒热并用,如加味连理汤(黄连、人参、白术、干姜、甘草、茯苓、石榴皮)。

(2) 控制可逆因素:一般常见的可逆因素有感染、心衰、电解质紊乱等。从中医方面认识,主要可逆因素如下。

1) 风寒或风热。

2) 湿热:在上焦为痰热蕴肺,可清肺化痰,用加味杏仁滑石汤;严重者,呼吸气粗,喉中痰鸣,神志不清,宜清开涤痰,用菖蒲郁金汤。在中焦为湿热中阻,宜清化开泄,黄连温胆汤、半夏泻心汤等皆可选用。在下焦为湿热下注,宜清利湿热,可用八正散或知柏地黄汤加瞿麦、萹蓄、滑石、通草之类。在清利下焦湿热中忌用木通,因木通可以加重肾功能的损害。

3) 水湿:可用导水茯苓汤加肉桂;瘀血明显者,用桂枝茯苓丸合五皮饮加牛膝、车前子。

4) 合理使用大黄:综合中医辨证恰当地使用大黄,有助于不断地提高临床疗效,同时应当选择适宜的时机,对终末期患者不宜使用。

5) 恰当活血化瘀:对于慢性肾衰的病人,代谢毒性产物在体内蓄积,以及酸中毒、高血压等因素,都可以加剧血管内皮细胞损伤,激活凝血系统,使血液呈高凝状态。因此,活血化瘀药物已广泛用于慢性肾衰的治疗,如用益肾汤、血府逐瘀汤,以及静脉滴注丹参等,认为对改善肾功能及消化道症状,增加尿量、降低血压、降尿素氮均有一定作用。

6) 注意血透并发症:如透析失衡综合征,为预防其发生或使症状消失,予五苓散 3 ~ 6 克冲服,可收效。常可发生低血压,甚至休克,患者焦虑不安,心悸憋气,面色苍白,大汗淋漓,语声低微,皮肤潮润或冷湿,脉微欲绝,属气阴俱脱之象,予生脉散静脉滴注,可以改善症状。在血透中有些病人处于高凝状态,有碍于血透的正常进行,用活血通脉片。

中国医药学报 2001 年第 16 卷第 3 期 48～50 页

叶传蕙从风论治肾炎蛋白尿的经验

（南京中医药大学　郭立中
河北以岭医药研究院附属医院　刘玉宁
成都中医药大学　杜婧）

1. 从风论治的临床理论依据　肾炎蛋白尿病人初期多以面目浮肿为特征，后期出现全身浮肿。《素问·平人气象论》云："面肿曰风。"内风不但与外风同气相求，而且与肝风也同气相引，故肾炎蛋白尿病人又常见眩晕、耳鸣、血压偏高等表现。肾炎蛋白尿病人小便多有大量泡沫，也为风动之象。风邪在肾炎蛋白尿发生发展过程中起着极为重要的作用。

2. 从风论治须注意风的内外兼挟

（1）内外合风，先力祛外风：对肾炎蛋白尿患者兼有外感者，临床上的常用方药为荆芥、防风、金银花、鱼腥草、板蓝根、射干、马勃、桔梗、杏仁、生甘草等。以咳嗽咳痰为主症，常用麻杏石甘汤与二陈汤合方进行治疗。

（2）内风肆虐，宜搜风息风并举：若泛泛选用一些草木之品显然达不到上述组方用药的要求，惟有选用专入肝经，善于搜风剔邪、息风化痰、活血通络的虫害药物，方能直达病所，将潜伏于内的风痰瘀血之邪，逐出于外。叶老师在肾炎蛋白尿治疗中常从平肝息风药下手，且特别擅长于地龙、僵蚕、全蝎、蜈蚣等虫类搜风、息风之品，活络化痰，剔逐余邪。如是遣药组方，选用平肝息风止痉类药，对蛋白尿及肝风暗动所致的肾性高血压有很好的治疗作用。

（3）治风先治血，血行风自灭：叶老师特别注意"治风先治血，血行风自灭"原则的运用，并一贯主张应将活血化瘀法贯穿在该病治疗的始终，特别是对难治性肾病、蛋白尿经常反复或日久不消的患者，还必须加大活血化瘀药的用量。其在临床上不但常将川芎、丹参、红花、桃仁、益母草等活血化药化多药并举，而且丹参、益母草等药在临床上常用至 30 克，必要时还常与大队虫类息风活血通络药如地龙、僵蚕、全蝎、蜈蚣等共用。还特别擅用治风通络药如川芎，因本品秉升散之性，辛温走窜，能上行头目，下达血海。

（4）兼挟湿热，清热除湿为先：湿热形成的原因，既有外感所致，更有湿热内生，还有内外合邪以及药物饮食等原因，皆可使人体产生湿热证。叶老师经常强调应首先清热除湿，热清气朗则内风易息，湿浊荡尽则孤风难存。叶老师常根据患者湿热与阴虚偏重的程度不同，常常注意将滋养肾阴和除湿、清热三类药合于一方。

叶老师虽擅长于从风论治肾炎蛋白尿，但风邪绝不是肾炎蛋白尿的唯一病邪，仅是湿浊痰瘀等众多实邪的一种。特别是对病延日久、脾肾亏虚、固摄无权、封藏失司的患者，注意兼以补益脾肾，收涩固摄则必用。尤其是在肾炎蛋白尿久治乏效的情况下，不妨注意从风论治，甚至于大胆加用虫类搜风息风之品，则往往会有"柳暗花明又一村"之效。

【按】　冯氏对中医治疗慢性肾衰的认识的专业化程度是非常高的，如提出辨证分型分标本虚实、辨病与辨证相结合过程中，如何针对性地用有效中药方解决肾衰过程出现的各种复杂问题。遗憾的是目前为止我们现代还未能找到解决肾衰的中药基本方，以便能逆止肾衰的病情不断恶化。还需要借助血透或者肾移植的医疗手段最终解决。龚氏指出肾病患者常伴上呼吸道炎，用板蓝根、土牛膝、银花、连翘，因皮肤感染用公英、地丁、苦参、青天癸解毒，狼疮肾、紫癜等用犀角地黄汤加紫草、银翘之类，或配蝉衣、防风、牛子疏风。尿蛋白多湿热者加土茯苓、石苇、白花蛇舌草等，血尿加大小蓟、茜草、茅根等。血循环障碍加芎、丹、水蛭、赤芍等，均值参考。而赵氏肾毒清方用芪、术、苓、猪、牛角、土、归、大黄、鬼箭等。肾络通方用芪、丹、芎、蜂、甲、乌蛇、地龙、全蝎等，均有重要参考价值。而肾炎蛋白尿从风论治的思路与用药，也是临床久陷困境后令人耳目一新的新思路，见到一缕光明前景。

（六）头脑病专科

头脑病的治疗上，中医中药也取得了不少突破，名医验方屡见不鲜，这是广大脑病患者的福音。

杨牧祥教授创制了临床效方“脂调康”治疗高脂血症：组方为橘络 6 克，炙黄芪 15 克，炒白术 10 克，清半夏 10 克，泽泻 10 克，丹参 15 克，姜黄 10 克，虎杖 15 克。半夏功擅燥湿消痰，泽泻渗湿降浊，以乏生痰之源；丹参活血化瘀，姜黄活血行气，虎杖活血散瘀。现代药理学研究表明，半夏、泽泻、丹参、姜黄、虎杖等均有降低胆固醇、甘油三酯、前 β-脂蛋白的作用。

魏汉奇总结临床经验，提出：治疗高脂血症的降脂汤（生黄芪、决明子、赤芍、川芎、丹参、山楂、益母株、高良姜、沙参、制首乌、郁金、当归、枸杞子、生苡米），治疗血管性头痛方（石决明、地龙、细辛、白芷、川芎、赤芍、生石膏、甘草、钩藤、白僵蚕、丹参、白蒺藜、天麻、红花）等。

崔金海以开窍丸由牛黄、郁金、石菖蒲、葶苈子、大黄、枳实等十余味中药组成，牛黄、大黄、黄连“三黄”开窍、解毒、通便；菖蒲、胆星、葶苈子涤痰利尿醒脑；郁金、枳实、大黄行气活血凉血，调理气机，此方适合于急性中风病。活络效灵丹加味治疗包块型宫外孕；大黄粉、三七粉、白及粉合治上消化道出血。

王敏淑如用麦冬、菟丝子治疗口干、口黏；夏枯草、防风治疗眉棱骨痛；生黄芪治疗多种疾病等。

方和谦氏用竹茹、白薇两药加入酸枣仁汤中，或以酸枣仁汤与竹皮大丸合方加减，治疗阴虚烦躁失眠证，临床取得了良好疗效。

卢芳氏治疗三叉神经痛，大胆突破川芎常规用量，佐用其他药物，结果使风寒、血瘀、风热等各型三叉神经痛病人均获得了显著的疗效。在中风病的治疗上，首次提出了鼻腔给药法，立课题进行研究，发明了“中风鼻融栓”，疗效显著。

葛启松先生自拟葛氏升清降浊汤：方药为茯苓 15 克，桂枝 12 克，白术 10 克，炙甘草 6 克，葛根 12 克，竹茹 10 克，川芎 10 克，干荷 20 克，佩兰 10 克，泽泻 10 克，炒枳壳 10 克。功效温中化湿，升清降浊。主治寒湿中阻（清阳不升，浊阴不降）型眩晕。头晕昏沉，目视恍惚，神疲乏力，口不渴或口干引饮，饮后仍干，或胃脘痞满，或便溏，或便秘。寸脉沉而无力，关沉弦或弦而按之不足，左尺多弦，舌胖嫩，质淡紫，苔白滑。方用苓桂术甘汤温中健脾化湿，葛根、荷叶升举清阳，川芎引血上行，佩兰化湿和降，枳壳宽中下气，竹茹和中降逆，泽泻咸寒利膀胱而引水下行。又所谓“内耳眩晕”，亦内耳积水所致，发则天旋地转而呕，用此方亦有良效。若兼气血亏虚者可加当归、黄芪，头重如裹者加羌活、蔓荆子，目昏甚者加菊花，水气盛而呕者加半夏、生姜，肝郁不疏者加柴胡、白芍，困倦甚者荷叶多用，眠差者荷叶少用。

刘清泉等医师提出急性脑出血的病机演变特点及“分层扭转”理论在治疗中的应用：脑出血的病机发展可分为三个阶段和层次：①闭证期，可分阳闭和阴闭，或气机逆乱，扰乱神明，神机失用；或风阳内动，心火暴盛，络破血瘀，扰乱神明，神机失用。②风息火降，热盛伤阴，瘀血留滞，神机渐开。③阴津渐复，瘀阻脑络，神机已复。“离经之血为瘀血”的论点已从临床和实验中得以论证。急性脑出血发病72小时之内,发病及病机特点以气机逆乱,扰乱神明,神机失用为中心。"分层扭转"理论指导治疗急性脑出血。第一个层次,气机逆乱将化热生毒,热盛伤阴,因此治疗上应在破血化瘀,调整气机逆乱的基础上,注重养阴解毒一法的运用,以防出现脱证,通腑是关键,大黄的运用非常重要,通腑泻热,急下存阴。第二个层次,治疗上在化瘀养阴的同时,注重清热解毒及补肾理脾,防止"炉烟虽息,余火未尽",故酌情的应用清热解毒之品,如炒栀子、黄芩等。热盛伤阴,阴损及阳,伤及肝肾,因此早用补肾理脾之剂以扭转病势,如肉苁蓉、制首乌、鲜石斛等,补肾以防伤阳、腻滞中焦。第三个层次,治疗上化瘀通络的同时,要注意调整气机,调理肝、脾、肾,以防复中。通过以上三个层次的治疗,步步为营,使疾病渐趋痊愈。

李晨辉氏认为治疗高脂血症应:①利胆泄浊,给邪以出路,这与西医的胆固醇代谢途径是相一致的,即所谓的肝肠循环。胆固醇经过胆道排泄是体内多余的胆固醇排出的唯一途径。因此,选用具有利胆作用的中药,可以加速体内过多的胆固醇的排泄。②疏肝利胆方药治疗高脂血症具有广阔前途,茵陈五苓散、大柴胡汤、解郁利胆汤等,具有降脂效应。柴胡、茵陈、郁金等一些具有利胆作用的中药也具有降脂效应。利胆泄浊法是治疗高脂血症的一条重要途径。无论是脾气虚弱、肝肾亏虚,还是其他证型,在辨证论治的基础上,均可适当配伍具有利胆泄浊的中药,从而缩短疗程,起到事半功倍的效果。

杨惠民氏对高脂血症的辨治提出:①中医治疗办法多、不良反应小。高脂血症属于中医"痰浊"、"痰湿"、"湿阻"等范畴。高脂血症有六种证型,脾虚湿盛采用苓桂术甘汤合二陈汤加减,胃热腑燥采用白虎汤合小承气汤加减,肝脾湿热采用茵陈蒿汤加味,肝肾阴虚采用二至丸加味,气滞血瘀采用血府逐瘀汤合失笑散加减,肾阳亏虚采用右归丸加减。还有一种辨病用药的思路,就是根据药理研究,选用一些有调节血脂作用的中药。单味中药有六十多种,山楂、泽泻、决明子、银杏叶、丹参、茯苓、首乌、绞股蓝、黄精、大黄、水蛭等。西药降血脂相对直接而快速,但是部分病人往往会出现恶心、心慌、腹胀等不适以及肝功能异常。如西药他汀类和贝特类联合用药,很容易造成肝脏损害,大约有1% ~3%出现肝脏损害。中药还没有不良反应的报道。以血脂康为例,它是从中药红曲中提取他汀类有效成分,现在他汀类西药有引起肝脏横纹肌溶解的临床报道,但是血脂康到现在为止还没有出现这样的报道。虽然其机制尚不知晓,但可证明中药的应用是安全的。②科学治疗高脂血症。单味药物适合比较轻的高脂血症患者。一般常用丹参、山楂、绞股蓝、首乌等。指标比较高、病情比较重的患者,尤其是伴心脑血管疾病的,建议服用汤药,整体调节,这样才能做到量体裁衣,针对性强。

对于抑郁症的认识,丁元庆氏认为:①"阳郁神颓"是抑郁症的重要病机;②畅达阳气是治疗抑郁症的基本方法;③振奋神机,宁心安神是辨治抑郁症的重要环节。抑郁症证治的基本处方由桂枝、炙甘草、茯苓、白芍、远志、紫石英、补骨脂组成。本方系由桂枝甘草汤与桂枝茯苓丸化裁而来。如夹肝气郁结,合四逆散疏肝解郁;失眠严重,合酸枣仁汤养心安神;阳郁化热,加白薇、竹叶;阳郁夹痰热内蕴,可先用礞石滚痰丸或黄连温胆汤;阴液耗伤,轻者减桂枝、补骨脂用量,或去桂枝、补骨脂,加麦冬、百合、玉竹养阴安神,川贝母、竹茹清热开郁,散结化痰;重者用二加龙牡汤去附子,加天冬、麦冬、生地、熟地。

而对于儿童抽动——秽语综合征,高秉谔氏等指出:是指儿童身体某部位或某肌群突然的、快速的、不自主的、非节律的反复收缩运动,如眨眼、皱眉、歪嘴、摇头、点头、耸肩、抬臂、踢腿、扭腰、干咳、骂人、吼叫等。患儿可伴有情绪障碍、强迫症状、注意力不集中及多动等行为异常。其病因和病理机制尚不清楚。虽然氟哌啶醇是目前认为最有效的药物之一，但仍有较大不良反应，由于本病反复发作，病程较长，患儿难以长期服药。中医根据该病的病因、病机，应用辨证施治的方法治疗本病常收到很好的疗效。①清热疏肝解郁法：宜用丹栀逍遥散加减，丹皮、栀子、柴胡、当归、白芍、白术各6～9克，茯苓12克。烦躁不安者，加磁石、夜交藤以宁心安神；若便秘结甚者，加火麻仁以润肠通便。②平肝息风法：宜用镇肝息风汤加减，牛膝、代赭石各10克，生龙骨、生牡蛎、生龟板、杭芍、玄参、天冬各9克，柴胡、茵陈、知母各6克。大便干者，加火麻仁；咳嗽重者，加桔梗；心烦不安者，加夜交藤、珍珠母以定志安神。③滋阴柔肝法：宜杞菊地黄汤加减，熟地15克，山萸肉、枸杞子、山药各12克，茯苓、丹皮、菊花各10克。心烦易怒加郁金；抽动频者，加天麻、钩藤各10克。偏肝虚阳亢者，宜用一贯煎：北沙参、麦冬、当归身各9克，生地20克，枸杞12克，川楝子5克；纳呆甚者，加麦芽、芒果核助消食开胃；便溏者，加苍术、煨葛根、蚕沙以燥湿止泻。④滋补肺肾法：宜用保真汤加减。⑤补脾益气法：宜用十全育真汤合天麻钩藤饮加减。⑥宣肺化痰息风法：方药辛夷、苍耳子各6克，玄参、板蓝根、山豆根、木瓜各9克，半夏、伸筋草各10克，钩藤、白芍、全蝎、石菖蒲各12克。抽动频者，加天麻、菊花、磁石以息风解痉。除外，配合精神心理疗法效果更佳。

颜乾麟教授介绍颜德馨大师经验，治疗脑病，包括眩晕、头痛、痴呆等一系列疾病。有如下六法：①豁痰开窍法。闭者是痰气窒塞，脱者是正气散亡，闭者宜开，脱者宜固，开关固脱，为治疗中风猝仆一实一虚两大法门。阴闭则用苏合香丸、冠心苏合丸灌服，不论阴闭阳闭，均可用石菖蒲根开窍，以振奋清阳，荡涤垢浊，鲜者120～250克捣汁调猴枣散灌服，干品60～90克水煎服，或与生半夏同煎也可。②扶正固脱法。③泄热通腑法。④滋阴潜阳法。常用方剂为地黄饮子或风引汤等。风引汤清热泻火，潜阳息风，治疗中风眩晕确有奇功。⑤搜风通络法。大凡头痛剧烈或肢体偏废、拘急、肌肤不仁等风邪入络型的脑病可运用本法。临床用川芎以其能行血中之气，祛血中之风，且上行头目，配以羌活、石楠叶、桃仁、红花、僵蚕等，治头痛剧烈之脑病甚为应手。⑥活血化瘀法。从“血无止法”这一观点出发，离经之血也是瘀，瘀血清除，心脑方可恢复清灵之用。其经验是水蛭破血，逐瘀利水，无论出血性与缺血性均可运用，水蛭生用粉剂吞服效果尤佳。以羚羊角粉配水牛角粉灌服，可防治颅内出血，以犀角地黄汤加大黄、土牛膝清热泻火，凉血散瘀，多有验者。但需强调的是，活血化瘀药在不同时期有不同的用法，出血时当以丹皮、桃仁、赤芍、生三七之属，其中竹节三七止血效果最佳，云南白药也可选用。还可配合外治法，附子粉敷涌泉穴或生大黄末调鸡蛋清敷太阳穴，以引火睛行，临床还特别推崇童便止血，可提倡运用。

李可老中医治头风痼疾有秘方，叫“偏正头风散”，他说：余在1958年，偶得一则民间专治偏头痛之秘方“偏正头风散”，经临证反复动用，筛选药物，调整主辅药比例，使之恰合上述病理、病机，用治各型头痛痼疾，收到药到病除之效。而且重订之后，已大大突破了原方的主治范围。方如下：（红参、五灵脂、制首乌、炒白蒺藜）、制川草乌、生石膏、天麻、川芎、白芷、甘草各12克，细辛、芥穗、防风、羌活、（辛夷、苍耳子、苍术）、全蝎、（蜈蚣）、僵蚕、地龙、天南星、制白附子、明雄黄（加研对入）、乳香、没药各6克（括号内药物为笔者所增）。本方主治以下各症：①久年各类型头痛痼疾，血管性、神经性、眼源性、鼻源性、外伤性脑震荡后遗症，脑瘤之头痛如破及现代一切机制不明之偏正头痛，2次/日，每次3克，饭后、睡前淡茶水加蜜调服，当日止痛，1周痊愈。病程10年以上者，20日可获根治，无一例失败，无一例复发。②中风后遗症之关节变形，肌肉萎缩，痿废不用，以本方1剂3克，3次/日，淡茶水加蜂蜜1匙调服。另备制马钱子粉198克(与本方等量)另包,单服,以准确掌握剂量。每睡前温开水送下0.6克,10日后渐加至0.8克,极量1克。服后以感觉全身肌肉筋骨紧张有力为验,即以此量为准备服用。如出现强直性痉挛之苗头,即为过量。勿须惊慌,服凉开水1杯即解,然后调整至适量。服药初期,医者应密切观察,以定准有效剂量。忌食绿豆及汤。服药10日,停药5日,以防蓄积中毒。对本病之康复,大有助益。此法对癫痫亦有效。

【按】 高脂血症的西医诊断给现代中医辨治提出了新的临床课题,中医降脂多从消痰燥湿、降浊活血考虑。杨氏提出用半夏、姜黄、丹参、泽泻,魏氏用山楂、川芎、首乌等都各有体会。李氏从西医胆固醇肝肠循环的角度认识到高脂血症应加强疏肝利胆也颇有理。卢氏用大剂量川芎为主治疗各种寒、热、瘀三叉神经痛,用鼻腔给药治中风,均值注意。麦冬、菟丝药对治口干,防风、夏枯草治眉棱痛,酸枣仁汤加白薇、竹茹治失眠,葛氏升清降浊汤治眩晕,均是临床心得零金碎玉。亦堪记取。中风是大病,分层扭转,开窍豁痰、扶正固脱、泄热通腑、滋阴潜阳、搜风通络、活血化瘀均视证候而定,或交叉应用。

儿童抽动秽语综合征也是现代西医疗效不佳、不良反应不少的病,病因病理尚不清楚,用中医药息风通络清热辨治常有较好的疗效。

李可老中医治头痛用偏正头风散,以红参、五灵脂、首乌、白蒺藜为主,或加虫类药,寒热混用镇痛药等均是很宝贵的传统经验。

(七)糖尿病专科

糖尿病是现代医疗新确立的一个专科,与传统上的消渴病不完全相同,论述中还会牵涉到高脂血症、肥胖等问题。

姜森氏认为中药的降糖作用不容怀疑:①人参:中医辨证肾虚、气阴虚者疗效更好,而阴虚燥热者一般不宜服用。②黄芪:临床常用黄芪配合滋阴药如生地、元参、麦冬等治疗糖尿病,确有疗效。③生地、熟地:地黄的降糖成分为地黄素。④元参、黄精:具有抗脂肪肝、降低血糖、降低血压作用,并能降血脂,防止动脉粥样硬化形成。⑤枸杞:具有降低血糖、降压及抗脂肪肝作用。⑥葛根:葛根素有降糖作用。⑦黄连:黄连素的降糖是通过抑制糖原异生,促进糖酵解等作用降低血糖。⑧桑白皮、桑椹、天花粉、五倍子:尤其是桑白皮降糖作用更为突出。⑨苦瓜:苦瓜粗提物具有显著的降低血糖作用,苦瓜提取物与胰岛素受体、胰岛素抗体均有明显的结合反应,表明它与胰岛素有共同的抗原性和生物活性。苦瓜粗提物有类似胰岛素的作用。⑩其他:知母、苍耳子、虎杖、玉竹、苍术等药物,六味地黄丸、八味地黄丸、白虎加人参汤、玉泉丸、玉液汤等成方,也有较好的降血糖作用。

赵进喜氏认为中医药具有改善糖尿病临床症状及其并发症的优势:临床和药理研究发现:人参、玄参、葛根、桑白皮、蚕丝、生地、瓜蒌、天花粉、枸杞子、地骨皮、麦冬、天冬、玉竹、黄精、黄柏、苍术、白术、山药、山茱萸、何首乌、玉米须、茯苓、泽泻、黄芪、知母、木瓜、乌梅、苦瓜、夏枯草、鬼箭羽等,对糖尿病及其并发症具有不同程度的治疗作用。

郑淳理氏对"现代富贵病"如高脂血症、脂肪肝、胆石症、糖尿病(代谢紊乱疾病)等的辨治上有独到之处。绍庆地重湿,绍庆好食酒水厚味,因此绍庆人体质属"湿"者居多。经多年临床验证,精炼成的"软肝消积饮",在治疗代谢紊乱疾病上有独特的疗效。方药组成:淡海藻、淡昆布、广郁金、大腹皮、冬瓜皮、炙鳖甲、紫丹参、蛇舌草、象贝母、佛手片。功效是化湿软坚、和血消积。适应证为肝硬化、脂肪肝、肥胖病、高脂血症、胆石症。该方在辨证重湿的认识基础上,采用疏肝利湿法,肝气疏泄功能失常,也能导致水湿代谢障碍。方用柴胡、佛手片疏肝解郁;大腹皮、冬瓜皮、蛇舌草能清肝热,利水湿;海藻、昆布软坚;必甲、丹参、贝母和血活血；既能疏肝理气，又能活血通络的郁金更是首选药，共奏化湿软坚，和血消积之功。

据马文辉介绍刘绍武老中医的经验：糖尿病的辨证分型：①溢脉证："肝阳上亢"，治疗大法为平亢潜阳，方选调神平亢汤。糖尿病初期多见溢脉，属"上消"范畴。②聚脉证：有人称作郁脉。病位多在横膈上下的胸胁部位，包括肝、胆、脾、胰、胃、肠等脏器。"肝气郁结"，治疗大法为理气舒郁，方选调胃舒郁汤。③紊脉证：寸口脉表现出节律不齐、快慢不匀、有力无力不等的紊乱脉象。为气虚血少的虚性病理反应，病位在心胸。"气滞血瘀"，治疗大法为理气活血，方选调心宽胸汤。④覆脉证：寸口脉脉管细而硬长，超出尺部向后下移数寸，脉跳弦紧而有力。"痰饮证"，治疗大法为升阳解凝，方选调肠解凝汤。糖尿病晚期，多见覆脉和紊脉，属"下消"范畴。治疗原则：①强壮中枢，增强气化功能。黄芪是大脑中枢强壮药，用量至120克。②协调整体，增强自身免疫力。小柴胡汤寒热同方。③平衡自主神经功能紊乱。糖尿病初期，脉见洪大，石膏用量60克则可改善症状，如溢脉明显者，可用至120克。花粉作用于迷走神经。④补胰保肝。肝脏是调节血糖的重要器官，刘绍武先生常用茵陈、丹参、郁金等药物，具有保肝补肝之功效。⑤壮肾。临床证明六味地黄丸等补肾方剂能增强和改善肾功能，疗效确实可靠。治疗糖尿病的基础组方——理消汤：黄芪、石膏、花粉、柴胡、黄芩、苏子、党参、茵陈、丹参、郁金、熟地、山药、丹皮、山萸肉、车前子、川椒、猪胰子。这些经验很宝贵。

徐达氏认为：糖尿病常因抑郁、焦虑、恼怒、忧愁、工作压力大等导致肝失条达。所谓"一有怫郁，诸病生焉"。以达肝诸法治疗糖尿病诸症，常获良效。①舒肝法：舒肝降胃法拟香苏平胃散加减；舒肝健脾法治宜健脾调肝，益气化湿，拟参苓白术散与逍遥散合方加减；舒肝开肺法主要用于糖尿病肾病水肿，西医诊断可为糖尿病肾病等，辨证属于三焦不利，水道壅滞，治宜疏肝理气、开提肺气，拟开肺行水方。②清肝法：肝火易炽。清肝利胆法拟大柴胡汤或茵陈五苓散加减；清肝泻火法拟丹栀逍遥散加减；清肝燥湿法拟龙胆泻肝汤加减。③柔肝法：柔肝舒挛法拟芍药甘草汤加味；柔肝息风法拟羚角钩藤汤加减。《素问·藏气法时论》云："肝苦急，急食甘以缓之……肝欲散，急食辛以散之，用辛补之。"仲景亦云："补用酸，助用焦苦，益用甘味之药调之。"我们应根据肝脏自身的生理特点及肝与其他脏腑的关系，针对不同病症拟定恰当的调理方法。舒肝、清肝、柔肝诸法应用得当，可以恢复肝脏疏泄条达的功能。

仝小林教授认为：糖尿病由轻到重的发展过程，就是病络到络病的过程。病络是大小血管病变形成的过程（高黏血症、微循环障碍，属瘕聚）；络病是大小血管形成的病变（属癥积）。糖尿病以高血糖主要损伤的是"络"而不是"经"。而糖尿病的大血管病变往往是在代谢综合征的大背景下产生的。建议将糖尿病的中医病名改为"糖络病"。在气阴两伤的背后往往找到脏热、脏毒。脏热或见肝胃郁热，或见胃肠燥热，或见肺胃燥热，或见肝肾阴虚火旺。治疗的整体原则是有热必清。如玉女煎之石膏、黄连配青黛、连翘清胃热；泻肺散、清气化痰丸之黄芩配石膏、桑白皮清肺热；当归芦荟丸配夏枯草、黄芩清肝热；增液承气汤清肠热；大柴胡汤清肝胃肠热并存，在此基础上酌用黄芪、太子参、南沙参、天花粉等益气养阴，配石榴皮、乌梅、白芍以敛气敛阴，往往收效甚捷。虽然糖尿病后期虚损阶段以虚和瘀为主要表现及便后期虚损阶段的治疗也要注意清热。中药降糖主要通过三条途径：①直接降糖，运用苦酸制甜的理论，以苦酸的方药直指病本；同时抓住中焦，斡旋大气，转动气机，消补灵活运用，清（苦）、通（下）、助（虚）、消（减少能量）并用，使代谢的升降出入运转恢复正常。②间接降糖，通过对血糖难控制因素的治疗降低血糖；还可以配合饮食疗法；③辅助降糖，通过中药调理改善体质，提高机体对降糖药物的敏感性，消除药物的继发失效，减少西药用药种类和剂量，减副增效。皮肤干、糙、裂、鱼鳞样变、发黑，本质是微循环障碍，重点在于通络。要加大活血力度。

仝小林教授还认为：减肥以治其本"肥胖、血糖、络滞整体治疗模式"是运用创新思维探索中医药防治2型糖尿病的新模式。使糖尿病中医研究进入新的领域。

让·贝非勒博士从西医学诠释"焕胰素"说：目前国际范围内治疗糖尿病的药物主要可概括为以下几种：①外源性补充胰岛素的人工合成胰岛素制剂，如胰岛素注射液、胰岛素注射泵等；②单纯性刺激胰岛素分泌的促胰岛素泌剂，如优降糖、达美康、克糖利、诺和龙等；③增加胰岛素吸收的胰岛素增敏剂，如二甲双胍等；④延缓人体对糖类吸收的糖苷酶抑制剂：如拜糖平等。成功的胰腺移植手术却能根治糖尿病。"焕胰素"对胰腺功能细胞具有激活、维护和修复三大重要作用的发现，为人类攻克胰腺功能障碍修复难题指明了方向。"焕胰素"是维护胰腺保持正常生理功能的关键物质，主要有三大作用：①介导胰腺细胞的营养供应和新陈代谢反应，激发并维持胰腺细胞的生理活性。②介导胰腺细胞多种生物调节的信息传递的级链反应。③对受损、变异的胰岛素和胰腺细胞组织进行修复，增强胰腺免疫力。这些西医研究的新思路也值得注意。

【按】 姜氏、赵氏均提出降糖中药如人参、黄芪、生地、玄参、黄精、杞子、葛根、黄连、桑皮、花粉、五倍子、苦瓜、虎杖、苍术、泽泻、木瓜、乌梅、夏枯草等，均值参考。辨治配合加减。而郑氏把"现代富贵病"如糖尿病、高脂血症、脂肪肝等综视之，拟软肝消积饮，用海藻、昆布、贝母、佛手、郁金、腹皮、丹参、鳖甲、蛇舌草等，也是扩大视野的新思路。

（八）肢体与皮肤病专科

这里泛指中医的痹证、皮肤病等各类疾病。

唐先平氏对强直性脊柱炎提出较深刻的见解：强直性脊柱炎属于中医的"腰痹"、"骨痹"、"龟背风"等范畴。辨证论治、分期制宜：①肾督亏虚、寒湿痹阻：方药狗脊、山萸肉、川续断、巴戟天、仙灵脾、杜仲、蜈蚣、青风藤、伸筋草、穿山龙。②肝肾阴虚、湿热痹阻：方药知母、黄柏、怀牛膝、萆薢、木瓜、秦艽、土茯苓、忍冬藤、苦参、青风藤、穿山龙、半枝莲。③肝肾亏虚、痰瘀痹阻：方药狗脊、山萸肉、白芍、青风藤、白芥子、莪术、土贝母、蜈蚣、僵蚕、穿山甲。疗效显著的对药：①青风藤配穿山龙：临床常用于风寒湿热痹阻经络引起的腰背肢节疼痛，特别是对缓解晨僵有良效。②土茯苓配土贝母：二者配伍功擅清热解毒、利湿消肿散结、通利关节，是治疗风湿热痹的要药良对，适用于强直性脊柱炎早期或活动期，外周关节红肿热痛，屈伸不利，风湿指标升高，舌红苔黄腻，脉滑数者，对于降低风湿指标，缓解外周关节肿胀疼痛，改善关节功能有良效。③狗脊配杜仲：应用于强直性脊柱炎各期。④山萸肉配白芍：二者配伍，山萸肉补益肝肾治其本，白芍柔肝缓急止痛治其标，相须为用，标本兼治，是治疗肝肾亏虚所致腰背强痛不可多得的良药效对。二者配伍具有协同作用，可以增强其免疫调节及抗炎作用，从而对强直性脊柱炎及类风湿关节炎有良好的治疗作用。

曾振东氏介绍谢海洲及蒲辅周两老中医验方：①谢海洲验方。方1：知母、桂枝、川芎、杜仲、炮山甲各10克，赤芍、全当归各15克，秦艽、防己、桑寄生各12克，炮附子、生姜、穿山龙各6克，细辛4克，马钱子0.5克（研末冲服）。水煎服。方2：熟地54克，川断27克，当归、紫河车、鹿角霜、威灵仙各30克，白芍36克，穿山龙、露蜂房、甘草各18克，地龙24克，山豆根15克，蜈蚣15条，研细末，炼蜜为丸，每丸6克，每日2次，每次1丸，温开水送服。

②蒲辅周验方。当归9克，白芍9克，桂枝9克，甘草6克，通草4.5克，细辛3克，生姜3片，吴茱萸4.5克，大枣8枚，制附子6克，苍白术各6克，茯苓9克，桑枝15克，赤小豆9克，太子参9克，红糖为引，水煎服。此方用于类风湿关节炎之气血两虚型。

鲁贤昌氏指出：类风湿关节炎的治疗采用温阳通痹为类风湿关节炎的根本法则，基本方为淮牛膝、宣木瓜、防己、防风、苍术、炒白术、党参、仙灵脾、玉竹、仙茅、赤白芍。痛风治疗从清热凉血、化瘀祛瘀、利湿通络着手，药物如：知母、黄柏、玉米须、绞股蓝、车前草、益母草、通草、丹皮、茅根、焦山栀、龙胆草、茯苓皮、冬瓜皮等。

陈纪藩对治疗类风湿关节炎、强直性脊柱炎和骨关节炎等风湿病、脾胃病，认为：除湿为治痹之第一要务，理应贯彻类风湿关节炎、强直性脊柱炎治疗的始终。但祛湿药宜以淡渗利湿为主，如茯苓、薏苡仁、泽泻、萆薢、茵陈蒿等，当慎用辛燥之品，因辛燥走窜之品易燥伤筋脉，以致湿虽去而津亦伤，不利于关节功能的恢复。化瘀药物少用破血逐瘀之峻剂，一般选用活血化瘀之缓品，取“宿邪宜缓攻”之意，常用的有当归、川芎、丹参、姜黄、赤芍、丹皮、三七、泽兰、乳香、没药、鸡血藤、益母草、桃仁、川红花等。病久关节肿胀不消，可选用虫类搜风剔络之品，如全蝎、蜈蚣、僵蚕、地龙、乌梢蛇、穿山甲、露蜂房等。以桂枝芍药知母汤为基础方，选用马钱子等，制成治风湿中成药“通痹灵”。

施锡璋氏常用治痹效方——上中下痛风丸，方以苍术、黄柏、南星、川芎为主，兼顾风、湿、热、痰、血诸因，白芷、灵仙、桃仁、红花为辅助主药祛风活血宣痹止痛。

冯天有氏则首次提出脊柱内外平衡失调是损伤退变性脊柱疾病的理论基础，单(多)个椎体位移是发病的主要病理改变，创立了以“脊柱四条线”触诊法为主的脊柱诊断系统，治疗上创用了“脊柱(定点)旋转复位法”。对腰椎间盘突出症、颈椎病、峡部裂等一系列疾病，在发病机制方面阐明了新观点。

周乃玉氏根据40多年的临床实践，体会到风湿性疾病内因先有脾肾两虚和气血不足。立法：健脾补肾、温化寒湿、通经活络，逐瘀解毒为基本大法，以仙茅、仙灵脾、附子、熟地、肉苁蓉等培补肝肾，黄芪健脾益气，紫河车、生鹿角、鹿角胶血肉有情之物温肾填精。中晚期病人若正气尚可，附子剂量每天30～60克，并以肉桂、干姜加强附子驱散阴霾的作用。同时佐以大剂量白芍、熟地，制约其燥烈之性，使其温化寒湿，而无伤阴动火之弊，常以白鲜皮、蛇床子、土茯苓、酒大黄、虎杖、白花蛇舌草等，清热利湿，逐瘀解毒。并选用剔邪之虫类药，如全虫、蜈蚣、乌蛇、土鳖虫、穿山甲等透骨搜风，活血通络止痛。选用黄芪、海藻、昆布、龙牡等补肾壮骨，重用生黄芪、桂枝以扶正通阳，共补先后天之本。风湿热痹则以白虎桂枝汤、风引汤等加减。

邓晋丰氏有系列经验方骨伤化瘀汤(田七、赤芍、枳壳、桃仁、川红花、山栀、当归尾、防风、木通、甘草)用于骨伤初期；骨伤和营汤(赤芍、白芍、当归、干地黄、川芎、土鳖、丹参、川续断、青皮、自然铜、千斤拔)用于骨伤中期；补肾壮骨汤(熟地、何首乌、骨碎补、川续断、菟丝子、枸杞子、鸡血藤、乌梢蛇、陈皮、肉苁蓉)用于骨伤后期。

骆常义氏认为：灵活运用细辛、白芷；活用当归四逆汤治疗腰椎骨质增生、三叉神经痛、闭塞性脉管炎、顽固性痛经、慢性荨麻疹有良效。

付灿鋆氏则善用经方：用《伤寒论》的当归四逆汤加味，治疗骨质增生引起的腰痛难于俯仰屈伸；用《金匮要略》中的八味丸治疗前列腺炎、前列腺增生引起的腰痛小便不利，均取得了不错的疗效。

孙树椿氏提出：“神经根型颈椎病”多属“血瘀气滞”，而“椎动脉型颈椎病”则多为“痰、虚、瘀、风”。针对腰椎间盘突出压迫、刺激神经根导致的生理生化改变，认为符合中医“血瘀气滞”证候。

陈金伟氏对颈椎病的治疗认为：治疗给予舒筋活血汤煎服，方药用伸筋草 12 克，木瓜 12 克，白芍 12 克，当归 9 克，牛膝 9 克，秦艽 9 克，杜仲 9 克，续断 9 克，桑寄生 9 克，狗脊 9 克，制乳香 6 克，制没药 6 克，甘草 6 克；每天 1 剂，水煎服，分早晚 2 次服。颈过伸式颈围外固定：①制造颈过伸式颈围，先测颈围之长宽（患者颈围长短加 10cm 为颈围长度）；再按预定之长、宽将聚氨酯原材料剪成相应大小，在中央部最高处呈弧形加高 2cm，将较宽的弧形置于颈前部，以维持颈椎的过伸位；最后将试样加工为成品；②佩戴颈过伸式颈围，使颈部保持过伸位，反应矫正颈曲反弓。

徐淑文氏指出：辨证论治是中医的一大特色，但多年的临床实践让我体会到，重症肌无力往往从辨病入手效果好。举个很简单的例子，同样是易感疲劳，重症肌无力往往从脾肾论治，而慢性疲劳综合征往往着眼于肝。所以西医的诊断有时确实为我们遣方用药提供了资料，让我们了解到该病的不同病因和发展过程。我曾收治一个 2 岁患儿，上眼睑下垂，眼球活动不利，舌脉都不明显，辨证很困难，我从辨病入手，补益脾肾，运用经验方，几乎未做加减，疗效同样显著。这一病例给我的启示很多。

唐先平教授介绍斯蒂尔病的诊治经验说：斯蒂尔病本是指系统型起病的幼年型慢性关节炎，若发生于成年人，则称之为成人斯蒂尔病，成人斯蒂尔病的临床特点是长期持续或间歇性发热；反复出现一过性皮疹；游走性关节痛及淋巴结大，肝脾大；周围血白细胞明显增高，红细胞沉降率增速，血清铁蛋白显著升高，抗生素治疗无效。现代医学用糖皮质激素、抗风湿药对一部分患者疗效欠佳。辨证论治，分期制宜：①湿热内蕴证，方药四妙丸加味。②气营两燔证，方药白虎汤合清营汤加减。③寒热错杂证，方药桂枝芍药知母汤加减。④阴虚血瘀证，方药增液汤合青蒿鳖甲汤加减。运用具有类激素作用的对药：①穿山龙与萆薢，两药配伍起到祛风除湿、祛瘀通络的作用，特别对缓解晨僵有良效。对风湿免疫性疾病如成人斯蒂尔病发挥针对性治疗作用。②知母与穿山龙，二者配伍起到祛风除湿、清热泻火、凉血活血通络作用，且具有退热及类激素样作用，对成人斯蒂尔病的发热、关节痛、皮疹可发挥良好的治疗作用。③巴戟天与知母，二者配伍，发挥类激素作用及退热作用，对成人斯蒂尔病的发热、关节痛、皮疹可发挥良好的治疗作用。④秦艽与知母，秦艽具有祛风除湿、退虚热的功效，与知母配伍，发挥类激素作用及退热作用，对成人斯蒂尔病的发热、关节痛、皮疹可发挥良好的治疗作用，尤其对长期应用激素需要逐渐撤减激素者，可以减少激素的撤减反应，帮助患者平稳撤减激素。

张吉教授主张温通散邪治硬化病：以中药散寒通痹、扶正祛邪、温补脾肾、活血通络。基本处方：独活 12 克，桑寄生 12 克，炒杜仲 12 克，川牛膝 12 克，狗脊 12 克，川断 12 克，青风藤 12 克，雷公藤 12 克，豨莶草 12 克，制川乌（先下）5 克，炙黄芪 10 克，丹参 10 克，当归 12 克，赤芍 12 克，白芍 12 克，茯苓 12 克，炙甘草 6 克。关节晨僵和多关节痛，加防风、秦艽、羌活、川芎以加强祛风通痹的效果。情绪波动，加香附、郁金、柴胡、半夏以疏肝理气、化痰解郁。早期水肿阶段，加胆南星、白芥子、白附子以化痰除湿。出现雷诺现象加鹿角胶、熟附子、细辛、红花、鸡血藤治疗以温阳散寒、宣痹通络。后期萎缩阶段加人参、党参、阿胶、生地、熟地、女贞子、肉桂、加重黄芪用量以益气温阳、滋阴填精为重。再以针灸疏通经脉、温补脾肾、补益气血。

毛舒和氏擅长治疗红斑皮炎类皮肤病和性传播疾病，特别是银屑病、白庀、副银屑病、各型湿疹、重症的药物性皮炎、大疱性皮肤病等。最常用的处方为白虎汤加减，有生石膏、知母、生地、党参、白芍、茅根、牛蒡子、板蓝根、紫草、白花蛇舌草、甘草等药，随证加减。到晚期静止期银屑病，采用养血润燥方法治疗，常用药物有熟地、麦冬、当归、首乌藤、鸡血藤等。在湿疹的治疗上运用中医以风胜湿的理论，收到了满意的疗效。常用祛风药有荆芥、防风、蝉衣、地肤子、僵蚕、浮萍等；大疱性皮肤病例如天疱疮、类天疱疮，治则为清热、利湿、解毒，常用药物为土茯苓和茵陈。

刘再朋氏治疗痛风有独到见解：自拟的痛风定汤，集中西医理论综合而成，以泽泻、黄柏、防己清利湿热以消肿，用知母、生石膏以清热消炎，伍以生地、赤芍、地龙以和营通络止痛。方中首选金钱草者，因尿酸盐结晶沉积，不但能形成肾结石，亦可形成痛风石，从辨证考虑，故借用治疗痛风。口腔扁平苔藓是常见的疑难病，与血瘀有关，以桃红四物汤为主加减，酌加黄连、细辛、玄参、麦冬、石膏等药，佐服雷公藤制剂，取得良好效果。

王玉銮教授在治疗外科、皮肤科的疑难杂症时，着眼于“毒”、“瘀”、“虚”。其中半枝莲、白英、紫草、青黛、蜈蚣、全虫、雷公藤、菝葜、秦艽、生甘草，解毒、祛风、通络；鬼羽箭、丹参/丹皮活血化瘀；黄芪、沙参、生地、鳖甲益气养阴，补虚扶正。

马绍尧氏认为：清热解毒药物如生地、丹皮、板蓝根、土茯苓、赤芍均有抑制表皮细胞增殖作用；土茯苓与菝葜同用，具有清热解毒、抗癌和糖皮质激素样作用。痤疮从肾论治，以养阴清热方治疗；各种皮肤“疣”、“疮疹”，从肺论治，以清热解毒方治疗。

袁兆庄氏则善用鲜凤仙花包甲治疗甲癣。青黛片治疗银屑病、英苋汤治疗掌跖脓疱病；中医倒膜法治疗损容性皮肤病（痤疮等）、黑醋化毒膏治疗瘢痕疙瘩、熏药馏油治疗神经性皮炎等。

喻文球氏指出：在治疗毒蛇咬伤方面，注重排毒解毒。治疗体表肿块性疾病方面，应用逆病机运动观指导，认为体表肿块的产生与气郁、火郁、痰郁、湿郁和瘀血有关。善于应用土鳖虫、水蛭等药物以攻坚，应用三棱、莪术等解毒化瘀；认识到体表肿块消散的形式有液化、气化、液化与气化结合三种，通过攻坚、清热、利湿、化痰使肿块液化、吸收、排出。认识到“热煎油出，水升油浮”是产生粉刺、痤疮、脂溢性皮炎的重要机制。

兰红勤等介绍旷惠桃教授论治痛风经验指出：由于痛风病是一种急性关节肿痛性疾病，特点是“来去突然，疾如风雨”，有“风性善行速变”之特点，故临床多认为其发病乃风邪夹寒湿等邪所致。旷师认为此乃浊毒流注关节，瘀阻经络，或寒化或热化为患，非一般风邪所为也。浊毒之邪，非受自于外，而主生于内。尿酸浊毒是病变的中间病理产物。治分缓急——“标本兼顾”是治疗痛风的基本原则。①急性关节炎发期——中西医结合“治其标”。旷师认为中西医结合治疗都以“治标”为主。西药常用秋水仙碱，能有效抑制白细胞移动，控制炎症，是治疗痛风性关节炎的首选药。但由于其治疗剂量与中毒剂量很接近，且有较明显的胃肠道刺激、白细胞降低及脱发等不良反应，而有肾功能不全者秋水仙碱排泄非常慢，故使用该药量一要注意中病即止，只要症状缓解或出现恶心、呕吐、腹泻等胃肠道反应即停药；二要注意有肾功能不全者则宜减少剂量。一般由该药说明书每 2 小时 1 片改为每次 1 片，每日 2 次。且同时加服非甾体类抗炎药，如西乐葆、莫比可、乐松、普威、英太青等任选一种配合使用。为了增加尿酸的溶解度，可同时服用碳酸氢钠（苏打片）。中医认为痛风急性期因湿热蕴结所致者，治疗多用清热解毒利湿之四妙汤合宣痹汤加减，药用黄柏、苍术、牛膝、薏苡仁、萆薢、蚕沙、栀仁、连翘、土茯苓、虎杖、木通等。“痛风克颗粒剂”即是以此方加减而成。如因瘀热阻滞所致者，可用桃红饮加味治疗，药用当归、生地、赤芍、川芎、桃仁、红花、地龙、威灵仙、穿山甲、全蝎等。还可配合用如意散麻油调匀外敷局部或中药煎水外洗等。②缓解期(间歇期)——标本兼顾防复发。采取西医治标,中药治本,或中药扶正祛邪,标本同治之法。如患者服用西药丙磺舒、痛风利仙和别嘌呤醇等,此类药主要是促进尿酸排出或抑制尿酸合成,而降低高尿酸血症。但此类药不良反应大,如有不同程度的皮疹、胃肠道刺激、肝肾功能损害甚至肾绞痛等。亦可单用中药治疗,但也要注意标本兼治,邪正兼顾。如间歇期脾虚湿困者多见,常用参苓白术散健脾益气扶正的同时,加防己、滑石、土茯苓、萆薢等利尿渗湿之品以祛邪;或辨证用四妙加桃红;或杞菊地黄等。养治结合是控制痛风复发的重要措施。饮食调养要严格控制饮食,禁食肥甘厚味、辛辣刺激制品,尤其避免进食富含高嘌呤食物,如动物内脏、沙丁鱼、豆类及发酵食物等;严格禁酒,尤其是啤酒;多饮水,每天饮水2000ml以上;食物的三大营养素要按照高糖类、中等蛋白、低脂肪的分配原则进行搭配。本病与并病同治是预防其互相影响的最佳手段。如用中药治疗,要注意不使用关木通、广防己、天仙藤、青木香、朱砂藤等含有马兜铃酸的药物,以免损害肾功能。血管紧张素转换酶抑剂抑如卡托普利等口服后,大部分患者特别是老年患者出现尿酸升高,故当慎用。

张丰川教授就应用络病理论治疗具体的皮肤疾病体会,有较深入细微的临床思维、经验:①白癜风:风湿袭络,气血瘀滞,肌肤失养。白癜风为临床难治疾患,笔者认为本病主要病机为风湿袭络、气血瘀滞、肌肤失养,病机重点在于络脉瘀阻,治疗以活血通络、祛风除湿为大法。如一患者王某,女,48岁,项背部白斑反复发作4年,近期加重发展至双眉部。药用生黄芪、桂枝、荆芥、防风、秦艽、威灵仙、全蝎、女贞子、旱莲草、丹参、当归尾、炙甘草。黄芪最初用30克,渐增至45克。患者服药2周后,双眉部白斑开始减少,服药2个月后,双眉部白斑消退。②慢性荨麻疹:风邪郁络,卫气不固,疏泄不能,气血瘀滞。范某,男,46岁,全身起皮疹反复10余年。药用黄芪、太子参、防风、荆芥、当归尾、全蝎、蝉衣、秦艽、丝瓜络、白术、桂枝、赤芍、白芍,服药2周后,病情减轻,坚持服药2个月,皮疹消失。如治疗慢性荨麻疹,用中药药浴的方法,方药艾叶、荆芥、防风、桂枝、丹参、蝉衣,水煎外洗。祛风活血,温经通络。带状疱疹后遗神经痛,透骨草、威灵仙、桂枝、丹参、白芷、蝉衣、全蝎,布包后,放入蒸锅中蒸1~20分钟,外敷患处。湿疹,苦参、黄柏、马齿苋、丹参、红花、荆芥、防风,水煎外洗,清热除湿,活血通络。

综上所述,专病专方专著,往往能更深刻了解疾病局部矛盾的特殊性,对于只知一般辨证论治的人尤应注意吸取。

中国中医药报2007年7月26日第6版

带状疱疹辨治心得

(湖北中医学院　陈国权)

由于空气、环境的污染,农药、化肥的滥用,各种饲料或饲料添加剂的不科学使用,导致皮肤疾病的发病率大大提高。带状疱疹只是其中之一。

本病属于中医学"蛇丹"("蛇串疮"、"缠腰火丹"、"火带疱")范畴。

1. 肝肾阴虚证

【病例1】　沈某,女,80岁。2005年8月29日就诊。

诉9天前背部突发带状疱疹。脉弦微数,舌红,苔少。证属肝肾阴虚。方投一贯煎合《伤寒论》四逆散加味:生地15克,北沙参10克,麦冬10克,枸杞子15克,当归10克,川楝子8克,柴胡6克,炒枳实15克,白芍20克,甘草8克,板蓝根15克,栀子10克,龙胆草8

克，丹皮15克，炒谷麦芽各15克。7剂。

【病例2】 李某，女，64岁。2005年9月12日初诊。

6天前头部、颈部突发带状疱疹。现左侧头部及颈部疼痛酸软，伴头晕、耳鸣，口干不欲饮，乏味，大便干。脉沉弦，微数，舌边尖红，苔中根部白。方投一贯煎合《金匮要略》五苓散加味：生地15克，北沙参10克，麦冬10克，枸杞子15克，当归10克，川楝子8克，泽泻30克，桂枝3克，茯苓12克，白术10克，猪苓10克，板蓝根15克，栀子10克，郁金10克，黄芩10克，川芎10克，苡仁20克。7剂。

【病例3】 方某，女，51岁。2005年9月26日初诊。

诉9月9日突发左侧头痛，被确诊为带状疱疹。月经先期，经行有块；自觉易上火。脉弦，微数，舌红，苔白。证属肝肾阴虚，兼湿邪下注。方投一贯煎合五苓散加味：生地15克，北沙参10克，麦冬10克，枸杞子15克，当归10克，川楝子8克，泽泻20克，桂枝3克，茯苓12克，白术12克，猪苓10克，板蓝根12克，黄芩10克，玄胡10克，广木香10克，炒谷麦芽各15克。7剂。

2. 血虚兼瘀证

王某，女，51岁。2005年3月12日初诊。

诉每次月经前2～3天双下肢即带状疱疹发作已6年。面部黄褐斑多年，脉细，舌淡，苔白。证属心脾两虚，湿热下注。方投归脾汤合《金匮要略》桂枝茯苓丸加味：党参10克，白术10克，炙黄芪20克，当归10克，炙甘草8克，茯神12克，炙远志6克，炒枣仁12克，广木香10克，桂圆10克，生姜3片，大枣12枚，桂枝10克，茯苓10克，桃仁10克，丹皮10克，白芍10克，怀牛膝10克，板蓝根10克，白茅根15克，浮小麦30克。7剂。

3. 湿热内蕴证

秦某，女，78岁。2005年5月16日初诊。

发现带状疱疹12天。12天前左腰部突发疱疹。逐渐向左少腹蔓延，疼痛剧烈。第5天时入院治疗，被确诊为带状疱疹。现患部灼痛较剧，皮肤较干燥，尿黄。既往有头痛史（服丹参片即可缓解）。脉濡，舌红，苔薄黄。证属湿热内蕴，毒入血分。方投龙胆泻肝汤加味：龙胆草10克，栀子10克，黄芩10克，柴胡6克，生地15克，车前子10克，泽泻20克，木通6克，甘草16克，当归10克，板蓝根15克，天花粉15克，夏枯草15克，玄参10克，丹皮15克，大贝10克，二花15克，连翘10克。5剂。

中国中医药报2006年11月17日第6版

经方辨治带状疱疹

（广东省中医院　欧阳卫权）

带状疱疹属于中医学“蛇串疮”、“火丹”、“火带疮”、“缠腰火丹”等范畴。

对于带状疱疹的辨证论治，作者认为，仍不出六经轨范。如病初起，有寒热，则常在太阳，或转入少阳，或呈三阳合病，麻黄、桂枝、柴胡剂诸方主之；亦有太阳病不解，转入阳明者，热从湿化，湿热相合，则以茵陈蒿汤主之；甚或下焦蓄血、瘀热互结，少腹部疼痛甚，大便难，则可以桃核承气汤攻之，或茵陈蒿汤合桃核承气汤，湿热瘀结一并攻之；虚人常现太阴证候，如脾虚便溏，可用理中类；阳虚肢冷，则在少阴，必用四逆汤，甚或当归四逆加吴茱萸生姜汤治之。以下略举数例，请教于同道。

1. 桂枝加葛根汤方证

胡某,女,50岁,2005年7月12日初诊。以发热、右腰腹部水疱伴疼痛1天来诊。发热,体温38.2℃,伴头痛、颈背痛。右腰腹起带状成簇水疱,疼痛较剧,头汗出,口不干,欲呕,稍咽痛,胃纳减,二便可。舌淡红偏暗,苔薄腻,脉浮细。既往有糖尿病、高血压病史,一直服用降糖、降压药物,控制尚可。此太阳中风,故先宜汗解。余并处两方。先予桂枝加葛根汤以解表:桂枝10克,白芍10克,大枣10克,炙甘草6克,葛根15克,生姜2片,1剂。嘱当晚水煎温服,覆被以候微汗出。次予瓜蒌红花甘草汤和芍药甘草汤加味:全瓜蒌30克,红花7克,白芍30克,甘草10克,桔梗15克,苍术10克,茯苓10克,1剂。外用入地金牛酊调新癀片外敷。当晚7时许服药,10时体温即降至37.3℃,安然入睡。次日恶寒、头痛、颈背痛、欲呕诸症均消,精神转佳,右腰腹部水疱疼痛亦减。继以第二方加量予之:白芍60克,甘草15克,全瓜蒌40克,红花7克,苍术15克,茯苓15克,桔梗30克,3剂。后未再复诊。10月份患者携其女前来看痤疮,问及此事,诉前药尽剂而愈,故未再复诊。

【按】 带状疱疹初起,若伴寒热,常现太阳表证。邪在表者,宜先解表,表解方可清(攻)里,麻黄汤、桂枝汤、葛根汤、青龙汤等方均有适证应用的机会;亦有太阳病不解,而转入少阳者或者呈现三阳合病者,小柴胡汤正是对的之方。此患者初起发热、恶寒、汗出、头痛、项背强痛不适,正如《伤寒论》第14条所云:"太阳病,项背强几几,反汗出、恶风者,桂枝加葛根汤主之。"故予桂枝加葛根汤一剂以解表,表解而热退痛减。

2. 芍药甘草汤方证

【按】 《伤寒论》第29条曰:"伤寒脉浮……脚挛急……若厥愈足温者,更作芍药甘草汤与之,其脚即伸。"可知芍药甘草汤治脚挛急或腹挛急,其效如响,故别名又谓去杖汤,谓药尽即可弃杖而行,盛赞其功也。瓜红草方(瓜蒌、红花、甘草)乃黄古潭氏治胁痛方(见《医旨绪余》胁痛条下。余临床常以二方合用,酸甘缓急,润燥散结,活血止痛,治疗带状疱疹神经痛,收效甚速。临床使用此合方时,宜随证加减,如本病多夹有湿,故苍术、茯苓不可或缺,常加之;热甚者加板蓝根;湿热者加茵陈或合茵陈蒿汤;寒湿者加藿香正气散,或用小柴胡汤合藿香正气散亦宜;阳虚寒者加附子、干姜;阴虚热者合一贯煎;头痛加白芷、川芎、蔓荆子;上肢痛加姜黄;下肢痛加牛膝;痛甚加全虫、蜈蚣等。另外,案中桔梗一味,取其止痛之功。古人谓其"主胸胁痛如刀刺",《本草经疏》亦谓:"伤寒邪结胸胁,则痛如刀刺,(桔梗)辛散升发,苦泄甘和,则邪解而气和,诸证自退矣。"可知桔梗性味辛、苦,具有散邪解毒通利之功,凡邪结胸胁之痛,皆可用之取效。余常在带状疱疹辨证方药中,加桔梗一味,确有效验。

3. 四逆汤方证

【按】 带状疱疹多谓因肝经湿热,或肝经火毒为患,常以龙胆泻肝汤、柴胡清肝汤诸方,以清泄肝经湿热、郁火为治。然作者临床观察,此病实证、热证者虽多,而虚证、寒证者殊非少见。带状疱疹常发于年老体弱患者,或适逢过度疲劳、感冒体虚、或常服它药抑制免疫力之时。邪气总由虚处而入,故《内经》云:"正气内存,邪不可干;邪之所凑,其气必虚。"此其一也;其二,人之体有老少强弱之分,其少而强者,虽一时之虚而感邪,而体本不虚,邪从实化、热化,则龙胆泻肝汤、柴胡清肝汤自是对的之方;若老而弱者,机体不能奋起抗邪,必现虚证、寒证。若再过用寒凉,必戕伐正气,助纣为虐。作者临床经验,阳虚阴盛者,必加用附子、甚或四逆汤以扶阳破阴,散寒止痛,方可取得佳效。例如本案,来诊时正值八月炎暑,何敢动用大辛大热之附子,不惧其热乎?中医一贯强调"有是证用是药",患者平素体胖而弱，怕冷、汗出、疲劳，舌润，脉沉细，一副阳虚阴盛之象；且初病时不痛，二十日后疼痛再显，正是少阴元阳匮乏，鼓动无力，不能尽驱余邪。故于方中加入附子，取其四逆汤意，以复其阳气，散其阴寒，则疼痛立除，取得很好的疗效。如何运用四逆汤？前贤郑钦安、吴佩衡、范中林等均有丰富的辨证运用经验。作者参酌体会，除典型的四逆汤证外，以下症状如：神情倦怠、畏寒、汗出肢冷、口不渴，或渴而不思饮、大便溏、或大便难而腹无所苦、夜尿多、舌淡白、脉弱等，均为辨证应用四逆汤证之眼目，不可不察。

4. 当归四逆汤方证

【按】《伤寒论》第351条曰："手足厥寒，脉微细欲绝者，当归四逆汤主之。"患者长期手足冰冷，脉沉细而微，正属厥阴血虚寒厥之证。前医不察，仍守清热解毒、利湿之法，过用寒凉，不但未能取效，且伤人脾胃，导致食纳转差。今取当归四逆汤扶阳温里，兼取麻黄、细辛辛散走窜，开少阴之表，使邪有去路，故数剂得效。

5. 柴胡桂枝汤方证

【按】《伤寒论》第146条曰："伤寒六七日，发热，微恶寒，支节烦疼，微呕，心下支结，外证未去者，柴胡桂枝汤主之。"此方为发表和里兼施之剂，为治太、少两感之虚证。用于杂病，实则有补脾胃、和表里、通三焦、升津液、和阴阳之功效。又《金匮要略·腹满寒疝宿食病》附方（二）："《外台》柴胡桂枝汤，治心腹卒中痛者。"《类聚方广义》亦曰："又治疝家腰腹拘急，痛连胸胁。"可见柴胡桂枝汤之治肢节烦疼、心腹、胸胁诸痛，大要在于其具和解少阳枢机之能。少阳枢机不利，肝气郁结，气血违和，故见情志不舒，胸胁背间疼痛，或胀、或走窜。本方舒肝、调气，兼和血脉，故用之得效。

【按】 类风湿的治疗尤为困难。唐氏提出青风藤配穿山龙治肢痛，狗脊配杜仲治各期，山萸肉配白芍补肝肾固本。值得记取。周氏认为治痹的大法基本是以仙茅、羊藿、附子、熟地、肉蓉补肾，河车、鹿角、鹿胶有情之品生精，熟附用量可30～60克大剂量，佐以大剂量白芍、熟地制约之。以白藓皮、蛇床子、土茯苓、大黄、虎杖、蛇舌草清热利湿、逐瘀解毒，以全虫、蜈蚣、乌蛇、土鳖、炮甲透骨搜风、活血通络。用北芪、海藻、昆布、龙牡补肾壮骨等，均值参考。而唐氏以穿山龙配萆薢治晨僵，而用知母配穿山龙或巴戟配知母，或用秦艽配知母，均可治热痛、皮疹，有类激素的作用。均值参考。

旷氏治痛风注意从浊毒流注，四妙散合宣痹汤之类加土茯苓、虎杖、连翘、萆薢、灵仙等，值得参考。刘氏治痛风首选金钱草，利水排石亦有新意。徐氏提出对重症肌无力从辨病入手，补益脾肾，用验方治疗，不予加减，同样有效。提出辨病选方也可行的体会。

张老以散寒通痹、活血通络、温补脾肾兼顾方治硬皮病，毛氏以白虎汤加白芍、茅根、牛蒡子、板蓝根、白花蛇舌草为基础，加疏风之荆、防、蝉、肤、蚕等治各类天疱疮也是宝贵经验。刘氏治口腔扁平苔藓用桃红加物加黄连、细辛、玄参、麦冬、石膏等亦是独到的经验。陈国权氏与欧阳氏治带状疱疹灵活辨证真是独具匠心的医案。读后必有启发。其他皮肤病专家，多着眼于毒、瘀、虚论治皮肤外科。半枝莲、紫草、鬼羽箭、板蓝根、土茯苓及蜈蚣、全虫、丹皮、生地等解毒活血应是大的指导原则。上述各医家的经验各有所长，也似相左，其实即使是专病与局部病，也必须局部与整体相兼顾，既有整体的主证与体质与辨治，也有局部病特点的辨识，综合认识前人经验，才较万全。

（九）眼科

中医眼科对症候的认识不完全相同于中医内科，选方用药也较独特。

陆绵绵教授对眼部的局部病理状况多以对号方式作中西医结合辨证，如眼表疾病的感觉神经受刺激所致的眼痛辨为中医外风，运动神经病损所致的斜视系属中医内风。方药选择上，药理作用具有抗微生物、抗感染及明显镇痛功效的辛温解表药属治外风的首选，药如防风、荆芥、白芷、细辛、羌活、蒿本等。在排除颅内占位性病变后镇静、解痉、活络药物为治内风首选，药如羚羊角、石决明、白菊花、钩藤、络石藤、川芎、木瓜、僵蚕等。

张玉龙氏总结了中医整体辨证与五轮辨证相结合的眼科六经辨证方法，并提出了“外障多寒，内障多郁”的病因学观点，摸索了一套眼科“散邪”、“解郁”的治疗方法。

张梅芳氏将眼科五轮辨证中的瞳神属肾扩展为瞳神五轮理论。擅长治疗眼络阻塞（视网膜静脉阻塞）。自创“益眼明”（蕤仁肉、枸杞子、首乌、乌豆衣、细辛等）、“消朦灵”（党参、蒺藜、密蒙花、瓦楞子、毛冬青等）、“热立清”（桑白皮、地骨皮、百部、黄芩、蝉蜕、钩藤等）、“疮痍散”（正川黄连、藏红花、风化消、药制炉甘石等）等经验方治疗眼科常见病颇有良效。

牟洪林氏对糖尿病眼底出血，采用活血化瘀的治疗方法，通过临床研究知道，糖尿病眼底出血是因为糖尿病后新生血管生长因子的作用而产生新生血管，新生血管的形成极易造成眼底出血，新生血管可以通过活血化瘀法消除掉，所以在预防和治疗糖尿病眼底出血方面找到了新的途径，取得了明显效果。

如上所述，传统的内障、外障、五轮八廓，在现代中西医结合诊断的条件下已有所发展进步了。

中国中医药报 2007 年 1 月 25 日第 6 版

药对辨治葡萄膜炎

（江西省南康市镜坝医院　黎斌）

葡萄膜炎一般指虹膜、睫状体和脉络膜的炎症，严重者常波及玻璃体和视网膜，是眼科常见致盲疾病，中医称之为“瞳神干缺症”和“瞳神缩小症”。本病病因复杂，常表现为感染、外伤、风湿性关节炎等因素引发的自身免疫性炎症。临床常见单眼或双眼突然发生眼红、眼痛、畏光、流泪、视力下降，眼科检查见球结膜睫状充血，眼球按压疼痛，房水混浊，大量尘状 KP，瞳孔缩小，虹膜纹理不清，虹膜后粘连形成梅花形瞳孔或瞳孔膜闭。若为后葡萄膜炎则见玻璃体混浊，视网膜、脉络膜血管充分，大量炎性渗出物。本病是眼科急重难治之病，发病急，变化快，反复发作并出现严重并发症，甚至失明，给患者带来巨大痛苦。

现代医学一般采用扩瞳、抗感染治疗、糖皮质激素的局部和全身运用、非甾体类抗炎药，甚至采用免疫抑制剂治疗，效果不是很理想。

中医认为，此病急性期以热邪为多，故以清热解毒、活血化瘀为主；慢性期则多见阴虚，肝肾不足，应重滋养肝肾，养阴清热，活血化瘀，以防复发。根据辨病与辨证相结合的原则和有关药证方证理论的指导，笔者总结出几组药对，治疗葡萄膜炎具有良好的效果。

1. 龙胆草、黄芩　《药品化义》载：“胆草专泻肝胆之火，主治目痛、颈痛、胁痛……。”但此药不宜久服多服，量宜 3 ~ 9 克，否则苦寒伤胃。黄芩性味苦寒，入肺、胆与大肠经，是传统的清热燥湿、泻火解毒的主药，眼科多种病证只要见有热象，即可配伍使用，剂量 10 ~ 30 克。

2. 牡丹皮、槐花米　牡丹皮性味苦凉，是传统的凉血祛瘀、泻相火药物，一般用 6 ~ 20 克。槐花米是槐花未开花时的花蕾，所含的黄酮类芸香苷、槲皮素等有效成分较槐花高，效力较槐花强。槐花米是传统的凉血止血药物，除具有良好的凉血止血作用外，还具有显著的降低微血管脆性和通透性的作用，有抗感染、抗过敏、抗小血管炎和抑制免疫的作用，故眼科用于治疗葡萄膜炎时配伍牡丹皮、龙胆草、黄芩、焦决明等，可使患者的湿热火毒郁热病理表现迅速消除，一般数日即可见效，不比上述糖皮质激素等西药作用弱。槐花米一般用量10～30克,量大易致滑肠。

3. 忍冬藤、红藤　忍冬藤是金银花的藤,其清热解毒、祛风通络、祛风湿作用较金银花强。笔者多年应用于治疗眼科属自身免疫性炎症、过敏性眼病等,有良好的消炎、止痛、抗过敏、抗风湿、抗变态反应和清除免疫复合物的作用,是一味药性相对平和、能长久服用的免疫抑制药,一般3～7剂,葡萄膜炎的眼部睫状充血,疼痛羞明症状即可明显缓解。量宜15～60克。红藤味苦性平,功效清热解毒,活血祛风,用量宜12～30克。

4. 生地黄、玄参　二药是传统的养阴生津、清热凉血主药,特别适用于葡萄膜炎使用激素后病情反复者,二药既能清实热,又能清退虚热;既能治标,又能治本;与知母、甘草等配伍能明显降低葡萄膜炎的复发。二药均可使用15～60克。

【按】　黎氏概述中医治疗葡萄膜炎的治法梗要,并总结出胆草、黄芩配伍清热,丹皮、槐花凉血,忍冬藤、红藤解毒通络以除充血、疼痛、羞明之症,生地、玄参凉血生津以巩固用激素后复发。很有实际经验。张氏提出"外障多寒、内障多郁"。与陆氏用荆、防、芷、辛、羌、蒿等治外风,用羚、决、菊、钩、芎、瓜、蚕治内风,也有相吻合之处。

(十)伤科

韦以宗教授指出:《跌损妙方》一书中载有"血头行走穴道歌":"周身之血有一头,日夜行真诚不停留,遇时遇穴若伤损,一七不治命要休。子时走往心窝穴,丑时须向泉井求,井口是寅山根卯,辰到天心巳凤头,午时却与中原会,左右蟾宫分在款,凤尾属申屈井酉,丹肾俱为戌时位,六宫直等亥时来,不教乱缚斯为贵。"子时走到位于剑突处的心窝穴,丑时行到位于第五肋相应的胸骨处之泉井穴,寅时行走到位于人中部位的井口穴,卯时行走到两眼之间,鼻梁根部的山根穴,辰时行走到前额与督脉交于发际正中的天心穴,巳时行走到后枕正中外的凤头穴,午时行走到腰椎三、四之间的中原穴,未时行走到中原穴旁开二横指肾俞处的蟾宫穴,申时行走到尾龙骨处的凤尾穴,酉时行走到脐中的屈井穴,戌时行走到脐下四横指处的丹肾穴,亥时行走到耻骨联合处的六宫穴。"血头行走穴道"论是经络学说子午流注在伤科的具体运用。当伤员"遇时遇穴"致伤后,必须施行点穴治疗。具体方法则依据"血头行走"的时辰、穴道。"遇时遇穴"致伤,又称"点穴闭气",意思是某穴被点之后,"血头"行走受到阻滞,形成"闭气",而致全身气血运行紊乱,气机闭塞,而出现疼痛、乏力、不思食,或出现被点穴位所在内脏的各种症候,严重的神志迷乱,逐渐消耗致死。某穴被点之后,其气血滞于其穴,治伤应在被点之前开启,使所闭的穴道受到震动,气机通畅,气血得以流通。例如,寅时穴道受伤,需点卯时穴道开启。点穴之后,还须运用相应的穴道配方用药,尤其是受伤日久者。点穴的手法,是运用指功施行的。

【按】　少林跌打伤科名声远播,但"血头行走点穴"却不是治病,而是致伤病的另一种武林技术,刊载者少。解法是应寅时受伤,卯时开启,配合相应方药治疗均值注意。这与经络学说子午流注相关,却又不尽相同。因这是只集中在任督脉,而不是十二经脉。

(十一)妇、男、不孕不育病科

现代的男、妇科,主要突出在中西医结合上有优势,辨识细化后,针对性更强,这是不争的现实。

赵荣胜氏对不孕不育症患者,根据个人长期的临床观察与研究,大多数都有瘀阻症候,由此提出不孕不育症"以通为用"的治疗原则,自拟双藤汤清热活血治疗输卵管不通症,疗效确定;擅用膈下逐瘀汤行气活血治疗不射精症,屡用屡效。

丁秀贝氏研制出了瘤必消丸,治疗子宫肌瘤兼治乳腺小叶增生,配方包括夏枯草、黄芩、当归、桂肉、益母草、黄芪、昆布等药,活血化瘀,软坚散结,消散肌瘤。

贺丰杰教授对特异性阴道炎从细菌性、滴虫性、念珠菌性阴道炎的外用疗法入手。阴道炎最先优化筛选出的中药有黄柏、苦参、蛇床子、鸡冠花,但它们没有杀虫作用。而雷丸具有杀虫作用。一项计划生育方面的科研课题引起了贺丰杰教授的兴趣,这是一项关于地龙的研究,实验证实,地龙会杀灭精子。他想地龙是否也能杀灭阴道滴虫呢?相关实验的结果是令人振奋的,在日后的组方中,地龙是全方的灵魂。这就是贺丰杰的思路之二——关注中医药科研成果,建立中医的思维方法。那么念珠菌呢?一种有趣的生活现象给了他的灵感——调料不发霉。中药中很多药是药食同源的,像温里药,气味芳香而辛,厨房里就能见到。最终锁定了丁香,除了抗念珠菌作用外,丁香还是中药中最好的一味透皮吸收药。这就是思路之三——灵感来自生活中普遍现象的归纳。贺丰杰教授认为假说(用简明扼要的理性语言描述尚未证实的理论问题或学术观点)是科研的灵魂和方向,是科学理论形成和发展的中间环节,是科研创新的必备条件。

王斌主任认为中西医结合治男科病有优势:①综合调治的治疗方案。中医男科学多采用综合调治、中西医结合治疗以及从情志、起居、劳逸、房事、饮食等方法以调摄为主的辅助治疗。辨证施治,要注重标本兼顾,既要重视在本之五脏阴阳气血亏盈,更要关注在标之邪如气滞、痰浊、湿毒、瘀血等侵扰;若伴随前列腺炎等生殖系统炎症且属下焦湿热浊邪为患,首先,不可滥用抗生素;其次,切忌一派苦寒、燥湿、清泄之品,要在固其本的基础上予以祛邪,多可奏效。与患者交朋友,从而找出心理症结,然后,施以情志调摄,如通过劝慰、激励等消除患者不良情志,放松紧张情绪,培养良好生活习惯,有利于疾病的康复。②辨证选用中药。在中医辨证治疗各类男科疾患中,王斌主任主张采用中草药为首选,原因有三:第一,中药饮片治疗有针对性,否则辨证与施治脱节;第二,中草药较中成药作用相对快且经济实用;第三,运用灵活,可顺应证情而加减使用。他临诊惯用虫药,如全蝎、蜈蚣、地龙等,因其为血肉有情之品,同时用其走串之性,引药以达病所。传统经典的中成药治疗男科疾病疗效确切,但是,亦不离辨证施治原则,盲目、主观臆断用药,定将事倍功半。

中国中医药报 2007 年 5 月 24 日第 6 版

调周法治疗不孕症

——夏桂成教授临证思路

(江苏省中医院　钱菁)

1. 排卵功能障碍性不孕症　夏桂成教授认为必须解决两大难题。一是提高肾阴癸水水平,奠定物质基础,促进卵泡发育成熟,具备成熟卵子;二是促发排卵,达到卵子顺利地从卵巢中排出的目的。

(1) 补肾养阴,奠定物质基础:目的在于促进卵泡发育,尽早成熟。一般情况下选用归芍地黄汤(丸)为主方,在经后初期用此方,血中补阴,奠定癸水滋长的基础。在补阴提高癸水时,要采用动态补阴的方法,顺应阴长运动规律,不断地在补阴药中加入少量的、中等量的,甚至与补阴药等量的补阳药物。这是提高补阴的效果,顺应癸水滋长提高的需要,亦为阴长运动中的动态需要而用。如菟丝子、覆盆子等助阳药。补阴的同时,必须加入一定量的助阳药,如川断、菟丝子、肉苁蓉或锁阳、巴戟天或党参、黄芪等。在临证中阴虚、癸水不育者,常有较多的兼夹因素,以心肝气郁或气郁化火为多见。所以必须兼用疏肝解郁的方法,或先予解郁,郁得舒解后,再予滋阴养血,佐以行气化瘀的方法。夏师临床上常用是归芍地黄汤合七制香附丸。

（2）促发排卵：夏师选用的补肾促排卵汤，方中用活血化瘀的药物，如当归、赤芍、川芎、桃仁、红花、泽兰，必加熟地、川断、鹿角片等。在促排卵的治疗中，夏师认为最好亦是最有效的方法，是补肾为主。必要时结合西药促排卵，一般可用克罗米芬或再结合 HLG 的治法。

2. 黄体功能不全性不孕症　夏师认为黄体功能不全病理变化上主要与肾阳虚有着密切关系。临床上黄体功能不健全，也是肾阳虚不孕症中最为多见的类型。

黄体功能不全性不孕症，绝大部分与肾阳偏虚有关。但夏师在长期的临床观察中，亦发现少数与阴虚火旺有关，患者常是婚久不孕，月经先期，量较多，色红，夹血块，并伴有腰酸，胸闷烦躁，口干口苦，失眠乳胀，脉弦带数，舌偏红，苔薄黄，BBT 高温相波动明显。一般以滋阴清热，佐以清肝宁心等法。方用滋肾生肝饮或滋水清肝饮，适当加入川断、寄生等。

在肾阳不足的证型中，以阴虚及阳虚为常见。夏师认为偏阳虚是主要的，因此所制的助孕汤，就是在张景岳毓麟珠的基础上，以归芍地黄汤为基础加入川断、菟丝子、紫河车、鹿角片、五灵脂、炒柴胡。肾虚脾弱型黄体不健性不孕症，缘由先天肾（精）不足，后天气血生化欠旺，天癸元水不充，使孕卵发育与子宫内膜分泌不同步，孕卵难以着床。对此拟定了温肾健脾汤，又名健脾补肾汤，黄体期服用，药用党参、白术、茯苓、山药、山萸肉、川断、菟丝子、鹿角片、煨木香等。

3. 免疫性不孕症　免疫性不孕既与局部的湿热血瘀有关，又与整体的阴阳气血失调有关，夏师认为阴虚火旺是免疫性不孕中最主要的因素。

免疫亢进或过敏类病变，肝脏的作用十分重要。肝脏有解毒和消散异常物质、转换阴阳的作用。所谓厥阴者，两阴交尽，阴尽阳生，是阴中之阳脏，气火内阳，最易扰乱阴阳的相对性平衡。由于火旺，免疫可呈亢进状态，前人曾有“火热烁精”之说，故致冲任不得相资，精卵不得结合，自然不能成孕。亦有气虚及阳，或由于素体脾肾不足，感受寒凉或频发感冒，或者由于咽喉热痛，或丹毒疱疹、腮腺炎等病毒入侵伏于血分，影响精卵结合，或深入子宫胞络，精卵结合后，将影响胚胎发育。

（1）免疫功能亢进：其一，阴虚火旺，最为重要。据报道使用凉血清热的药物，如生地、丹皮、白芍、女贞子、旱莲草、天冬等可以抑制免疫功能亢进。夏师制成滋阴抑亢汤，其中归芍地黄汤具有滋阴养血的作用，能增强免疫功能，熟地改用生地再合丹皮、泽泻又有抑制免疫亢进的作用。再加入柴胡、钩藤、苎麻根、蒲黄等药，以增强免疫抑制的作用。同时在山萸肉、白芍基础上，有时可加入甘草、炙鳖甲等，把滋阴补肾转变为滋阴养肝，符合“酸甘化阴”的要求。其二，湿热湿毒。“湿”大多与炎症有关，炎性渗出物，质地黏腻，类似湿浊之物。清利湿热，可以消炎。据报疲乏，黄芩清热解毒，既具有免疫抑制及双向调节作用，又可提高淋巴细胞转换率及增强白细胞的吞噬功能。因此亦可知红藤、败酱草、金银花、生甘草、蛇舌草消炎清利，凉血解毒，也具有抑制免疫亢进的作用。其三，血瘀，特别是生殖道的血瘀最为重要。研究表明，丹皮、丹参活血化瘀具有抗感染作用，能降低毛细血管的通透性，减少炎症渗出，促进吸收，并具有抑制细胞和体液免疫的作用。特别是子宫内膜抗体呈阳性者，更需要使用这类活血化瘀的药物治疗，才能获得佳效。

（2）免疫功能低下：夏师的助阳抑亢汤以黄芪为主药。药理学研究证明黄芪不仅能促进体液免疫，提高免疫球蛋白的含量，增加血浆凝集素的滴度，且能改善细胞营养，促进蛋白质合成与能量代谢，扩张外周血管，增进血液循环提高抗病能力。

(3) 免疫功能紊乱:对免疫功能紊乱者,需应用免疫调节剂。夏师临床经验方滋阴抑亢汤,是从滋肾生肝饮的基础上加减而来。滋阴补肾结合调肝,加苎麻根、蒲黄、蛇舌草等为滋阴抑亢汤,不仅有抑亢的作用,而且亦有免疫促进的作用。如气虚脾弱者,要加入补气健脾的方药,再适当地调整滋阴药物。

中国中医药报 2005 年 12 月 15 日第 5 版中国医师

男子不育症(精液异常类)诊疗三原则

(江苏省中医院男科 徐福松)

1. 精浆异常和精子异常,以精子异常为主

2. 精子异常中的数量与质量(形态),以精子质量(形态)为主 精子的质量优劣,是能否与卵子结合的关键,但没有数量就无所谓质量。通常情况下,即使精子数量>2000/ml,如果精子质量异常,都是“老弱病残”,即死精子症(精子活率<40%),或弱精子症(精子动力50%<Ⅲ级以上),或精子畸形症(畸形精子>30%),也是无济于孕育的。

临床常用“聚精汤”治疗精液异常类不育症,以提高精子质量为主,增加精子数量,调节精液异常为辅,总有效率达85.5%,常用药物有生熟地、太子参、川断、益母草、枸杞子、沙苑子、茯苓、皂角刺等。中医有“先天生后天,后天养先天”之说,“脾肾双补”之法。脾肾双补利于精子的发育、成熟和获能。

3. 精子质量(形态)与精子自身免疫,以精子自身免疫为主 血清和精浆出现抗精子抗体阳性,皆可导致精子凝聚和精子制动,直接影响精子质量,是产生于人体内部的精子自身免疫。由此引出精子自身免疫与精子质量,以精子自身免疫为主的论点。

男子不育的病因之一是发生对抗精子的自身免疫反应,临床上称为“免疫性不育症”。

精子逾越正常屏障,与人体免疫系统发生接触,诱发了自身免疫反应。如输精管道感染、阻塞,致精子抗原外溢;任何原因睾丸损伤、炎症,造成血睾屏障破坏等,皆可导致精子抗原与精子抗体接触。

男子自身免疫性不育症的临床表现不一。有的毫无主诉症状,只是在检查不育原因时发现精子抗体阳性而知晓。有的则有性腺损伤或输精管道堵塞的病史。如附睾丸郁积症,腮腺炎性睾丸炎、高温作业睾丸被灼等。有的还可追溯到与发病原因有关的某些生殖系疾病,如附睾丸、附睾结核、输精管炎、精囊炎、前列腺炎、后尿道炎等,并可见上述疾病的相关症状。

男子免疫性不育症的治疗,西医多取激素疗法,但大剂量激素冲击不良反应大,小剂量疗效不够满意。男子免疫性不育症患者,常有口干、尿黄、便秘、盗汗、五心烦热等“阴虚火旺”症状;或有容易感冒、鼻塞、咽痛、咳嗽等“肺虚易感”的症状;也有见纳差、便溏等“脾胃虚弱”症状。男子免疫性不育症的病位首先在肝肾,次在肺脾;病因之本为体虚,病因之标为损伤或感染;病机为正虚邪恋,虚实夹杂。治疗多从审因求治,辨证与辨病相结合,扶正祛邪,消补兼施为法则。阴虚火旺者用大补阴丸加减,以滋阴降火;肺虚易感者用玉屏风散加减,以益气固表;脾胃虚弱用参苓白术散加减,以健脾和胃。这些方药对体液免疫和细胞免疫有良性调节作用。

【按】 贺氏从地龙杀精子的启发悟到杀滴虫,从调料不发霉的启发悟到丁香抗念珠菌,并有良好的透皮吸收作用,配方制成凤香海绵栓治疗阴道炎,这种睿智,令人折服。要知道中医外用药基本不辨证。夏氏治不孕补肾阴阳以生卵子,佐以活血化瘀如归、芍、芎、桃、红、断、鹿角等以促排卵。黄体功能低下予以补肾阳为主,补肾阴虚阳虚常互见要交替偏重互补。并认为免疫性不孕常阴虚火旺体质,挟杂外邪入血分所致,要注意透解等均是精到之谈。

赵氏用膈下逐瘀汤治疗不射精症,丁氏用夏、昆、归、桂、益等化瘀软坚散结治肌瘤,均是难得的经验方。王氏男病科指出,男病专科要掌握西医的诊疗手段,辨证论治要固本基础上祛邪,注意心理情志调理及使用虫类药易达病所,均是有益之谈。徐氏更深入到用中医证治认识精液异常。精子质量异常,用聚精汤:二地、太子参、断、益、杞、苑、苓、皂等。若发生对抗精子的自身免疫症不育,先排除精子逾越梗阻,再从是否阴虚火旺、外感迁延、脾虚等之类,分证调治。

上述的妇科、不孕不育科,已是现代的中西医结合科,或说是以中医之辨治方药箭射西医诊断之病。应是高于传统意义上的妇男科了。贺教授说:假说是科研的灵魂与方向是科学理论形成和发展的中间环节,是科研创新的必备条件。此话很对,也很有水平。

(十二)肿瘤病

肿瘤病现越来越多,现代人不论中西医正全力以赴研究与治疗,全都综合一切手段进行治疗,以提高疗效。

梁冰教授认为:慢性再障以“虚劳血虚”概括,创补肾活血法治疗;白血病以“髓毒”概括,予益气养阴活血治疗,增效减毒获得良好近远期疗效;从肝论治血小板减少性紫癜疗效显著。最擅长治疗的疾病为再生障碍性贫血。最常用的处方有凉血解毒汤(由羚羊角粉、丹皮、赤芍、生熟地、天门冬、茜草、黄芩、贯众、苍耳子、辛夷、生龙牡、三七粉、黄柏、甘草等组成);参芪仙补汤(由太子参、党参或红参、仙灵脾、黄芪、补骨脂、枸杞子、茯苓、白术、肉桂、淡附片、肉豆蔻、莲子肉等组成)。

张士舜创立了独特的肿瘤治疗理论体系“三辨治癌”理论框架:三辨治癌即将辨证论治,辨病理论治,辨病位论治三者结合,是传统中医辨证论治理论的进一步发展,是辨证论治与辨病论治理论相结合的延伸,体现了辨病与辨证,宏观与微观,中医与西医治病的密切结合。中医治疗疾病,尤其在癌症治疗方面,如果单纯依靠辨证论治治疗是不够的,不同的病理,不同的病位,以及病人不同的个体条件,都决定了癌症患者的治疗需要综合的、系统的考虑,体现了肿瘤治疗的个体化方面。

刘伟胜氏临床常用处方:消积饮(鱼腥草、云芝、全蝎、蜈蚣等),紫茶合剂(紫菀、杜娟、矮地茶等),祛痰止咳冲剂(芫花、甘遂、党参、白术等),降气定喘颗粒(麻黄、葶苈子等)治疗肺癌。

王惟恒氏提出:以毒攻毒治癌症古已有之,治疗癌症的常用有毒中草药:砒霜、石蒜、蓖麻子、斑蝥、断肠草、马钱子(又名番木鳖)、蟾酥。民间有蟾蜍酒验方:取活蟾蜍5只,黄酒500ml,共蒸2小时后,去蟾蜍取酒,冷藏备用;每日3次,每次10ml,常用于治疗胃癌、肝癌、肺癌、食管癌等。此外,用于癌症的常用有毒中草药还有全蝎、蜈蚣、蜣螂、壁虎、蟾皮、露蜂房、巴豆、八角莲、独角莲、八角金盘、鸦胆子、美丽猪尿豆、玉簪花根、守宫、红娘子、干漆、生南星、生半夏、乌头、生附子、芫花、大戟、藤黄、雄黄、硇砂等。经临床验证,狼毒对肺癌、乳腺癌、肠癌、脑部之胶质细胞瘤有一定的疗效。对类似实则无毒的所谓的“毒药”,是值得我们深入探索应用的。

赵绍琴教授指出:升降散,方出清·杨栗山《伤寒温疫条辨》,全方由蝉衣、僵蚕、片姜黄、大黄四味组成,是杨氏治疗外感热病的基本方。赵绍琴教授擅长运用升降散治疗外感内伤等多种疾病。白血病是一种原因未明的恶性肿瘤,临床上虽有急性和慢性、淋巴细胞性和粒细胞性之分,但总以骨髓中白细胞系列异常增生为特征,周围血液中的白细胞也出现质和量的异常改变。临床表现为出血倾向,贫血貌及继发感染。临床表现为血分热毒之象,其反复出血即是血热妄行的表现,决无气不摄血之可能。故治疗忌温补,只宜凉血解毒,可用升降散加凉血解毒之品。如崔某,男,16 岁。患慢性粒细胞性白血病 3 年余。方用蝉衣、青黛(冲),片姜黄各 6 克,生地榆、赤芍、丹参、茜草、小蓟、半枝莲、白花蛇舌草各 10 克。上方加减治疗半年,诸证消失,周围血幼稚细胞消失,病情稳定,未见复发,遂携方返里继续调治。就上病而言,其血虚的表现固然明显,但导致血虚的原因即其病机究竟是什么必须辨析。赵师根据其证心烦急躁,夜寐梦多,口苦口干,便干溲赤,脉之弦滑数而有力,舌之质红苔黄垢厚,脉证合参。定其基本治则为凉血化瘀。盖用升降散者,取其疏调气机为胜。血之与气如影随形,气为血帅,血为气母,气行依血,血行随气。故宣散血分之郁热,必先疏调气机之郁滞。

顾奎兴氏认为:东汉张仲景创甘遂半夏汤,将“十八反”药对甘遂、甘草同用,增强了祛痰逐饮功效。若发挥得当,可因“彼此相忌”而立奇功。①相须相使配对以求增效:如蝉衣与僵蚕、沉香与槟榔、水蛭与地鳖虫、龟板与鳖甲同用。当归与黄芪(当归补血汤)常用于肿瘤术后及放、化疗后的气血亏损者。栀子与丹皮常用于肝胆湿热。薤白与瓜蒌配对常用于肺癌之痰浊、胸水等。乌梅与麦冬、五味子与甘草最为常用,可改善肺癌、胃癌术后阴虚火旺证及喉、肺、食管癌放疗后口干舌燥、口腔溃疡等。麻黄与银杏配对,而豁痰开窍的白矾与郁金、白矾与皂角、菖蒲与远志配对。前者用于肺癌痰浊阻肺,后者用于食管、贲门癌痰浊壅盛及脑瘤压迫中枢所引起的癫痫样发作、神志昏迷等。黄连与肉桂、黄柏与苍术配对用于肺癌痰湿阻肺、肺不肃降等。②相畏相杀配对以减降药物毒性与偏性:大枣与乌头、生姜与半夏、防风与附子配对,常用前者制后者之毒性。③相反配对以出奇制胜:海藻配甘草,甘遂、大戟配甘草,以消妇瘤、甲状腺瘤及腹水等。丁香配郁金治顽固呃逆;官桂配赤石脂治疗放射性肠炎。④临床体会:干漆与五灵脂配伍,以加强化瘀散结作用。某些相反药物配伍使用可提高对疑难病的疗效。海藻配甘草治疗子宫肌瘤,疗效显著。甘遂配甘草对家兔实验性腹水有较好的疗效。

王惟恒对食管癌的治疗经验是:分期辨证用药:①早期梗咽型:山豆根 30 克,全瓜蒌 30 克,夏枯草 20 克,龙葵 20 克,丹参 15 克,香橼 15 克,枳壳 10 克,木香 10 克,郁金 10 克,旋覆花 12 克(布包),代赭石 30 克,甘草 6 克,水煎服,每日 1 剂。②气滞血瘀型:急性子 30 克,水红花子 30 克,留行子 30 克,藤梨根 60 克(先煎 2 小时),天龙 9 克,石斛 9 克,石打穿 90 克,石见穿 90 克,半枝莲 60 克,莪术 9 克,水煎服。同时用斑蝥注射液 0.25mg,加入 5% 葡萄糖溶液中静脉滴注,1 日 1 次。③痰浊壅阻型:生半夏 45 克,生南星 45 克,蛇六谷 60 克,党参 15 克,震灵丹 12 克,枸杞叶 30 克,黄附片 20 克,羌螂虫 9 克,黄药子 12 克。前三味中药先煎 2 小时,黄附片先煎 30 ~ 60 分钟,再入余药同煎,煎取浓汁约 100ml,徐徐含咽或灌肠。据报道,守宫酊(壁虎 5 ~ 6 条,薏苡仁 45 克,马奶子 45 克,加曲酒 500ml,浸泡 2 周)每次口服 10 ~ 20ml,1 日 3 次,对缓解食管癌之食物梗阻,改善症状有一定的效果。通道散配方:硼砂 1.0 克,硇砂 0.6 克,冰片 0.1 克,人工牛黄 2.0 克,象牙屑 1.5 克,玉枢丹 1.5 克,共研成细末。以上为一日量,分多次以水调成糊状,徐徐咽服。中药注射剂可选用消癌平注射液,每次 100ml,加入 5% 葡萄糖注射液 500ml 内,静脉点滴,1 日 1 次,连用 10 天为一疗程。或用华蟾酥注射液 10 ~ 20ml 加入 5% 葡萄糖注射液 500ml 内,静脉滴注,1 日 1 次,10 次为 1 疗程。

李华氏治疗肺癌的经验是：肺癌根据原发部位可分为中心型和周围型，按性质又分为鳞癌、腺癌及小细胞癌等多种，属于中医“肺积”、“息贲”范畴。本病的主要临床症状，多表现为咳嗽，痰中带血，低热不退，胸闷胸痛，声音嘶哑等。起病之初，一般无明显症状，随着癌瘤不断增大，对周围器官组织发生压迫、浸润时才出现症状。当癌肿接近隆突时，有刺激性干咳；当癌肿引起支气管狭窄时，咳嗽加重且为持续性。当癌肿侵蚀大血管时，可引起大咯血。当癌肿阻塞支气管时，则出现胸闷、气急的症状。临床治疗时单纯的攻伐“消瘤”，效果未必理想。经过放、化疗后，虚证更为突出。但整体属虚，局部为实，因实致虚，因虚而实，实则不外气滞、血瘀、热毒、痰浊数端，更多表现为虚实夹杂证。在治疗肺癌时要处理好三个关系，即辨病与辨证的关系、整体和局部的关系、祛邪与扶正的关系。不论其证情怎样变化，在治疗过程中需抓住解毒抗癌和扶正固本这两条主线，以标本兼治为要，不可偏执一端。肺癌发热的病机有相似之处，是小柴胡汤加减证。辨证属阴虚发热者，可酌选鳖甲、秦艽、白薇、银柴胡、大青叶、紫草、青蒿、黄芩、知母、丹皮、柴胡、地骨皮、槟榔。高热加生石膏，血分热毒加犀角粉（冲服）。癌细胞对胸膜的浸润已不可逆转，这样，胸液抽出一段时间后又大量出现，成为肺癌胸水的显著特点。本症可归属于祖国医学的“悬饮”范畴，一般认为是邪毒痰瘀结聚于肺，肺失宣肃，水停为饮。此为因虚而实，整体仍属虚。论治肺癌胸水着眼于“虚”字，拟益气消水方：黄芪20～30克，西洋参15克（另炖），茯苓皮30克，生山药30克，葶苈子30～60克，炙桑皮15克，猪苓30～40克，白术12克，白茅根30～60克，半边莲30克，鬼针草20～30克，龙葵15克。方中葶苈子需大胆使用，黄芪等益气之品不可或缺。若肺气不足，见胸闷气短者，加瓜蒌、枳壳；动则喘促，加地龙、白果或冬虫夏草、五味子；若中气不足，脾失健运，纳谷不馨者，加陈皮、砂仁、薏苡仁；畏寒肢冷者，酌加桑寄生、仙茅、仙灵脾、狗脊、熟地、首乌等；若易出虚汗，加白芍、山茱萸、生龙牡、酸枣仁等；心慌合生脉散，加炒酸枣仁、炙远志或重用茯苓40～60克；咳嗽、吐稀白痰者，加半夏、南星、苏子；吐黄稠痰，加黄芩、大贝、竹茹。总之，可根据症情灵活化裁，以不致泻肺太过，重伤正气为原则。胸痛主要原因是邪毒蕴结，气滞血瘀，不通则痛。临床上止痛的方法很多，但效果一般不理想。在辨证用药的基础上，可配服此方以活血止痛：当归15克，元胡索20克，丹参30克，川芎12克，瓜蒌30克，薤白15克，枳壳15克，徐长卿15克，炒灵脂15克，鸡血藤30克，制乳没各15克，槟榔15克，沉香6克（后下），三七粉10克（冲）。

王三虎指出：对于食管癌，常用开关通噎的壁虎、威灵仙急则治其标，解毒抗癌的蟾皮、冬凌草缓则治其本。①壁虎：李时珍首倡以壁虎炒焦入药为噎膈主药。壁虎对癌细胞的呼吸有抑制作用。王老师认为壁虎虽有小毒，但特点是通透性好，取效快，用量在3～8克，适用于热象明显的病例。②蟾皮：研究证明了蟾皮的抗癌功能。其制剂蟾皮胶囊，商品名为安替可胶囊，是治疗食管乃至消化道肿瘤的有效药。患者服药后胃脘发热，说明本药应属辛热药，内服以3～6克为宜。壁虎、蟾皮寒热并用，相反相成。③威灵仙：食管癌患者由于肿瘤梗阻，吞咽食物吞咽不顺，用威灵仙，至少能解除或缓解这个当务之急的症状。药理研究证实它对肉瘤有抑制作用。其宣通五脏之功不可轻视。《唐瑶经验方》治噎寒膈气，用“威灵仙一把，醋、蜜各半碗，煎五分服，吐出宿痰”。王老师应用含威灵仙的汤药治疗食管癌经验，吐出黑血宿痰，成条成管，顿觉轻松畅快者大有人在。④冬凌草：原是河南省民间草药。研究证明对食管癌、贲门癌、肝癌等有治疗作用。王老师将冬凌草作为食管癌的辨病用药之一，配伍应用，用量一般在20～30克。

肖嘉惠氏认为：在治癌中了有如下共性：①对各种癌症的治疗，在治法上，都要采用理气活血，软坚化结，清热解毒，益气补血，杀灭癌细胞等各方面并举，以大、重型方剂从多方面予以治疗而争取达到治愈的目的。②久病多会导致气血亏虚，治疗时可用补气健脾、益精补血之法以提高免疫力。③根据病情可重用祛瘀生新、生肌长肉的药物，让已受损之脏腑组织早日康复，使癌细胞无法重复聚集。④由于癌肿瘤细胞被大量杀灭，会产生大量有毒物质，这时要应用适当解毒排毒之品，如用枳实走大肠经、车前子走膀胱经使毒素从大小便及时排出。⑤活血化瘀药易伤正气，故同时需补气益阴。⑥预防再感染其他疾病，以免增加治疗难度。⑦为防止治疗癌症药物败脾胃、耗气血之弊，要在炮制药物上狠下工夫，并加用佐制药物。⑧用引药准确适当，能如导弹的方向盘、定位器一样将药物的作用引达病所，增强治疗的准确性。从疗效上来看，用了引药的病员之各种症状比未用引药的病员明显提前 10 ~ 15 天好转，肿瘤缩小时间提前 40 ~ 60 天，疾病治愈时间提前 3 个月至半年。

史文丽运用药对治癌的心得是：①半枝莲、半边莲：半枝莲、半边莲配伍，前者偏于化瘀，后者偏于利水。②全蝎、蜈蚣：将二药合用，通络止痛之力相当益彰，抗癌作用倍增。故在《本草新编》就有全蝎“治漏疮者用之必用蜈蚣、山甲，使之相制而成耳”之说，临床上常用于治疗各种肿瘤引起的剧痛症。③玄参、牡蛎：二药配伍，增强了泻火解毒、软坚散结之功效。临床多用于痰火凝结所致甲状腺癌、颈部恶性淋巴瘤等患者。④莪术、猪苓：莪术破血逐瘀，可升高白细胞；猪苓利水，能促进免疫功能。二药伍用，除可增强利水逐瘀抗癌之药效外，还能增强免疫和升高白细胞，所以临床上常用于肝癌腹水或不适宜放化疗的病人。⑤青黛、雄黄：青黛味咸寒，可消肿散瘀，凉血解毒；雄黄味辛温，可解百毒，消积聚，化腹中之瘀血，两药配伍，一寒一热，则增强解毒、化瘀、消症之作用。如周霭祥老中医常用此对药组成青黄散，治疗慢性粒细胞白血病。⑥黄药子、当归：两药伍用，一寒一温，一散一补，寒热并用，补散兼施，使其既无偏胜之寒，又能增强抗癌之药效，降低了黄药子的毒性。⑦苦参、女贞子：苦参味苦寒，长于清热燥湿，但有免疫抑制之弊；女贞子味甘苦而凉，重在补益肝肾，更有增强免疫之优势。两药合用，一燥一润，一抑一促，苦参得女贞子之滋补而不燥，女贞子得苦参之燥湿而不滋腻。常用此对药治疗放化疗过程中有骨髓抑制和免疫抑制不良反应的患者。⑧诃子、陈皮：诃子以敛为主，陈皮以散为要。二药伍用，一散一敛，相互制约，相互为用。临床上多用于治疗肺癌、喉癌等引起的久咳、咽喉不爽、声音嘶哑等症。⑨白僵蚕、地龙：僵蚕辛咸，气味俱薄，升多降少；地龙咸寒，以下行为主。二药合用，一升一降，升降协和，化痰散结、通络止痛之力增强。临床上可用治疗躯干部有痰瘀征象的癌症病人。

据马文辉医生介绍：刘绍武指出，局部必须服从整体，只有整体的协调，才有局部的改善。必须“协调整体，突出局部”。①守方原则：肿瘤具有顽固性，治疗上必须体现稳定性，处方用药要有持续性。肿瘤的发展过程中有一个代表本病的实质，决定着病变的始终。治病必求于本，本者，本质也。本质不变，方可不变，更则无效。这就是说，在诊断明确之后，一病一方，证不变，方不变。②整体协调：免疫功能的正常与否与人的先天禀赋、精神因素、心理素质、生活习惯、社会环境以及外邪侵袭等多种因素有关。因此，肿瘤的治疗，一是调，一是治。整体的协调，可选小柴胡汤。③攻除肿瘤：刘老根据多年的临床经验，选用王不留行、夏枯草、苏子、牡蛎四药组成“攻坚汤”，收到较好的效果。王不留行通经散结、祛瘀消肿，用量从 30 ~ 120 克，不良反应。夏枯草清火散结，主要用于痰火郁结所致的瘰疬、瘿瘤，量至 90 克未见不良反应。苏子降气化痰，牡蛎软坚散结，两药各用到 30 克。四药伍用，起到缩小肿瘤、消除病灶之功。顽固肿瘤还可配服“鸡甲散”（鸡内金 30 克，炮甲珠 30 克，鳖甲 30 克），每服 3 ~ 5 克，日 3 次，以增强攻坚散结之力。④截断转移：中药在防止肿瘤扩散、杀灭癌细胞上有待进一步发掘和筛选。刘老临床体会，清热解毒药具有广阔开发前景。银花用量至60～120克无明显不良反应，而凉血抗感染、抑制肿瘤作用加强。

据吴洁介绍孙桂芝防治胃癌复发转移的经验认为：胃癌，属于中医的反胃、胃脘痛等范畴。根据《医宗必读·积聚篇》所言"积之所成，正气不足，而后邪气踞之"提出"因虚致瘤"，认为正气不足是胃癌发生的主要原因。影响其复发转移的因素很多，但基本因素是残存癌细胞，即中医之谓"伏邪"、"余毒"。"残余毒邪"。多种因素如七情内伤、过劳（包括劳神、体劳、房劳过度）以及治疗（手术、化疗、放疗等）时攻伐太过等，均可进一步加重正气亏虚而促进胃癌的复发与转移。孙师提出胃癌复发转移的内因是正气亏虚，虚则致积，积而益虚，虚以脾、胃、肾是本，病理基础是气滞、血瘀、痰凝是标的观点。方药选用黄芪、太子参、党参、白术、枸杞子、女贞子、菟丝子、补骨脂益气养胃、健脾补肾以扶正为本，水红花子、三七、苏木、藤梨根、白花蛇舌草等活血化瘀清热解毒以祛邪为标，防治胃癌术后的复发和转移。以此基本治法组方不但能有效地改善术后患者气血、阴阳平衡及脏腑功能的失调，而且协同化疗具有减毒增效的作用，经过大量的临床观察及实验研究证实显著改善胃癌患者的生活质量，延长生存期，保护和提高患者的免疫功能，降低血黏度，杀灭体内残存癌细胞，从而有效地阻断胃癌的复发和转移。白芷、血余炭、炒蜂房、生蒲黄具有祛腐生肌修复胃黏膜作用，在防治胃癌复发和转移时，此乃每方必用之品。藤虎汤具有活血解毒之功效，也是治疗胃癌多年的经验方，现代研究显示体外实验具有抑制消化道肿瘤细胞生长的作用。调摄饮食生活。嘱咐其少食多餐，饮食宜清淡、新鲜、易消化之品，忌辛辣刺激、坚硬粗糙、油腻之品，手术之后尤为注意。《本草纲目》提出因病忌口，强调忌烟和酒，忌羊肉和带鱼。

李可老中医是治疗重症、难症高手，经验丰富老到，他说：攻癌夺命汤是我在20世纪50年代后期至60年代中期所创，由漂海藻、生甘草、木鳖子、醋鳖甲、蛇舌草、夏枯草、蚤休、海蛤壳、黄药子、生半夏、鲜生姜、元参、牡蛎各30克，大贝15克，山慈菇、山豆根各10克，以及全虫12只，蜈蚣4条，明雄黄1克研粉吞服，19味药组成。本方脱胎于兰州已故名医董静庵先生之验方"海藻甘草汤"，原方主治瘰疬，由海藻、甘草各10.5克，全虫12只，蜈蚣1条组成，水煎服。我师董老意，加量3倍，虫类药研粉吞服，以加强药效。另加鳖甲、消瘰丸（元参、牡蛎、大贝）、夏枯草、生半夏、鲜生姜，大大加强了养阴化痰、攻坚散结之力。曾治愈甲状腺腺瘤24例，甲状腺瘤左锁骨上凹淋巴结肿大疑恶变5例，缺碘性甲状腺肿12例，颈淋巴结核4例，泛发性脂肪瘤5例，脑瘤术后复发1例。多数在半月内痊愈，无复发。1961年后加木鳖子、蛇舌草、蚤休、黄药子、山豆根、明雄黄，基本定型。经临床运用40年，用治多种恶性肿瘤，竟获奇效。方中海藻为消瘤专药，用时清水漂洗去盐，其味咸性寒，入肺脾肾经。归纳各家本草论述，本品咸能软坚化痰，寒能泻热消水（包括癌性渗出物，癌性腹水），主治瘿瘤、瘰疬、积聚、水肿，与甘草同用，相反相激，增强激荡磨积、攻坚化瘤之力。木鳖子苦微寒，有毒，为消积块破肿毒要药，历代多作外用，内服仅见于乳痈初起，掀赤肿痛。笔者老母之食管癌，3年服药千余剂，每剂用量30克，未见中毒。方中之生半夏，为消痰核、化瘤散结要药，可止各种剧烈呕吐。仲景方中半夏皆生用，今以等量之鲜生姜制其毒，加强止呕功效，更无中毒之虞。方中之蛇舌草、蚤休为治毒蛇咬伤要药，专治恶毒疔疮，善解血分诸毒，山慈菇、山豆根、黄药子皆近代筛选之抗癌要药。海蛤壳、海浮石性相近，最善化痰软坚，清热泻火，养阴利水，为治瘿瘤、积聚要药。夏枯草，苦辛寒，入肝胆经，清肝散结，主治瘰疬、瘿瘤、瘕积、乳癌、宫颈癌之崩漏下血、肺结核大咯血，兼有补益血脉功用。方中鳖甲为《金匮要略》鳖甲煎丸主药，是历代用治癥瘕痞块要药，与消瘰丸相合，大大增强了养阴化痰、软坚破积之力。方中之明雄黄，可杀灭多种病毒、细菌，为历代辟秽防疫解毒要药，传染病大流行期，以苍术、雄黄等分为末，凡士林膏调涂鼻腔，可有效防止传染，为古方犀黄丸、醒消丸要药，对癌毒扩散深入血分、血液中毒，有清除之效。胃及食管癌，常用紫硇砂，腐蚀瘤体，号称肿瘤克星，用量宜小。为防其使瘤体破裂出血，可加服儿茶1.5～2克，生肌、敛疮、止血，则更安全。例三患者(见本报8月9日6版)，病后曾长期以槐耳代茶饮。据云，中华人民共和国成立前陕西某地一位民间老中医传："槐耳可消一切肿块；治噎嗝，五色带，崩漏，痔血。"所列症状，似与食管、胃、子宫、直肠等癌肿有关。查《本草纲目》槐耳条下载："又名槐菌，槐蛾。苦，辛平，无毒。桑、槐、楮、榆、柳五木耳，大率性味相近。主治五痔，脱肛，崩中下血，症瘕结聚，男子痃癖……利五脏，宣肠胃气，排毒气"，似有扶正抗癌作用。

李老还介绍了他治疗其家母癌证的经过，他说：余母患食管中段癌，病势危重，水米不入，遂拟加味开道散一料，蜜汁调糊，缓缓含化，半小时许1次，日10余次，夜间停药。每日午时以梅花针叩刺胸背疼痛部位，以及相应之华佗夹脊穴。重叩出血后，以走马火缸拔吸瘀血。连续5天含化散剂，每次均呕出痰涎甚多。且因硇砂、火硝之腐蚀，舌体及口腔脱皮灼痛。乃每日减为含药6次，未敢间断。如此针药并施至第15日，试服牛奶1小杯，顺利服下，攻克了梗阻关。开始配服中药，益气降逆，赭石粉50克，旋覆花(包)15克，白参(另炖)10克，生芪、当归、花粉、元参、沙参、生半夏各30克，炙草10克，姜汁10ml，蜂蜜120克，蛇舌草120克，黄药子30克。人参汁、姜汁、蜂蜜煎3沸，日分多次，缓缓呷服。其间曾出现脱证、出血等抢救过程。此后病情稳步好转，拟汤、散两方，攻补兼施。散剂终生未断，终于带癌生存10多年。主方为赭石粉50克，旋覆花(包)10克，生芪45克，野党参30克，当归20克，干蟾皮、漂海藻、生甘草各15克，木鳖子、生半夏、鲜生姜、黄药子各30克，蚤休、大贝各15克，桃仁泥10克，以嫩核桃枝、蛇舌草各120克，煎汤代水煮药。便燥加生蜜120克，腰困神倦加肾四味(枸杞子、菟丝子、盐补骨脂、仙灵脾)各30克，基本上保持服药10剂，将养5天。

中国中医药报2007年7月18日第5版

痰挟瘀血　遂成囊窠

——《丹溪心法》与肿瘤

(柳州市中医院肿瘤科　王三虎)

《丹溪心法》充分展示了朱震亨内外妇儿各科的临床经验。书中对肿瘤有关的病因病机、治疗方法和预后判断等也多有发挥。

1. 强调肿块多是痰，用药分门别类　《丹溪心法·卷二》不仅提出了"凡人身上中下有块者多是痰"的论点，形成"痰挟瘀血，遂成囊窠"这一对肿瘤病机高度概括的学说，还提出了"风痰多见奇证"、"胶固浊稠者，必用吐"、"痰在膈上，必用吐法，泻亦不能去"等新观点。对痰成囊窠，推崇许叔微用苍术的经验。对于不同性质、不同部位的痰，指出了专药乃至成方："湿痰，用苍术、白术；热痰，用青黛、黄连、黄芩；食积痰，用神曲、麦芽、山楂；风痰用南星；老痰用海石、半夏、瓜蒌、香附、五倍子，作丸服。""痰在胁下，非白芥子不能达；痰在皮里膜外，非姜汁竹沥不可导达；痰在四肢，非竹沥不开；痰结核在咽喉中，燥不能入，用化痰药，加咸药软坚之味，瓜蒌仁、杏仁、海石、桔梗、连翘、少佐朴硝，以姜汁蜜和为丸，噙服之……天花粉大能降膈上热痰。"海石，就是海浮石，朱震亨评价极高："热痰能降，湿痰能燥，结痰能软，顽痰能消。"在其所附的30多首治痰方剂中，大多数是他自拟的。

2. 明确翻胃的证治，预后食疗有高见　朱震亨将翻胃分为兼血虚、气虚、有热、有痰、气结及阴火上炎等6个证型。“必用童便、韭汁、竹沥、牛羊乳、生姜汁”。气虚入四君子汤，血虚入四物汤，有热用黄连、生姜、山楂、人参等，有痰入二陈汤，入开滞导气之药。“有内虚阴火上炎而反胃者，作阴火治之。年少者，四物汤清胃脘……年老，虽不治，亦用参术，以防气虚胃虚。”

3. 分辨痞块痰食血，创制内服外敷方　《丹溪心法·卷三》：“块乃有形之物，痰与食积死血而成也。”“瓦楞子能消血块，次消痰。”我在临床应用朱丹溪经验，在一肝癌术后1年，虽查无复发，却时常觉得心口憋闷的患者，加用瓦楞子，3剂见效，9剂疗效巩固。朱震亨还提出了治不同积块的药物：“木香、槟榔，去气积；神曲、麦芽，去酒积；虻虫、水蛭，去血积；礞石、巴豆，去食积；牵牛、甘遂，去水积；雄黄、腻粉，去涎积；硇砂、水银，去肉积。”

治疗痞块的组方，首推《千金方》的硝石大黄丸，并改名为消块丸（硝石、人参、甘草、大黄）。大消痞丸（黄连、黄芩、姜黄、白术、人参、陈皮、泽泻、炙甘草、砂仁、干生姜、炒曲、枳实、半夏、川朴、猪苓）。阿魏丸（山楂、南星、半夏、麦芽、神曲、黄连、连翘、阿魏、瓜蒌、贝母、风化硝、石碱、萝卜子、胡黄连）。

外敷药膏治疗肿瘤，基本上以寒热并用、活血化瘀、软坚散结为组方大法，创制的三圣膏（未化石灰半斤为末，瓦器中烧令淡红色，提出火，候热稍减。次下大黄末一两，就炉外炒，候热减。下桂心末半两，略炒，入米醋熬搅成黑膏，厚纸摊贴患处）就是寒热并用治法的体现。而琥珀膏（大黄、朴硝各一两，上为末，大蒜捣膏和贴）则是以活血化瘀、软坚散结为组方大法。

中国中医药报2002年6月10日中国医师周刊第2版

正确处理中医药治疗癌症中的几个关系

（顾奎兴）

1. 扶正与祛邪　中医通过扶正，如选取用人参、黄芪、茯苓、白术、菟丝子、枸杞子等健脾益肾，当归、白芍、地黄、鸡血藤等养血生津。癌症中晚期，机体邪正相争，邪气盛衰决定病情轻重，所以一定要祛邪。祛邪的方法主要有以毒攻毒、活血化瘀、化痰导浊、软坚散结等，甚至选用斑蝥、全蝎、蜈蚣等，以搜剔络中之邪，攻坚破积。活血化瘀时常选用丹参、三七、莪术、乳香、没药等以改善循环，协助化疗药物进入癌巢，且可阻止癌栓形成；化痰导浊时常选取用南星、半夏、山慈菇等清理痰浊，破坏癌瘤；软坚散结时常选取用昆布、海藻、牡蛎等以软化癌块。

当与手术、放化疗配合时，应以扶正为主，可将上述西医治疗手段视为“祛邪”；当癌瘤已被完全切除或部分切除时也应以扶正为主，辅以祛邪抑瘤之品，以防死灰复燃；当癌瘤未能控制，且有迅速发展之势（包括转移灶的出现）时应当机立断，以祛邪抑瘤为主，并采用内外治并举、中西医结合，以“遂邪为第一要义”。

当患者出现大量胸水、腹水、黄疸、发热等症时，扶正应倍加谨慎。

2. 全身与局部　全身治疗有口服和肌肉、静脉、动脉介入等给药手段，局部治疗方法也很多，如外敷、熏洗、吸入、塞药、灌肠法等，具有拔毒、通塞、软化、枯萎癌瘤等作用。

外治法所选药物大多味厚性烈，如生南星、生半夏、川草乌、附子、雄黄、信石、皮硝、丁香、肉桂、冰片、麝香、乳香、没药、血竭、蟾蜍、斑蝥等活血化瘀软坚散结之品。外敷部位的药物浓度较其他部位明显为高，药物局部作用性强，可明显地消肿止痛，因此外治法已成为治疗癌症不可缺少的方法。

对于浅表部位肿瘤,如皮肤、乳腺等部位的肿瘤可以局部治疗为主,无法手术切除的胃肠癌、巨块型肝癌、肺癌,包括转移性肝癌和淋巴瘤在浅表的包块也可以局部外治配合放化疗;对于弥漫性肝癌、肺癌应以全身治疗为主,或辅以局部外治法。

3. 中医与西医 即使癌瘤被完全切除或部分切除,但由于人体长癌的条件尚未改变,癌瘤复发和转移在所难免。

中西医治癌各有自己的优势,关键在于如何选用和正确使用各种治疗手段。西医重攻邪,无论手术还是放化疗均以抑制癌瘤细胞的增殖或促进其凋亡为目标,属于"治标"的范畴,而中医重调整,千方百计调整阴阳气血,改变人体长癌的条件,属于"治本"的内容。凡早、中期癌症,邪气盛,此时应采用西医的手段,如手术切除癌巢,放化疗大量杀灭癌细胞,以挫伤癌瘤发展势头和有生力量。对中晚期癌症,虽然邪气盛但正气已虚,此时应攻补兼施,中西医配合顾及正气,中医药为放化疗保驾护航有减毒增效,同时还可能有抗耐药作用。癌症晚期,机体衰竭,正不胜邪,正虚转为矛盾的主要方面,此时以扶正为主,以提高生存质量和延长生存时间,可配合局部化疗,如腹腔、胸腔、直肠给药、动脉介入,也可配合以中医药外治法,以消瘤、止痛、逐水、消肿。在临床上,本人主张无论早中晚期癌症,均应尽早配合中医药治疗,中、西医不可因互不了解而盲目否定对方,从而放弃某一方面的治疗手段。

4. 中医疗法与基因组疗法 基因组学认为癌症是多基因疾病,外界的物理、化学、生物因素和不良生活习惯可以启动、激活原癌基因而引发细胞增殖,以致发生癌瘤。

基因组学认为一些因素可以预防肿瘤的发生、发展,如多食粗纤维食物和及时切除大肠息肉,可以减少家族性遗传性大肠癌的发生。治疗上强调个体化治疗。这与中医药扶正祛邪的思路及中药多靶点、多层次、多效性治癌作用十分相似。

由于目前基因疗法还有许多问题有待解决,对其的使用还有限制。中医药治疗癌症历史悠久,疗效也为世人瞩目。一些中药具有诱导细胞分化的作用,如砷剂、复方青黛片通过诱导白血病细胞分化和促使其凋亡来缓解白血病;姜黄、川芎等有抗耐药作用,可增加对阿霉素、长春新碱等抗癌药的敏感性;黄芪、灵芝等扶正中药具有生物反应调节剂样作用,可提高体内 NK、LAK 细胞活性,诱生 IL-2、INF 抑杀癌细胞。

要正确处理好扶正与祛邪、全身与局部、内治与外治的关系。

中国中医药报 2007 年 1 月 18 日第 6 版

运用攻毒、排毒、解毒法治疗恶性肿瘤

(中华中医药学会肿瘤分会主任委员 周宜强)

中医学认为:"物之能害人者,皆谓之毒。"毒分燥毒、火毒、湿毒、阴毒、酒毒、疫毒等。

湿毒可使人体固体物质和液态物质变性坏死、异常增生而生成癌瘤。至于阴毒、酒毒、疫毒等多与燥、火、湿毒相互交织发病,症状夹杂出现,临床需细辨详审方可药到病除。

善治肿瘤者,定要此之偏,重视攻毒、排毒、解毒之法,方可提高肿瘤疗效。

1. 以毒攻毒 临证使用以毒攻毒法时,应把握用量、用法及用药时间,方可收到预期的效果。常用的有斑蝥、蜂房、全虫、水蛭、蜣螂、蜈蚣、蟾蜍、土鳖虫、守宫、常山、生半夏、生南星、马钱子、巴豆、干漆、洋金花、生附子、乌头、钩吻、独角莲、芫花、大戟、雄黄、青黛、硇砂、砒石、轻粉、蛇毒、急性子、大黄、芒硝、火硝、象牙、狼毒、黑桃素等。由白砒精炼而成的三氧化二砷治疗中晚期肺癌和白血病,以蟾蜍、斑蝥为主制成的得利生注射液治疗中晚期肝癌等消化系统肿瘤,以蟾蜍为主制成的华蟾素适用于肝、肺等多种中晚期肿瘤,以青核桃树皮提取的核桃素为主的散结片治疗消化系统肿瘤,以火硝等为主的平消片(胶囊)治疗消化系统肿瘤,以青黛、雄黄为主制成的胶囊治疗急性粒细胞性白血病,以紫硇砂为主制成的通道化噎丸治疗中晚期食管癌、胃癌、肠癌,还有以三晶(白砒、明矾、雄黄、没药)饼锥切治疗宫颈癌,五虎丹(水银、白矾、青矾、牙硝、食盐)治疗头面、四肢、乳腺及阴茎肿瘤,皮癌净(红砒、指甲、血余)主治浅表肿瘤,抑瘤散(砒石、巴豆等)治疗头面、四肢肿瘤,以生半夏、生南星、猫爪草、夏枯草、黄药子等为主组成的药物治疗恶性淋巴瘤和转移性淋巴癌。

一般先从常规量逐渐加大用量。如一晚期胃癌病人服用平消片,每次4片无效,继而加大剂量和超剂量用药,每次增加到20片,病情有效控制,病灶明显缩小。还有一位脑胶质瘤患者用蜈蚣、全虫、僵蚕为主组方,蜈蚣先从每剂3条开始,逐渐增加到每剂12条。患者没有手术和其他治疗,带瘤生存15年。

2. 以毒排毒 以毒排毒疗法就是通过皮肤、七窍排出体外。张仲景在《伤寒论》中首创排毒三方,即治阳明腑实证的大承气汤、治疗大结胸证的大陷胸汤、治疗瘀血内结致积聚疼痛的抵当汤。仲景开先河之后,代不乏人。金元时期攻下派创立攻邪说,并有用于治疗恶性肿瘤的案例。《施今墨临床经验集》(2)记载了一例宫颈癌验案。赵某,女,46岁,宫颈癌已转移至骨盆,经施今墨先生四诊治疗,从阴道中排出核桃大球形糜烂肉样组织一块,状如蜂房,质硬,从此以后患者症状得到缓解。肿瘤在肺,痰涎壅盛者可用皂刺、生半夏、生南星、白矾、桔梗等涤痰化痰、涌吐之药;若因寒痰郁闭肺气,可选麻黄、杏仁、川乌、草乌大辛大温之品,温而散之。

选用葶苈大枣泻肺汤、十枣汤、大承气汤治疗肿瘤引发顽固不消的胸水和腹水,可取得好的效果。同时还发现排毒疗法对中心型肺癌、消化道肿瘤、宫颈癌等有较好疗效。可以将部分肿瘤组织直排出来,使肿瘤缩小或完全消失。

给邪找出路有很多种方法,但用得最多的是通利二便。通利二便不但适应于体壮的早期癌,而且更多用于中晚期肿瘤,尤其是对消化系统肿瘤要时刻关心二便是否通畅。常用药物有大黄、元明粉、二丑、槟榔、番泻叶、巴豆、商陆、大戟、芫花、土茯苓、金钱草等。“下者,是推陈出新也。”

大黄、斑蝥、全虫、蜈蚣、生南星、生半夏等,它们对肿瘤组织具有很高的清除率,其中生半夏和斑蝥在肺癌和膀胱癌方面疗效显著,与大黄同用,具有破瘀散结、排毒外出之功。

3. 以毒解毒法 恶性肿瘤,特别是中晚期患者,若有邪热瘀毒之候,治之当以清热解毒为法。清热解毒药能控制和消除肿瘤及其周围的炎症和水肿,在某一阶段起到一定程度的控制肿瘤发展的作用。

清热解毒治疗肿瘤有多种具体方法,如活瘀解毒、滋阴解毒等,但临床仍以清热解毒为主。热毒是恶性肿瘤的主要病因病理之一。根据热毒蕴结的不同部位和不同表现,而选择作用于不同部位的清热解毒药物。如黄芩清上焦肺热,黄连清胃肠热,黄柏清下焦热,栀子凉心肾除三焦之热,玄参滋肾阴而清上焦浮游之火,龙胆草善清泄肝胆湿热,白头翁、苦参除肠道湿热毒邪,白花蛇舌草、半枝莲、半边莲等皆有明显的清热解毒抗癌之效。同时清热解毒常与祛湿法、活瘀法、软坚散结法、扶正法互为伍用,辨证应用效果更好。

清热解毒抗肿瘤药物研究证明,大多数清热解毒药物具有较强的抗癌活性。从中分离提取有效成分做成制剂,例如喜树碱、羟喜树碱、野百合碱、山豆根生物碱、长春碱、三尖杉总碱、穿心莲内酯和靛玉红等。临床上常用的清热解毒抗肿瘤药物有白英、半枝莲、野百合、喜树、龙葵、山豆根、鸦胆子、石上柏、三尖杉、穿心莲、长春花、肿节风、蚤休、白花蛇舌草、金银花、青黛等。清热解毒抗肿瘤药物能增强机体非特异性免疫功能者有肿节风、白花蛇舌草、紫草、栀子、鱼腥草、金银花、大青叶、野菊花、黄连、黄芩、穿心莲、白英、夏枯草、青黛等;增强机体细胞免疫功能者有山豆根、喜树、青黛、紫花地丁、蒲公英、漏芦等;增强体液免疫功能赌博有金银花、黄柏和蜀羊泉等。另外鸦胆子油乳剂对造血干细胞有促进作用,能增加白细胞数;白茅根、甘草亦具有升高白细胞作用;龙胆草对于干扰素的诱生具有一定的促进作用。

常用的清热解毒药物有白花蛇舌草、蒲公英、败酱草、土茯苓、野菊花、连翘、金银花、板蓝根、紫花地丁、半枝莲、天葵子、七叶一枝花、苦参、黄药子、黄芩、黄柏、山豆根、紫草根、野菊花根、水杨梅根等。有关清热解毒药抗肿瘤的药理研究报道较多,其作用概括起来包括以下诸方面。

(1) 直接抑制肿瘤作用:如白花蛇舌草、山豆根、半枝莲、穿心莲、白英、冬凌草、臭牡丹、青黛、龙葵等均有不同程度的抑瘤作用。

(2) 调节机体免疫功能:如白花蛇舌草、山豆根、穿心莲、黄连等能促进淋巴细胞转化,激发和增强淋巴细胞的细胞毒作用,增强或调整巨噬细胞吞噬作用,提高骨髓造血功能。靛玉红能增加大鼠腹腔巨噬细胞吞噬功能,并能使慢性粒细胞性白血病 SK-Sb、迟发性超敏反应、E-玫瑰花结、巨噬细胞吞噬率、ZG-玫瑰花结的降低恢复正常。

(3) 抗感染排毒作用:白头翁、鱼腥草、黄连、穿心莲、大青叶等均有一定的抑菌杀菌作用,并能对抗多种微生物毒素及其他毒素,抑制炎性渗出或抑制炎性增生,从而控制或消除肿块及其周围的炎症和水肿,缓解症状。

(4) 调节内分泌功能:白花蛇舌草、山豆根等能增强肾上腺皮质的功能,影响肿瘤的发生和发展。

(5) 阻断致癌和反应突变作用:夏枯草、山豆根、白鲜皮等对诱发小鼠胃鳞状上皮癌前病变及胃癌有明显抑制作用。

(6) 其他:巴豆根治疗膀胱癌时,对肿瘤血管亦有影响。

中国中医药报 2006 年 9 月 4 日第 6 版

用李可经验治急重症验案

(云南省昭通市第一人民医院　江顺奎)

唐某,38 岁,2005 年 1 月 18 日初诊。患者于 2001 年 8 月因发热、体重下降在我处诊治发现双侧颈淋巴结、腋下淋巴结肿大,CT 扫描示纵隔淋巴结肿大,并做骨髓细胞学检查,诊断恶性淋巴瘤。转某省肿瘤医院诊断为非霍奇金淋巴瘤,予 CHOP 方案化疗,3 周一周期,共 6 次,临床症状消失,未进一步治疗。2002 年患 2 型糖尿病,服二甲双胍等治疗。2003 年 7 月又出现发热,消瘦,颈淋巴结肿大,再用以上方案 6 周期,又获临床症状消失。2004 年 12 月再次出现发热、体重下降,复查 CT 示中上纵隔占位病变与原片比较无明显改变,用 CHOP 方案 3 周期后仍有不规则发热,恶心、呕吐、乏力、周围血白细胞减少,患者不愿继续化疗,寻求单方治疗无效而来诊,体重下降、发热、汗出而热势不以汗衰,精神疲乏,口中黏腻,小便黄,舌质暗红,苔白腻,脉滑。B 超示:①肝脏形体增大,脂肪肝声像图。②胆囊结石。③脾中度大,其内见多个片状低回声;右肝内胆囊前方显示 2.1cm×1.4cm 低回声,边缘可见;分别于左右髂窝髂血管周围显示大小不等低回声区,可见包膜反射,大者 2.6cm×1.6cm(左侧),2.6cm×1.3cm(右侧)。④下腹部肠间隙可见前后径 1.0cm 液性暗区。用李老“攻癌夺命汤”治疗:海藻、生甘草、木鳖子、鳖甲、生半夏、生姜、元参、牡蛎、海蛤壳、黄药子、重楼各30克，浙贝、山慈菇各15克，山豆根6克，全虫15克，蜈蚣4条，雄黄1克(研粉吞服)。以白花蛇舌草、夏枯草各120克煎汤代水煎药，两日一剂。上方连服10剂，发热、出汗消失，体力增加，体重增加。因系下岗工人，经济拮据，不能坚持服药，上方每月服3～4剂，并去打工，能坚持上班。2006年8月复查B超，右肝内前方低回声已消失，脾内及左右髂窝血管周围低回声无改变。现患者舌淡紫，有齿痕，苔白腻，脉沉细，痰瘀成毒，伏于募原，中阳已虚。上方加附片30克，红参12克，五灵脂10克，干姜30克，并将白花蛇舌草及夏枯草减为各60克煎汤代水煎药，十日一剂继续治疗。

【按】 面对癌病，张士舜氏说得好，必须中医辨证论治理论的进一步发展，辨证论治与辨病理论相结合的延伸。中医与西医治病的密切配合。只有辨证论治是不够的，不同的病理，不同的病位，以及病人不同的个体条件，都决定了癌症患者治疗需要综合的系统的考虑，体现个体化治疗。贾占清氏指出，扶正固本能增强免疫能力，但用药有选择性。活血化瘀，能控制癌瘤增殖；化痰导浊，可剃除癌症巢穴。软坚散结，可克服癌瘤屏障。虫类通络，可松透癌瘤根蒂。清热解毒，可促进癌瘤逆转。收敛固涩，可防止癌瘤扩散。外敷拔毒，能激发抗癌潜力。刘绍武氏指出，治癌较顽固，要有守方原则。要整体协调与攻除肿瘤相结合。均应记取。史文丽氏指出常用抗癌药对，如半枝莲配半边莲，全蝎配蜈蚣，玄参配牡蛎，莪术配猪苓，青黛配雄黄，黄药子配当归，苦参配女贞，诃子配陈皮，僵蚕配地龙。对初学者面对本病时较易入门。李可老中医治验足可启迪思路。以毒攻毒，以相反药配伍治癌，应是从事专病专科医生多考虑掌握与发掘的课题。

第六章　本卷总论——中医临床思维学导论

近年来,临床思维的论述屡见不鲜,有什么必要把“临床思维学”作为新学科提出来呢?主要是中医临床仍存在一些思维误区:一是对中医思维的原理,对中医思维的基本出发点认识不足,以致有“阴阳五行玄而又玄”或“脑主神明”之争议。二是仅以辨证论治概括中医思维,并作为唯一正确的思维。三是理论与临床联系的思维脱节,致中医人才成长时间尤其漫长。因此,首先应整理与建设中医临床思维学,提高临床思维整个水平,才是提高中医医疗水平的关键。为此,这一学科应涵概如下内容:中医基础思维的原理解读、经典临床的思维解读、古代分科医疗临床思维特色、对症用药重要举例及现代医家临床思维经验等。兹详述如下。

一、中医基础思维演绎原理

人们都说阴阳五行学说是中华民族祖先的哲学思想,这十分正确,但说它是“说理工具”则不对。古人在“智者察同”的指导思想下,观察人的生命现象与自然现象,抽象出它们的属性,同时阐述了它们常态及相互关系的变化,概括规范成最贴近这二者现象的框架理论作思维坐标,描述世界,认识人体生命现象。二者之间的共性,就是“天人合一”的哲学。但这与现代意义上的哲学理论是有区别的,因这里只是阐述自然界现象与属性与人的共性。而现代哲学则是自然科学与社会科学的共同规律,就如阴阳学说与矛盾论有区别一样。但就医学以认识人体为目的而言,叫“天人相应”更贴切。察现象的大同,意味着存小异,当然是追求概率,而不是绝对规律。认识生命现象与自然现象的种种相应,阐述以阴阳五行为分类相应的普遍性,从而成为中医学生命观、疾病观、治疗养生观的原理与最原始的出发点。现代生物进化论、生物系统演化论等告诉我们:生命的进化、生物系统的进化是在自然界环境演变下促成的,而这自然环境我们可以概为阴阳四时五行、六气的环境与演变。所以与之时时处处相应的生命现象也可以此分类,彼此相应。应坚信,其中阐述的是不可否认的返璞归真的客观存在。当外环境变异,人不能适应它,或当人的机体内环境不能适应它所处的外环境,就是天人不相应时,就是疾病,就是内环境的破坏。调燮内环境使之与外环境相协调、相适应,就是基本的治疗方向。这是中医思维的原理。于是在天人相应观指导下以天之阴阳是六气、地之阴阳是五行,所以确立人体五脏六腑的象数以应天地,并又结合临床确立藏象学说。而六经辨证即三阴三阳辨病,是标本中气学说与临床相结合的产物等。

毕竟阴阳五行是古代的哲学,以它作思维坐标观察人体后产生出的藏象学说才是生理学,天人相应观观察人体产生出的病因学,与疾病观等才是医学。阴阳五行学说思维架构观察自然界动植物产生出本草学的四气五味、升降浮沉甚至功能性质的理论推导,但中药的主治作用,则是靠大量“尝百草”的医疗实践总结出来的。同时实践的过程又是在“道法自然”的指导思想下进行的,正如第一章所提及,用“五子衍宗”,用植物种子寻找增加精子,生育儿子之类药;用桂枝、桑枝走人肢体,治痹痛;用藤类药、皮类药治人体筋脉与皮肤腠理之疾；用钩藤、地龙之类的动植物以求解痉；用鹿巴、蛤蚧、海马重在动物之尾巴治补腰肾之功能。称动物药为"血肉有情之品"，更易发挥补益或其他药效，更具亲和力。而综合阴阳五行的属性推寻理论到药性的四气五味与"道法自然"的仿生思维的中药理论也就更不胜其枚举了。当阐明人体生命现象的藏象学说与动植物现象的与效验结合中药学日趋完善后，五行学说便逐渐被替代了，是从哲学向医学的过渡完成所致。

另一方面，针灸选穴讲子午流注，目标是最终认识人的气血流注与自然界的阴阳消长同步而进行最佳的穴位选择，进行调节谐振，均是典型的自然疗法与手段。

"智者察同"的思想本与《周易》"同声相应，同气相求"相一致，类似于一种谐振原理。但过去有人进一步提出"以脏补脏"、"医者以意用药"的观点，这一提法并不严谨，表面上为我们寻求新的医药提供更广泛线索与方向，但会产生很多思维误区。故宋朝苏轼在散文中记述曾戏言，以此类推，食了忠肝义胆的忠臣比干的心，岂不是可以治臣子之奸佞？因为它已泛滥成没有任何可以相比类的前提作条件。驴头对马嘴，汽车对火车，谁阴谁阳？《内经》在论阴阳而进行援物比类时是很严谨的，是自然界同一事物的两个方面或关联着的两事物而言的。因此，"医者意也"虽然鼓励发散思维，意入玄微是对病证深入细微的思考，但应在医药认知的框架下进行，而不是漫无边际的哲学泛化，应谨慎对待与验证。目前尚流行的以脏补脏，仅停留在引经的应用上。

二、基本临床思维——因机症方药、对症用药及辨病选方

来源于天人相应的中医思维在审视机体内环境与外环境不协调与不相应产生疾病时，有它自身的方法论，外环境是六气的太过与不及，机体的内环境则是精、气、神及其阴阳、五脏六腑等的运行正常与失调，思维的中心是尽量注意机体外内环境诸因素在互动中的（天人）相应及其变化，并对机体加以调燮。概括《伤寒杂病论》的基本临床思维是"诊病审因，辨证察机，随机选方，无方立法，对症用药"五句话。诊断疾病，首先应追寻病因，而辨证的重点是察病机、抓主症、辨主证，而伏所主。常见者，主症先现；危重者，主症最急；复杂者，主症易解。而选方主证应随机运用，伤寒论辨证时，不少是方证相对的，如柴胡证、桂枝证，故伤寒论辨证即定方，但有时看不清者则或序贯试方，无方立法，对症用药。但特殊的病也可以辨病选方。而叶天士的临床思维更显灵活，多无成方，故辨证时每每审因机传变，更知常达变，因机症药与因机法药的推演思维共存。这可能与他著述的是急性热病者多有关。而历代各专科则有不同的生理与证治特点。例如，外科认为疮疡是内外因挟杂所致，须从内消、外透、去腐、生肌、止痛等方面着手，重视疏邪、通络、搜风、活血着眼。较典型的是《医宗金鉴外科》保安万灵丹——此方治痈疽疔毒，对发颐、风寒湿痹、湿痰流注、附骨阴疽、鹤膝风及左瘫右痪、口眼歪斜、半身不遂、血气凝滞、遍身走痛、偏坠疝气、偏正头痛、破伤风牙关紧闭、截解风寒，无不应效。

茅山苍术8两、麻黄、羌活、荆芥、防风、细辛、川乌（汤泡去皮）、草乌（汤泡去皮）、川芎、石斛、全蝎、当归、甘草、天麻、何首乌各1两、雄黄6钱。

上十六味为细末，炼蜜为丸。汗迟以葱汤催汗。"此药专能发散，又能顺气搜风，通行经络。""此药犹能治疮疡，发表毒邪从汗解。"

按语：这是典型的异病同治方。但异病同治不是全部相同，应是同中有异。疗效也有异。中医治疗痈疽不是靠大剂量清热解毒，而是小剂量外透、内消、活血散气、通络排毒的方剂取胜，但不同阶段有程序化治疗。发表毒邪从汗解也给我们重要启发。

妇科不同的生理产生胎前产后经带证治的认知，并重视与疏肝、活血理气相关，因此：①这就提供了特定的生理与发病倾向提示病机，能减少一般内科临床辨治思维弯路，从而根据生理体质倾向特定证方、方证相对。②例如《傅青主女科》产后生化汤人人知，大便不通也用此加减，则少人知，即去炮姜，加麻仁。说明产后用归、芎、桃活血多重要。能调整产后某些生理体质倾向而引发的各类病。用保产无忧治孕妇保胎，也都说明某种生理体质倾向作病机证方的判断方向，也是一种临床思维方法。

儿科从生理发育特点推断证治用药，俱有不同于内科的因机症药的思路。明·万全著《万氏秘传片玉心书》："小儿吃泥土，脾热用泻，集圣相间服，疳成不可当；小儿合面睡，原来热在心，只用导赤散，泻心与凉惊；小儿多白尿，落地如米泔，胃苓盐汤送，数服解忧煎；小儿大便清，邪热在肝经，只用泻青丸，此法效如神；小儿粪焦黄，邪热在脾乡，谁知泻黄散，端的是奇方。"

按语：小儿的五脏望闻诊辨证与对应用方的经验简明罗列，按五脏分证在这里也可说是提挈纲领了。这是小儿生理特点的特殊证治方，也说明初生婴儿仍保留较多的五行象数的影响。按五行分类的方法，临床思维简化了。

眼疾从内障、外障二大类入手，足以提挈纲领。外治法通内治之法，但重视气血通、邪气散即是补。常用部位另有考究。专科病特点提示了类同的病因、不同的生理特点会有不同的病机，症方药差异也大。

总之，古代分科临床思维注重不同分科，是因有不完全相同的生理特点与体质倾向就有不同的证治，不同躯体部分病变就有不完全相同的对应证治。必须重视局部与整体或大环境与小环境的关系，不同时段侧重点不同，或作程序化治疗，或兼容治疗。

了解病因、分析现状、确立病名诊断的思维过程是判断病机的基础，不明病因，只凭现状就误区多了。因此，急性病、外感热病的辨治思维大都如此。但对一些慢性杂病，病因的追查并不容易，只能从体质倾向的表现与现状判断证候，探求病机选方。在一时不能准确判断证方时，也就只能序贯试用方剂。此时，医生学习掌握的理论与方技的多寡、发散思维的运用、临床经验的多少就成关键。这是"随机选方"的过程。但有些病，病因较特殊，或病情演变不大，病机较固定，也不是没有辨病选方的。《伤寒杂病论》用獭肝散治"冷痨"、"鬼疰"，乌梅丸治蛔厥，烧裈散治"阴阳易"就是例证。尤其是烧裈散，《本草经》无此药，服后阴头肿，小便利即愈的描述，均是类似使用灭活菌苗方法及其后的反应。后世的诸葛行军散、葛花醒酒汤、保济丸、生化汤、十二太保丸、七厘散，也都是百姓喜闻乐见的辨病选方的中成药。这些中成药的成功与应用，也正是有辨病用药的可行性，辨病选方不影响个体差异的病人辨证论治。而辨证论治也不能排除辨病选方。现代徐淑文医师从辨病入手，补益脾肾，运用验方治疗重症肌无力，几乎不作加减，认为疗效也很好。山西畅达氏提出以病代证辨病施治治乙肝，也有好疗效。当然，中医辨病多是以主症为病名或病因病理特征及所处部位的概括诊断。而西医辨病也应看作是中医辨病的延伸与互补，这更能在现代医疗中纵观疾病的全貌，以利于辨治的思维。

我们通过对经典著作、各家著述及现代临床的回顾后发现，辨病选方与因机症方药、对症用药都各有其疾病的适应性，辨病选方难度大些，适应面少些，察机选方的面广些，甚至对症用药与方证相对也有不少的适应面。例如一些妊娠恶阻、化疗反应、伤风感冒、腹泻、舟车晕船等，即使只是对症用药，只要症状好了，病就好了。但它们三者不应看成是彼此排斥与孤立的，而应是相互补充的。一般来说，辨病选方是针对某一疾病全过程的基本矛盾，很多疑难痼疾常需要寻找针对病因、解除病疾的效方。一般辨证、对症用药可有近效，但未必根本中的，如肿瘤、肾衰竭等。因机症方药辨治是针对疾病某一阶段的主要矛盾，很多急性、亚急性的疾病过程变化较大，会因不同阶段病机有差异，症候变化多而要辨证治疗，这时抓住病机很重要。而对症用药也许是针对疾病的某一个或几个简易矛盾交叉在一起而变得复杂。甚至上述两种方法也常要兼用对症加减治疗。人类疾病客观存在的矛盾的多样性决定了需要不同临床思维作解决办法。这三种方法，有时有些病各自单独运用即可，有时则必须综合起来运用，作为基本临床思维，三者都不应遗忘与偏废，而是综合起来加以考虑，才较万全。彼此应互为纲目，三维思路为好。总之，过去这些年来，辨证与辨病的争论来源于疾病不同的客观存在，它有不同的性质，西医一般分器质性病变与非器质性病变。一般来说，器质性病变可通过手术治疗等。非器质性病变有各种感染、或免疫性疾病或代谢性疾病或不明原因的功能紊乱，中医一般对这些疾病都有一定的优势。从中医来说，有很多常见病辨证论治、对症用药后，随着症候的改善便好了。有些病，一般上述方法难奏效，于是考虑怪病治“痰”、治“瘀”。如果西医查出寄生虫、结石甚至肿瘤等占位性病变，怪病就不怪了。例如，笔者的爱人幼年时常鼻塞流涕，给某老中医治疗常吃药无效，后经鼻科医生检查发现是鼻中异物，取出后便痊愈。无独有偶，笔者曾因感冒迁延不愈患者数年过敏性鼻炎，中西诸药效而不愈。为了提高自我适外抗寒调节能力，学会坚持冷水浴，并把冷水浴进行到鼻中去，长期坚持，甚至让鼻有呛水的反应，即能有效解决问题。说明直接消除病“因”的措施是直接除“病”，针对病机的治疗是治“证”。因此，若针对病因、对病用方也就有疗效。而某些病，如肿瘤，即使辨证用方、对症用药有改善，却并能逆转肿瘤的发展，这时，辨病治疗与辨证治疗都同样重要，要瘤证同治。这是“随机选方”与辨病选方都势在必行了。而当我们认识到有些病辨证治疗就行，有些病辨病选方也行，有些疾病辨证与辨病要兼顾并行。综上所述，我们常说的“辨证论治”，确实概括了中医学相对于西医而言的临床思维最大特点。但它显然并未概括中医全部的临床思维学。而且也不是唯一正确的思维，中医临床思维是多元化的。中医临床思维学必须在发掘承传经典临床思维、各科临床思维及汲取现代医疗成功临床思维的成果，加以总结与发展，才能在新的历史条件下，实现临床思维的突破，促使中医临床医疗水平的突破与发展。再回过头来认识同病异治与异病同治的提法。同病异治是因虽然同病，却因辨证不同，所以异治。但毕竟它们是同一种病，也必然有共同的病因病机基础，所以必然会是异中有同的，要异中求同，当辨证异治无效时，要注意兼顾同治。同样异病同治时，因共同的证候相类，可以同治。毕竟因是不同的疾病，证候转归、治疗效果必然不同。例如一个急性胃炎的呕吐，或是一个尿毒症的呕吐，或胃肿瘤的呕吐，都可以用某一汤方治疗，但效果好坏，疗效是否持久都有较大的差异。因此说异病同治也是同中有异的。要同中求异。

我们回过头来细想“千方易得，一效难求”的原因，是方书中列举的症候群与方治类同者多，难以细辨与准确应用，辨治时如果在审因辨病、察机选方及对症下药这几个环节上多作思考，尤其经过一定的临床经验积累，就会有相当的鉴识力，减少很多弯路与误区。俗话说：“熟读王叔和，不如临床多。”对中医来说，依赖临床经验的积累将长期存在，但善于总结临床经验，善于把握中医临床思维的多维思路，必能减少依赖的长期性。

而要深化对上述中医临床思维方式的认识，就意味着对中医基本理论、思维的正确理解，对经典临床思维的深入研究及对各科临床思维的特点、对症用药的若干知识及现代临床的进展等一系列知识的掌握与了解，这是骨架与血肉般的联系，没有掌握广泛的理论与知识,要提高中医临床思维便是有骨无肉的空话,即使熟识了这些知识,如果没有结合实践的创新思维与悟性,也是有形体而无灵魂的。

此外,方证相对与药对思维问题:张仲景的伤寒论是以方证的形式列举出来的,中医大部分沿袭辨治选方的这一方法。而叶天士等后辈名贤的著述并无列方,而是以审因机传变立法对症用药。这在现代临床上都可行。其实方证相对与药对思维是一致的,都能充分利用前人的经验。方剂也是药对,或者是药对的组合,药对是方剂中基本组成的实用结构,或者说是武术套路中的散打技巧。作为初学者学中医时,汤头歌诀的背诵是打基础十分好的方法,笔者至今仍十分主张,因为这是临床思维奠基的重要方法。日久后学拆解方剂、组合新方时,就已是登堂入室的成熟时了。

另外,守方与灵变问题:如果不是随机选方或辨病选方,就要"无方立法,对症用药"。有时是病情隐蔽潜伏未表现,有时是医生一时对病机与运用方把握未准,立法对症用药就在所必需。因此,临床医生也常常掌握一些药对,依法应用,也能解决一些问题,甚至是迁延时日的某些疑难之疾。而且这种现象也较普遍。有人问:到底辨病论治与辨证论治谁优谁劣呢?也许没有人系统地、孤立地对比过,实际上临床医生往往随病情的实际情况而定。即使是辨证论治,有些医生对症下药,园机活法,根据病情的不断变化不断灵活变化加减用药。有些医生则习惯于抓住主证守方,主证不变,守方不变。两种风格不同,认识不同,各有所长,也曾成为彼此争辩的内容。而临床上,有些病情变化大,或然症状出现多,则宜灵活化裁加减。有些慢性病,虽有或然症,但不占主导地位,抓主症用主方,一方到底,而不是经常变化,也是成功的关键,这叫水到渠成。例如癌病,就要注意守方。我也知道有些验方,就是要求服多剂不变才有效的,这就是例证。

因此,客观上看是因病情与对应方的关系而定,主观上看是不同医生的不同临床思维特点不同所致。

还有,关于临床辨证的不确定性问题,中医除了理论外还有几千年积累下来的大量临床经验总结,被临床医生(方士)总结记录下来,其中不少又被以儒通医的学者收集整理系统化出版,因此中医临床最直接的思维首先是依靠经验,即直接的自己的经验与前人的经验,掌握的经验越全面系统,能力就越大。而这些经验之间的联系有些是较离散的,如《串雅内篇》之类。因此有"公说公有理,婆说婆有理"之嫌。而客观上看是从不同侧面或角度认识同一事物,并给予解决的方法。典型的是中风,古人从风、火、痰、瘀争鸣阐明认识它,现代人已看得很清楚,这是从不同侧面或角度认识脑卒中的发病机制,不同人、不同证型或阶段均需兼顾认识,综合起来认识才是疾病的全貌。

同样,历史上的伤寒与温病之争,现代人也已看得很清楚,现代社会常见伤寒之中有温病,温病之中有伤寒,现代医生也常"辨证施治以热,寻病用药以寒"等,这是不同病因导致的外感热病又混合致病所致。所以温病学是伤寒学的补充与发展,彼此不是绝对排斥的。中医很多学术争鸣与对立往往是反映疾病客观存在的不同侧面的,而不是对与错之争。

至于同一个病,不同老师带教有不同的理法方药,这反映了不同的教师不一致的直接、间接经验基础,说明有些疾病可从不同的方法论治,但疗效必然有差异,甚至有些是无效的,只是纸上谈兵的方法。介绍了有效的几个方法没有错,介绍无效的论治是老师的临床思维出现错误,好的老师应能指出最佳选择的答案。因此,所谓临床辨证不确定性问题,往往是对客观存在的疾病的因、机、症、方、药的认知不够全面,产生局限性或片面性等原因所致。既有客观的原因,也有主观的原因。所以中医临床有赖于直接或间接经验的掌握与运用,但当这些经验与认知与临床表现对不上时,临床思维就能给我们提供指南,或路线示意图,能否取得疗效,就看医者的悟性与创意了。“用药如用兵”、“医局如棋局”,用兵、走棋都有规律,但不是死规律,是活规律。“医者意也”也不是随意胡来,是古人强调诊疗时意入玄微的创意与发散思维,因此现代中医人应该正确承传前人中医思维的原理,在实践中不断创新发展中医临床思维学这一新学科建设才是提高临床疗效的钥匙。

三、传统与现代中医

有人认为纯中医好,传统中医做好就行了,辨证论治到家就不错。这可谓是“萝卜白菜,各有所爱”,医生也有志向不同的选择,不能相勉。而如果从中国目前普遍情况看,现代人来就诊中医之前,大多都就诊过西医了,诊断有过什么病,用过什么西药,多有记载。或者就拿着西医检查的验单给你,请你判别病情,拿西药给你看,问是否该服。甚至有些病人是检查异常,却无症状的,或是用了西药,掩盖了病情真相时来看的,现代中医不懂些西医,显然是很被动的。更何况目前国内的现状是,在病房,医生的西医技能是皮,中医知识是毛。要给住院病人必要的检查诊断、基本治疗,才能对病人对社会与法律有所交代,也是医疗安全的需要,才能进一步应用中医药治疗。而在门诊,中医生的中医技能是皮,西医知识是毛。略知西医知识,开个中药处方治疗便可以了。这是不争的现实。因此,我认为,现代社会需要西医,也需要中医,更呼唤知彼知己的中医。必须面对这种医疗现实,适应这种现实。而中医也只有在竞争中知己知彼,而不是长于知己暗于知彼,才能立于不败之地。中医讲辨病与辨证相结合时,这“病”既可是中医病名,所提示的病机也应参考西医疾病诊断,并为我们从中医理论的伸延中寻找吻合点。作为现代中医,学西医,运用西医作配合,首先也是为了提高疗效,更为了扬长而要补短,而不是避短。在这种配合中发展中医,这是根本立足点。这就是辨证与辨病可以相结合的社会原因。而事实上这又是切实可行的。可开宽视野,能减少辨证误区,提高中医临床疗效。

四、现代医家思维经验种种与启发

现代的医疗环境与古代有较大的不同,首先是目前国内西医作为主流的客观存在,现代医学巨大进步的挑战与机遇并存,其次是环境的污染与人们生活水平的提高,医疗质量要求的提高等。汲取现代科学发展中医自身学术思想应是值得借鉴的。目前已大概从如下几方面反映。

(一)证的基础研究

马玉宝氏提出了“证”的研究思路:组织胚胎学家们无法解释受精卵最初为什么形成了12个细胞而不是16个,这12个细胞恰恰形成了12个经络群组。对各个经络群组功能活动的外在表象的研究,可揭示“证”的本质内涵。

沈自尹氏指出:肾阳虚的物质基础是甲状腺激素促进能量代谢的氧化磷酸化过程;淫羊藿总黄酮(EF)对大鼠有抗衰老作用。干细胞有“藏精”的特性,EF激活肾上腺皮质干细胞增殖和迁移,从而促进肾上腺皮质再生。能显著促进神经干细胞增殖,提供为干细胞增殖分化的有利微环境。

(二)新病因证治观

在中医传统思维的基础上,结合西医检查诊断来认识病机,更是现代医疗思维的重大进步。现代药理对症用药更易立竿见影。例如溃疡病从疮论治,用田七、五灵脂、白及、北芪等生肌活血或抑癌药引入治疗就是尝试。

李玉奇氏指出:萎缩性胃炎以痈论治,观舌识病,以胃镜作对照选用。邓聪氏等内镜观察:①黏膜水肿、糜烂出血,宜清化湿热,清热用黄芩、黄连、公英、蛇舌草、连翘、半枝莲、栀子、地榆等。化湿用半夏、厚朴、藿香、豆蔻、砂仁。②黏膜苍白,虽红白相兼,以白为主,提示胃寒,用肉桂、熟附、良姜、荜茇等。③黏膜上皮化生或小肠上皮化生是湿热久蕴,胃络瘀阻,选用化瘀通络药三棱、莪术、丹参、炮甲等。

晁恩祥氏认为:"以风为本是哮病病因",也是现代对病因病机与用药改变的新见解。肾病专家们同样也对肾炎从风论治,作肾风来认识,并伸延到肝功能、肾功能的检查中去。

糖尿病专家仝小林认为糖尿病(糖络病)是把中医诊断理论延伸到西医诊断中去。牟洪氏指出:糖尿病新生血管生长因子作用易新生血管,致眼底出血就可以用活血化瘀治疗。

陆绵绵氏说:眼底疾病的感觉神经受刺激所致的眼痛辨为外风。运动神经病损致斜视系属内风,方药选用抗感染、辛温解毒治外风,如荆芥、防风、白芷、细辛等。治内风用解痉活络药如羚羊角、石决明、菊花、钩藤、僵蚕等。

上述这些都是中医的证治思路延伸到西医病理中去。

还有,妇科专家贺丰杰氏说:阴道炎多常用黄柏、苦参、蛇床子、鸡冠花,但无杀虫作用,发现地龙杀精子,故而有杀滴虫作用。王斌氏指出:男科既重在本之五脏阴阳气血亏盈,又注意在标之邪气滞,痰浊、湿毒、瘀血侵扰。前列腺炎等多属下焦湿热为患……惯用全蝎、蜈蚣、地龙等血肉有情之品,用其走窜之性,引药达病所。

(三)诊断

祈宝玉说:《张氏医通·七窍门》:"视瞳神深处,有气一道,隐隐袅袅而动。"现代检查不仅可以确诊眼底出血,连出血程度和部位都可发现,整体辨证用归脾汤,结合眼底出血量和色泽新旧变化用止血药,使用上更有把握。

(四)辨病主方、加减主症

以西医诊断的病为主方,然后对症加减用药,也是现代医疗临床思维的进展。

国医大师朱良春认为高血压多是气虚痰瘀,自拟双降汤:水蛭、地龙、黄芪、丹参、当归、赤芍、川芎、泽泻、山楂、豨莶草、甘草。并拟降压洗脚汤:桑叶30、桑枝30、茺蔚子30、明矾60、米泔水1000~1500ml煎水泡脚。

朱良春国医大师还认为:治痛风嘌呤代谢紊乱引起高血尿酸症的痛风性关节炎,认为浊瘀痹。常用大剂量土茯苓、萆薢为对,加泽兰配泽泻;苡仁配玉米须;秦艽配威灵仙;桃仁配赤芍;地龙配僵蚕;蜂房配地鳖虫;徐长卿配姜黄为对,以蠲痹通络、定痛,疗效很好。对类风湿关节炎,认为自身免疫病,拟威灵仙配蜂房,能调节免疫功能,补肾温阳。对关节退行性变骨质增生,常用骨碎补配鹿衔草有显效。

孟标氏指出强直性脊柱之辨治,急则治标,清热解毒利湿,缓则治本,益肾壮督通络。在此辨治基础上用药对,雷公藤10克配鸡血藤30克相佐,能活络又减少雷公藤的降白细胞作用。蜈蚣配全蝎,能增强透络舒筋作用。僵蚕配土鳖虫,能化痰活血祛痰瘀。鹿角配鳖甲,能补阴补肾。枣仁配元胡索,能止痛安神。仙灵脾配生地,能改善大剂量激素停后的不良反应。

叶景华教授认为自拟肾衰方对肾衰竭有一定效果,基本方用:陈皮10克、制半夏10克、土茯苓30克、制大黄15克、六月雪30克、王不留行30克、徐长卿30克。热者加黄柏10克、知母10克、黄连3克；虚者加党参10克、北芪30克、白术10克。

郑绍周教授认为肾虚、血瘀、痰阻是癫痫发病的主要病因。半夏配钩藤，抗惊厥较好。并认为全蝎、僵蚕、蜈蚣等虫类药大多具有平肝息风的作用，擅长搜剔留滞经络间之风邪。

郭志强教授认为输卵管阻塞性不孕根本是瘀阻脉络，很多患者行输卵管通液术或整形术后输卵管通畅，仍难妊娠，主因仍是肾虚，胞脉不通致不能受孕。用中药口服并灌肠疗效好。内服桂枝、仙灵脾、三棱、莪术、当归、川芎、赤芍、牛膝、水蛭等。月经后期（卵泡期）加河车、党参、白术；经前期（黄体期）加巴戟、锁阳、覆盆子、白术，改善黄体功能。

朱晓雷等提出：肾移植后中医参与养护调治很有前景，针对术后排斥反应，会血压升高、发热、少寐等。①安胎法：应用补肾安胎法治疗肾移植。②活血化瘀法：认为术后有瘀血，以改善肾脏微循环。③益气养阴法：此法对形成抗体的细胞功能有不同程度的抑制作用，对纠正肾移植后机体阴阳失调和长期存活有较好的功效。

清·杨粟山《伤寒温疫条辨》升降散：蝉退、僵蚕、姜黄、大黄。治憎寒壮热、头痛、骨痛、口渴、心烦、咽喉肿痛或上吐下泻、吐血、丹毒发斑、雷鸣腹痛、大便水泻、小便淋涩等。火郁于内，寒遏于外，火郁三焦。而赵绍琴氏用上方加凉血解毒治慢性粒细胞白血病。

（五）对症用药新进展

把中药原有的药性功能与西药药理主治结合起来，形成新的对症用药，使疗效更有针对性与提高。

（1）高脂：有学者认为海藻、昆布、郁金、腹皮、丹参、蛇舌草、贝母，化湿软坚和消积适应脂肪肝、肥胖症、高脂血症等。现代药理学研究表明，半夏、泽泻、丹参、姜黄、虎杖等均有降低胆固醇、甘油三酯、前β-脂蛋白的作用。从西医肝肠循环到利胆泄浊治高脂血症，治高脂血症用柴胡、郁金、茵陈，利胆也能降脂，半夏、丹参、姜黄、虎杖等能泄浊降脂。

（2）高糖：黄连降糖通过控制糖原异生，促进糖酵解，桑白皮降糖突出。若可降糖粗提物与胰岛素受体、胰岛素抗体均有显著的结合反应。表明有类胰岛素作用。苍耳子、虎杖、苍术、知母均有降糖作用。

这些都是把中医药性思路伸延到西药药理中去。

（3）肿瘤：苦参配女贞对放化疗有骨髓免疫抑制反应者宜。白芷、血余、蜂房、蒲黄有祛腐生肌修复胃黏膜作用，对胃癌复发者宜。半边莲、半枝莲抗肝癌利水。全蝎、蜈蚣合用通络止痛。治疮漏者必用蜈蚣、山甲；莪术、猪苓破瘀能升白细胞；青黛、雄黄一寒一热升降，能化瘀、解毒、消癥。薤白配瓜蒌治肺癌胸水；丁香配郁金治呃逆；官桂配赤石脂治放射性肠炎。蟾皮性热，有抗癌作用，制民胶囊叫安替丁胶囊；壁虎通透性好，加威灵仙寒热相配治肿瘤梗阻，吞咽不顺能缓解。

回顾现代文献时，我们再分析它的思维演绎过程：没有专病的功底，要深入认识疾病，解决问题谈何容易。但只有专病功底，不具备内科技能，要解决疑难疾病就更难了。局部与整体的关系，必须全面掌握才行。从病因病机的思维演绎，看来要细腻，任继学教授从外到内，分析伏邪的演变，痰气交阻、痰瘀相关，如何界定轻重与侧重点，陈雪功氏对肾虚、气、水、火不归原又如何在症候上鉴定、判别与治疗。学术上创新需要实践的支持。方证引伸上，蔡瑞康氏用甘草制剂甘利欣治湿疹皮炎，血宝胶囊治白癜风，大黄䗪虫丸配合梅花点舌丹治囊性疾疮，马玉琛氏用迎香穴治房颤，朱逸颖氏用小儿琥珀猴枣散治老人发热，储水鑫氏用蜈蚣、羊藿治阳痿，均是利用前人成功的实践经验作基础，探求方药新机制，创新出新的医疗效果。这些过程均值思考借鉴。又如葛根解肌，刘小平氏引申“起阴气”、“生则破血”，用于治疗冠心病。引申治疗高血压病、颈痛，再引申大剂治疗输尿管结石肾绞痛。引申大剂治疗风湿腰肌痛、关节强直，甚至引申治疗痛经，都从“解痉”而来。但不同病应有不同的配伍。这是从药性上创新疗效。对舌象望诊，李玉奇氏引申到对胃镜下胃的望诊，总结出遣方用药的规律的思路；特意用相畏相反之药配伍治痼疾，这是从诊与疗的引申改革。晁恩祥氏指出哮证治风为本，肾炎蛋白尿从风论治的总结，则是从察机的创新。贺丰杰氏从地龙杀精悟到借以杀滴虫，香料防霉悟到丁香抗念珠菌。李晨辉氏从胆固醇肝肠循环的西医角度认识到加强疏肝利胆消痰降浊活血以降血脂，用半夏、姜黄、山楂、川芎之类。刘再朋氏中风从鼻腔给药。从痛风易结尿石悟到用金钱草利水排石。郑淳理氏对现代富贵病所致高脂、高糖血症、脂肪肝，综合用软肝消积饮的新思路。这是借助西医辨病的认识，运用中医理论思维去探求解决。种种现代“新病”与传统中医理论经验的“旧证”如果重新沟通、搭桥，都需要创新思维，并在实践中加以验证，才能取得新的成效。而回顾这些思路，都是重新评估传统理论的病因、病机、方证、药效的新的意义与现代疾病的机制之间寻找吻合点，然后加以临床验证取得的疗效，总结出这些新技术的思维规律，对我们今后的诊疗工作无疑是十分有意义的，也使传统的临床思维得到发展与升华。

五、创新思维与验证的新学科

当我们回过头来纵观我们的临床思维的过程的时候，会惊讶地发现，我们的临床是大量的方证相对与药症相对的直接医疗有效经验总结作基础，我们的思维则仍是不断地演绎经旨，发展或修订“经旨”，产生新的病因、病机、方证、药效的医药学新意义，使与之新临床验证相吻合，产生新疗效。从而日渐进步的过程，也许可概括为“演经旨，衍新方”的创新过程吧。这就是以继承有效临床作基础，以创新思维作动力的再实践验证的过程。

作为一名从事中医的工作者，对中医基础理论的基本点必须有较深入、准确的理解与认同，才有利于学习与建立自信心。这就像万丈高楼必须打好地基一样。否则，哪怕是日后成了博士或老专家，遇到问题时也会困惑与动摇。对《伤寒论》《金匮要略》及其经方，之所以被后人称为经典临床课，是因为它是中医学最早也是最基本的中医临床思维架构，故而蕴含着对现代临床重大而深刻的指导潜力，能提供临床思维的指南与成功方证的典范所带来的启发作用。例如，如何从天人相应观出发，认识人体的三阴三阳辨病及其时相变化，这是理论联系实践的最好范例。没有中医的理论思维，就没有中医的临床思维，对病因病机分析便无基础，方药研究便脱离传统认知的方向。而治疗上又如何辨证定方、辨病选方？又如小青龙汤方证条中，引出的因、机、症、方、药思维方式等诸多的中医基本临床思维，均源于此经典，并获得启发。因此，学习它的时候，除了先理解它的基本临床思维架构与重要方证外，还需要日后反复带着临床中的问题学，寻找应用它的吻合点。这过程也许需要点悟性，才能活用经方。因此说创新思维是活用经方的灵魂。温病学派各家是对它的继承与发展补充，故温病学也是一样。因此，对它们的基本临床思维应有一个明确的认识，作为基本准则，也是临床思维能力的基础与核心。而对后世的进步，各科的特点、对症治疗的知识，尤其现代医疗的进展，更应记取，从中获得更直接的经验借鉴与思维新花的收集。这些后世与现代的技术方法与思维的发现与发展，使得中医临床思维方式得到日渐丰富、成熟，并日益成为一门新学科。这些内容更贴近现代医疗实践的客观存在，弥足珍贵。研究中医临床思维方式的过去与现状，发展成为一门新学科，这一学科不懈地创新性阐释古老的中医理论，是为了还它返璞归真的科学的本来面目。同时，不断地联系与总结各专科特色，活用古方、新药的新经验、新进展，使之能在现代医疗实践中更准确、明晰与应验。从中取得共性认知以启迪未来，就是我们提出现代中医临床思维学的目标意义所在。必将对提高中医临床水平产生巨大的推动作用。笔者对此相关理论与实践究心多年，并把心得在此作理论解读、资料摘引并推介给后学，以供参考。使后学以中医临床思维作主线，熟知相关的知识与进展，故称导论。也就是说，提供掌握与熟知古今较重要的、有代表性的方证理论与实践知识，引导读者学会正确运用这些方证知识的临床思维方式，便于提高疗效，促进人才成长，就是本“导论”的主题。期望他日后学者阅读之后，能调动起自己的发散思维，创新性地运用到自己的临床医疗实践中，相信必能对你的临床思维能力的提高有所帮助！若如此，则是笔者最大的心愿。当然，汲深绠短，力有未逮，仅于此抛砖引玉而已。

第二卷　临床实录与思维

前面导论中已充分解读了古人中医基础思维的理论原由，并阐述了经典医著临床思维的主要方式、历代分科临床思维特点及回顾了现代医家思维经验。这对每个青年临床医生来说，会有一定的启发作用，减少他们的临床思维误区。因为，笔者从事临床头十年时，疑惑颇多。学习中医基本理论时，有点像听老子讲经“道中道，非常道”一样，有点玄。而对古人“言简而奥”的症方又未知如何与眼前的病人症候恰当联系上？更不知道中医的理论与西医的理论表述不一致的时候，该遵循谁呢？不是真理只有一个吗？当然，后来才知道，这是“横看成岭侧成峰”，反映的是东西方民族各自从不同的原始观察点认识人与自然，产生不同的描述。随着时间的推移，不断在临床中学习与思索，从而有所积累。瞬眼间已四十余年，这些年一直在综合性大医院工作，并负责西医院校的一些中医教学工作。这样的工作环境促使自己在医疗中要面对病房或门诊的各种危重或疑难或常见病人。在教学中会面对莘莘学子，从西医角度看中医的疑惑，这都促使自己在工作中学习，在学习中工作。理论必须联系实际，中医与西医的语言表达力求易于沟通，既深入又浅出为好。这多年的临床略有记录。于此，谨作为过来人，选录一些有意义的医案，其中，有些是个人对病因的新领悟，如对妊娠恶阻症及升清降浊治晕厥案等；有些是对病机的更深的探讨与理解，如柴羚地黄汤等；有些只是个人的妙手偶得；有些是用民间草药的意外奇效，一并附记于此，以供读者参考。以期能为青年才俊的临床思维提供前车之鉴，也让他们在实例中获更具体的感受。当读者有所感悟之后，并付诸实践时，就离真知不远了。

第七章　心脑血管病

一、麻黄附子细辛汤加味治疗冠心病

【病例 1】 孙×，男，81 岁，住院号:428772。因“反复胸闷痛、心悸 10 多年，加重 2 周”为主诉于 2004 年 2 月 2 日收入我科。胸痛每遇天气变冷易发作，与情绪波动无关，疼痛时间长短不一，短则 1 小时，最长可达 24 小时，伴心悸、劳力性气促，畏寒，盖 3 张棉被仍觉冷，无大汗淋漓及胸前区压榨感，无左手臂及背部放射痛，无发热及咳嗽，胃纳、睡眠及二便正常，舌淡暗苔白，脉沉弦。中医诊断：胸痹；西医诊断：冠心病（心绞痛型），心房纤颤，心功能Ⅱ级。中医辨为寒邪入心，心气不足，先用麻黄附子细辛汤加味以温经散寒，益气活血。处方：

熟附子 10 克　麻黄 6 克（先煎）炙草 15 克　细辛 5 克　丹参 30 克　柏子仁 20 克　郁金 20 克　党参 15 克

上方服用 4 剂后，患者胸闷痛、畏寒有所减轻，仍心悸，睡眠欠佳，舌淡暗苔白，脉沉细

弦，考虑表寒已散，但心阳未通，应施予温通心阳，安神定悸之法，方选桂枝甘草龙骨牡蛎汤加味。处方：

桂枝 10 克　炙草 15 克　龙骨 20 克（先煎）　牡蛎 20 克（先煎）　生姜 20 克　熟附子 10 克　红枣 6 个　赤芍 10 克　丹参 30 克　柏子仁 20 克

另加用参附针静脉滴注，上方服用 3 剂后畏寒基本消失，心悸、胸闷痛好转，但因为天冷，服用过凉饭菜，觉胃脘部闷痛，胃纳欠佳，大便稍烂，舌脉同上，改用四君子汤健脾和胃，真武汤温阳利水。处方：

党参 30 克　白术 10 克　茯苓 10 克　炙甘草 15 克　砂仁 10 克（后下）　熟附子 10 克　白芍 10 克　生姜 10 克　麦冬 15 克　五味子 10 克　丹参 30 克　柏子仁 20 克　檀香 3 克

上方服用 4 剂后，双下肢水肿消退，畏寒、胸闷痛消失，胃纳转佳，二便正常，于 2004 年 2 月 12 日要求出院。

【按】　本例冠心病心绞痛属于中医“胸痹”范畴，患者乃受寒后发作，主要表现为胸闷痛、心悸、畏寒，由于表寒入里，寒凝心脉，痹阻不通而成，故先用温经散寒，益气活血之法，麻黄附子细辛汤加味，方中麻黄合附子温经散寒解表，细辛散寒化饮，党参、炙草益气养心，丹参、郁金活血行气通脉，柏子仁养心安神。表寒已散，但心阳未通，故仍心悸、畏寒，故施予温通心阳，安神定悸之法，桂枝甘草龙骨牡蛎汤加味，方中桂枝、甘草温补心阳，桂枝配附子温通心阳、开痹散寒，龙骨、牡蛎、柏子仁安神定悸，赤芍、丹参活血通络，生姜、红枣调和营卫。心阳得通，畏寒自然缓解。但又见胃脘部闷痛，胃纳欠佳，大便稍烂诸证，乃因食用寒凉饭菜所致，故用四君子汤益气健脾和胃，而双下肢浮肿乃由阳虚水泛所致，故用真武汤温阳利水，终获良效。

二、加味导赤散治疗中毒性心肌炎

【病例 2】　杨×，男，24 岁，广东海洋大学教师。

2 周前参加学校职工运动会，拼搏获奖后次日周身疼痛不解，其父误用草药煲服，冀解除疲劳，不料服后呕吐、心悸、血尿不适入院，伴低热，经住院治疗，血尿止，呕吐已，纳可，心电图正常，但心肌酶（磷酸肌酸激酶 24 500 单位，持续不降，转氨酶 144 单位），睡眠可，二便调，身疼痛，注射辅酶 10 亦无效，西医认为属类似心梗一样的高危病人，嘱绝对平卧休息。困境中于 2007 年 1 月 10 日来诊：舌稍红苔白稍干，脉稍数。考虑其激烈运动后疲劳，大汗之后，心气先虚误服草药，损及心肾，肾损随血尿目而先复，心肌未复，以益气解毒清心之法。处方：

生地 15 克　竹叶 3 克　通草 3 克　红参（焗）6 克　灯心草 1 克　炙甘草 8 克　丹参 15 克　桑枝 30 克　银花藤 15 克　党参 10 克

服药一剂后，复查磷酸肌酸激酶降至 10 010 单位。照方每日一剂，1 月 15 日复查磷酸肌酸激酶降至 2450 单位。再改拟下方养阴益气。处方：

生地 15 克　通草 3 克　竹叶 3 克　郁金 15 克　女贞子 15 克　麦冬 20 克　五味子 5 克　牛膝 10 克　柏子仁 15 克　丹参 15 克

每日一剂。1 月 21 日复查：磷酸肌酸激酶降至 234 单位（正常值 173 单位）。于是再拟下方交通心肾调养。处方：

生地 15 克　通草 3 克　竹叶 3 克　甘草 8 克　党参 15 克　丹参 15 克　柏子仁 15 克　牛膝 10 克　女贞子 15 克　夏枯草 10 克　连翘 10 克

每日一剂，连服一周，痊愈。

三、羚羊钩藤汤加减治类中风(脑出血)

【病例3】 杨×，男，64岁，住院号：771。

当天上午头晕、呕吐，下午跌仆在地，昏迷不醒，吐出未消化食物及痰涎，呼之不应。下午四时始能叫醒，但不能言语及活动，嗜睡，大小便无失禁，于1970年3月8日入院。西医诊断为“脑出血”，并用高渗糖、胍生、青霉素等治疗。

3月15日请中医会诊：神志不清，乱语，手足抽动，呃噎频作，舌红无苔，脉弦大。考虑为肝风内动，施以平肝息风，拟下方：

石决明30克　钩藤12克　菊花9克　白芍12克　竹茹9克　川贝3克　生地18克　生晒参15克　田七2克　橘红6克　生姜3片　大枣3个　外菖蒲6克

3月18日二诊：患者神志稍清，痰稍减，照上方去川贝加地龙。

3月20日三诊：患者手足无抽动，呃噎止，能睁眼对话，欲食，舌净脉虚，仍守前方。

3月24日四诊：患者神志清，无抽搐，唯二便不禁，神倦，苔浮，脉虚，转拟下方补肾养心。处方：

熟地30克　黄精15克　熟附9克　玉茸12克　茯苓12克　五味子3克　远志9克　外菖蒲6克　参须3克　上玉桂1克　故子18克

3月25日四诊：患者服上药后无二便知禁，守方服。

4月3日五诊：患者食欲好，善后调理，拟下方：

熟地30克　黄精15克　熟附9克　玉茸12克　茯苓12克　五味子3克　白芍9克　枳壳6克　防党12克　炙草5克　牛膝9克

服药四剂后，患者步行出院。

【按】 如患者卒然昏仆，醒后正常，或可称厥证，但此例是昏仆、乱语，虽醒后无瘫痪，仍不同于常说的“中风”，虽说是脑出血，但病灶不影响肢体活动，故不称中医的“中风”。成功的经验是按辨证平肝息风基础上，用田七活血化瘀止血，破中有止。噎呃频作，仍心气虚衰，急加人参以扶元气，扶正祛邪，相辅相成。

四、祛风活血治疗真中风(病毒性脑炎)

中风以突然发生口眼歪斜、半身不遂、言语不利，甚至卒然昏迷跌仆、不省人事为主要症状。它包括现代医学的脑溢血、脑血栓形成、脑栓塞(即类中风)等疾病，国内文献报道中西结合动态把本病归为出血性与缺血性。笔者临床中碰到一例以外感风温之邪后而导致半身不遂的中风，古人所谓外中风，也叫真中风。

【病例4】 陈×，女，38岁，住院号：42503。

1976年6月21日抬床入院。

主诉：寒热头痛一月，半身不遂、语言不利二十天。患者5月20日开始感觉恶寒、鼻塞、流涕打喷嚏，继而出现寒战高热、汗出、头痛，并伴恶心呕吐、牙痛。约过两天，开始左侧肢体麻木、无力，于6月1日开始左侧上下肢完全不能运动，生活不能自理，伴口苦咽干，喜冷饮，大便正常，小便短赤，食欲明显减退而来我院检查，诊断为“局灶性脑炎(病毒性)”而收入内一区治疗。入院后予地巴唑、烟酸、青霉素、激素等西药，7月10日相继停用西药，全部改用中药治疗。

中医检诊：半身不遂，发热恶寒，流涕咽痛，小便短赤，大便不畅，口渴欲饮，舌红苔微黄，脉浮涩，语言时错乱。中医辨为风温表证，故当先解表。处方：

蒿本 12 克 葛根 12 克 黄芩 9 克 甘草 5 克 明党 15 克 杏仁 9 克 防己 12 克 党参 9 克 紫菀 18 克 土牛膝 15 克

服药三剂，诸表证除。患者仍语言时错乱，半身不遂，脉涩，舌红苔白，拟王清任补阳还五汤加减。处方：

荆芥 9 克 防风 9 克 北芪 30 克 桃仁 9 克 红花 3 克 地龙 9 克 白芍 15 克 当归 9 克 川芎 3 克 石菖蒲 9 克

6 月 28 日患者出现身痒，余脉症如前，上方加紫菀 18 克再服三天。

7 月 1 日，患者感觉下肢稍有力一点，肌力由 0 级增加到 Ⅰ 级，语言对答较正常，舌红苔白，脉沉，改用《金匮要略》古今录验续命汤。处方：

桂枝 9 克 干姜 3 克 党参 9 克 当归 9 克 甘草 5 克 石膏（先煎）60 克 麻黄 9 克 杏仁 9 克 川芎 3 克

7 月 3 日患者自沉左手已能抬起至头顶。

7 月 14 日患者出汗较多，照方加北芪 30 克、牡蛎 30 克。

患者共服此方 23 剂，配合新针及按摩，病人生活能自理，步行出院。

【按】 本病人来院时仍有表邪，故先解表。语言错乱为邪入血分，故疏风活血，后用续命汤原为治疗风痱，身体不能自收，口不能言，冒昧不知痛处或拘急不能转侧。在这里所指风痱，四肢不能收，即双侧偏瘫。《楼氏纲目》说："痱，废也……或名痱，或偏废或全废，皆曰痱也。"因其邪气从外感而来，故以麻黄汤行其营卫，干姜、石膏调其寒热，而川芎、当归、党参、甘草以养其虚，使邪从表而解。补其不能运动之半身，所以病人在服药后有明显的效果，治愈出院。现代中西结合把中风分为出血性中风与缺血性中风，而此种局灶脑炎，也许是"感染性中风"了。

五、四磨汤合温胆汤治复发中风

【病例 5】 唐×，男，72 岁。

原有左半身不遂，近 10 多天卒作吞咽讲话困难入院，经综合治疗，右偏瘫，难吞咽水分，只能吞糊状，舌淡红苔白，脉弦，拟属风痰为主，用温胆汤、三生饮、四磨汤加减。处方：

法夏 10 克 陈皮 6 克 云苓 10 克 甘草 5 克 竹茹 10 克 枳实 6 克 熟附 10 克 高丽参（焗）6 克 胆星 10 克 制南星 10 克 沉香（后下）5 克 台乌 15 克 尖槟 10 克 僵蚕 10 克 全蝎 10 克 田七 5 克 川芎 10 克

服药 3 剂后能讲话，可吞水，照方。

六、藿朴夏苓汤加味治疗语蹇（脑出血）

【病例 6】 王×，女，64 岁。

患者 2000 年 6 月 27 日早晨 8 时买菜时突发语言不利、吞咽困难、口角流涎，轻微头晕，无昏迷，无肢体偏瘫，无头痛及呕吐，能步行返家。下午由家属陪同步行来我科住院，伴不能进食，喝水困难，咳嗽，有痰咳不出。急查头颅 CT 示：①右侧颞顶叶脑出血；②左侧基底核区多处小片状低密度影,考虑梗死后遗症。

入院第二天起针灸百会、廉泉、合谷、翳风,当天下午即能喝水,讲话较前清晰,渐能进食少量白粥,舌暗红苔白浊,脉弦滑,施以芳香化湿,涤痰开窍之法,拟藿朴夏苓汤加味。处方:

石菖蒲 10 克　草果 10 克　川朴 10 克　尖槟 10 克　藿香 5 克　法夏 12 克　茯苓 15 克　远志 10 克　浙贝 10 克　滑石 20 克　佩兰 10 克　泽兰 10 克　牛膝 10 克

上方服用 3 剂,患者讲话较前流利,能进食稀粥一碗,咽喉部有感觉,改用藿朴夏苓汤合四磨汤加减。处方:

藿香 5 克　川朴 10 克　陈皮 10 克　法夏 12 克　茯苓 15 克　台乌 15 克　党参 15 克　沉香 5 克　尖槟 10 克　石菖蒲 10 克　薄荷(后下)4 克　佩兰 10 克　泽兰 10 克　僵蚕 10 克　全蝎 6 克

上方服用 2 剂,患者能进食面包,咳嗽减少,痰白黏,舌暗红苔黄白厚,脉弦滑,中药守上方去僵蚕、全蝎、薄荷、石菖蒲、陈皮加瓜蒌仁 10 克、莱菔子 12 克、山楂 10 克。

上方服用 5 剂,患者能进食米饭,头晕,咳嗽,痰白黏,舌脉同前,改用下方:

田七 3 克　泽兰 10 克　藿香 5 克　川朴 10 克　陈皮 10 克　法夏 12 克　茯苓 15 克　瓜蒌仁 10 克　莱菔子 12 克　山楂 10 克　天麻 10 克　白术 15 克　生姜 15 克　泽泻 10 克

上方服用 4 剂,患者吞咽及进食自如,讲话清楚,伴咽痒,咳嗽较剧,无痰,舌暗红苔白略厚,脉弦滑,复查头颅 CT 示右侧颞顶叶高密度影已吸收,残留片状低密度改变。中药改用下方:

炙甘草 10 克　杏仁 10 克　桔梗 10 克　莱菔子 12 克　山楂 10 克　瓜蒌仁 10 克　藿香 5 克　川朴 10 克　杷叶 10 克　法夏 10 克　茯苓 15 克　紫菀 10 克　连翘 15 克　橘红 6 克　远志 10 克

上方服用 3 剂,患者痊愈出院。

【按】 本例中风语蹇案考虑为痰湿阻络,舌窍不利,施以芳香化湿,涤痰开窍之法,方以藿朴夏苓汤为主加味。取得良效后,少佐虫类药僵蚕、全蝎解痉搜风通络,但考虑出血性中风急性期,此类药点到即止,不可久用。因患者一直有咳嗽、咳痰症状,故亦兼顾宣肺化痰。针药齐下,终能妙手回春。

七、羚羊地黄汤加味治昏妄(蛛网膜下腔出血)

【病例 7】 许×,男,18 岁,住院号:3745。

因“头痛、呕吐、昏迷、发热 10 多天”于 1971 年 8 月 31 日来院留医。经腰穿等检查诊断为“蛛网膜下腔出血”,并请中医会诊:患者已半昏迷,烦躁不安,时而在床上拳打脚踢其父,时而撮空理线,循衣摸床,问答模糊,发热,舌红苔微黄而干,脉弦数。细问其父,得知患者为独子,平素任性,此次起病前,受其父责备,即愤而不服,当晚一夜睡眠不好,次日即头痛,当天劳动即昏倒伴呕吐 2 次。审证议药,先平肝开窍,拟下方:

羚羊角 2 克　生地 45 克　丹皮 9 克　白芍 9 克　石菖蒲 9 克　川连 3 克

另安宫牛黄丸一个,先服。上方连服四剂,烦躁稍减,发热不高,再拟下方:

钩藤 12 克　地龙 12 克　石菖蒲 6 克　栀子 9 克　北胡 9 克　羚羊角 2 克　黄芩 9 克　白芍 9 克　连翘 9 克

此方服双剂,神志稍清,撮空理线,循衣摸床已止。

照方服四剂后,神清安静,无发热,对问正常,唯健忘。改拟天王补心丹调理善后。

住院期间，西医结合用高渗糖及安络血。

【按】　撮空理线，循衣摸床临床罕见。此症因于心火暴甚，拟犀角地黄汤加减(当时无犀角)化裁，凉润开窍，再拟四逆散疏肝达邪，栀子、连翘清火；地龙、钩藤、羚羊角平肝，火清则心气自缓，肝柔则头痛可止。

八、柴羚地黄汤加减治药物迟发性运动神经障碍

【病例8】　周×，男，27岁，华南农业大学学生。

患者两年前有精神抑郁证，服用氯氮平、维斯通、心乃安、氯硝西泮，至2008年7月，左上肢出现不自主上抬至头后，今年1月，行走右倾，头右外歪，至3月份更加明显加重，不能自制，到我院神经内科住院10天检治拟属：①药物性椎体外系反应；②迟发性运动神经障碍——分离性躁动症。

2009年5月11日初诊时：考虑抗抑郁西药引起，不妨先参考薛生白湿热犯经络之方透解合仲景之大剂芍药甘草汤，并嘱先停用维斯通、氯硝西泮。处方：

苍耳子10克　威灵仙15克　地龙10克　川连10克　秦艽15克　滑石30克　丝瓜络15克　海风藤20克　白芍60克　炙甘草18克　川足3条

连服2周，躁动歪扭缓解，其间曾问卜祭神，人说是祖宗山坟受邪，遂中断治疗，并迁移祖坟，事毕，竟病又加重，于7月2日再来就诊。

近况如初诊，寸关带弦，考虑心理压力大，拟从少阳证和解外邪，又兼调厥阴肝血营阴之不济，用大柴胡汤合羚羊地黄汤加减以养营疏肝达邪。处方：

柴胡15克　枳实10克　炙甘草15克　地龙10克　生地15克　牡丹皮10克　法半夏10克　羚羊角3克(先煎)　生姜10克　大黄10克　川足3条　姜黄10克　僵蚕10克

连服3周，基本复原。

【按】　此案药物运动神经障碍，先借用薛生白湿热犯经络之方透解，再拟大柴胡汤治少阳邪实，羚羊地黄汤和营解痉，是本人自拟的柴羚地黄汤基础上的加减方。

九、补阳还五汤加味治疗脑梗死合并急性上消化道出血

【病例9】　陈×，男，82岁，因“右侧肢体麻木、乏力8天”为主诉收入我科。伴左侧肢体麻木、乏力，不能行走，语言不利，二便失禁，无意识丧失，无恶心呕吐，无口角流涎，无吞咽困难，胃纳及睡眠正常，舌淡暗苔白，脉细弦。曾在外院使用抗凝、血管扩张剂等。查体：神清，表情淡漠，构音不清，对答欠满意，被动体位，右侧中枢性面舌瘫，双眼全盲，颈软，颈无抵抗，左上肢肌力Ⅲ级，左下肢肌力Ⅱ级，右侧肢体肌力Ⅰ⁻级，四肢肌张力减低，偏身感觉减退，病理征(-)。辅查：外院头颅CT示①左侧额叶脑梗死；②脑萎缩。中医诊断：中风。西医诊断：①脑梗死(左额叶)；②脑萎缩。

治疗予中药益气活血通络，补阳还五汤加减。处方：

北芪100克　赤芍10克　防风10克　桃仁6克　川芎10克　当归10克　党参30克　地龙10克　远志10克　川足3条　淫羊藿15克

上方服用5剂后，患者出现烦躁、出汗，急查心电图示：房性期前收缩伴短暂房速。不久患者呕吐褐色血液1次，量约100ml，测得血压110/70 mmHg，急查血PT示PT19.1s，

FIB4. 67g/L, APTT40. 3s。排除了 DIC，考虑为急性上消化道出血，可能与使用血管扩张剂及抗凝剂有关，即停用此类药物。患者第 2 天再次呕血 1 次，量约 300 ml，排柏油样黑便 3 次，量不多，舌淡暗苔白，脉细弦，中药改用益气行气止血方，四磨汤加味。处方：

党参 15 克　尖槟 15 克　台乌 10 克　沉香 5 克(后下)　川芎 6 克　大黄炭 10 克(先煎)

此后三周，患者不再呕血，大便 3 ~ 5 天排 1 次，色黑质硬量少，上方去大黄炭，加北芪 60 克。患者大便转黄，质硬难解，进食少，左侧肢体肌力有所改善，仍觉右侧肢体乏力，构音欠清，小便失禁，舌淡暗苔黄白干，脉弦细，中药投以健脾益气，和胃消食方。处方：

山楂 10 克　瓜蒌仁 10 克　莱菔子 15 克　牛膝 10 克　鸡内金 10 克　淮山 10 克　党参 15 克　白术 15 克　柴胡 6 克　白芍 12 克　枳实 6 克　炙草 6 克　谷芽 15 克　冬瓜仁 20 克　陈皮 10 克

1 周后患者胃纳好转，中药改用补阳还五汤加减治疗，并加强针灸、功能锻炼、语言训练等。10 天后患者肢体肌力明显改善，能扶持行走，步态平稳，左侧肢力Ⅲ ~ Ⅳ级，右侧肢体肌力Ⅱ ~ Ⅲ级，构音较前清晰，对答合理，但少话，胃纳正常，小便多，大便黄中带黑，因经济困难要求出院。出院后坚持门诊服用补阳还五汤 2 个多月，四肢肌力恢复基本正常，除个别字眼不清外，基本能与人交谈。

【按】 本例患者病属"中风"范畴，入院时证属气虚血瘀，施以益气活血通络，方选补阳还五汤加减，方中北芪、党参补气，赤芍、桃仁、川芎活血祛瘀，防风、地龙、川足祛风搜络，淫羊藿、当归补肾滋血，远志化痰开窍。但患者因年老体弱，不能承受血管扩张剂、抗凝剂的峻猛之性，导致上消化道出血，急则治其标，遂改用益气行气止血之方四磨汤加减，方中尖槟、台乌、沉香行气，党参、北芪益气扶正，川芎祛瘀生新，大黄炭止血。患者出血停止，大便转黄后，进食少，大便硬而难解，考虑久病脾胃虚弱，食滞胃脘，施以健脾益气，和胃消食之法，异功散合四逆散加减，方中淮山、党参、白术、炙草健脾益气，山楂、瓜蒌仁、莱菔子、鸡内金、谷芽和胃消食，陈皮、柴胡、白芍行气柔肝，枳实行气导滞结果患者脾胃得运，气血得生。最后再用宁风汤益气补肾，活血通络，配合针灸、功能锻炼等治疗，肢体功能明显恢复。

中风的治疗除药物外，治疗时机显得极为重要，尤其是发病后三个月内，此时若能把握时机，采取各项积极治疗措施，患者的恢复往往是较为理想的。

十、升清降浊治晕厥

【病例 10】 叶×，男，45 岁。自谓素无疾，月前晚餐后，酒足饭饱，卒然晕厥倒下一次，此后晚饭后常易卒然晕倒，西医诸检查治疗无效，每天滴注通血管药治疗稍瘥不发，停针又易作。发作时血压稍高。于 2007 年 1 月 15 日往诊之，舌淡红稍胖、苔薄白，脉弦带缓，寻思病起于晚餐酒饭之后，理应酒性升发挟湿食壅阻清窍所致，拟降痰消食、升阳降浊平肝相结合，拟下方：

升麻 3 克　葛根 15 克　白芍 15 克　炙甘草 8 克　法夏 15 克　党参 10 克　白术 15 克　天麻 15 克　羚羊角(先煎)3 克　枳实 10 克　钩藤 15 克　牛膝 10 克

患者因出差，当时未服中药，结果途中又再发数次。月后归家服上中药三剂显效，再服三剂，未见再发。诉尚有眩晕于卧起之时，头重足轻感，大便溏。于是改下方：

天麻 15 克　法夏 15 克　白术 15 克　泽泻 10 克　陈皮 10 克　茯苓 10 克　炙草 6 克　白芍 15 克　石决明(先煎)30 克　钩藤 15 克　牛膝 10 克　桑寄生 10

嘱服陆剂，痊愈。于此，深感诊病审因最重要。

第八章　消化系统病

一、桂枝加黄芪汤治黄疸

桂枝加黄芪汤治疗黄疸出自《金匮要略·黄疸病脉证并治篇》，原文说："诸病黄家，但当利其小便，假令脉浮，当以汗解之，宜桂枝加黄芪汤主之。"历代医家的注释均认为是黄疸邪在表的证治。现代教科书的释义也指出是黄疸初起在表的证治。此方在《金匮要略》还出现在水气病篇治疗黄汗之病。一般传统理论认为"诸病黄家，但当利其小便"以清利在里的湿热为多，临床病例也多数如此。后世经方派同时也指出，黄家表实，用麻黄连翘赤小豆汤，表虚才用桂枝加黄芪汤。提示黄疸也有在表之说，只是临床罕见有表虚黄疸的报道。本人在多年的临床实践中遇到过若干顽固性黄疸，都是在"利其小便"无效之后才反过来用此方治疗有效的。今选数例不同疾病试述如下。

（一）心源性肝硬化黄疸

【病例1】　周×，女，50岁。

发现风湿性心脏病、二尖瓣狭窄5年，近3年来渐而出现黄疸、浮肿、肝脾大，经我院感染内科住院检查确诊为肝硬化脾大。治疗月余黄疸不退，于1999年7月15日转入我科住院治疗。中医诊之：面目黄暗、面浮肿，下肢亦肿，腹胀，胁下癥瘕，饥而少纳，舌稍红无苔而胖润，脉浮细。曾先用小柴胡汤、五苓散等调治无效。后细思此证邪出痹证传变面黄肿，血不行则为水，水不行则发黄，可解释癥瘕黄疸。而饥而少纳，舌红无苔为胃阴受损，舌胖而润又面浮足肿肤黄又是湿困于络。拟下方调和营卫，活血通络，散癥和胃。处方：

桂枝10克　白芍10克　生姜10克　红枣4个　北芪30克　炙草8克　三棱10克　莪术10克　花粉15克　浙贝10克　土茵陈30克

此方进退加减2个多月，中途因外感引起肺炎改变治疗3周外，基本以此方加减调治2个月，黄疸浮肿基本临床治愈。

7月15日查肝功能示：TB（总胆红素）150μmol/L，DB（间接胆红素）40μmol/L，ALT（谷丙转氨酶）19.9U/L，AST（谷草转氨酶）108U/L。10月18日查肝功能示：TB 51μmol/L，DB 12μmol/L，ALT 21U/L，AST 103U/L。

【按】　桂枝加黄芪汤治疗黄疸脉浮、病从血痹而来有古训，但有癥瘕在内，不加三棱、莪术散结则不能助其退黄之效，这是个人的点滴经验。

（二）病毒性肝炎黄疸

【病例2】　林×，男，20岁。

因其父病重，日夜侍候，操劳忧虑月余，竟染黄疸肝炎，到某医院注射肝安等治疗2周，病情反而加重。眼黄，肤黄晦暗，面色黧黑，令人印象尤深，恶心少纳，舌胖淡白有齿痕苔白滑，脉沉细弦，于是1998年3月7日诊断为阴黄（病毒性肝炎）到我科住院治疗。B超检查：肝脾不大，胆道无异常。肝功能检查：ALT 47U/L，TB（总胆红素）697.9μmol/L，T（总蛋白）

72g/L,A(白蛋白)44g/L。两对半检查:HBsAg、HBeAg、HBc 三项阳性。尿三胆检查:胆红素(+++),余正常。大便常规正常。入院之初,曾先用小柴胡汤或五令散加溪黄草、土茵陈、半边莲等中草药治疗半个月无效。最后仍考虑忧虑操劳,气郁血结,复感湿热邪毒而发,黄而晦暗,必挟瘀血。营卫不和,湿毒不除,病难得解。仍拟桂枝加黄芪汤加半边莲、溪黄草、土茵陈,每日一剂服2周后,3月30日复查肝功能:ALT 118U/L,TB 346μmol/L,DB 94μmol/L;尿胆红素(-)。于是再照上方加减:

北芪30克 桂枝10克 赤芍10克 生姜10克 红枣4个 炙草8克 三棱10克 莪术10克 土茵陈30克

上方进退月余,至5月4日复查B超:肝胆脾未见异常。肝功能:转氨酶36U/L,总胆红素26μmol/L,直接胆红素4.8μmol/L。临床治愈出院。

【按】 在此过程中舌象的变化较明显,入院时舌淡胖有齿痕,苔白滑,黄疸未退时,舌象无变化,随着病情的好转,舌胖有齿痕渐消退,舌质从淡白转淡红,舌胖齿痕也消减。提示因瘀挟湿的证治,仍需去瘀兼散湿,湿才能去。

(三)溶血性黄疸

【病例3】 叶×,女,8岁。

在我院血液内科住院确诊为先天性遗传性球形红细胞增多症溶血性黄疸,出院前1991年2月28日来门诊查肝肋下1.5cm,脾肋下5 cm,巩膜及皮肤轻度黄染,困乏,尿黄,腹胁痞硬,舌淡红苔白,脉缓。拟下方:

黄芪30克 桂枝4克 白芍4克 生姜3克 红枣4个 莪术3克 三棱3克 绵茵陈10克 谷芽8克 花粉6克

连服15剂,黄疸全退,精神好些。3月16日改用小柴胡汤加北芪、生地、鸡血藤等调理善后。

【按】 此门诊验案虽是治疗片段,却是退黄全程,因见黄疸较淡,腹胁痞硬,故作阴黄轻证视之。治疗溶血仅此例经验而已。

(四)胆石并感染,阻塞性黄疸

【病例4】 叶×,男,30岁。

外科因胆石并感染于1974年4月收入院,入院后抗感染处理已无发热,于4月18日中医会诊,但全身浮肿,黄疸晦暗,食欲缺乏,小便黄短,胸腹满闷,胁下痞硬,口淡,舌质红边稍暗,苔白,脉缓濡。先拟下方益气利水:

桂枝10克 北芪30克 白术15克 茯苓15克 泽泻10克 猪苓10克 土茵陈30克

服两剂后小便稍多,连进十剂,浮肿全消,水肿虽消,但黄疸不退,食纳仍差,脉缓,拟桂枝加黄芪汤:

北芪30克 桂枝10克 白芍10克 生姜10克 红枣4个。

服药后病无进退,沉思此症黄疸晦滞,胁下瘀结,即照前方加三棱10克、莪术10克,服药三剂,黄疸稍减,照方连服十余剂,黄疸全消,食欲好,二便自调,于5月10日出院。

【按】 此案是笔者第一例应用桂枝加黄芪汤加三棱、莪术治疗黄疸,黄而晦暗,或胁下痞硬,认定有瘀积,用利水退黄药无效才反过来用此方调营卫退黄。

（五）毛细胆管炎，肝硬化

【病例 5】 黄×，女，11 岁。

因黄疸、右上腹微满，肝脾大入儿科住院。检查发现肝大肋下 4 cm，脾大肋下 3 cm，诊为毛细胆管炎，肝硬化。1974 年 5 月 12 日中医会诊：黄疸暗而晦滞，食欲差，小便黄，右上腹满闷，胁下癥瘕，舌淡红苔白，脉缓弱，初用茵陈五苓散，逍遥散加茵陈等，黄疸仍不退，仍作寒湿不化，用桂枝加黄芪汤，服药后平平，再加三棱、莪术，黄疸即明显渐减退，连服十剂，黄疸消退，肝肋下 2 cm，脾肋下 1 cm，病情好转，自动出院，携方返乡调理。

【按】 黄而晦滞或淡黄而肝脾大，用三棱、莪术散癥活血，它自身无直接退黄作用，但加在桂枝加黄芪汤上之后，才能治疗因瘀积成水，水郁发黄之证，而且是能受得桂枝温通调营卫之证，又常是清利湿热、疏肝利胆不能退之阴黄证。此时，也不一定是“脉浮”之表证。是本人粗浅的临床体会。

（六）讨论

1. 阴黄　中医以“黄如橘色”明亮为阳黄，“黄而晦暗”为阴黄，阳黄主湿热，阴黄主寒湿，并认为是中土寒湿者多。现代医学初步认为，阴黄是黄疸后期肝细胞处理胆红素的功能下降，胆红素来源偏多，肝脏微循环异常，肝脏纤维化，机体代谢低下等多种复合因素造成的“综合征”。陶春祥氏指出阴黄的病理特征表现为邪衰、正伤、肝郁与血瘀四个方面：①邪衰表现为在免疫指标 CD_8 的 T 淋巴细胞减少，谷丙转氨酶指标低于阳黄；肝细胞破坏趋向停止。②正伤的主要表现如免疫功能低下，补体消耗、淋巴细胞转化试验降低，红细胞减少、血小板、血清白蛋白降低等。③肝郁则表现为胆汁郁滞，不循常道而泛滥为黄疸，血中胆酸随之上升。④血瘀则气痹络阻，脉滞血凝出现血黏度升高，微循环障碍，乃至血清透明质酸、层黏蛋白升高，肝组织胶原纤维增生。亦可参考，但本文临床对有关免疫检测指标缺如，不能加以评论。

2. 太阳表证　古训指出桂枝加黄芪汤是治表证的，本文的病例虽不一定有脉浮表证，却是先清里湿热无效再反过来此方治表的。但却是再加三棱、莪术治表方之证，应是夹杂气血瘀阻的特殊表证。临床上有不少伤寒杂病，只要是表寒水津失调，都可以用辛温发汗而解。例如仲景有以麻黄汤、大小青龙汤治疗肾炎浮肿的风水证；葛根汤治下利腹泻肠炎及此方之表证；临床实践也证明，黄疸、水肿、下利等都可用辛温发汗之外，使人联想到“五脏六腑皆主表”、“六经都有表证”之说。结合病理学理解，此种肾炎浮肿，肾小球毛细血管内皮细胞增生肿胀是肾“表寒水闭”。例如黄疸，属于肝细胞之表的肝细胞索若病变，肝细胞处理胆红素的能力下降，胆红素不能顺利入毛细胆管反流入肝细胞索外的毛细血管，则出现黄疸。又如腹泻，肠道运动分泌失调是脾胃“表寒湿阻”。这些都与病变的细胞膜的渗透和器官上皮细胞组织产热与分泌紊乱为中心的一系列病变有关。笔者曾撰文认为，包括人体之表、器官之表、细胞之表的外感病变是更深层次意义上的“表证”，都可以用治表之方治疗。

3. 药效　文献常报告桂枝汤有治疗感冒、偏瘫、低热、糖尿病并发神经痛、多发性动脉炎、产后高热、男性病、五官科病、寒冷性多形红斑、雷诺病等。对它的现代药理研究认为有：①解热、抗感染、抗病毒、抗菌。②改善消化系统功能。③解痉、镇痛。④改善心血管功能，增强血循及扩张血管。⑤抗过敏作用。⑥双向调节功能。尚未见有治疗黄疸的报道。也许与它的改善肝脏血循环及免疫调节有关。而黄芪则对肝脏损害有明显的保护与修复作用。蓬莪术与荆三棱均无退黄作用,但有行气破血散癥瘕对肝脏结缔组织增生郁血有改善微循环的作用,这对于肝脏气滞血瘀致湿郁肝表的阴黄应有重要的作用。

二、附子泻心汤治热厥下利(急性菌痢、中毒性肠麻痹)

【病例6】 李×,女,72岁,住院号:4435。1976年10月14日因饮食不慎,腹痛腹泻,排出血水样大便,一天三十多次,每次量少带黏液,里急后重,发冷发热,时而高达40℃以上,无抽搐,病后尿少、口干苦,无呕吐而急诊入院。

初诊:出血性肠炎并失水。即予注射氯霉素及补液,当晚九时入院。体温37.8℃,呼吸20次/分,脉搏92次/分,血压120/74mmHg,神志不清,答非所问,烦躁乱语。试以10%水合氯醛20ml作保留灌肠。随即要解大小便而被排出。十时,乱语烦躁甚,不能继续作静脉滴注。患者一夜烦躁不止,用各种镇静药及至哌替啶50克肌内注射,仍不能控制。次晨,烦躁狂乱仍如上述,四肢逆冷至膝肘关节,腹胀甚,舌淡红、苔干发黄,脉沉弦,此证热厥于里、真阳不足,病情危笃,即拟附子泻心汤。处方:

黄连10克,附片10克,黄芩10克(炒黑),大黄10克

水煎服。另用祛风油擦腹,生理盐水足三里穴位注射。服后当天下午小便三次,先有矢气并大便二次,四肢转温,当晚一夜安睡。继服两剂,痊愈出院。

【按】 患者年逾古稀,饮食失节至下利不止,西医诊断为急性菌痢、中毒性肠麻痹。此系热积于里、腹胀愈甚,四肢愈厥,烦躁狂乱,如何能因镇静而止?此时,迟疑观望保守者死,急下泄热者生。然风烛残年,元气无多,真阳不堪攻伐。先辈仲景“附子泻心汤”急下泄热,驱邪以扶正,方简意赅,试之于临床,效如桴鼓,印象良深。

三、附子粳米汤治胃肠功能紊乱

【病例7】 张×,女,43岁。

因腹痛、肠鸣反复发作3年于1978年在某医院内科住院月余,胃肠钡餐、肝功能均正常,考虑为胃肠功能紊乱,但临床症状改善不明显。出院来中医门诊就诊:腹痛,胃脘痛,肠鸣,时伴呕吐,面黄胖,大便溏,日2~4次,舌淡红胖苔黄腻,脉弦缓,拟属痰饮留于肠间所致,用《金匮要略》附子粳米汤加减。处方:

法夏30克 熟附10克 苡米10克 生姜3片 大枣3个 炙草5克

服药四剂,腹痛、肠鸣缓解,照上方略加减连服五十余剂而痊愈。

【按】 胃肠功能紊乱病人在临床上屡见不鲜,由于里挟痰饮郁积,每气虚不受补,郁热不受凉,舌苔常滑腻,或带黄腻,主要是水饮留于胃肠之间所致,这类证候用理中汤有效而常不够理想。《金匮要略》说:“水走肠间,漉漉有声。”可用己椒苈黄丸,却并未进一步阐明此方的适应证候。以药测证则是攻逐水饮之方。笔者体会,附子粳米汤是此病的温化方,临床上更多见。例如曾治实习生李某,慢性结肠炎,腹痛便秘与稀便交替出现,苔白腻,四肢不温,用此方合桂枝倍芍汤十余剂而止。又某少年肠鸣、腹痛、呕吐,钡餐检查不能通过,拟属肠梗阻,用此方加黄连、木香、白芍,3剂即腹痛、呕吐缓解,再连服十余剂止。《本草衍义》说:“半夏,今人惟知去痰,不言益脾,益能分水故也。脾恶湿,湿则濡而困,困则不能制水,经曰湿胜则泻。”说明了半夏有化痰分水以止泻的作用。另一方面,《和剂局方》半硫丸治老人冷秘,取半夏配硫黄除积冷痰涎而通便,本方以半夏配附子为主治寒饮留积肠鸣腹

痛,对照细味,二者实有异曲同工之妙。

四、大建中汤治反胃(痉挛性幽门狭窄)

【病例8】 庄×,女,50岁,住院号:5665。

因“上腹痛反复发作12年,排黑便19天”于1971年12月31日来我院干部病房住院。X光胃肠钡餐透视:“痉挛性幽门狭窄,十二指肠球部溃疡”。

中医诊之:面色萎黄,肌肤瘦削,胃脘闷痛,食后呕吐,口淡舌淡,脉弦乏力。先试用健脾理气之法,拟香砂六君子汤、陈夏六君汤等,其效平平,无进退。即改用降逆和胃法,拟旋覆代赭石汤。处方:

旋覆花9克　代赭石30克　炙甘草6克　法夏9克　党参15克　生姜3片　大枣4枚

连服三剂后胃脘痛减,能食少吐。再服七剂,近两天又觉食后呕吐,细诊之;胃脘按之似有水却无,尤较周围凉感,因而推度此证和胃降逆效不持久,可能因中土虚寒,若脾阳不复,降胃无功,于是改拟大建中汤。处方:

川椒9克　红参(焗)6克　干姜9克　炙甘草6克　米少许

连服三剂,呕吐果止,其后再服药约一个月,无呕吐,胃脘不痛而出院。三年后追踪仍未见复发。

【按】 《金匮要略》说大建中汤治心胸大寒痛、呕不能饮食、腹中寒等与此证合拍,所以用之辄效,但初临此证时,六君之类不效,旋覆代赭石汤短效,是辨证不准的反映,但从实际上说是辨证用方。试探思维的逐步深入,这种方法,有点像瞎子爬山法。在临床实际辨证难以深入分辨时,以方循序试探是一个很常用的方法。也可以说是中医临床常有盲目性与经验性的表现吧。而选方时,仲景方却往往有较为可靠的疗效。

五、干姜黄芩黄连人参汤治呃利(肠道菌群紊乱)

【病例9】 莫×,男,37岁,住院号:102541。

患者1967年夏因脑脓肿在五官科住院,术后经用抗生素出现肠道菌群紊乱,下利无度,呃逆不止,靠输液维持,并停用抗生素,延请中医急会诊:面色皖白,少气懒言,乏力,呃逆频作,不能进食,泄泻稀烂带水便,日10余次,无黏液,量不多,腹痛里急,无发热,舌淡红苔白厚稍干,脉沉细数。拟属胃寒肠热,中州失司。拟干姜黄芩黄连人参汤加减。处方:

干姜5克　黄连3克　黄芩10克　白芍10克　炙草6克　淮山20克(暂无党参,以此代之)

服药一剂即泻减,二剂利止,呃逆依然,不能进食,舌质淡白少津,必是气随吐利脱,元气受损,胃气愈虚则愈逆,呃逆必不止。照前方加高丽参5克,煎药焗参服,一剂减大半,二剂呃全止。改用四君子汤健脾益气善后。

【按】 胃与肠都以通为用,本应保持虚实交替状态,以腐熟水谷,分泌清浊,传送糟粕,胃寒则必不能腐熟水谷以降,化逆频作,故以干姜温降之,肠热则传送妄为而下利不止。乃以芩连清之,吐泻交作,必气随之脱,固用丽参扶元补气。白芍缓急理肠,甘草和中亦均在所必须。故疗效如桴鼓。然此案利先止,呃未已,须丽参扶元养胃,方已却给我们宝贵的提示。仲景的三泻心汤、旋覆代赭石汤、橘皮竹茹汤、麦门冬汤、小柴胡汤等诸有吐逆者,大多数用参、枣、草以安中,看来并非是偶然的巧合,而是治吐逆所必须注意的问题。

六、柴胡白虎汤加减治胆道感染中毒性休克(少阳阳明合病)

【病例10】 李×,女,40岁,住院号:7906。

患者因"寒战、高热、右上腹痛、呕吐二天,昏迷一天"入院。西药曾用可拉明、冬眠一号、氯霉素、卡那霉素、氢化可的松、毒K、恢压敏等。邀中医会诊:高热,体温39.6℃,谵语如狂,烦渴引饮,舌淡红苔白,脉浮大而数,拟下方:

石膏45克　谷芽12克　红参3克　北胡9克　知母9克　甘草3克

当晚九时服药,次晨体温降至38℃。再进一剂,次日无热,转拟下方:

柴胡12克　枳实9克　川朴9克　赤芍9克　川楝15克　两面针9克

服两剂,每日一剂。服药后诸症平和,转拟小柴胡汤加减善后。

【按】 柴胡加在白虎汤内,单刀直入,斩关夺隘,有助于退热,热退神自清。

七、枳芍汤治夜半腹痛

【病例11】 黄×,男,40岁。

患者腹痛经年,从脐旁右到心下,多发于半夜睡醒后,二便自调,饮食无妨。多方治疗未效,或有从理气辨证,拟半夏厚朴汤;或从部分审因,用当归四逆汤;或从时间着眼,予四神丸;或认为脾虚寒疝,用大建中汤;或从久病入络,用血府逐瘀汤;或效或不效,服之微瘥,尔后痛复作。余复细审之,患者体健耐劳,食欲、二便自调,腹中微满,时觉脐旁跃跃,余无所苦,舌苔粗腻,脉弦有力,因思《金匮要略》"产后腹痛,烦满不得卧,枳实芍药散主之","不得卧"颇值玩味。其以枳实行气,赤芍破血,气血得调,或许有效,因而信手独开此方二味,患者连服两剂后再来,据云十已疗八,神效云云,照方调摄收功。

八、肠粘连案二则

(一)破气清热治肠粘连

【病例12】 林×,男,60岁。

患者外出旅游使气功,不学会排气,归来后腹胀,半夜来院急诊,考虑为肠梗阻,次晨手术,切了坏死一段,吻合后4~5天仍腹胀,大使通一些,腹胀不减,外科考虑为广泛肠粘连,邀中医会诊,患者腹胀,舌淡暗苔白,脉弦。拟下方:

白花蛇舌草30克　台乌15克　香附15克　元胡10克　枳实10克　尖槟12克　沉香5克　党参10克　秦艽15克　赤芍10克　草决明20克　橘红6克　银花15克

服四剂后腹胀止,仍腹疗痛,大便里急,咽梗痛咳黄痰,改用下方:

枳实10克　黄连8克　木香5克　法夏10克　吴茱萸1克　香附10克　橘红6克　地榆20克　瓜蒌仁10克　桔梗12克　甘草8克　枇杷叶10克　银花12克

服三剂后腹痛、咳嗽、咽痛止,尚少纳,困乏,四君子汤加减善后。

(二)芍药甘草汤加味治肠粘连

【病例13】 李×,女,58岁。

患者子宫切除术后粘连反复作痛20多年,于1988年3月13日来诊。主诉小腹中常硬痛，腹中里急，大便每天2～3次，便成形，近两天腹硬痛甚，胃纳可，舌红偏瘦边稍暗，苔薄白，脉弦尺沉，此证久痛入络，明显属于气血瘀阻，筋失濡养，法当舒筋与活血兼顾，方宜古方芍药甘草汤加味。处方：

白芍30克　炙草10克　赤芍30克　甘草10克　党参10克　五灵脂4克　生地15克　三棱6克　姜黄10克

服两剂后即明显痛减，再服三剂，已基本不痛，局部较前柔软，前夜艾灸，昨用力收腹才有少许拘急感，遂照前方再服三剂而停药。

【按】 手术后粘连腹痛，常较难治，虽然都活血舒筋，但往往不易迅速显效。此案病史有20多年而收效快，主要是重用芍药甘草汤以舒筋为主，赤白芍俱用者，使活血与柔筋相结合之故，加以配合三棱、姜黄、生地以活血散癥。更兼用党参与五灵脂相反，益气与活血相激荡以冀相反相成，破除陈年顽疾的根深蒂固。果能奏效，诚属望外耳。

第九章　呼吸系统病

一、支扩咯血案二则

(一) 竹叶石膏汤合麦门冬汤加减治支扩咯血案

【病例1】 梁×,女,42岁。因支扩咯血入住呼吸内科留医,已初步控制病情,昨天又大咯血,于1999年12月11日中医急会诊,全身少气乏力,懒言,面色无华,痰血鲜红,咽干舌燥,闭目即见鬼或异物,困而不敢闭目,又困乏常闭眼。舌淡苔白,脉大无力。拟属阳明火逆,动血上行,元气欲脱,阴分受损,试用竹叶石膏汤合麦门冬汤加味化裁。处方:

石膏30克　竹叶6克　法夏3克　麦冬20克　丹皮10克　生地15克　高丽参10克　炙甘草6克　仙鹤草30克　灯心草1克

童便少许冲服。

12月13日复诊:服第一剂时,竟感全身无力难咽下,花十个小时后方服完。服两剂后,元气稍复,稍欲食,见鬼状显减,但因作拍片检查活动辛劳,返病房后痰血又稍多些,气促,咽干,胸中干燥感,痰血色稍暗。改拟麦门冬汤合四磨汤加味:

麦冬20克　法夏3克　红枣4个　高丽参6克　炙甘草8克　淮山10克　尖槟10克　台乌10克　沉香3克　川贝8克　知母10克　生地12克　丹皮10克　田七3克　仙鹤草20克　大黄炭10克

12月16日三诊:药后痰血明显减少,纳好,少胸闷,并婉拒作支纤镜检查。恰又月经适来一次,再拟下方:

大黄炭6克　川贝8克　知母10克　橘红6克　茯苓10克　黄芩10克　党参10克　甘草6克　生地12克　赤芍10克　桃仁3克　田七5克

另血竭粉1支送服,二剂。

12月19日四诊:痰血止,纳好,睡眠好,偶有短时发热37.7℃左右,经水来三天,色红,舌淡红苔白,脉缓。改用二至丸、二母散加味养阴血,清气化痰方善后。服药一剂基本愈出院。出院后仍时觉少许恶寒,经水推迟。拟小柴胡汤加葛根、杞子、淫羊藿而痊愈。

【按】 本例支扩大咯血病人入院后西医用止血抗感染后,先控制而又再大出血,且合目则见鬼异状若游魂,吞咽乏力,病情颇为危重,西医也颇感棘手。然而中医细察病机,仍然是气火循阳明经上攻,迫血妄行所致,因是阳明之脉"起于鼻,交頞中"、"是主血所生病者",又其络上连目系,合目时则游火上行于头目,见鬼异,这与《伤寒论》阳明病"目不了了,睛不和"、"撮空理线"、"循衣摸床"意义相近。而吞咽乏力,反复出血,又是阴虚气脱,因而考虑用竹叶石膏汤清阳明之热,配合麦门冬汤"止逆下气",益气滋阴,加仙鹤草止血,灯心草、童便入阴,导火下行,这关键一着对证,因此效如桴鼓。

(二) 凉血祛瘀治咯血

【病例2】 李×,女,38岁,住院号:5738。

1个月前从高处跌下,即头晕,咯出鲜血,此后每天俱有,即来我院住院治疗,西医认为属支气管扩张,经住院西药治疗一个月,无明显进步,曾服云南白药得止血两天,其后又发作,请中医会诊:其人体肥,面色少华,头目昏眩,咯血色鲜红,尚不甚多,舌淡红苔白,脉沉弱数,拟下方:

鹿胶9克　边条参(焗)3克　田七3克　生地15克　白芍9克　云苓9克　炙甘草3克　琥珀5克　茜根12克

方取田七、琥珀、茜根活血塞流,鹿胶、生地、白芍柔阴补血,边条参、茯苓、炙草益气缓中。服药两剂,血减少,连服七剂后,血基本止。上方去琥珀、田七加减调理20多天而安。

【按】 支扩咯血个人临床体会宜用《金匮要略》侧柏叶汤者多,此例例外,以其外伤所致故也。

二、慢性阻塞性肺病并感染案例三则

(一)麻杏甘石汤合当归贝母苦参丸治肺胀

【病例3】 陈×,男,75岁,吴川市黄坡镇人。2000年12月28日来诊。诉自幼有喘症时作,近期喘促咳嗽频作,咽干痰少黄,天寒即发喘,活动即喘促,舌红舌根苔白腻,脉弦。拟属外感寒邪郁久化热,痰热胶固,肺气渐衰所致。拟麻杏甘石汤合当归贝母苦参合方:

麻黄(先煎)8克　石膏(先煎)30克　杏仁10克　炙草8克　厚朴10克　桂枝10克　知母10克　川贝10克　当归5克　苦参10克　熟地30克　高丽参6克

2001年1月22日复诊:上方服药十剂后,明显喘促缓解,痰易咯色白黏,近日又天寒即易喘,稍恶寒,动亦喘,舌苔白滑。拟属稍感风寒所致,拟桂枝合麻黄汤方:

麻黄(先煎)8克　杏仁10克　厚朴10克　桂枝10克　炙甘草10克　白芍10克　生姜10克　红枣4个　红参10克

1月26日三诊:服药后恶寒已,喘减轻,仍动即喘,但遇天寒作喘已明显减少了。

【按】 这是一例慢阻肺轻度感染的病人,对天气变化较敏感,咽干痰黄,应属热,天寒即喘,显然又有伏寒于内,这是天人相应观认识的发病学。所以既用麻黄汤治寒闭之喘,又用麻杏甘石汤治寒郁化热;用当归贝母苦参丸方,能活血止咳,祛痰清热,冀能降低机体的过敏度。加熟地、人参是图益肺气,滋阴液,滋水行舟,使痰易出,喘才易平。

(二)千金苇茎汤合四磨汤治肺心病

【病例4】 林×,男,68岁。

患者素有慢支、肺心病、脑萎缩病史,因气喘到市第一中医院住院,一时晕厥,转我院老年科治疗一个多月,疗效欠佳。遂邀中医会诊:患者气促喘逆,遇时痰厥,舌淡紫无苔,脉弦滑数,拟下方:

桃仁6克　芦根12克　冬瓜仁15克　苡仁20克　滑石30克　葶苈子10克　红枣6个　台乌10克　沉香5克　尖槟10克　高丽参(焗)6克

服药三剂,服后2小时即拔吸氧管,渐食欲好转,偶在午后咳嗽、痰鸣,气喘平,精神好。连服9剂,无喘,纳好,低热,改小柴胡汤加丹皮、生地、连翘、银花、蓝根。

(三)复方茯苓甘草汤治疗慢阻肺实例

【病例5】 卜×,男,79岁,因"反复咳嗽、咳痰6年,气喘2个月"为主诉收入院。每因受凉或寒冷天气易发病,每年累计发病时间超过3个月,痰多白黏,可咳出,气喘以活动后明显，胃纳及睡眠正常，夜尿多，大便干结，舌淡红苔白浊，脉弦细，无发热恶寒，无胸痛及咳血，无心悸及双下肢浮肿。中医诊断：肺胀；西医诊断：①慢性支气管炎（急性发作期，喘息型）；②慢性阻塞性肺气肿；③右上肺异物；④2 级高血压。入院后予西药抗感染、祛痰止咳、解痉平喘、降血压、改善微循环及对症处理，中药投予茯苓甘草汤加味：

茯苓 30 克　甘草 10 克　桂枝 10 克　知母 10 克　桃仁 6 克　川贝 10 克　芦根 15 克　红参 10 克

上方连服 2 周后，患者咳嗽、气喘缓解，咳痰明显减少，能够在家中活动而无气促、乏力现象，要求办理出院手续。

【按】 慢性阻塞性肺气肿乃由慢性支气管炎逐渐形成，如果不及时治疗，容易发展至肺心病，目前西医尚无有效治疗方法。中医药有其独特的优势，不良反应较小，费用低廉，因此如何寻求有效方剂便成了迫切期望的问题。茯苓甘草汤加味是笔者用来治疗常压缺氧性肺动脉高压的方剂，而低氧性肺动脉高压是慢性阻塞性肺气肿发展到肺心病的中心环节，故切断此环节便可预防肺心病的发生。慢性阻塞性肺气肿属中医"肺胀"范畴，它常见咳嗽、气促、"厥而心下悸"等症状，病因病机属正虚邪实，正气虚为本，痰浊、水饮、瘀血互结为标。复方茯苓甘草汤治疗此病，方中桂枝温通心阳，行血脉；去生姜，改配桃仁活血化瘀以利肺郁；茯苓导痰湿下行，配甘草能治瘀郁湿停于胸膈之"厥而心下悸"；贝母祛痰止咳平喘，知母清热润肺，二者相配能清肺祛痰；芦根清肺化痰；红参补气以固护正气。全方共奏清热祛痰平喘，温阳活血通脉，益气扶正之功，则咳嗽止，气喘消，痰饮除，取得理想疗效，显示中药复方治病的优势。

用复方茯苓甘草汤治肺胀（或慢阻肺缓解期）动则气促、心下悸，主要是侧重疏邪以安正。也可称辨病用药，针对肺胀的基本矛盾。这并不影响对肺胀或慢阻肺的辨证论治，当外感诱发咳喘或劳伤诱发咳喘时，辨证外感或肺肾虚时，辨证用方或疏邪，或补肺肾。辨证论治时是解决某一阶段的主要矛盾，而复方茯苓甘草汤研究要解决的是肺胀动则气促、心下悸的这一过程的基本矛盾。中医有不少中成药，安宫牛黄丸、保济丸等临床疗效很好，并不影响人们对温病或其他胃肠病的辨证论治。

三、千金苇茎汤化裁治肺癌术后脓胸案

【病例 6】 孙×，男，54 岁，赤坎某工厂干部。

原右肺癌于是 1991 年作切除术。近月来脓痰多，俯身即有，铁锈色，低热入某医院外科，拟属脓胸做残肺切除术，拉腹腔上修补。术中见脓腔，残肺铁硬。切除及修补后关闭。术后但仍发热，脓痰不减，用最新的抗生素也无效。出院诊断：①右肺癌术后肺感染，纤维化萎缩；②右侧脓胸。经人介绍求诊于中医。1995 年 6 月 2 日余诊之，除俯身即见脓痰、低热外，困乏、呃逆、少纳，舌红剥无苔尚润，脉弦细无力。思虑其脓胸为主，拟千金苇茎汤合葶苈大枣汤加味。并再给予患者复拍 X 线胸片正侧位。经有经验的放射科教授阅片，认为是术后瘘管形成所致。处方：

桃仁 5 克　竹茹 10 克　桔梗 12 克　甘草 6 克　杷叶 10 克　党参 10 克　连翘 15 克　板蓝根 15 克　银花 15 克　谷芽 15 克

服三剂后，痰减少，呃逆少，精神好些。照上方加海浮石 6 克，进退约十余剂。

6 月 13 日复诊：痰减半，无呃逆，纳好，热低些，尚有余热，再方六剂，痰未减少，甚困乏。

6 月 20 日三诊：上症依然，纳呆，食量甚少，困乏，舌根苔薄黄，低热，遂改用陈无择的银

白散加味：

银胡10克　黄芩10克　白术10克　茯苓10克　党参15克　炙甘草6克　谷芽15克　淮山10克　扁豆10克　生姜6克　乌梅5克　水仙子10克　法夏10克　陈皮6克

6月24日四诊：服药三剂后，痰明显减少，色白，食纳明显改善，低热时有，短时即退。于是照方十余剂加减善后，痰基本止，无热纳好。

【按】 本病例是肺癌肺叶切除后4年仍有脓痰，并再次经本地有名的外科大夫做残肺切除，各种昂贵的抗生素治疗无效再来就诊中医，取得疗效，因此值得重视，其实虽然是名外科大夫做手术，主要是瘘管形成没有找出病灶并治疗。从中医角度看，“咳吐痈脓”作肺痈治，用甘桔汤、千金苇茎汤治疗很平常。再加葶苈大枣泻肺汤及清热解毒治疗，都有明显效果，在这里，加用海浮石祛痰涩湿，似更能发挥疗效。但当病情愈半后，进展缓慢，主要是纳呆，困乏，低热，舌苔剥尚润，到苔根薄黄苔，提示“脾胃为生痰之源，肺为贮痰之器”一论。认识这一病机从肺转向脾胃的转变，而改用淮扁六君合陈夏六君加银胡、黄芩而能收功，也是很重要的。

四、小青龙汤加归、地治间质性肺炎

【病例7】 张×，男，52岁。

1999年9月因咳嗽气促伴头晕诊作颈椎病、脑动脉硬化、间质性肺炎收呼吸内科，经扩张血管、营养神经、抗感染治疗一个月，仍疗效不显，咳嗽气促未差，头晕加重，延请中医治疗。诊之：头晕，汗出甚，不敢多动，动即作晕，起时晕，卧下又作晕，舌苔白滑，脉弦。拟属清阳不升，浊阴不降，用下方：

北芪30克　赤芍10克　防风10克　天麻15克　法夏15克　白术10克　泽泻10克

四剂，一日一剂。

二诊：上方服后，头晕基本缓解，但咳嗽，咽痒频作，少痰难咯，咽稍干，舌淡红苔白，脉弦。拟小青龙汤加味：

麻黄(先煎)6克　石膏(先煎)20克　桂枝6克　白芍6克　当归6克　熟地20克　细辛3克　干姜5克　五味子5克　炙甘草6克　法夏6克

三诊：上方6剂后，咳嗽少，但气促，讲话即咳，气冲即咳，少痰，再改拟下方：

桂枝6克　茯苓8克　五味子5克　干姜5克　细辛3克　法夏6克　炙甘草8克

四诊：上方再服六剂后，气促平，携药4剂出院。出院一个月后复查胸片，肺部斑片阴影已基本吸收。

【按】 本例病例本因咳嗽气促而入院，入院后头晕加重，头晕自汗是新病，起卧即晕，拟属清阳不升，浊阴不降。用黄芪赤风汤升阳，用半夏天麻白术汤降浊，头晕差后，用小青龙加石膏汤治风寒咽痒咳，用苓甘五味姜细夏汤治气冲，均是金匮之法。

五、麻杏甘石汤合二母散化裁治支气管哮喘

【病例8】 唐×，男，19岁，雷州市沈塘人。

于2007年10月8日来诊：喘促反复发作十年，常喘而自汗出，或伴恶心呕吐，夜半作喘，时有咳嗽，痰稀白，舌淡红苔白，脉弦。哮喘之证后人多认为肺寒暗热用定喘汤。此证

喘而汗出,应是热迫于肺,肺卫不固而汗出,但汗出后又略感恶寒,应是汗出久之,营卫不和,肺气膹郁未解,故用麻杏甘石汤合桂枝加厚朴、杏仁汤治之。加二母以疏热郁之痰喘,又痰咳稀白,时作恶心,又是胃中寒饮停伏所致,故加细干姜、细辛、五味子,以祛痰饮,加蜈蚣以解痉通络。连服六剂喘减,于是照方连服,加减进退月余,晚上基本不喘,不必起坐,但仍有喉中哮鸣声,于是改用射干麻黄汤四剂。喉哮鸣消失,再改用小青龙汤加当归、熟地、蜈蚣善后,前后约2个月,已止喘。再追踪2个月,未见再发。

六、疏风祛痰治呼吸窘迫

【病例9】 郭×,男,16岁。

感冒半个月,常夜半呼吸窘迫而醒,无咳,无鼻塞,无流涕,无头痛,舌质红,苔薄白,于2007年8月29日来诊;拟属风热上扰清窍,余邪不清,拟下方:

桔梗16克　枳壳10克　荆芥(后下)5克　薄荷(后下)3克　苍耳子10克　牛子10克　川芎6克　银花15克　菖蒲10克　甘草6克

服药四剂,症状除,但停药又作。9月7日复诊,拟属风热挟痰蕴伏,照前方加牛黄0.3克冲服,再四剂而愈不再复发。

七、竹叶石膏汤加减治外感后低热不退

【病例10】 林×,男,32岁,1个月前因受凉后曾感冒发热(39.2℃),咳嗽、流涕,服用中西药后症状减轻,高热、咳嗽、流涕消失。但不久出现低热,至今已20多天,低热以下午为甚,热时头痛,汗出,口干,尿黄,胃纳差,睡眠欠佳,大便正常,无恶风,无咳嗽、咳痰,舌质稍红苔白少,脉细数,服用多种抗生素均无效。辅助检查:血常规、胸片均正常。中医诊断:发热;西医诊断:上呼吸道感染。根据患者有外感病史,低热已20多天,以下午为甚,热时头痛,尿黄,汗出,胃纳差,结合舌质稍红苔白少,脉细数,中医辨证为外感后余邪留滞,气阴两伤,投予竹叶石膏汤加减以清热生津,益气和胃。处方:

党参10克　竹叶5克　石膏20克　法夏5克　炙甘草3克　谷芽10克　麦冬12克　甘菊10克　桔梗10克　知母6克　生地12克　通草5克　灯心草1克

上方服用6剂后,患者低热基本消失,胃纳好转,但觉咽喉不适,睡眠欠佳,舌尖红苔白少,脉细数。考虑虚火上循咽喉,施以滋阴降火,安神利咽之法,予导赤散加味。处方:

生地15克　通草5克　竹叶5克　甘菊10克　甘草6克　灯心草1克　牛膝10克　女贞子15克　绵茵陈20克　夏枯草10克　党参15克　薄荷3克(后下)　桔梗10克

上方服用3剂后,诸证消失。

【按】 本例低热不退案起病于外感之后,由于治疗不恰当,导致余邪不清,热邪留滞体内,气阴两伤。热病后期,高热虽除,但余热留恋气分,故见低热迁延不退,出汗而不解;虚火上犯清阳,则头痛;胃阴不足,则胃纳差;虚热内扰心神,故睡眠欠佳;阴液亏损则口干;舌质稍红苔白少,脉细数是虚热之象。《伤寒论·辨阴阳易差后劳复病脉证并治》曰:"伤寒解后,虚羸少气,气逆欲吐,竹叶石膏汤主之。"在临床应用中,凡热病过程中见气津已伤、身热有汗不退、胃失和降等均可使用本方。而对于暑温病发热气津已伤者,尤为适合。本方是从白虎加人参汤变化而成的一首方剂。功用清热生津,益气和胃。方中竹叶、石膏清热除烦;知母滋阴清热,增强竹叶、石膏清热之力;党参益气,麦冬养阴;甘菊除清阳之火;法夏降

逆止呕;谷芽醒脾消食;配以导赤散清心利尿,使热从尿出;甘草和中。诸药相伍,使热清烦除,气津两复,胃气和调。余邪已清,低热已退,但尚有少许虚火上循咽喉,故施以滋阴降火,安神利咽之法,予导赤散加味以善后,诸证得愈。

八、生脉散加减治病毒性肺炎(中毒性休克)

【病例 11】 郑×,女,51 岁,住院号:7308。

患者因“发热、咳嗽、胸痛 3 天”于 1972 年 3 月 14 日收入院。3 天前开始发冷发热,伴咳嗽、右头痛、四肢痛、右胸痛,近日来食欲缺乏,尿迫痛。查体:T37.8℃,BP(80 ~ 70)/(60 ~ 40)mmHg,神志尚清,时烦躁,气管居中,叩诊右肺浊音实变,呼吸音由减弱渐消失。入院后 11 天内曾用抗感染、激素、阿拉明、恢压敏、654-2 等治疗,血压始终未回升。中医会诊:心胸不适(烦满翳),其舌红无苔稍干,脉虚数。拟生脉散:麦冬 30 克、边条参 9 克、五味子 5 克。

服药两剂,血压即稳定回升在(95 ~ 85)/(70 ~ 60)mmHg。再连服三剂,患者脱险。仍用小柴胡汤合生脉散加杏仁、沙参之类调理善后。

【按】 此例病人单独用西药抗休克 11 天,使病人免于死亡,但血压未能稳定回升,中医所见之证,唯气阴耗伤,故独用生脉散,因救脱用药贵于单纯,单纯则功效专一之故。休克病人,单用中药或西药,都不及共同抢救的疗效好而迅速、及时,不少事实都说明了这一点。

第十章 泌尿系统病

一、真武汤加茅根、倒扣草治神昏(慢性肾炎尿毒症)

【病例1】 彭×,男,56岁,住院号:8857。

因"食欲差、浮肿月余,神志不清2天"于1971年6月12日来院治疗。辅查尿常规:蛋白(+)~(++)。非蛋白氮(NPN):140mmol/L;CO_2CP31.4mmol/L。西医予补碱、维生素等,并于6月15日请中医会诊:神误用不清,烦躁,全身轻度浮肿,肤黄,小便利,舌上苔白厚兼黄湿,脉浮缓。拟温阳利水法:

白茅根30克 熟附子12克 茯苓15克 白术9克 北芪30克 倒扣草15克 生姜3片 白芍9克

服药后神志渐清,6月28日复查NPN 76mmol/L;CO_2CP 56mmol/L。

连服此方至8月27日,复查NPN 66mmol/L;CO_2CP 26.9mmol/L。精神食欲好而出院,并拟下方携回配服:

柴胡9克 泽泻9克 车前9克 黄芩9克 木通6克 当归9克 龙胆草9克 地龙9克 竹叶6克 北芪30克 生地15克

9月25日复查NPN46mmol/L;CO_2CP31.4mmol/L。

嘱上方与补中益气汤交替服。

【按】 此症先见浮肿,后乃神昏,为脾肾先伤,水湿久困于中,上泛则心神受扰,亦即所谓肾水凌心;然舌苔腻厚,心烦躁,则为湿郁化热,本寒标热,本虚标实,故用真武汤以镇水固本,白茅根、倒扣草以清利湿热。

二、导赤散加味治湿温(原发性肾小管性酸中毒)

【病例2】 李×,男,30岁,住院号:43270。

因"腰痛、尿频尿急尿少10天"收入院。患者本月初觉疲倦乏力,头痛,咳嗽,未经治疗。约过3天后开始出现发冷发热,全身酸痛,以腰为甚,伴呕吐,恶心,头晕,眼花,耳鸣,胃纳差,口淡无味,大便干结。今由急诊拟"尿毒症"收入院。辅查血常规:白细胞15.3×10^9/L,中性87%,淋巴11%,血色素62g/L。尿常规:蛋白(+),上皮(++),白细胞(+),颗粒管型4~5个。生化:非蛋白氮87mmol/L;CO_2CP 13.8mmol/L。B超:双肾大小正常,开大增盈现0.3cm平段(多囊肾不明显)。酚红试验:15分钟,10%以下;30分钟,10%以下;60分钟,10%以下;120分钟,10%。

西医考虑一是感染诱发,二是眼(视力差,夜盲)脑(智力较迟钝)肾(长期蛋白尿)的损害,追查病史属先天性,主要为肾小管先天性不全所致的酸中毒。

7月25日中医会诊:患者初觉头痛、咳嗽、倦乏,继而寒热、腰痛、小便微觉淋涩不畅,刻下唯头痛胸闷、气喘、小便不畅,舌淡红,苔灰黑而湿润,脉弦数而濡,似属湿热内蕴,拟下方疏利：

桑叶 9 克　甘菊 9 克　地龙 15 克　通草 9 克　生地 15 克　芦根 18 克　竹叶 9 克　泽泻 12 克　灯心草 1 克　赤小豆 30 克

连服四剂。

7 月 29 日：舌苔稍减，照前方去芦根加石菖蒲四钱，连服四剂。

8 月 2 日：自觉好转些，无头晕，但腰痛，舌苔从灰转薄白，脉转细，改拟下方：

生地 15 克　白芍 12 克　桑寄生 15 克　牛膝 12 克　地龙 12 克　石菖蒲 9 克　灯心草 1 克　木通 9 克　竹叶 9 克　甘草 3 克

连服四剂。

8 月 6 日：精神好，食欲佳，腰基本不痛，小便快，蛋尿白(+)。临床基本治愈出院。并拟济生肾气丸调理善后。

【按】　此证舌苔灰黑而润为湿邪久羁，非一时之感滞，乃脾肾先虚者多。其先感头痛、咳嗽、肢乏而成淋症，为外感加伏邪而成，湿郁热蒸而成诸症候。8 月初已转脉静身凉，有人病例讨论时问余为何仍不用温补者？是叶香岩先哲“炉烟虽熄，灰中有火”之戒未敢遗忘也。故仍坚持清利淡渗，使者舌苔去，舌转红，血非蛋白氮亦下降。此病现代医学颇为罕见，故记之。

三、小柴胡汤与肾绞痛(附验案二则)

《伤寒论·太阳病篇》：“伤寒阳脉涩，阴脉弦，法当腹中急痛，先与小建中汤，不瘥者，小柴胡汤主之”。腹中急痛，一个“急”字，细细品味，用意殊深。西医所谓“肾绞痛”多发病急剧，腹痛连腹，痛时腰腹难分，多在一侧(少腹季肋)，常伴口苦，甚则二便俱闭，多属三焦决渎失司，余常喜用小柴胡汤随证加减，且有一定功效。仅举医案二则如下：

【病例 3】　许×，男，60 岁。

患者素来体健耐劳，一日无明显诱因卒发左腰腹剧院痛，即来医院急诊，经查尿常规、X 线照片等，考虑为输尿管结石，因未发现急腹症，仅作镇痛、抗感染处理，但疼痛不止，时而加剧，邀中医会诊时，已四天四夜：疼楚不堪，不能眠不能食，无大便，腹胀，口苦咽干，舌苔黄，脉弦数，属决渎失司，挟阳明腑实，拟下方：

柴胡 12 克　黄芩 9 克　元明粉 12 克　法夏 9 克　生姜 3 片　血余炭 3 克　枳壳 9 克　川朴 9 克　党参 9 克　甘草 5 克

嘱其服药一剂，但患者因痛苦甚，恐一剂药力未逮，两剂作一剂煎服，当晚微利三次，下半夜痛渐止，沉沉安睡。

第三日诊之微腰痛，夜寐难，即改拟六味地黄汤加味善后。

【病例 4】　余×，男，46 岁。

患者骤然左腰剧痛连腹 5～6 天不解，当地治疗不效，昨来急诊，腹部平片示：输尿管下段结石。患者食纳难下咽，两天未大便，今天上午需作小便化验，竟癃闭不通，病人痛楚故甚，家人惶恐不已，口干苦不渴，舌红，苔黄白相兼，脉弦大稍数，仍从三焦疏利之：

柴胡 9 克　黄芩 9 克　法夏 9 克　生姜 8 克　牛膝 15 克　北芪 30 克　泽泻 9 克　甘草 5 克

嘱其日服二剂。服药后两时即觉稍安，四小时后服第二剂，其痛渐止，小便出。

次日，照方加金钱草、通草，痛全止，小便利。因急于回家过春节，拟四逆散加减排石通淋。

四、尿血验案三则

(一) 导赤散加减治尿血

【病例 5】 黄×,男,13 岁。

原有反复足背皮肤湿痒 6 年多,5 个月前因“急性肾炎;原发性湿疹”在我院儿科住院,出院后 1 个月来中医门诊就诊:患者腰稍酸痛,食纳少,尿黄,舌尖稍红,脉稍数,尿常规:红细胞(+),尿蛋白(±),白细胞 0 ~ 2/HP。拟导赤散加减:

旱莲草 15 克　女贞子 15 克　血余炭 3 克　竹叶 5 克　通草 6 克　甘草 5 克　牛膝 6 克　白芷 6 克　蝉蜕 6 克

服四剂后复查尿常规:红细胞(±),尿蛋白(-),白细胞 0 ~ 2/HP。面色稍白,食纳稍差,改拟六味地黄汤合淮扁六君汤,连服四剂,小便转阴,食纳较好,照方服十余剂,以后每周服两剂,3 个月后追踪未见复发。

【按】 众所周知,临床上血尿阴虚火旺者,用知柏八味加减,疗效亦平稳,偏实热者常用导赤散,上案就是这一类型之轻症,但也是常见的证候。我常喜以旱莲草易生地或加阿胶、血余炭之类更好。旱莲草功能养阴止血利水,效果还好。

然尿血之证,迁延若久,或老人体虚,必调理脾肾,方能收功,先哲之言,信不欺我,举医案如下:

(二) 黄土汤加减治尿血

【病例 6】 吴×,女,58 岁。

年近花甲,得血尿之症,前医曾用茯苓、白术、瞿麦、泽泻、花粉、金钱草之类清热利水不效。前来就诊:腰酸痛不甚,时伴溺出前和溺时涩痛,小腹无附感,饮食稍差,舌淡红苔白稍干,脉弦缓,属脾肾不调,脾不统血,拟《金匮要略》黄土汤加减:

赤石脂 18 克　熟附 9 克　白术 9 克　生地 15 克　黄精 15 克　黄芩 9 克　甘草 6 克　当归 15 克　赤小豆 30 克

服药两剂,溺色已不见红,溲时已很少涩痛,小便检查红细胞(+),照前方再服四剂后,诸症已。改用归脾汤善后。

【按】 《金匮要略》用黄土汤以治远血,当归赤小豆散治近血,俱属大便出血。此小便淋血而用之者,总以脾肾失调,湿热内困,伤及阴络所致。上方加减取其温固脾肾,分理清浊,养阴扶阳而脾得和,血得摄,肾得固。方以当归、生地和血,熟附、地黄补肾,白术、黄精补脾,白术、黄芩燥湿清热,赤小豆解脏毒利水,其中赤石脂易灶心土,甘酸性温,既能固中州,又能止血生肌,因而脾肾和,湿热去,阴血安,中焦固,故尿血可止。

(三) 归脾汤治尿血

【病例 7】 陈×,男,36 岁,住院号:9647。

因高热抽搐、无呕吐、头眩肢麻、食纳下降被诊断为“流感”入院。

发热退后,小便红细胞两个多月不愈,经用土霉素、氯霉素、庆大霉素、呋喃旦啶等均未能控制,即更弦易辙,停用西药,请中医会诊:面色较白,神乏肢倦,汗多少寐,胃纳较差,腰酸乏而不痛,舌淡红苔白,脉缓乏力,脾虚所致,用归脾汤加茜根、瞿麦,连服七天,小便转阴,痊愈出院。

【按】 此患者热病过后,脾胃元气受损,不能统摄血液,故用归脾汤引血归脾即可。久患尿血病者,用调中止血法较多,对经西医膀胱镜等多方检查而未能确诊的也同样有效。其余病例不多重复。

五、草药治疗白尿治验一则

【病例 8】 黄×,女,40 岁。

患者小便白浊如乳,全身乏力,腰酸,先就诊西医,反复作乳糜尿检查未见异常,治疗亦无效,转诊中医数次也无明显进步,来诊。余认为属下焦湿浊,拟如下中草药:

大血藤 30 克　金樱根 15 克　白背根 30 克　三白草 15 克

煲鸡蛋连服六剂竟获痊愈,2 年多未见复发。

第十一章　生殖系统病

一、胶艾汤治疗阴痛

【病例1】 林×,女,28岁,结婚已三年,尚未子嗣。年余来经水两个月一行,常腰痛,并诉性交后必阴中痛2~3天方自行缓解,曾在当地治疗无效来诊,妇科检查两次,均未见异常。诊之面色较潮红,诉腰痛,但小腹不痛,上月经色稍暗成块,白带少,舌红稍瘦苔白薄,脉细稍数而弦,先拟下方祛瘀调经:

桂枝10克　茯苓10克　丹皮10克　赤芍10克　桃仁10克　法夏10克　苡仁10克

先服三剂,服药后平平,性交后阴痛依然,细审此症色脉,恐为阴火暗耗于下而致血荣于上而不足于下,阴血不能濡润,冲任经脉干涩不畅所致,遂拟胶艾汤加味:

当归6克　川芎3克　阿胶10克　祈艾15克　生地20克　甘草6克　白芍20克　黄柏10克

隔日服一剂,三剂后,性交后不再阴痛,再连服六剂巩固疗效。

【按】 本方主用四物汤加阿胶养血滋阴,以艾叶温经行气止痛,配黄柏清相火,又与甘草、芍药相伍合成止痛、清热、解痉、柔阴,庶可兼顾矣,故效如桴鼓。

二、黄连阿胶汤治梦遗

【病例2】 洪×,男,34岁,已婚。

主诉:梦遗反复发作十年多,少年时曾有手淫史,婚后,仍常有发梦遗精、早泄、性交时阳事不坚,甚或有时不能起而交。睡眠不好,有时烦而不寐,有时梦而遗精,每周约3~4次不等。腰痛,精神不振,尿后阴茎常有少许白浊液渗出,于1986年8月初来诊:形容稍憔悴、舌红稍瘦、苔薄白,脉细弦,拟封髓丹、水陆二仙丹、金锁固精丸合方化裁:

砂仁5克　芡实20克　金樱子10克　黄柏3克　炙甘草6克　莲须15克　枣仁10克　牡蛎30克　龙骨30克

服药后十余剂,遗精减少,遂再拟六味地黄汤加减调理月余,各症有所缓解而停诊。1987年3月,工作劳乏过度,情绪不稳,上症又作,再拟前法治疗而罔效。梦遗较频,夜寐烦躁,每周3~4次,腰痛,舌红瘦苔白,脉细稍数,拟属肾阴精不固,心火上炎所致,用黄连阿胶汤加味治疗:

黄连3克　白芍15克　阿胶(烊)10克　黄芩8克　补骨脂20克

汤成去滓加入鸡蛋黄一个煮沸、温服。三剂后,三天来未见梦遗,尚腰痛,心中饥如悬感,前方再加糯稻根15克、柏子仁10克,连服十五剂,梦遗仅一次,有时刚梦交也能及时醒来未遗精。但较困乏,视物稍觉模糊,改拟四君子汤合黄连阿胶汤加味善后而疗效巩固。梦遗全止。

【按】 人之精虽藏之于肾而主宰则在心,遗浊诸病,总由心神动摇,不先自安在先,致精不能自固藏。以个人体会而言，黄连阿胶汤清心安神补阴，不但可用于少阴心烦不寐，妇人经病，也是男科梦遗之良方。《本草经》说阿胶能“主心腹内崩劳极”，而男子心劳肾损，其理亦然。本方再加补骨脂以入督脉、补精髓劳伤，增强肾精固藏作用，加柏子仁、糯稻根养心胃之阴，上下兼顾，故有此显著效果。

三、麻黄附子细辛汤治阳痿

【病例3】 刘×，男，56岁，干部。

半年前因疮疡感染、恶寒发热，延西医诊治，注射抗生素后，疮疡感染治愈，但即觉形寒畏冷，阳痿不起。初因认为年事已高，不甚理会，后闻人介绍，遂来门诊：面色稍黄，形体偏瘦，自诉平素无恙，腰不痛，唯近半年来较怕冷，小便后时有余沥不清，阳事痿软不举，舌淡红较胖，边有齿痕，苔薄，舌根白腻，脉弦稍大，拟属表寒郁结不散，少阴阳气不振。拟麻黄附子细辛汤加味：

麻黄10克　熟附30克(先煎一小时半)　细辛3克　炙草15克　淫羊藿10克　苡米30克

服药三剂后，即觉好些，怕冷减轻，连服十八剂，隔天一剂，阳事已举，约隔两周可性交一次。嘱连服此方以巩固疗效。

【按】 寒邪外袭、营气不从、气血热腐而生恶疮，《内经》早有明训。本病人疮疡愈后，损伤少阴之气，寒气外来，故怕冷、舌胖苔腻而小便余沥不清，恐为寒凝湿留滞、肾气不化所致，方以大剂熟附为君，以温少阴之阳气，佐细辛以温通络脉，取麻黄以解外寒，也是开上而能通下之意。前人有以麻黄治产后血滞，《日中子本草》说麻黄能“通九窍”、“调血脉”，可为佐证。加淫羊藿以助附子兴阳，甘草和药解毒，加苡米以利湿通阳之意。此例得效后，曾再遇少阴阳痿证，以此方进退，亦有显著效果。

四、五核散合五子衍宗丸治疗附睾炎

【病例4】 谢×，男，47岁，徐闻县人，住院号：415612。

因“左侧睾丸疼痛半年，加重5天”为主诉于2003年8月3日收入我中医科。缘患者半年前行房后出现左侧睾丸疼痛，无发热恶寒，无射精困难，无排尿异常，局部无红肿，当时未予重视，最终疼痛自行缓解。5天前上述症状复发，伴头晕，记忆力下降，腰酸痛，乏力，梦多，大便稍烂，1次/天，胃纳及小便正常，舌淡红苔白腻，脉细弦。遂到我院外科门诊就诊，精液化验无精子，考虑为“①左侧附睾炎；②无精子症”。中医首诊予益气补肾，行气散结之法，五核散合五子衍宗丸加减：

杞子10克　覆盆子10克　车前子10克　五味子5克　党参15克　丝饼10克　茯苓12克　荔枝核10克　芒果核10克　橘核10克　川楝子10克

上方服用2剂后，患者症状变化不大，遂在上方基础上加用桂枝茯苓丸以加强活血祛瘀之力，处方：

桃仁5克　桂枝5克　茯苓6克　黄柏10克　川楝子10克　丹皮6克　赤芍5克　五味子5克　杞子10克　女贞子10克　覆盆子10克　丝饼10克　车前子10克　荔枝核10克　芒果核10克　橘核10克　龙眼核15克　黄皮核15克

8月13日再诊，患者诉左侧睾丸疼痛基本消失，伴头晕，汗多，乏力，腰酸，睡眠欠佳，舌淡红苔白腻，脉细弦。遂加用黄芪注射液，中药守上方去荔枝核、芒果核、龙眼核、黄皮核。

8月25日患者睾丸疼痛消失,出汗减少,轻度头晕,腰酸乏力,要求出院调治。

【按】 疝者,古人多以前阴及小腹肿痛称谓。此例睾丸顽痛,应属颓疝范围。经云:"任脉为病,男子内结七疝,妇子带下瘕聚。"而本病属于七疝之一。张景岳云:"病名疝气,非无谓也,盖寒有寒气,热有热气,湿有湿气,逆有逆气,陷有陷气,在阳分则有气中之气,有阴分则有血中之气,从寒热虚实施治,俱当兼用气药。"故治疝之法,当以调气为主,再结合寒热虚实。本例选用五核散行气散结,五子衍宗丸益气补肾,考虑久病入络,加用桂枝茯苓丸活血祛瘀,虽有速效,但活血散结之药易伤正气,导致患者表虚出汗,故配合黄芪注射液以益气固表,并减少活血散结之药,最终取得良效。

五、三甲复脉汤治少女月经先期

【病例5】 赵×,女,13岁。

少女年方十三,经来已有年,经水半月或十天一次不等,发育早熟,唇若涂朱,舌红苔薄,脉弦数,阴虚阳亢,拟下方:

麦冬18克　阿胶9克　白芍9克　龟板15克　生地15克　牡蛎30克　炙甘草6克　鳖甲15克

每于来前服药四剂,来后用六味地黄丸服,连续调理三个月,经水正常。

【按】 月经先期常用清经汤或《萧山竹林妇科》黄芩散之类,余审此例患者属肝肾阴虚阳亢,借用三甲复脉汤治之,以其固冲任、平亢阳、柔肝阴较好,阴平阳秘,经水即得调。

六、桂枝茯苓丸加减治宫外孕两例治验

【病例6】 邓×,女,32岁,住院号:120310。

患者月经素准,本月推迟约十天,一天即净,数天后工作时即突觉下腹痛,以右下腹为甚,剧痛,反射到双肩痛,头晕,呕吐,于1970年10月30日急诊入院。妇检:已婚已产型,宫颈有抬举痛,子宫无增大,但摸不清边界,似有浮感,后穹隆左侧似有包块,穹隆穿刺有不凝固血,右侧较饱满,右下腹压痛明显及反跳痛。青蛙试验阴性。

诊之:右少腹痛引肩胛,胸胁苦满,喜呕口苦,咽干,微热,舌苔白,脉弦数滑,病为少阳火郁,血室受干,冲任失调,拟小柴胡汤加枳实、赤芍、香附、元胡一剂,服药后次日即来血水,色较暗黑,食欲增,腹痛减,能翻身起坐,连服12剂,临床自觉症状基本消失,唯子宫体右侧附件可触及如拳头大包块,微触痛,患者不愿手术,即转用桂枝茯苓丸加三棱、莪术消痞散结,连服五剂,服药后来黑血少许,稍成块。于是照原方加麝香三厘,进退五剂,右侧包块明显缩小,仅可触及组织增厚感,无压痛,共治疗一个月而痊愈出院。

出院后2个月怀孕,次年足月顺产一子。

【病例7】 苏×,女,25岁,住院号:178。

患者五天前突然感下腹疼痛,以左侧为著,持续性剧痛,无恶心呕吐,亦无明显发热,近2天始有发热,于1971年1月21日入院。患者结婚8年未孕,过往月经尚准,无痛经史,末次月经为12月初二,持续四天,量不多,又于同月22日复流血,量更少,未见组织物排出。妇检:宫颈抬举痛,左后穹隆可触及一鸡蛋大实质包块,不活动,压痛明显,子宫与之粘连难分,边界不清,似无增大,右侧未能触及包块,轻压痛,后穹隆穿刺抽出少量鲜红血,可凝。青蛙试验阴性。

中医诊之：小腹痛甚，食欲差，血已止，无发热，苔白，脉缓涩，拟散瘀破结法，用桂枝茯苓丸加三棱、莪术，或加麝香0.3克，进退20多天，左后穹隆包块缩小如小指头大，周围组织松软，一般情况好。再带桂枝茯苓丸三剂出院。

七、归脾汤治疗功能性子宫出血

【病例8】 徐×，女，36岁，近3个月来月经过多，曾在我院妇产科门诊就诊，病理活检示增生性子宫内膜。考虑为“功能性子宫出血”，予黄体酮、刮宫等处理仍血流不止，经人介绍来诊。诉月经量多，色淡红，小腹迫痛，腰酸痛，胃纳欠佳，二便调，观其面色苍白，口唇淡白，舌淡红苔白腻，切其脉象沉细。中医诊断：崩漏；西医诊断：功能性子宫出血。

根据患者月经量多，色淡红，面色苍白，口唇淡白，舌淡红苔白腻，脉沉细，中医辨证为脾虚失摄，治拟益气健脾，养血统血，方选归脾汤加味。处方：

白术10克　茯苓10克　党参15克　炙甘草8克　北芪20克　红参6克(焗)　血余10克　远志6克　木香3克　当归10克　枣仁20克(先煎)　元肉10克　丝饼10克　川断10克

上方服用3剂后，出血停止，腰腹痛减轻，舌淡红苔白，脉沉细，嘱其续服3剂再复诊。

三诊时正值经前期，中药改用逍遥散加味以调经。处方：

柴胡12克　白芍15克　白术10克　茯苓15克　炙甘草8克　当归10克　丹参20克　杞子15克　丝饼15克　柏子仁15克

几天后其熟人告知说徐某月经量基本正常。

【按】 本例月经过多，出血不止案属于西医功能性子宫出血，虽予黄体酮、刮宫等处理仍血流不止，遂求诊于中医。中医把此病归入“崩漏”范畴，或因血热迫血，或因瘀血阻络，或因气虚失摄，或因肾气不固，皆能导致月经淋漓不尽，严重损害了妇女的身心健康。初诊时考虑患者病程已三个月有余，结合患者月经量多，色淡红，面色苍白，口唇淡白，舌淡红苔白腻，脉沉细，中医辨证为脾虚失摄，气血两虚，治拟益气健脾，养血统血，方选归脾汤加味，方中白术、茯苓、党参、炙甘草、北芪、红参益气健脾；当归、元肉养血；丝饼、川断补肾填精；木香行气，使补而不滞；远志、枣仁养心安神；血余止血。全方共奏益气健脾，养血止血，养心安神之功。则脾得健运，气血得充，血能自止。经前肝气易郁，故月经来潮前主张健脾疏肝调经，方用逍遥散加味，方中柴胡、白芍疏肝，白术、茯苓、炙甘草健脾，当归、丹参养血活血，杞子、丝饼补肾养精，柏子仁养心安神。全方共健脾疏肝，补肾调经之力。最终患者月经基本正常，顽疾得除。

八、活用麦门冬汤加味治疗妊娠恶阻

【病例9】 周×，女，30岁，孕2个月，1周前出现恶心呕吐，6～8次/天，咽干，胃纳欠佳诸证，无腹痛及腹泻，无嗳气及反酸，无咳嗽，二便正常，曾输液三天症状未见好，食卧不安，深为所苦，遂来求诊。观其精神不振，面色欠红润，舌淡红苔白干，脉弦细滑。中医辨为肺胃阴虚有热，胃气上逆，施以养阴清热，降逆止呕，方选麦门冬汤加味：

麦冬20克　法夏3克　党参10克　红枣4个　淮山10克　竹茹10克　杞子10克　女贞子10克　橘红10克　生姜10克　杷叶10克　炙甘草8克

上方服用三剂后，复诊诉呕吐次数减少，3次/天，精神好转，胃纳渐进，仍觉咽干，舌淡红苔白干，脉弦细滑。仍守上方再服四剂，三诊诉恶心呕吐消失，但口淡，胃纳尚可，睡眠正常，舌淡红苔白，脉细滑，遂改用陈夏六君子汤以善后，拟方如下：

陈皮 6 克　法夏 6 克　党参 15 克　白术 10 克　云苓 10 克　炙甘草 6 克

随访二周未见复发。

【按】 妊娠反应是不少孕妇妊娠过程中必有经历，现代医学认为本病属妊娠剧吐，可能与内分泌因素、绒毛异物反应及精神因素有关。中医则把严重的妊娠反应归属于"妊娠恶阻"的范畴，认为它的发生机制是冲脉之气上逆，胃失和降所致，并认为脾胃虚弱及肝胃不和是本病的病因病机，常用陈夏六君子汤及苏叶黄连汤加减治疗。笔者认为孕妇妊娠期间，因为既要自己需要吸收营养，又要供给胎儿营养物质，耗伤大量阴液，容易出现阴液不足，虚热内生，上炎于肺胃，以致胃气上逆，出现恶心呕吐，肺气上逆，出现咽干，恶心呕吐、咽干正是主症，符合《金匮要略》虚热肺痿篇"火逆上气，咽喉不利，止逆下气者，麦门冬汤主之"之条文，故治疗当养阴清热，降逆下气止呕，方选麦门冬汤加味。方中重用麦冬为君药，甘寒质润，滋养肺胃，兼清虚火；配少量法夏为臣药，降逆下气，和胃化痰，君臣相配，有润燥相济之妙。党参、淮山、红枣、炙草、生姜益气健脾，调和脾胃，培土生金，而为佐使，生姜还有止呕之效。竹茹配法夏化痰止呕；橘红行气化痰；杷叶清肺胃之虚热，使火去津生；杞子、女贞子滋补肾阴，制约相火，防其动胎元。全方共奏滋养肺胃之阴，清虚热，降逆下气止呕之功，气阴两补，调整阴阳，巩固胎元，终获良效。

个人认为，妇女受孕以后，阴血聚于冲任以养胎，致使孕妇机体处于阴虚阳亢的生理状态，易"火逆上气"，造成冲脉之气上逆，胃失和降。加味麦门冬汤既养阴清热，降逆下气止呕，而且方中有不少益气健脾，调和脾胃的药物，一方多效，最终阴液得复，虚火得降，脾胃得健，胃气得降，胎元得固。由此可见，临床用药不必墨守成规，照搬书本，拘泥于固定证型，选用固定方剂，要识得变通，善于抓住主症治疗，并且活用经方，才能取得较佳的临床疗效。

第十二章　儿　科　病

一、黄芩汤加味治泄泻无尿(急性肾衰竭)

【病例1】　朱×,女,2岁,住院号:8779。

患儿因“泄泻2天,无尿半天”入我院儿科留医。经管西医即予中西医两法治之,拟六一散无效,再拟参苓白术散仍无效。拟并发急性肾衰竭,除继续用土霉素外,并请中医会诊,大便一夜十余次,蛋花样,无发热,小便涓滴,手纹尚紫,腹稍胀,舌红苔白,脉数。仍属湿热蕴结,正不甚虚,参苓白术散无益,水热互结,六一散力有未逮,拟下方:

黄芩6克　白芍5克　甘草2克　茯苓6克　车前6克　苡仁9克

一剂知,二剂已。尿利泻止出院。

二、水肿夹泄泻奇案(肾病综合征)

【病例2】　黄×,男,11岁,住院号:21514。

患者因全身浮肿半年,多方治疗无效于1973年12月20日来院留医。入院时全身浮肿,心悸气喘不能平卧,食欲缺乏,尿少。尿常规:蛋白(+++),白细胞(+),颗粒管型(+)。胆固醇435mg/dl。血压153/110mmHg。确诊为“肾病综合征”。西药予氨体舒通、路丁C、泼尼松、利血平、土霉素等,中药用五皮饮、桂枝附子汤加减治疗。患儿尿量稍增,但水肿仍未消退,尿蛋白(++)。1974年1月4日中午突然腹部烘热,体温38.6℃,呕吐一次。次日下午又呕吐二次,腹泻二次水样便,完谷不化,水多渣少。8日呕已不作,但腹泻更甚,日7~8行。西医认为肠功能紊乱,予土霉素、巅茄酊樟脑丁等,泻仍未止,但水肿大消。问于中医何故?当时认为此泻乃机体之反应,当因势利导,泻后消肿,然后用药调理。嘱续进五苓散以分利之,西药仍继续使用。9日晚腹泻更频,量多色清,患儿形神俱疲,懒言声微,表情淡漠,呼吸少气,浅快,腹部稍胀,皮皱肿消,面色暗滞,唇舌淡晦无华,四肢厥冷,脉沉微弱欲绝。急邀中医会诊,当即断为久泻之后,邪却正伤,元气暴脱,令急煎独参汤以回阳固气。

北高丽参1克,开水二杯浸数分钟,微火几沸,温服。

10日晨,其父诉患儿服药10分钟后精神即见好转,药渣再煎服四次,至今早仅泻二次,尿量亦增。察患儿神色好转,语言较前有力,腹胀减,肤燥肢冷,脉沉细微。此乃中寒之极,阳气衰微之证,思方议药,忆《伤寒论》:“少阴病,脉沉迟,急温之,宜四逆汤。”“脉微欲绝者,四逆汤主之”。即处以四逆汤加谷芽15克,赤石脂15克,一剂,水碗半煲取半碗,分二次温服。

11日上午再诊:腹泻已止,腹胀全消,知饥叫食,精神好转,面色转红,四肢亦温,脉缓有力。是阳气已复,中寒渐化,继用前方去赤石脂,加北芪15克,边条参3克,白术9克,日服一剂,煲法同前。

14日每餐已能食稀粥二两,日四餐,自己下床到外面玩,尿量正常,水肿全消,尿蛋白

(-)。六脉有力,好转出院。拟原方四剂带出院,嘱照方服15剂,以图巩固。

出院后2个月,复查尿常规:尿蛋白(±),未见水肿,饮食正常,能上学念书。

【按】 此病本属水肿,因久用通利之剂,温化湿邪,湿从大肠下趋,水肿因泻而消,中医用分利之剂,因势利导,慎守病机。待水尽气弱,急急补气回阳,继用回阳温中散寒,后用健脾益气以收全功。

三、白虎汤合缩泉丸治泄泻夹消渴

【病例3】 莫×,男,2岁,住院号:8568。

因腹泻、口渴15天,当地中西医治疗无效而于5月26日来我院儿科住院。

入院后经输液用土霉素、维生素等治疗三天,病情仍不能控制,腹泻日4~5次,但烦渴引饮,每晚一壶以上,不给则啼哭更甚,尿频数且多,疑似尿崩症,并先请中医会诊:泄利前后,饮多溲多,大便水样,喷射而出,腹较胀满,舌红脉数,手纹紫。张景岳云:“治利不利其小便者,非其治也。”此证泄利兼消渴,不固于湿而固于火,古人有饮水无度为上消,用白虎加人参汤;消谷善饥为中消,用甘露饮;饮一溲一为下消,用肾气丸之类。经曰:“二阳结谓之消。”《金匮要略》云:“气盛则溲数”。气有余便是火,故此证属肺胃火盛,耗迫阴津,肾为胃关,司二便,二便泄利过久,亦伤脾肾之气,宜兼固摄,拟下方:

石膏25克　知母9克　台乌6克　淮山9克　甘草3克　益智仁6克

一剂知,二剂已,改用四君子汤加减善后。

四、温通下法治蛾喉(化脓性扁桃体炎)

【病例4】 吴×,男,5岁。

患儿经常患化脓性扁桃体炎,每月间必感冒1~2次,即发此病,注射青霉素即可治愈。其父母也因其小儿常病而颇烦恼,也曾就诊于中医,拟桔梗、玄参、板蓝根、射干、山豆根、银花、连翘之类,亦可愈,但其效仍不捷不固。此次来诊,咽红肿痛,扁桃体出现脓点,发热,大便自调,舌红苔薄,手纹紫,脉稍数。拟下方:

大黄(后下)6克　熟附子3克　细辛1克　牛子6克　元明粉6克　法夏6克　甘草3克

服药一剂,泻下三次,发热退,脓点减,再服二剂,脓点全消,转拟二至丸加玄参、沙参、明党等善后。

患儿母亲其后说,该儿感冒已大为减少,感冒也少诱发此证了。

五、缩泉丸加味治尿床

【病例5】 江×,男,4岁。

患儿生长发育尚可,唯晚上经常尿床,或每晚或隔晚,或一次或两次,其父母因此不敢送他到托儿所,诊之:唇红舌红苔白,辄易自汗,食纳可,尚活泼聪明,手纹淡紫,审此证,因无明显先天不足或肾无不充之象,仅缩泉丸固脾肾,自汗当属卫气不固,选玉屏风散从中焦治之。因卫气来源于下焦,滋养于中焦,开发于上焦,上虚不能制下亦可致遗尿,故关键在两方面相互为用,养心神益肺气以固下,运脾健胃和中以止汗。服药两剂,遗尿明显减少,共服六剂,遗尿全止。自汗仍时有,父母不再介意诊治。其后数年,送托儿所及小学亦无再发。

六、导赤散治新生儿发热

【病例6】 曾×,女,初生儿7天,住院号:14417。

患儿出生后发热、口糜六天,体温39.5℃,以午后及晚上发热高些,妇产科用抗生素几天未效,延请中医会诊:舌红,腹稍胀,作心火治之,拟导赤散加味:

生地6克 通草3克 竹叶2克 银花9克 甘草2克 灯心草1克 地骨皮3克

服药一剂全安。

【按】 舌为心之苗,口糜舌烂,心火之征易知,发热以夜为甚,夜属阴,血属阴(气属阳),以其夜不能行阴之常度故夜热,实为血中有热,盖心主血故也,故加地骨皮一味以凉血清孤热。

七、小柴胡汤加茵陈治发热大汗

【病例7】 冼×,男,10岁,住院号:84302。

患儿因高热10余天,肝脾大,表情呆滞,作急性肝炎于1968年4月11日入住传染科。

4月16日中医会诊:每天下午四时发热,高达38.4℃,大汗出,以夜为甚,每夜换五次衣服,神倦腹胀,胁下痞满,口苦,舌苔湿黄,脉弦,拟下方:

柴胡9克 黄芩9克 生姜5克 法夏9克 党参9克 大枣12克 甘草5克 茵陈蒿12克

一剂热稍退,汗显著减少,二剂而汗基本止,发热全退。

4月18日,照上方加茯苓、白术各9克。

4月19日仍容易出汗,头汗出,照上方加北芪固表,调理善后数剂而安。

【按】 此证发热大汗因于少阳邪结,故胁下痞满、口苦为主证,发热是邪郁生热,汗出是正气欲祛邪外达,小柴胡汤助少阳转枢以达邪,邪出则汗自止。

不少人或小儿头汗出,书籍多以阳明热证和湿热为多见,或称“蒸笼汗”或“漏风”,用麦门冬汤等。余受《伤寒论》“新产妇人有三病,一曰病痉,二曰郁冒,三曰大便难……大便坚,呕不能食者,小柴胡汤主之”的启发,结合临床经验,头汗出以热郁为多,而用小柴胡汤加清利湿热药每得效。

八、泻白散加味治风温表证

【病例8】 钟×,女,一岁半。

患儿遍身红疹、发热(39℃)一天来诊:少许咳嗽,脉数,手纹紫,舌苔薄白。为风热在肌表,以清热疏透为要:

蝉蜕3克 木通5克 银花6克 地骨皮6克 红水葵3克 桔梗6克 黄芩6克 甘草2克 桑白皮6克 葛根6克

服药一剂而痊愈。

【按】 小儿风热初感,宜轻清宣经利腑,切忌辄用消导或重浊药,叶香岩《三时伏气外感篇》论述颇切要,此例体会足资说明。

九、薛生白通络舒筋方治疗小儿抽动秽语综合征

【病例 9】 余×,男,10 岁,点头抽动 3 周,无发热恶寒,无咳嗽流涕,无颈项不适,胃纳、睡眠及二便均正常,舌淡红苔薄白,脉沉细。考虑为外感风邪,风痰上扰,湿热之邪经络痹阻,施以祛风胜湿通络,化痰清火,拟薛生白通络舒筋方。处方:

苍耳子 8 克　灵仙 16 克　地龙 10 克　川连 6 克　秦艽 15 克　滑石 15 克　海风藤 20 克　丝瓜络 10 克

上方服用 3 周后,基本不抽动,但停药又发作,喉中有痰,舌脉同上,守上方去灵仙、丝瓜络加桔梗 8 克、甘菊 8 克、银花藤 20 克。再服 10 剂后,未见发作。

【按】 中医认为本病属于抽搐、痉、惊风等范畴,认为先天禀赋不足是本病的内因,外因为风痰上扰,阴阳失调,阴虚阳亢,是其主要发病机制,肾阴不足,肝阳上亢,阴虚燥热,痰湿阻滞是其主要致病因素。笔者认为小儿脏腑娇嫩,形气未充,易外感风邪,痹阻络脉;加上小儿乃纯阳之体,肝气旺而心火盛,耗伤阴精,生风生痰。内外因相结合,最终风痰上扰络脉而致掣动发生,或挤眼,或抽鼻,或抽嘴,或吸引胸颈等动作频现。治应祛风通络,化痰清火,方选薛生白的通络舒筋方,本方来自《湿热病篇》,原义治疗“湿热证,三四日即口噤,四肢牵引拘急,甚则角弓反张,此湿热侵入经络脉隧中”,此为湿热挟风,侵入筋脉之候,故选用祛风胜湿通络之品。方中苍耳子、灵仙、秦艽祛风通络,地龙化痰通络,海风藤、丝瓜络加强祛风通络之力,川连、滑石清心利尿。本例正是借鉴薛氏之验方,最终取得良效。其后,笔者屡用此基本方治疗本病,多获良效。

现代不少人从肝肾论治,还是从肺脾论治,都应遵循“阴平阳秘,精神乃治”的规律,以调整阴阳为总则,保持人体内阴阳平衡,致病因素无所遁藏,顽疾自然消除。除药物治疗外,心理治疗和心理教育也是必不可少的。家庭成员及学校师生应正确对待此病,不要对患儿采取歧视态度及粗暴打骂,要多一些理解与支持,为患儿建立一个宽松的治疗环境,增强其自尊心和自信心,从而更好地配合医生的治疗工作。

十、柴羚地黄汤加味治疗小儿外感发热

【病例 10】 谢×,男,2 岁,平素体质虚弱,易感冒,10 天前天气转凉,恶寒后发热,高热时易抽搐,少咳不懂咳痰,伴鼻塞流涕,反复发热,间断注射 7 天抗生素热未退,由父母抱来求诊。诊其咽喉较红,舌红苔白,脉浮数。考虑证属虚人外感风热,热盛动风,投以用小柴胡汤加葛根之类和解少阳、解肌透表,合用羚羊地黄汤助厥阴营血,拟方如下:

柴胡 8 克　黄芩 6 克　甘草 4 克　干葛 10 克　法夏 6 克　桔梗 6 克　党参 6 克　羚羊角 3 克(先煎)　生地 12 克　牡丹皮 6 克　白芍 6 克　生姜 6 克　甘菊 6 克　地骨皮 6 克　荆芥 2 克(后下)　银花 12 克　连翘 12 克

上方服用 1 剂后,次日热退,续服 2 剂后来复诊。代诉尚流涕,少许咳嗽,舌淡红苔白,脉浮,思其余邪尚存,正气未复,施以益气健脾,疏风宣肺之法,四君子汤加减:

白术 5 克　党参 5 克　淮山 6 克　茯苓 6 克　陈皮 5 克　甘草 2 克　桔梗 6 克　谷芽 8 克　甘菊 4 克　苏梗 3 克　牛子 4 克　法夏 5 克

上方服用 4 剂后,症状消失。

【按】 此例外感发热抽搐案属于虚人感冒,热入营血动风,恶寒后发热乃主症,“伤寒

三日,少阳受之”,属小柴胡汤证。小柴胡汤原本是和解少阳,主治寒热往来之方,是通过枢转人体少阳的阳气与津液,和解透邪气而达到整合寒热的调节作用。故以小柴胡汤和解少阳枢机为主,加葛根解肌透表,而常有厥阴营亏木旺者,须辅以羚羊地黄汤助厥阴营血,透解少阳邪热,并能防柴胡劫肝阴。有些小儿发热稍高就会抽搐,就是营亏木旺、肝内易动,最宜此方。加银花、连翘、甘菊、荆芥疏风清热解表,终得良效。笔者认为小柴胡汤加味治疗感冒,以发热恶寒为主症,而不是以咳嗽为主症者,有明确的疗效。而且小柴胡汤是退热良方,临床早有报道,但如果第一天发热的病人就用小柴胡汤多数不灵。第二天用药,小柴胡汤加解肌药,第三天值少阳期,用之有效。发热第三天以上,用小柴胡汤疗效较好。小柴胡汤不仅是治疗外感病的常用方,也是治疗内伤杂病的重要方,特别其退热功能临床报道颇多,但辅以羚羊地黄汤透解少阳邪热,尚属首创。需要注意的是羚羊角性味咸寒,不宜久用,热退及热度不甚高时应停用或不用,以免损伤阳气。上述少阳厥阴合病的案例,不论小儿、成人均不少。也从医疗实践上说明厥阴营血储调系统是少阳游离阳气、整合寒热调节的支持系统。

第十三章 疑难杂病

一、加味导赤散治失眠

【病例1】 陈×,男,41岁,失眠2年,深为所苦,常需服用安眠药才能入睡,近2周来睡眠较少,甚至整夜不能入睡,心烦,口苦,胃纳尚可,大便调,小便稍黄,舌红苔白,脉细弦。辨为心火炽盛,心神不安,治拟清心利尿,滋阴降火,交通心肾,投予加味导赤散:

生地15克　通草5克　竹叶6克　灯芯草1克　女贞子20克　牛膝10克　夏枯草10克　枣仁20克　生甘草6克　合欢花10克　柏子仁20克　丹参20克　夜交藤20克　郁金20克

上方服用7剂后,患者睡眠好转,心烦、口苦消失,小便正常,守上方加党参10克,改生甘草为炙甘草8克,以益气养心,补益和中。再服十余剂后,患者睡眠渐佳。

【按】 失眠是一个常见的症状,尤其在生活节奏日益加快的今天,变得尤其突出,轻者入睡困难,或睡后易醒,醒后不能再睡,或时睡时醒,甚者翻来覆去,彻夜不能入睡,严重干扰了日常生活和工作,精神饱受折磨。西医往往把此症归入神经官能症范畴,治疗无非是镇静安神,服用地西泮、舒乐安定之类镇静剂,但容易产生依赖性,一旦停药又旧病复发,治标不治本。中医把本病归入"不寐"范畴,认为"神安则寐,神不安则不寐"、"胃不和则卧不安",其主要病机为脏腑功能阴阳失调,气血失和,致心神不安或心神失养所造成。虚证多属阴血不足,责在心脾肝肾;实证多因肝郁化火,食滞痰浊,胃腑不和。治当补虚泻实,调整阴阳。虚者补其不足,益气养血,滋补肝肾;实者泻其有余,消导和中,清火化痰。

笔者把本病病因归于"心火",乃因心主藏神,火邪扰心则神不安,无论是肾阴耗伤,水不济火,心阳独亢,心肾不交;还是五志过极,心火内炽;抑或宿食停滞,酿为痰火,均离不开"心火"扰乱心神,而致不寐。故治应清心利尿,滋阴降火,交通心肾,方选加味导赤散,方中生地、通草、竹叶、灯芯草清心利尿,女贞子滋补肾阴以制阳,夏枯草泻肝火,牛膝配灯芯草导热下行,柏子仁、合欢花、夜交藤养心安神,则心火得泻,阴液得滋,心神得安。此非天王补心丹、黄连阿胶汤、酸枣仁汤类所能达到的效果。当然临证时还应根据兼证,灵活加减,而且要因人而异,不能一条方用到底,全盘照搬,往往会适得其反。

二、藿朴夏苓汤加味治疗酒后语言失常

【病例2】 李×,男,29岁,20多天前因饮酒过多出现语言失常,胡言乱语,当时无意识丧失,无口眼歪斜,无抽搐及二便失禁,酒后曾呕吐多次,呕吐物为胃内容物,非喷射状,遂来我院心理科住院,实验室检查未见异常,经西药镇静及对症处理后病情好转。今由家人陪同来诊,诉偶有胡言乱语,伴有头晕,涎水多,心烦少寐,尿多,胃纳尚可,大便结,观其舌红苔黄白腻,诊其脉象偏弦。中医诊断:脏躁;西医诊断:神经症。因患者酒后发病,考虑为湿热内蕴,心神受扰,施以芳香化湿,清心利尿之剂,方选藿朴夏苓汤合导赤散加减,拟方

如下：

藿香5克　川朴10克　连翘15克　法夏10克　茯苓15克　葛花10克　干葛10克　生地12克　通草5克　竹叶5克　灯芯草1克　芦根15克　山楂10克　莱菔子15克　瓜蒌仁10克　甘草6克

上方服三剂后复诊，诉症状稍减，舌苔稍退，续上方去葛花。

连服四剂后再复诊，诉语言正常，心烦消失，睡眠正常，舌根白腻，脉弦，改用藿朴夏苓加味善后，拟方如下：

藿香5克　川朴10克　连翘15克　法夏12克　茯苓15克　干葛10克　芦根12克　山楂10克　莱菔子15克　瓜蒌仁10克　甘草6克　党参12克

【按】　本例酒后语言失常案，西医诊断为“神经症”，治疗方法无非使用镇静剂，短期虽有效果，但不少患者容易出现表情淡漠，反应迟钝等不良反应，只能说治标不治本。中医认为本病属于“脏躁”、“郁证”范畴，乃因饮酒过度，损伤脾胃，酿生湿热，湿浊上蒙清窍，故见头晕；心窍受湿热困扰，则语言失常；心神不宁，故心烦失眠；脾困湿浊，则涎水多；舌红苔黄白腻，脉弦为湿热之象。故以藿朴夏苓汤芳香化湿，加上导赤散清心利尿，配连翘以增强清热之力，葛花解酒醒脾，葛根既可生津升阳，又配芦根利水以防湿困滞留，山楂、莱菔子、瓜蒌仁消食通腑。全方共奏芳香化湿，清心利尿之功，则湿邪得除，脾阳得升，热邪得利，心神得安。语言正常、睡眠好后，考虑虽然心火已消，但舌根有腻苔，说明湿浊未清，故舍弃清心利尿之导赤散，仍以藿朴夏苓汤芳香化湿，葛根升阳，并合芦根生津，山楂、莱菔子、瓜蒌仁消食通便，考虑脾胃功能未复，故配党参以健运脾胃，终获良效。

三、越婢汤合桂枝汤治痒疹

【病例3】　李×，女，65岁。

患者遍身痒疹，色通红，浮起稍硬，若烧透的烧猪皮，奇痒，口干，汗出后痒更甚，大便稍硬，病有月余，在皮肤科及他处中医诊治未效，来诊：舌红苔白，脉浮弦稍数，属风热壅遏，拟《金匮要略》越婢汤合桂枝汤加味：

麻黄(先煎)9克　石膏(先煎)6克　桂枝3克　白芍3克　生姜3克　大枣12克　炙甘草5克　红花9克

服上方两剂，明显好转，连服六剂，全身各处基本疹收痒止，唯项两侧及两肘仍存，状如癣状，稍硬，不甚红，照上方再加僵蚕三钱，或时加酒大黄以通之，调治半月而愈。

【按】　余暗于外科。因受《伤寒论》“太阳病，得之八九日……面色反有热者，未欲解也，以其不能得小汗出，身必痒，宜桂枝麻黄各半汤”的启发，以其风邪郁于表，郁而发热，营卫不和，而借用越婢汤合桂枝汤解肌清热和营卫。

余又曾治一本院护士家属，痒疹年多，遍身皮肤粗糙，带暗紫，搔之出水点滴，近月来加甚，痒不能稍忍耐，煮一顿饭竟用水淋浇皮肤数次，诸多治疗无效来诊，取法同上，用麻黄连翘赤小豆汤加减化裁而得瘥，后用调血之品调治月余而渐安。古方治病，切中者其效果颇令人满意。

四、痹症六则

(一) 二妙散治热痹(滑囊炎)

【病例4】 苏×,男,22岁。

原有左膝外伤史,有时作痛,近3天来红肿热痛,查:左膝外观肿大,以内侧为主,内膝眼处压痛,有囊性感,浮髌征试验阳性,麦氏征阴性。舌淡红苔白挟黄,脉弦数。属湿热下注,流聚关节,施以清热利湿,活络行痹之法,拟三妙散加减:

苍术9克 黄柏9克 牛膝9克 川加皮12克 川萆薢15克

服药两剂,明显减轻,再服四剂而愈。

【按】 也曾治另一例滑囊积液,左膝肿痛不红数天,舌淡苔白,脉沉滑,属寒痰流注,拟桂枝汤加苡仁、苍术、熟附而瘥。可见同属滑囊炎,因证候寒热、虚实不同,治法相异,恰有某医院外科主治医生实习中医,对此辨证论治体会颇深。

(二) 知柏四物汤加味治坐骨神经痛

【病例5】 邓×,女,40岁。

素体较好,偶因坐公共汽车时人多挤拥,只靠半侧臀部而坐,为时较久,其后引起坐骨神经痛(西医检查证实),从臀引足下掣痛,恙有十余天来诊:舌质淡红苔白,脉弦细。此经脉受损,拟四物汤养血,地龙、牛膝活络下行,黄柏清热,甘草和药,连服六剂而妥,即返工作岗位。

(三) 黄芪五物汤加味治寒痹(风湿性关节炎)

【病例6】 张×,男,25岁,住院号:78746。

左下肢掣痛反复发作三年,去年十一月起左髋连左腿委中掣痛,日渐加甚,难坚持工作,动则甚,舌质淡红胖嫩,有齿痕,无苔,两脉濡涩。拟通阳散寒,活络蠲痹,取黄芪五物汤加味:

桂枝9克 白芍9克 生姜5克 甘草5克 北芪15克 羌活9克 苍术9克 制川乌9克 千年健9克

另日服小活络丹两个。

【按】 固寒湿蓄太阳经,营血痹阻,故筋脉屈伸不便,动则酸痛,故用黄芪五物汤入太阳经通阳,和营卫,千年健活络舒筋入血,苍术、川乌、羌活去太阳寒湿。上方服后,渐觉舒服,进退加减调理月余而愈。

(四) 千金三黄汤加味治痹证(膝关节骨质增生)

【病例7】 李×,武汉人,男,45岁。

诉腰部及双膝关节痛多年,在武汉市大医院就诊久治不愈,X线片诊断为膝关节骨质增生。活动即痛,不动不甚痛,伴有尿频,余沥不尽,性功能下降,舌淡胖苔白,脉沉弦,拟属寒湿袭于腰膝所致,拟千金三黄汤加减:

麻黄(先煎)8克 细辛3克 独活15克 黄柏10克 川足3条 北芪30克 苍术10克 牛膝10克 炙羊藿15克

三剂药后复诊,已诉明显好转,能下楼梯不痛,于是照上方去炙羊藿,加薏苡仁30克、白芍30克,再服用三剂药,临床治愈。

【按】《金匮要略》千金三黄汤报道不多,笔者以此方去黄芩,改用黄柏加苍术,每用于腰腿寒湿痹阻之症,多有良效。

(五)桂枝加葛根汤加味治颈椎病上肢麻痹症

【病例8】 潘×,女,55岁,广州某大学教师。

因以舞蹈为业,年轻时不少练功,今已过知天命之年,经常上肢麻痹,震颤乏力,项时强,查颈椎增生明显,舌淡红苔白,脉沉细,于2008年3月来诊。处方:

桂枝10克 白芍10克 生姜20克 炙甘草10克 红枣6个 熟附子10克 葛根20克 白术20克 北芪30克 川足3条 乌梢蛇20克

连服60剂,每天1剂,至5月7日复诊,上肢麻痹、乏力症状完全消失。

【按】 此颈椎病也沿用桂枝加葛根汤加北芪、白术、熟附子,因其诉说每次练功后汗出较多,平时较畏寒怕冷之故,加川足、乌梢蛇以助通络,关键仍是守方不变,恒心服用2个月,故有此效。

(六)六味地黄汤合芍药甘草汤治小腿拘急麻痹

【病例9】 黄×,男,48岁。

2003年10月28日来诊:左下肢小腿活动时即拘急不解,伴下肢麻痹2个月余,近几个月来消瘦,舌红,脉弦细,拟属肾阴不足,筋脉营濡不通所致,方选六味地黄汤合芍药甘草汤加味:

熟地25克 山萸肉15克 茯苓10克 泽泻10克 淮山药10克 牡丹皮10克 海马10克 牛膝10克 川足3条 豨莶草30克 白芍60克 炙甘草20克

三剂知,六剂已。

【按】 两腨为太阳膀胱经与肾经表里所过,用六味地黄汤滋阴,芍药甘草汤柔筋,用川足、海马、牛膝等活络,故疗效快且好。

五、大柴胡汤加减治积聚(淋巴瘤)

【病例10】 苏×,男,16岁,学生。

患者一个月前因吃炒花生,吃后五六个小时后突觉腹痛,以左上腹为甚,但无放射到腰背部,无发冷发热及恶心呕吐。服些止痛药后,腹痛可暂时缓解,停药时腹部经常闷痛、胀痛,曾到我院门诊部就诊,服中西药治疗症状无明显好转。病后10多天,发现左上腹部有一拳头大包块,表面无红肿发热的感觉。食欲减退,逐日消瘦,当时未予重视,故未复诊。近日腹痛加重,进食量减少,伴口苦口干,在便秘结,小便黄,今日再次到我科复查治疗。查体:神清,体瘦,面色苍白,营养差,腹肌稍紧张,左上腹轻度压痛,并可触及一约5cm×6cm的包块,隆起,质硬,活动度不大。血常规:白细胞$19.0\times10^9/L$,中性85%。B超:肝区稀疏微波,脾不大,左上腹包块不明显。胸透:肠腔内见大量积气,未见明显液气。

中医诊之:腹痛腹腔胀,左胁下积聚,如拳头大,拒按,纳差,乏力,面青羸瘦,口苦咽干,大便硬结,小便黄短,舌苔黄腻,脉弦数,辨为脏腑积热内结,施以通腑泄热,活血祛瘀之法,处方:

黄芩9克 白芍12克 大枣12克 法夏9克 枳实9克 柴胡12克 生姜12克 大黄12克

(缺柴胡一味)

8 月 15 日服上方二剂后,症状无明显变化。

8 月 17 日继续照上方服二剂,症状也无明显变化。

8 月 19 日改服下方:

柴胡 9 克　黄芩 9 克　大枣 9 克　法夏 9 克　枳实 9 克　生姜 3 克　白花蛇舌草 30 克　三棱 6 克

服上药后,腹痛稍减轻(缺柴胡)。

8 月 21 日:体查觉腹部包块比原来增大,隆起,质硬,轻度压痛,舌苔微黄,脉弦。当天请外科会诊,考虑为淋巴瘤:①肠系膜瘤;②横膜膈的肿瘤。建议用环磷酰胺诊断治疗。中药改用活血行瘀法,方选膈下逐瘀汤:

五灵脂 5 克　当归 10 克　川芎 10 克　桃仁 10 克　丹皮 6 克　赤芍 15 克　乌药 15 克　元胡索 10 克　甘草 6 克　香附 15 克　红花 3 克　枳壳 9 克

此方连服四剂后,症状好转,腹痛减轻,包块明显缩小,食欲增多,大便畅通,小便正常。

9 月 1 日:腹平软,无隆起,左上腹压痛不明显,包块明显缩小,质变软。续服下方:

鸡血藤 15 克　青皮 9 克　白芍 9 克　枳实 9 克　土鳖 9 克　法夏 9 克　茯苓 9 克

9 月 5 日:患者精神很好,胃纳好,二便正常,腹部包块基本消退。

12 月 17 日:腹部包块全部消失,身体健壮,次年元月参军体检合格。

【按】　此证初拟大柴胡汤,以《神农本草》曰柴胡能治“心腹肠胃结气,饮食积聚,寒热邪气,推陈致新”,但缺柴胡,痞块成积成聚,与日俱增,面青体羸,包块隆起日甚,来势颇凶,急拟膈下逐瘀汤等活血化瘀之剂,方使邪结得散,气血得通。提示活血化瘀对肿瘤治疗的价值,颇值注意探讨。

六、肝痛奇案

【病例 11】　陈×,男,69 岁,农民。住院号:2721。

患者入院前 14 天,未发现明显诱因而发冷发热,第二天自取中草药煎服(具体药物不详),第三即觉右上腹疼痛,第四天到当地卫生院留医 8 天,经治疗发热退,但腹痛不止。于 1971 年 6 月 24 日来我院就诊并收入内科住院。查体:神清,发育正常,营养欠佳,巩膜有黄染,腹尚平,右上腹压痛明显,肝触诊不满意,脾肋下未触及。辅查血常规:白细胞 $14.5\times10^{9}/L$,中性 90%。大便常规:发现鞭虫及钩虫卵,潜血(+)。B 超:肝脓肿可能性大,肝癌未排。肝穿刺病理活检示红细胞、白细胞和坏死组织,未见到癌细胞。入院后按肝脓肿处理,予四环素抗感染及维生素治疗,病情未能控制,消瘦不能食。6 月 26 日突然剧烈腹痛,全腹压痛及反跳痛,两次在右下腹穿刺均抽出全血腹液,搁置 1 小时后仍不凝固,疼痛发作不止,考虑有可能是肝癌。于 6 月 29 日请中医会诊:全腹剧痛不止,以右肋下为甚,腹胀满,几天不能食,无大便,形瘦色苍,足浮肿,舌红苔干黄,脉弦数,拟下方:

半枝莲 30 克　半边莲 30 克　溪黄草 30 克

服药一剂后,当晚竟腹痛止,一夜安睡,再服两剂。

7 月 2 日:今晨患者知饥欲食,一餐吃粥三茶杯,并停服抗感染药,只用维生素。

7 月 7 日:患者一般情况有所改善,昨大便溏稀。照前方加野牡丹 1 两。

7 月 12 日:大便利下溏薄,色黄黑,日 7~8 次,拟下方两剂:

火炭母 30 克　黑老虎 12 克　白花蛇舌草 30 克　野牡丹 30 克

7 月 13 日:昨天下午腹胀腹痛又甚,腹膜刺激征又出现,连服上药两剂后稍安静,再拟下方：

半枝莲30克 半边莲30克 溪黄草30克 白花蛇舌草30克

上方连服20剂。

7月27日：腹痛止，食纳佳，精神好，改拟四君子汤加减调理善后，临床痊愈出院。

【按】 现代医学认为，患者肝穿刺及腹水穿刺多为血性液，全身恶液质，二度出现腹膜刺激征，颇为严重。查中草药半枝莲、半边莲俱有凉血解毒清肝作用，溪黄草有清热利水退黄作用，白花蛇舌草有一定的抑癌作用。治疗过程中，一度再次出现腹痛，大便黑溏疑是机体排瘀的过程。草药验方，亦姑录之。患者家属原已准备后事，岂料服药一剂，竟一解多天来之苦，于是继续草药治疗，停用西药以便观察如上述。在当时的条件下，诊断与疗效到此，已属难事。

七、羚羊地黄汤加味治肝痈伤阴证

【病例12】 黄×，男，54岁，住院号：9554。

患者因肝脓肿在内科住院治疗，抽出暗红色脓液，每2～3天抽一次，每次500～1200ml，虽用抗生素及抗原虫药，但脓液仍存，全身情况因每天消耗大、年纪大而日渐衰弱，每况愈下，年老体衰，肢体羸瘦，病情颇凶险，其时欲转外科手术，又恐支持不住，渐而不能食，食即吐，脓液变黏稠，甚难抽出，舌转红绛，口糜，脉弦数虚，曾用过白头翁汤共八剂未效，后改用甘露饮与服，服之即吐出，不能受药，唯有靠静脉补液维持，乃请中医会诊：病同上述，拟凉肝滋阴法，用犀角地黄汤加减：

羚羊角1克 生地30克 党参12克 乌梅3克 丹皮9克 白芍9克

当晚服药一剂，次晨即能起坐，一下子吃了两碗粥。照上方多服数剂，胃口大开，舌苔渐生，脓液亦较稀易抽出。经中西医共同治疗，终于痊愈出院。

【按】 肝脓肿西医疗效很好，但伤阴如上述者，余遇见过好几例，白头翁汤、甘露饮之类疗效不好，按个人的体会和经验，仍拟上方为佳。笔者青年时，曾在病房收集了两年里出现“伤阴舌”的病例资料，发现温病的伤阴分两种，一种是舌干无津，其实这多是失水病人，现代医疗条件及时输液即可纠正，在古代无条件时，才会“留得一分津液，便有一分生机”的境遇。“伤阴舌”的另一种情况是舌苔进行性消退，乃至光剥无苔。现代来看最常见肝脓肿、肝硬化、肝癌病伴随出现腹水的增加，舌光剥进程会快。这种“伤阴”实际是“营液”的耗伤。当门脉高压时，静脉回流障碍，大量血浆渗入腹腔形成腹水，而循环系统内的血浆就大量丧失了。“鸡心舌”与消化道有关，舌裂纹则可能与基因等其他因素有关。

八、真武汤加味治疗出汗畏寒失眠案

【病例13】 黄×，男，52岁，反复出汗、畏寒、失眠2年多，出汗以夜晚为主，出汗前全身烘热，接着汗流如注，汗后畏寒、怕风，每晚要更换三、四件衣服以及10多条毛巾，伴头晕、心悸、失眠、手足酸软，胃纳及二便正常，舌淡红苔薄白，脉弦。曾因右肾透明细胞癌在我院了手术切除。多次查腹部B超未见复发，心电图、胸片、生化全套、大小便常规均未见异常。多方求医，先后服用生脉散、玉屏风散、归脾汤、当归六黄汤、桂枝汤、小柴胡汤、丹栀逍遥散、黄连阿胶汤、知柏地黄汤等方剂，但只有短期疗效，多服无效。中医诊断：郁证；西医诊断：植物神经功能紊乱。

首诊考虑为阴虚火旺，施以滋阴降火，敛汗安神之法，当归六黄汤加味，处方：

当归 10 克　生地 12 克　熟地 15 克　黄柏 10 克　黄芩 10 克　黄连 6 克　知母 10 克　柏子仁 20 克　浮小麦 30 克　龙骨 30 克(先煎) 牡蛎 30 克(先煎)

上方连服 7 剂，患者出汗明显减少，每晚能睡 4 小时，但再服 3 剂后失效，觉头晕、心悸、全身乏力明显，遂改用归脾汤加减以健脾养心安神，处方：

党参 15 克　白术 20 克　炙甘草 8 克　木香 6 克(后下) 北芪 20 克　红枣 10 克　酸枣仁 20 克　龙眼肉 8 克　远志 6 克　柏子仁 20 克　茯神 15 克　生姜 8 克

上方服用 3 剂后，头晕、心悸、全身乏力明显减轻，但夜睡出汗不止，畏寒明显，怕风、怕冷水，彻夜不睡，阳事不举，已 2 年未过夫妻生活，舌淡红苔薄白，脉弦。考虑阳虚水泛，改用真武汤加味以温阳利水，处方：

熟附子 10 克(先煎) 白术 15 克　茯苓 15 克　生姜 8 克　白芍 15 克　柏子仁 20 克

上方服用 2 剂后，出汗明显减少，只有微微汗出，不用更换衣服及毛巾，夜睡 5~6 小时。嘱其续服上方 8 剂，患者基本痊愈。

【按】 本例出汗畏寒失眠案属中医“郁证”范畴，前医已用不少疏肝解郁、益气养阴敛汗、调和营卫、滋阴降火等方剂，虽然取得一定疗效，但始终不能持久，以至患者被此病折磨日久，严重影响日常工作及生活。本病首诊辨为阴虚火旺，施以滋阴降火，敛汗安神之法，当归六黄汤加味，虽有疗效，但所用之药偏于寒凉，损伤正气，以至患者出现头晕、心悸、全身乏力等症状，考虑心脾两虚，遂改用归脾汤加减以健脾养心安神，脾气得升，心血得养，诸证得减。无奈病情迁延日久，肾阳耗损，阳虚水泛，以至出汗不止，畏寒明显，怕风、怕冷水，彻夜不睡，阳事不举，经云“诸热之而寒者取之于阴，诸寒之而热者取之于阳”，故改用真武汤加味以温阳利水，方中附子温肾阳，白术、茯苓健脾利水，生姜降散水饮，白芍和阴利水，柏子仁宁心安神，全方共奏温补肾阳，健脾利水，和阴止汗，宁心安神之力，终获良效，皆大欢喜。此证最初是阴虚火浮，中是健脾固表宁心，后因大汗伤阳，以致用真武汤温阳止汗。这种阴阳互根与转化值得今后借鉴。

九、麻杏苡甘汤运用三则

(一) 治血尿

【病例 14】 唐×，男，61 岁。

曾有反复血尿史四年，在某医院住院检查治疗已久，出院诊断为多囊肾，尿石症，肾癌待排。并曾临床治愈出院。近半年来血尿复发，迁延不愈，诸治不效于 1987 年 4 月 18 日来诊：肉眼血尿成块，色暗红，腰痛，周身作痛，舌红边暗紫，苔薄白，脉弦细，细辨时右寸浮，左关弦，两尺沉。余端忖此证瘀热郁阻于下，水血交阻较明显，然诸治乏效者，恐需开上以通下，活血解郁与清热达下兼顾，方易取效，治法守恒，方药当多，立意宜新，拟麻杏苡甘汤加味：

麻黄 8 克　杏仁 10 克　苡仁 30 克　炙甘草 8 克　白茅根 60 克　益母草 15 克　血余 10 克

4 月 21 日再诊：服药一剂，小便时迫，尿出黑血尿液，次日服第二剂，尿色转红，较前通畅，第三剂尿转黄白，通畅，腰痛瘥，周身痛减。于是照前方六剂，尿白通畅。尿常规检查正常，照前方去血余加生地、淮山等善后。

【按】 此案疗效之快，出乎医者意料之外，而反思所用之药，仅以麻杏苡甘汤开上利下，以白茅根凉血止血，益母草、血余炭去瘀止血所合成。其中麻黄的作用，《日华子本草》说能"通九窍，调血脉"。很有启发。仲景独用麻黄一味能治春日黄疸，可见麻黄不但能开肺痹，且能解肝郁以利水。本患者舌边暗紫，脉关弦寸浮，用麻黄以除肝肺之郁痹，配合其他活血利水止血药而能取效，不可谓不切中了病证。虽是偶得，可资后鉴。

（二）治肩凝

【病例 15】 熊×，女，60 岁。

右肩臂疼痛年余，不能抬高梳头，近日痛较甚，夜不得寐，肢麻，循手太阴肺经麻木感。面色微黄，舌质淡红苔白厚，脉浮弦。前医曾用当归四逆汤、舒筋饮等方治疗无效来诊。拟属风湿痹阻经络，用麻杏苡甘汤加味治疗：

麻黄（先煎）10 克　苡仁 30 克　杏仁 10 克　炙甘草 5 克　桃仁 10 克

上方服两剂痛减，共连服十剂，痛全止，能随意梳头，活动仅轻度受限而停药。

【按】 此方是仲景用来治疗风湿身疼、日晡发热的风湿热痹之方，疗效亦颇佳，而肩凝之证多属肩周炎（慢性闭塞性滑囊炎），临床所见是风湿滞留手太阴、阳明、手太阳经者多，麻黄尤善解上部肌表之邪闭，苡仁利经脉之湿留，杏仁宣肺助麻黄。药性平和，风湿可去，郁热自除。此后余曾用此方治疗不少肩凝之证，每有显效。又曾治某一肩凝月余患者，用此方九剂不但肩凝痊愈，患者平日原有的手癣亦随之获瘥云云。

（三）治黄褐斑

【病例 16】 林×，女，30 岁，未婚。

近两年来两颊从眼圈下出现两蝴蝶斑黄褐色边界明显，月经常推迟数天，量较多，色鲜红，舌红苔薄白，脉弦细，余无所苦。余自忖此大龄青年未婚，经水不调，两颧上黄褐斑边界明显，当属肝郁化火之证，拟丹栀逍遥散加减：

白芍 10 克　柴胡 10 克　白术 10 克　云苓 10 克　当归 10 克　甘草 6 克　白芷 10 克　僵蚕 10 克　益母草 15 克　菟丝子 10 克　丹皮 10 克　栀子 10 克

连服 20 剂，黄褐斑稍有减退，后因公出差，归来后症复如前。遂改用下方：

柴胡 10 克　黄芩 10 克　法夏 10 克　生姜 4 克　甘草 6 克　麻黄 8 克　杏仁 10 克　苡仁 10 克　僵蚕 10 克　白芷 5 克　益母草 10 克

此方先服 9 剂后小效，再连服两个多月，隔天一剂，黄褐斑已大致消退，边界不清晰，其容颜所余轻微的黄褐斑，已能为其本人及亲友所接受而停服中药。自行涂些养护皮肤剂而善后。

【按】 此案用小柴胡汤者，疏郁清热也，用麻黄杏苡甘汤者，以其能走皮毛，疏越孔窍而利湿郁，以黄褐之色，属湿郁之证，加白芷、益母草、僵蚕者，以助通窍活血，清浊养颜之意。经方合用以作美容治疗，余所初试耳。

十、活血化瘀治疗内科疑难症

（一）活血以息风

惊搐或中风证，古来多从平肝、息风、开窍、涤痰等论治。王清任提出抽风不是风，主张用补气活血之治法，这确是另辟蹊径，为临床治疗风证提供了新的治疗手段。临床上若能与祛痰开窍息风法结合或交替使用，或互相渗透，每能提高疗效。

【病例 17】 谢某,9 岁。因发热、抽搐 20 多天,精神异常 3 天,经当地治疗无效于 1978 年 1 月 2 日作病毒性脑炎入我院儿科住院。入院后曾作脑脊液、脑电图、眼底检查及血清凝溶试验等,并经传染科、神经内科、五官科及儿科多次会诊讨论,意见是亚急性硬化性全脑炎。先后用过青霉素、氯霉素、庆大霉素及激素、能量合剂等,结合镇静、脱水等对症与支持处理 20 天,病情未见明显进展,请中医会诊治疗。当时患儿昏迷发热、目睛上吊、时时抽搐、喉中痰鸣、舌淡红苔白、脉弦不数,予服温胆汤合导痰汤加菖蒲、地龙,另安宫牛黄丸一个。两天后发热稍退,神志稍清,但仍昏睡露睛、角弓反张,脉紧数,因缺安宫牛黄丸,两天后病情逆转,高热面苍白,四肢不温,神昏抽搐、舌淡暗黄白滑、手纹淡紫暗、脉促数无伦;并发现出现脑性低钠综合征。除对症处理外,中医审证认为神色已脱,元气不支,邪气内陷,急当扶元,拟方:边条参 6 克、熟附 6 克。服一剂后次日面色转和,四肢稍温,但仍抽搐,撮空舞蹈,肢体扭转痉挛不止,昏迷高热不退。拟属元气稍复、邪气深陷,先用小柴胡汤加地龙、牡蛎、龙骨以疏邪外达,潜阳镇痉。五剂后发热稍低、神志稍醒、能食粥、会哭、听说话能会意,但四肢不自主舞蹈动作依然,腹胀难大便,脉弦数有力,拟活血通腑法:

北芪 30 克　地龙 10 克　赤芍 10 克　红花 6 克　川芎 6 克　大黄 6 克

恐不任攻伐,隔天一剂,连服三剂后舞蹈动作消失,嗜睡、呼之即醒,食欲好,二便正常。照前方去大黄再服三剂,已精神食欲好,手足活动自如,二便正常,后拟六味地黄汤合四君子汤善后数剂,患儿痊愈出院。半年后追踪,患者健康与智力均正常。

体会:本例患者痰鸣神昏、抽搐高热,却面青、脉数无伦且无根,当时邪实正虚、颇难为力,从症为实,当用平肝息风,从脉色为虚,当回阳救逆,令人颇觉踌躇。细审此证,病重已有时日,形神欲脱、攻邪必亡正,故急急扶元。元气稍复,邪陷却深,痴癫之状,扭曲痉挛之态,颇觉棘手。先拟小柴胡汤达邪,再用补气活血通瘀法,竟获成功,实属意外。

笔者于 1970 年曾治中风患者(63 岁),为卒然昏迷倒地入院。一周后尚昏迷、乱语、手足抽搐、呃噎频作。舌红无苔,脉弦大无力。拟属肝风内动、元气不支。化裁羚羊钩膝汤加人参扶元,加三七活血,竟十剂而复苏,搐息、呃止。后因二便失禁,改用地黄饮子加参须、五灵脂而渐止。前后调治仅 20 多天而能扶持步行出院。追访:返家后可做家务劳动,四年后再次中风而偏瘫,失于妥善医治而亡。从上述病例来看,补气活血去瘀对息风是有效的。有云:“治风先治血,血行风自灭。”看来,这不但适合用于外风证,而且适用于原因较复染的抽风与中风证,但应与息风祛痰,开窍清热等法渗合运用为妥。

(二) 活血以宁心脉

炙甘草汤是治疗“伤寒脉结代”的祖方,按原方的用法是要水酒同煎的,酒是活血药,实践证明,用酒与不用酒其临床疗效大不相同。因此,人们从中获得了启发,心主血脉,活血可宁心。

【病例 18】 邓某,男,60 岁。因冠心病心房纤颤,在内科住院。经用普萘洛尔、心得宁等各种抗心律失常药物无效,后仅赖利多卡因与高渗糖静脉注射才能控制维持。住院月余,房颤不能转正常心律,延请中医诊治。患者形容消瘦、精神尚好,胸闷不舒,心悸,食纳不多,小便黄、大便少、口干不欲饮、舌质红有紫斑,苔黄厚腻,脉结代。此证拟属痰热囤积,瘀阻心脉。用方仅四味:

苦参 30 克　益母草 30 克　生地 30 克　炙甘草 15 克

每天一剂,连服半个月后稍觉胸闷减轻,心悸减少。共服一个月,脉无结代,共服药治疗两个月,心电图三次复查均无房颤而痊愈出院。

【体会】 此证舌诊较重要,痰瘀交阻心脉,心气不宁,用苦参苦寒清热燥痰湿以宁心。《本经》说苦参"主心腹结气",《别录》认为苦参可"定志利九窍";辅用益母草走心包、肝、肾经活血消瘀利水,《子母秘录》认为其可治产后血晕心气绝,借以利心包之痰瘀以宁心;佐以生地凉血护阴;使炙甘草和药以缓心。使全力去痰瘀而不伤正。药味不多,尚能切证,故有效。

(三) 活血以开肺音

失音之证,每责于肺,若非金实,即为金破之不鸣。肺主气,为多气少血之经。纵然如此,某些证候仍可渗用活血化瘀之法。

【病例19】 女,38岁。甲状腺术后声嘶失音,舌红苔白,脉细,先治以滋养肺阴,佐以清痰火之剂,服后平平,待肺气阴稍宁,声嘶未复,拟属术后损伤经脉、会厌积瘀,肺气受阻,改用会厌逐瘀汤加减:

玄参5克 柴胡5克 明党5克 枳壳3克 红花3克 丹参7克 川芎2克 生地7克 归尾5克 蝉蜕3克 百合7克 沙参3克

服两剂有效,连服十余剂而渐渐复原。

(四) 活血以消蛋白尿

活血化瘀治疗急、慢性肾炎早有报道,而蛋白尿的辨证治疗并非易事,多从健脾,补肾、利水、涩精着手。

【病例20】 符某,女,16岁。于三个月前因目窝微浮、小便黄短到医院检查,发现尿蛋白(+++)~(++++),其余正常,周身无明显浮肿,无外感病史,食欲可,大便难。月经来量多、色暗红,腹微痛,舌红偏瘦有紫斑,苔薄,脉细涩,曾在当地按肾炎用中药治疗3个月无效来诊。拟属气滞血郁,处方:

蝉蜕3克 台乌10克 香附15克 当归6克 甘草6克 五灵脂3克 白芍10克 川芎3克 元胡索16克

连服三剂后小便复查,蛋白消失,两天后,经水即来,经血成块而干。改用二甲复脉汤三剂,月经好转,经净后,尿蛋白定性(+),仍照前方加减杞子、丝饼之类,连服10剂后,小便检查正常,一年后追踪,未见复发。

体会:《金匮要略》云:"血不利则为水",水血瘀阻成浮肿是常有的。从本病例的情况看,蛋白尿的原因乍看来不甚了了,但月经色暗红,腹痛量多,舌有紫斑,却似经水因瘀阻而外溢,推想到气滞血郁成蛋白尿。本例患者未做肾功能的进一步检查,因肾脏郁血引起蛋白尿尚未能排除。笔者曾用上述方法治疗某些妇女尿频尿急,小便频数之症(为既无肾虚之候,又无尿涩痛之征者),也收捷效。提示了腹中气机阻滞,血郁不行也可产生泌尿系诸症。

(五) 桃核承气汤治疑难验案五则

1. 治疗感染性精神病

【病例21】 梁×,女,56岁。

患者2周前感冒后不适,渐而胡语,手足耸动,大便难,3~4日/1次,就诊时不能对答,舌苔白脉弦,于2010年11月8日来门诊,处方:

桃仁10克 桂枝10克 大黄10克 炙甘草8克 羚羊角(先煎)5克 白芍30克 生地15克 丹皮10克 远志6克 外菖蒲6克

连服4剂,11月12日来诊:胡语已停,肢动显著减少,能简单对答,易惊惕。改拟下方:

桃仁6克　桂枝10克　虎杖10克　炙甘草6克　羚羊角(先煎)3克　丹皮6克　白芍30克　龙骨(先煎)30克　牡蛎(先煎)30克

连服6剂,至11月18日来诊:对答正确,梦多,头晕,改用温胆汤调治二剂。但11月20日来诊:对答正确,但夜半时有少许撮空理线,肢体自动。改用下方:

柴胡12克　黄芩10克　法夏10克　生姜10克　炙甘草6克　生地12克　生晒参(焗)5克　羚羊角(先煎)2克　丹皮8克　白芍10克

11月25日来诊:眠安静,对答正确,思维正常,尚有低头时头晕,照原方加减调理而渐愈。

【按】《伤寒论》桂枝汤的组成是桂枝汤配芍药和营卫,姜、枣、草协助以解外,此方是桂枝配桃仁以通阳活血,配调胃承气汤以攻下血瘀。故能治其人如狂的外感诱发的有精神症状的症候。本患者除胡言乱语外,尚伴有手足耸动不休的症状,是肝动筋,风胜则动,故配以羚羊角、生地、丹皮、芍药(本人称之为羚羊地黄汤)平肝息风配合加减而能渐愈。

2. 小脑出血栓塞及脑积水

【病例22】 刘×,男,59岁。

患者10天前工作时卒作头晕急扶至电白人民医院就诊,作梅尼埃病治疗3天无效,头颅CT疑肿瘤,近日发热、昏迷,遂来我院脑外科住院,确诊为小脑出血栓塞并积液,予开颅脑室引流,气管切开。

其家属1996年11月6日半夜12时请余会诊:患者昏迷,张口欲潮式呼吸状,呃逆,十天未排大便,手微痉,发热,气促,痰不多,脉弦实,考虑属"太阳蓄血"之类,拟下方:

桃仁10克　桂枝5克　芒硝10克　大黄12克　甘草8克

凌晨一时服一剂。

11月7日中午:患者热退,泻下黑便(西医谓上消化道出血),嘱勿处理,呼吸平顺,呃逆未止,改拟血府逐瘀汤合旋覆代赭汤加竹茹:

桃仁5克　红花3克　当归5克　川芎5克　赤芍5克　生地10克　枳实5克　桔梗5克　北胡5克　牛膝5克　旋覆花10克　竹茹10克　代赭石30克　法夏10克　党参10克　生姜8克　炙甘草6克

上方服一剂。

11月8日上午:患者呼吸平顺,无发热,18小时未排大便,饥饿有食欲,无呃逆,已清醒,脉弦,改拟小柴胡汤和解:

柴胡10克　黄芩10克　法夏10克　生姜6克　枳实10克　赤芍12克　地龙10克　党参10克　甘草6克　川芎6克　琥珀4克　熊胆粉0.5克　红花3克　桔梗10克

上方服两剂。

11月9日:患者清醒,呼吸尚不够平顺,因切开气管,有少量痰鸣,改血府逐瘀汤合旋覆代赭汤加减。

11月11日:因胃管反流,停药一天。

11月12日:反流仍有,精神意识清,拟半夏天麻白术散加减:

天麻10克　法夏10克　陈皮6克　云苓12克　甘草3克　白术10克　泽泻10克　琥珀5克　地龙10克　赤芍15克　川芎3克

11月14日:已拔脑室引流管,能讲话,诉头重痛,尚有少许胃管反流,因2天未食,无大便,照上方服一剂。后转入中医病房调治月余,步行出院。

【按】 此后,本人曾遇一小脑梗死患者,卒发行走步态不稳,头颅 CT 检查提示“小脑梗死”,在神经内科住院近一个月出院,病情稍好转,但仍行走不稳,经人推荐来诊:无头晕头痛,二便自调,胃纳好,能安眠,舌红暗苔白,脉弦。拟桃核承气汤,连服七剂,无腹泻,大便2~3次/日,行步日渐稳。嘱继续服七剂后改用天麻钩藤饮加田七、虎杖等而渐愈。

3. 治疗腰椎间盘突出症

【病例23】 李×,男,51岁。

因腰腿痛月余住院未愈,于2008年5月17日来门诊就诊:诉1个多月前腰用力时稍有挫伤,即感腰痛,渐而加重,连及左臀与下肢酸麻痛,舌淡红稍暗,脉弦。拟下方:

桂枝8克 桃仁8克 大黄10克 炙甘草15克 白芍40克 乳香10克 没药10克 丹参20克 当归10克 川足3条 乌梢蛇20克

服药6剂后疼痛显著减轻,转为下身拘急麻痹,动即小腿拘急,改用知柏地黄汤加川足、海马、白芍、甘草等而基本痛止,拘急已。

【按】 《伤寒论》说“太阳随经,瘀热在里”,是太阳蓄血的另一种表述。小脑梗死是太阳蓄血,而腰椎间盘突出,也是太阳经归瘀血,故均能起一定的效果,这是二患者相同的证的一面,不同的是小脑梗死共济失调,不是瘀血通后一劳永逸,仍需要天麻钩藤饮等调治善后。而腰椎间盘突出也一样,瘀血通后需要滋肾舒筋活络方可。

4. 治疗梦呓

【病例24】 康×,男,41岁。

诉梦呓20多年,每晚必梦呓或呼叫,或大声纳语,醒后大多忘记,但稍疲倦,余无所苦。于2011年7月25日来诊:舌质暗苔稍干,脉细弦。拟下方:

桃仁10克 桂枝8克 大黄(先煎)10克 炙甘草8克 朱砂(冲)1克 神曲8克 黄连8克 当归8克 生地12克 郁金20克 外菖蒲6克 白矾2克 九香虫10克

连服16剂,服药后未再发。

【按】 这是把桃核承气汤去芒硝,合朱砂安神丸加减化裁而成。20多年的痼疾,必有瘀血蕴积脑络,光依赖朱砂安神丸必然难奏其效,以桃核承气汤通太阳瘀积,开其出路,佐以九香虫、郁金入脑解郁透达。竟能应手取效,亦喜出望外。记得30多年前,我有同道同宿舍进修的同学亦每晚大声梦呓,寻遍医者均无效应,良可叹也。

5. 治疗发呆

【病例25】 谢×,女,30岁,未婚。

原有精神病已治愈,近停经数月,渐而发呆时发作,发则数小时至十多小时,只会说“老师”。经神经内科医生介绍来诊:面情呆滞,面色稍暗黄,舌淡暗稍胖苔白,脉细稍涩。拟桃核承气汤原方,服第三剂,三天未发。服第二次三剂,发两次,每日2~4小时。服第三次三剂,每日一剂,每周发一次。再连服三剂,共十二剂,基本止发。其母带其返南京,未再复诊。

【按】 从本人有限的经验体会看,桃核承气汤常能解决某特定的“太阳蓄血症”,多不是疾病的全程,但却为疾病后期的调治提供重要的辨治转机,甚至有时是成败的转机。

第十四章　科普杂谈六则

一、“医者以意用药”的启示

宋代文豪苏东坡曾记述欧阳文忠与他的一次对话：有人乘船时遇风受惊得病，医生给患者用多年的舵的手柄木为末作药引，配丹砂、茯神之类煎服而愈了。本草上注释引药性论说：止汗用麻黄根节，与古竹扇为末服用。欧阳文忠因此说：医者以意用药，多是这类意思，初听时似儿戏，但有时还见效，未至于招致非议。我（苏东坡）因此对欧阳文忠说：“如此类推，用笔墨烧灰给学生饮服，可以治愚昧懒惰吗？推而广之，古时候的伯夷讲忠义，毫不贪心，饮他的漱口水可以治疗贪馋症；比干其人忠心直言，食他吃剩的食物可以治婀臾奉承之流，樊哙胆大无畏，舐他的盾可以治胆怯之辈；西施形神俱美，常闻她的珠玉耳饰可以治导丑陋了吧？”欧阳文忠听罢哈哈大笑……

说笑后思量一下，大概是人们认识事物的真理性都有一定的前提，每个正确的命题都会有它的条件与范围，离开了特定的条件与范围，自然会引申出错误的令人啼笑皆非的结论了。中医常是如此，麻黄是可以发汗的，麻黄根却有止汗作用。有人吃荔枝肉多了不适，也要啃点荔枝核解解，大概是出于同一道理。其中尚渗透着不少实践的经验。中医学的阴阳五行学说、五脏学说、病因学说、中药学知识等常是从人与自然的各种现象中运用取类比象法抽象出来的，它是反映人与自然的系统的理论，又是很古朴的真理。当我们学习它的时候，如果能注意这一点，大概不至于“医者以意用药”或曲解了原意。当作糟粕，若能善于思考，取其精华，借此作为探求真理的奥秘的线索，也许它能点燃起你创新思维的火花，照亮你通向医学研究的崎岖小道呢！

所谓“超以象外，及其环中”，不在表面上的枝节兜圈子，致力于寻求前人提示的真谛，恐怕是学中医的一个很重要的立场，甚至是事关成效的因素。

二、医　与　酒

医与酒，似乎风马牛不相用，其实是密切相依的。

有人从文字源流上考究医字，认为医学源流与酒的出现和应用有密切的关系。原来古医字，写成“殹”，包含按摩与针灸的意思。在巫祝盛行时，“殹”字下面加“巫”字，说是“医源于巫”。后来，因酒大量地用到医药上，又把巫字改顾酉字（古通酒字）。

早在东汉时，张仲景就用酒与水煎药治疗心律不整，并用酒治疗各种内科杂病，癫狂、气血瘀积，风湿关节痛，妇科病等，流行至今仍行之有效。而华佗所进行的世界上最早的外科手术麻醉，也是用酒送服“麻沸散”的。

中医认为，酒性善升散，能行气血、壮神御寒、散邪。并有“酒为百病之长”之说。行血引经药就常用酒炮制。而且，不少强壮药，风湿药都用酒剂。如目前市售的人参蛤蚧酒、白毛乌鸡酒、虎骨木瓜酒……不胜枚举。酒还可以外用，能帮助皮肤降温，加强血液循环以防治冻疮和关节炎、跌打损伤等。美国医学会服道过，少量饮酒能减少心脏病猝死的可能性达70%。

但是，酒也有对人不利的一面。久饮、痛饮过量时，会“伤神耗血，损胃亡精，生痰动火。”酒精有蓄积作用，是造成胃窦炎、肝硬化的诱发因素，过量烈酒甚至会导致食管癌、冠心病等。此外，酒能乱性，酗酒使人失常态，甚至犯罪。

自古以来，喜庆同欢，借酒助兴；饯行离别，以酒壮志；防病远行，凭酒强身都是常有的。而“李白斗酒诗百篇，长安市上酒家眠”，“张旭三杯草圣传，脱帽露顶王公前”却是不足效法的。还是民谣说得好：“饮酒适量是良药，饮酒过度是砒霜”。希望读者朋友好自为之。

三、药 与 茶

夏暑天热。“日高人渴漫思茶”，人们对饮茶的需求更迫切与增多了。在此谨向读者介绍茶的一些医药知识。

我国是茶叶的原产地，也是世界上制茶最早的国家。古时，茶只作药用，四世纪才开始普遍作为饮料。尤其是唐玄宗时，陆羽著《茶经》，介绍茶的功用后，饮茶的人便日渐增多。

三国时成书的《神农本草经》中载有：“茶味苦，饮之使人益思，少堕轻身”。一般认为，茶能止渴提神，利尿解毒，消食除痰。它主要含有咖啡酸、鞣酸、路丁、茶丹宁和维生素C等。

茶能解酒解毒。“酒后饮茶引入膀胱”，可加速酒精的排泄。还有人认为茶能解吸烟所致的尼古丁慢性中毒。相传古代的神农尝百草，“一日遇七十素毒，得茶乃解”。虽有夸大，但也提示了茶能解部分毒物。这主要与其中鞣酸能沉淀蛋白质，对抗生物碱等作用有关。还有人作过调查，发现饮茶可减轻X光辐射对人体的伤害。又因茶能利尿，所以有人以饮茶治疗妊娠羊多过多、急性黄疸肝炎、小儿中毒性消化不良等。

夏天伤暑腹泻，茶可与醋合用治疗。胃寒的人感暑成痢疾，或肠胃不适，宜饮姜茶，生姜性热散湿，茶微凉利水，凉热相配，能消暑祛湿，调和肠胃较好。

暑热头日昏庸、头痛，用绿茶与川芎、葱白同煎，可止痛。

茶的功用是多方面的，几百年来，它早就从药变成饮料，变成了日常生活的必需品。“烹香茗以待来客”已成了我们的传统习俗。但也以适度为宜。上品茶的茶素多，喝得过浓过多，会使人出现过度兴奋，心跳快，尿频，失眠等症状。下品茶鞣酸多，饮多会影响食欲、消化，甚至引起便秘。饮过量浓茶，还会影响铁质吸收，维生素B_1缺乏。过量饮茶水还会使体内水分增加过多，影响肠胃功能，甚至加重心肾负担。而热茶冷饮，对肠胃虚寒的人易聚湿生痰，反无益处。

四、从医学上看舌头的妙用

人们日常说话、吃饭总是离不开舌头，中医大夫看病，也少不了看舌头，到底舌头与疾病有什么关系呢？

中医认为，舌与人体内部各脏腑保持着十分密切的经络联系，所以能反映脏腑疾病，人体气血盛衰的种种变化都可在舌上反映出来。一般是气病先察舌苔，血病先观舌质。看舌就主要分看舌苔与舌质。首先是看舌质，主要辨别其颜色变化，看舌体柔嫩还是坚敛苍老等。一般来说，变淡白是虚寒，变深红是热盛，变青紫是瘀血；嫩舌是虚证，老舌是实证。然后看舌苔,主要看苔厚薄、干润、滑腻等。一般来说,干、黄、厚是实与热,薄白、润是较邪轻或虚寒等。有些人的舌面上有些地方有苔,有些地方无苔,舌苔交界的地方很在规则,像地图,叫地图舌,阴虚的病人与蛔虫感染的小孩常可见到这种舌。有些人体质较弱,或高血压、中风,舌头伸出会不自主地震颤。有些人舌面光如镜面,一点苔也没有,叫镜面舌,这是伤阴的表现。医生们从不少的临床资料中发现,绿脓杆菌败血症常见这种舌,恶性肿瘤,甲亢,严重肺、肝、肾实质病变也多见此舌。而链球菌、葡萄球菌败血症则多见黄苔,等等。国内外的学者都公认,舌黏膜是全身新陈代谢的一面镜子,比较敏感。

当然,舌诊还应注意会有假象,吃食物会染色,不同人的生理、体质、嗜好与舌的形态等都有差异,光线、气候、伸舌过于用力对舌的观察都有影响。

有人形象地概括说,舌头能判别机体疾病的寒热,是测定病邪性质的温度表;它能判别津液盛虚,是衡量机体津燥痰湿的温度计;它能鉴别虚实,是显示体质盛衰的信号灯;它能反映气血运行,是观察血液循环的流变图;它有助于中医辨证与西医病理改变的研究,是中西医病证对照的镜子,而且还是预测疾病危象的报警器。

五、医学的人月关系琐谈

亲爱的读者,中秋佳节则过,你可知道,月圆月缺在医学上到底对人有什么影响?

早在两千多年前,中医的经典著作《内经》就详细记载了月的圆缺几个阶段与人的气血、肌肉、经络虚实的相应变化。在月消阶段,人的经络、卫气比较虚;月圆时,人的气血较充盛,肌肉也相对结实些;而在月上、下弦的时候,是人的气血介于充盛与亏虚的过渡阶段,从而为治疗疾病运用补泻法则提供了参考依据。即"月生无泻,月满无补"。中医学历代的一些文献,尚有不少关于人月关系的研究记载,如治疗绦虫病,选择在月消时为好等。

这些古老的理论,曾一度被一些科学界的人认为是无稽的附会,荒唐的玄学。但是,现代科学的统计资料证明,这些月与人的关系的理论是有客观依据的。境外的研究指出,月满期间,犯罪和肇事率比平时要高,分娩的数目也显著增加,手术中大出血的现象也多发生在这个时期,妇女的月经出血量也比其他时期成倍地增加。国内的文献报道,月经的周期与太阳月节同步。即妇女们的行经期较多集中于月消期前后,排卵期多靠近月满期。月经周期除与人体内脏腑气血有关外,尚受月球与地球运动节律的影响。这些现象,是外界环境作用于人的体果体,影响人体的内分泌所致。

月对江海的影响,可以产生潮汐,这是人们易于发现的宏观现象,月对人体气血平盛的循环影响,却是人们不易发现的微观潮汐。人月关系的这种反映,对人的生理、病理乃至心理都有一定程度的影响。进一步研究这些关系,不但在医学领域,即使在其他领域也有不同程度的现实意义。

六、虚 不 受 补

身体虚弱的病人都喜欢"进补",但有一部分人"补"后却产生一些不良的反应,如烦躁难睡、口干便秘、鼻出血、牙龈出血、胸闷腹胀、腹泻等。严重的还要送医院抢救。笔者就曾见过一例肺源性心脏病患者,因吃了高丽参炖鸡而胸闷心悸,喘促发作,经及时送医院急救才挽回性命。最近又有一病人,据说因工作疲劳,连吃了9条高丽参后病倒了。入院一检查,竟是肾功能不全尿毒症。当然,这个病人的病因是否人参诱发尚难定论?但也为我们不要乱吃补药敲响警钟的。

“虚则补之”本是中医的治疗原则之一。但为什么有些人明明是身体虚弱，而吃了补品又会出现不良的反应呢？

首先，中医所说的“虚证”，有虚寒和虚热的不同。如果不分寒热吃参、茸之类的炖品，就会引起不良反应。一般来说，属于虚热的病人适宜吃西洋参、冬虫夏草、沙参、淮山、穿山甲、乌龟、鲍鱼之类的补品，因为这些补品是属于微凉或不寒不热的，用于虚热的病有如“以水救火”。而属于虚寒的病人，则适宜吃高丽参、鹿茸、麻雀、白鸽、鸡之类的补品，这类补品属温热，吃了如“雪中送炭”。否则，就等于“火上浇油”。

其次，除了“虚”外，病人常常还有其他一些不属于虚的病变（中医称为“实”邪）。在这种情况下，如果单纯吃补品，也会出现一些不良反应。比如在湛江地区，由于气候条件和地理环境的影响，很多病都有不同程度地夹有痰湿夹热和夹滞的病变，而党参、红枣、淮山以及鸡、鸽等肉类，都是味甘之物，有腻滞的作用，吃后会加重夹湿夹滞的症状而出现腹胀痛或头重胸闷等现象。对这种有夹杂的病症应根据具体情况，在炖品中加上适当的药物或选择适当的时间用药。

此外，很多属于虚证的病人，大都有食欲不好、口淡、易腹泻等，属中箕所说“脾胃虚弱”的症状。这类病人吃汁味过于浓厚的炖品，易引起消化不良，出现腹痛腹泻等症状，宜吃肉类少、味清淡的补品，并且一次服用量不宜多。

第三卷 论证与探讨

论证篇——论证六经辨证本义与本源

第十五章 六经辨证总论

六经辨证是中医的重要辨证论治法则之一,在实践上虽已广为人们所运用,但应用的范围及其本质,尚一直是历代学者争鸣的题目。可谓见仁见智,而又瑕瑜互见,终未能尽满人意。尤其对六经病的本来意义,如何阐述清楚,让人们易于认识与运用,尚待探讨。因而不揣浅陋,试图穷源溯流,以期获得较明晰的理解,故以下各节提出笔者的管见。

一、六经辨证的由来

六经辨证系统起源于《素问・热论》早已广为人知。但是,既然《黄帝内经》(简称《内经》,下同)早已有完整的藏象经络学说、病因学说等作为辨证依据,为何还另立此六经辨证作为外感热病的提纲呢?对此,不少人尚不在意。深究起来,不能不说这与《内经》的天人相应学说有关。古人很早就认识到人与天地相应的自然规律,而这种相应主要是阴阳消长的相应规律。如《素问・天元纪大论》说:"寒暑燥湿风火,天之阴阳也,三阴三阳上奉之;木火土金水火,地之阴阳也,生长化收藏下应之。"这说明人类必须适应天上的六气环境与地上五行环境才能生存。对五行物质环境是以"生长化收藏下应之",对六气环境"三阴三阳上奉之"。奉者,遵循之意。换言之,人体对外界物质环境必须调节自身机体的新陈代谢系统以适应它。而对外界六气的气候(或理化)环境,是通过调节自身的三阴三阳去遵循,适应它的。这样才能求得人体内外气机交通的相对稳态。这种气机交通,既包括口鼻,又包括皮毛玄府的气机交通。叫做"气相得则和,不相得则病"(《素问・五运行大论》)。不相得意味着稳态的破坏,就会产生疾病。这种疾病必然是六气外感疾病,也自然以三阴三阳系统辨证,或叫六经辨证。而《素问・热论》就是六经辨证的雏形,并主要是从经络及其循行来阐明疾病产生的病理的。然而,《内经》更多的篇幅在阐述人体的三阴三阳时富含着更多的内容和意义。

三阴三阳本身是阴阳学说的衍化,一分为三,反映阴阳气的多少及势位,叫做"以名命气,以气命处"。又由于阴阳是相对的概念,不同的对象与范围,有不同的具体内容,以五脏而言,"心为阳中之太阳",扩大到十二经络脏腑而言,膀胱、小肠为太阳,而《伤寒论》的太阳则有更深入的意义。在此,先讨论《内经》对整个人体所区分的三阴三阳。以太阳为例,太阳又称三阳,说"三阳为经"(《素问・阴阳类论》),意指它最长最大,指经络;是"诸阳之属"(《素问・热论》),意指它统摄阳气,是指气化功能;"太阳主外"(《灵枢・营卫生会》)、"象三阳而浮也”(《素问·经脉别论》),意指气化层次在外。这样,同一个“太阳”,既可以是经络——线,又是脏腑——体,又包括其所主层次——面,连其位置都包含在内了。也就是说,太阳,是指它的经腑自身,又是指它气化所在的体表功能。这既是《内经》线、面、体统一的系统,也是经络脏腑气化层次统一观的反映。

在此,我们之所以说系统,是因为在五行、藏象学说是不乏例子的。比如说十二经,常常也包括它的经筋、经别等。而纵观《灵枢》、《素问》各论,三阴三阳线、面、体统一的系统的基本结构形态.是以六经所经过的体表气化层次面作为它的面,并联络脏腑而成一系统的。太阳系统之面,在体后、项背为表;阳明系统之面,在体前、胸腹为里;少阳系统之面,在体侧为半表半里。三阴均在三阳之底面。这样,躯体可视为一个左右对称的类似三页、底面共六层次的卷筒状结构组成的系统。太阳的里面为少阴、阳明的里面是太阴、少阳的里面是厥阴。而且每一系统都内连脏腑,外连体表经络。为便于理解起见,此卷筒状结构宜平置,背朝上为太阳,属表;腹朝下为阳明,属里;两侧为少阳,属半表半里。因为人类的祖先是爬行或俯游的动物,躯体是平置的,躯体直立的时间与平置时间相比是微不足道的。

人们对十二经脉的本质作种种探求,但如果根据《内经》天人相应的观点,则是“天地阴阳,合之于人”(《灵枢·阴阳系日月》)。那么,三阴三阳经脉也是天地、阴阳在人的反映,或者说经络是人的阴阳气的线性描述。因此,通过研究六经经脉在体表的分布,即可以窥测人体的阴阳发展演化的玄奥所在。

二、阴阳层次的功能

《内经》对人体藏象经络的生理功能已作了大量的阐述,谨在此分为二大内容进行阐明。

(一)阴阳层次

《灵枢·终始》说“阴者主脏,阳者主腑”,这是阴阳层次以脏或腑作客观的生理基础。《素问·生气通天论》说:“阳者,卫外而为固也;阴者,藏精而起亟者也。”《素问·阴阳应象大论》又说:“阳在外,阴之使也,阴在内,阳之守也。”这里就基本概括了阴阳层次不同的功能与作用。我们已经知道,生命机体要适应自然界“六气”气候与理化环境的变化,首先要调节自身适应外环境的调节系统与及内稳态调节系统。这两方面,不仅对个体生命不同季节如此,对整个生物进化全过程的所有机体也如此。“阳在外”,实际上可理解为机体的适应外环境调节系统。同样,“阴主内”,这与机体的内稳态调节系统的涵义也是相吻合的。比如“阳者腑也”、“传化物而不藏”,传化物的过程,多数与水谷的消化排泄过程有关,“不藏”则意味着分解与排泄,恰与机体内异化作用,产生能量以适应外环境与机体活动的需要有关。“阴者脏也”,“藏精气而不泻”,藏精气的过程,意味着机体内同化吸收作用,形成机体代谢所需要的各种物质,以供机体的内稳态调节的需要,也即是“阳化气,阴成形”的体现,这两个系统相互表里、相互协调,才能保证生命机体在适应大自然中生存的需要。

(二)三阴三阳层次

整个人体仅阴阳两大层次显然是不够的,还必须各一分为三而成三阴三阳六层次。结合《伤寒论》来认识则较具体。太阳主外,以机体的外上层、头项背为主,耗散着机体的大量阳热,是机体的抗寒调节系统。此系统发病则恶寒。阳明主里,在人体之前,是人体聚合阳热之处,是人的耐热调节系统所在,故病则恶热。少阳在体侧,故属半表半里,阳热最少,且仅游离于体侧,以转枢于前后的太阳与阳明之间,协调全身阳气,是寒热的整合调节,故病则往来寒热。三阳层次都是机体的适外调节。太阳的适外调节要依赖少阴层次的内稳态调节提供支援;同样,阳明的适外调节主要依赖太阴内稳态调节的保证。因为"无阴则阳无以化,无阳则阴无以生"。阴阳层次显然是一个互相联系的整体。因此,三阴层次作为机体的内稳态调节一是需要太阴主内,为机体提供大量的水谷精津,以保证全身代谢的物质需要,尤其阳明耐热、抗干燥调节的功能,又首先需要太阴水津储备调节的充分供应与输布。其二是需要少阴枢转作用,这种枢转是通过神-精-气的化生以燮理整个生命活动,又作为太阳之里,要调动阳气保证支持太阳体表的保护,感觉作用及阳气耗散的抗寒调节及与此相联系的水津直接排贮作用。故质言之,少阴又是机体的能量物质储备调节系统。最后是厥阴层次的营血储备调节系统,为机体的阴阳病理提供最末的不时之需。营血正常运行才能保证机体代谢不息与及保证少阳之气枢转气液与寒热整合作用;营血循环异常,阴分受损则意味着相火内生,甚至风火相煽的病理出现。因此,六个系统的机体又分工独立,又协调统一(对它们各自的具体功能与病变,以及与脏腑经络其他病变的联系见下文各章节)。近年人们发现标本中气学说的结论能较深刻的反映六经辨证的本质,上述认识即是切合此学说的新的理解。

三、六经辨证系统研究的若干问题

众所周知,《内经》对三阴三阳层次的生理谨作了奠基性阐明,对六经辨证提出了雏形。六经辨证到了《伤寒论》才真正从实践上完成。在此过程中,《伤寒论》基本印证了《内经》的阐述,更有所补充、修改与发展,这都是历代学者所有目共睹的,并围绕六经病的本质研究,竟相争鸣不休。目前已经较趋于一致的是以脏腑经络气化学说解释。但对其需要显得此一时,彼一时;不能尽满人意,从而促使人们进一步深思与探究。毕竟脏腑经络气化学说是全面地反映了人体生理的学说,而《伤寒论》的六经辨证,实际上主要反映了人体三阴三阳层次在适应外界六气的过程中的病理改变,并主要是针对外感风寒邪气产生疾病变化的辨证纲领。这与反映整个人体生理功能的脏腑经络与气化学说之间,其异同点是明白无误的。因为前者以阴阳气多少及其层次为本,脏腑经络为标;后者以脏腑经络生理病理直接为标本。同时,历代都有一些高明的医家,善用《伤寒论》六经辨证统治百病,并治疗各种杂病,他们的宝贵经验,令人深受启发。然而他们活用的途径,除《伤寒论》的指导原则外,仍是六经辨证的外延——通过全面的脏腑经络、气化学说的理论指导进行的。此外,日本的汉方家也以六病分证,但他们的概念与意义与当前我国六经辨证已有较大的变异了。他们实际上主要强调方证相对进行临床治疗,因此不可同日而语。

另一方面,如果追溯对杂病的辨证治疗方法,《内经》对临床疾病各论用的主要是藏象学说,而且上文提及的五行物质环境下人体的新陈代谢系统是否适应,也是藏象学说作为辨证诊断依据。《金匮要略》也是以脏腑学说为基础的辨证,第一章即是论脏腑经络先后病等,就是明证。

张仲景在《伤寒论》序中说他"勤求古训","撰用《素问》、《九卷》、《八十一难》、《阴阳大论》……",就明确告诉了后学他的著作与《内经》的渊源关系。有人争议说七篇大论是后人补入《内经》的。但我认为这不应成为障碍我们探讨它的真理性理由。比如我们现代人不也仍在用许多新学科去补充阐明《内经》、《伤寒论》的理论体系的真理性吗?事实表明,《内经》七篇大论的基本论点所阐明的三阴三阳的生理与《伤寒论》六病分证的病理与方证病机是相吻合的,也与当代人的一些研究相吻合。也许七篇大论是《内经》成书较晚的一部分,但显然它重整了上古医学思想,成书又较接近仲景时代,恰是研究仲景学术思想的最有利的珍贵资料。《内经》与《伤寒论》三阴三阳的概念大同小异之处,我们已在研究当中显示出来了。实际上我们只是借助《内经》的提示去探讨《伤寒论》六经辨证的实质,顺藤摸瓜,寻求吻合,立足点在《伤寒论》上,从而可以避免概念混淆与误解。当然,在同本有不少汉方家一直撇开中医理论来研究《伤寒论》,这也是一种途径。但这显然不是唯一正确的研究途径,而且是我国学者所普遍不采用的途径。因为割断历史的研究,只会为我们增加人为的困难罢了。

四、小　结

十二经脉之所以冠以三阴三阳命名,笔者认为主要是强调经络的阴阳属性。阴三阳经脉也就是阴阳演化在人体上的线性描述。实际上,它是一个连接上下、表里、脏腑经络气化的系统,本质上是反映三阴三阳之气多少异用的系统。根据《内经》的阐述,三阴三阳的生理意义起着适应外界六气环境的调节作用。《伤寒论》进一步把它充实发展成外感风寒为主的临床辨证纲领。分析《伤寒论》的六病分证,对照参考《内经》理论,可发现三阳主要是机体的抗寒、耐热耐燥、寒热整合的适外调节系统;三阴主要是机体的津、精、血储凋的内稳态调节系统。三阴与三阳相表里,各自需要相互为用、相互协调。六经辨证立法是这些系统的病理表现的分辨方法。通过经络脏腑的病变,也可以了解三阴三阳的病变。但阴阳是本,脏腑经络是标。标与本应注意分清。《内经》的七篇大论溯源于上古医学。但又成书较晚,较接近东汉仲景时代,应是研究仲景学说思想的较有利的珍贵参考资料。

第十六章　六经辨证各论

一、太阳与太阳病

太阳，是《伤寒论》“本甲之为病”的太阳，它是人体有关生理功能的概念。太阳病则是其病理变化的命名。太阳病为六病之首，不论从生理或病理方面，比其他病所牵涉的脏腑都多。前人有不少论著探讨过这些问题，且每多从经络、脏腑、营卫、气化学说等解释之。又因肺气与皮毛有联系统属于太阳，故又有人干脆提出太阳病就是肺系疾病。百家争鸣，瑕瑜互见，尚未能尽满人意。尤其对太阳的本源与本质，除以标本中气加以论述外，尚未见有新的观点。而标本中气这种学说，不是一般人所能了解的。因而不揣浅陋，试图穷原竟委，首先着重于讨论太阳与太阳病的本来意义，进而探讨其本源与本质。

（一）太阳的涵义与作用

太阳，原是表示阴阳的数量的名词之一，《内经》每用以反映人（素质、性格）、物（脏腑、经络）、气（气化）等的“阴阳量”的消长及其势态。这种表示方法，《内经》叫做“以名命气，以气命处”。气指阴阳气多少，此处指所在势位。而阴阳所概括的属性是很广泛的。以八纲为例，阴阳又实际上概括了表里、寒热、虚实。用数学语言来说，它是多项向量的总和及其坐标位置的表示。用它来描述生理，包含着巨大的阳气充盛于外的涵义。另一方面，它又是一个取类比象的相对的概念，对不同的对象与范围，有不同的具体内容。如以五脏而言，“心为阳中之太阳”；扩大到十二经络脏腑范围来说，膀胱、小肠为太阳，如《伤寒论》，“伤寒一日，太阳受之(4)”[下文凡( )内阿拉伯数字，表示宋本《伤寒论》条文号码]。太阳，是指整个人体而言，因此是脏腑的阳气充旺于体表的概括，并主要反映在足太阳膀胱经所在的部位与气化敷布的层次上。

《内经》把太阳又称巨阳，或三阳，说“三阳为经”，是“诸阳之属”（实际包括了督脉的功能，因与督脉连于风府之故）。“太阳主外 ”，“象三阳而浮也 ”。意指它为六经之长，最长最大（指经络）；统摄阳气（指气化功能）；主外而且其巨大的阳气气化如脉象之浮者（指气化层次）。阳气者，卫外而为固也。这就概括了太阳作为机体外部屏障的形能。太阳主表则是对它的功能位置的主要概括。表是相对之词，对内脏来说，肌肤为表，以肌表来说，背为阳是表，腹为阴是里，从六经来说，三阳为表，三阴为早。下面讨论的是太阳主表之表。

众所周知，足太阳经起于目内眦，上额交巅，下项夹脊，抵腰至足。手太阳经在阳侧从手到头。即是在人体头、项、背、四肢的外上侧。这些部位，从生物进化史来看，不论是水中俯游的动物，还是陆上爬行的动物，都是生物体表的外上层，是生物体表耐受寒冷与日照接触外界的首要部位。而且，根据《内经》的阐述，人体卫气的运行，行于脉外，昼行于阳，目开而阳气上于头，主流在足太阳的体位，其他均为散行别支。正如张景岳所说：“卫气始于足太阳，复会于太阳，故太阳主外。”可见，人体以头、项、背为中心，连及四肢外上侧的体表，其巨大的阳气，敷布面积最广阔，足以影响全身体表阳气（故说太阳能统属诸阳）就是太阳主表意义的粗浅表达。可以设想,敷布在人体体表的阳气并不是均衡的,而是重点在头、项、背与四肢的。因此说,太阳的气化功能,其所在的层次在机体的最外层。

太阳,作为它的物质基础,应包括它的经腑与体表,而这一概念的组成,则

是形与气的结合。也就是说,太阳,是指它的经腑自身,又是指它气化所在的体表功能(实际上,这是《内经》的经络脏腑与气化层次统一观的反映)。对外感疾病来说,后者显然是重点。由于十二经络俱走肌表,各脏腑也都有它的外候,故又有五脏六腑皆主表之说(足太阳经有五脏六腑的俞穴)。但归根到底,太阳所主之表,终究起着主导作用。它们之间的关系,是总体与局部、主导与协同的关系,或喻为"条条"与"块块"的关系。这种关系,在中医学里比比皆是,如肝窍目,可细分五轮,归属五脏,肾窍耳,耳郭又能反映全身病变等。

(二) 太阳的生理

所谓"太阳主外",本质在于这是体表适应外环境的主要生理调燮。言太阳"统营卫"者,其意义包括体表的阳气与津液代谢都为太阳所司属。根据《内经》的阐述,体表的阳气与津液功能、生理联系可归纳,见图16-1,并分述如下。

1. 太阳阳气的来源与功能　太阳之气显然不仅仅是太阳经脉中的经气,而且包括敷布于体表,行于脉外之阳气,即卫气也属于太阳之气。如图16-1所示,太阳的阳气,根于肾阳及胃的阳气蒸化充养。上靠心阳的直接温煦(心部于表),气津从上而出,温充熏泽;下靠肾阳(肾治于里),气化膀胱才能"开腠理、致津液、通气"。津气从下而出,蒸腾敷布。但首先是心胃阳气的充养,气津借道上焦合肺气的宣发而外达于肤表,而行温表卫外的作用(包括作用于体表的抗寒产热调节,抗御外邪等)与柔养体表的作用(可合称之为温护体表功能)。体表的阳气即是卫,体表的津液泌化于营,这是太阳主表而统营卫的实质,汗尿排泄是其生理功能的外在反映。"温分肉,充皮肤;肥腠理,司开合"是卫气的功能,它包含了温表卫外、柔养体表、津汗调燮及肺气宣降气津等功能。这些功能,都是体表为适应外环境而保护机体的调燮。

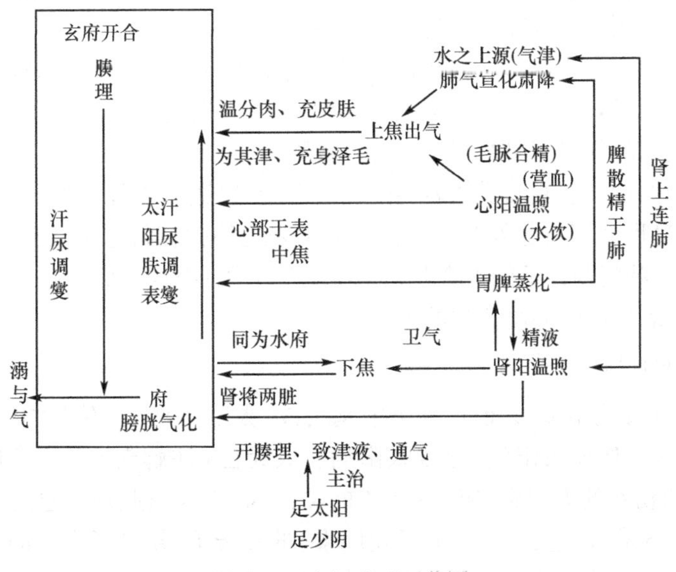

图16-1　太阳生理环节图

2. 太阳的水津调燮与代谢　对水津直接调燮功能是太阳所属的膀胱经、腑及其气化的

表现。《内经》说:“膀胱者,州都之官,津液藏焉,气化则能出矣”。藏,是调节的意思,津液不能错认作尿液,“汗出溱溱是谓津”。所以,太阳的功能应包括汗尿排泄为主要外在表现的直接调燮,因为这是藏津化气的反映。小肠分清浊,升清降浊仅是津液生化代谢的前期过程,不直接调节汗尿。而水液的排泄,主要靠膀胱气化,膀胱气化能排小便,透汗液。“阳加于阴则汗”可以作为这一意义的补充说明。

《内经》在阐述人体在生理状态下的汗、尿的调节时说:“天暑衣厚则腠理开,故汗出……天寒则腠理闭、气湿不行,水下流于膀胱,则为溺与气”。为了适应外界温度的改变,保持体温的恒定,体表有腠理“开”与“闭”的调节,并以水液作调节的中介物质,天寒则无汗多尿,天热则多汗少尿,这一水液的生理调节链主要是太阳气化功能的直接表现。而直接影响这一功能的尚有五脏中的太阳——心及其他脏腑的参与。

3. 太阳与气府的联系与影响 肺为水之上源,为气之府。其对水的调燮与外合皮毛而司呼吸,都影响着太阳的水津调燮。反过来,太阳气化障碍则玄府腠理开合不利,体表汗津失调则影响到肺气的宣化。且“毛脉合精 ”的气化交换作用也必然直接受肺合皮毛进行呼吸的宣降功能影响。仅就这种外合联系的意义上来说,肺气的功能又统属于太阳,是体表适应外环境调燮的一部分。

有人运用比较解剖、生理学资料、以系统演化进化发展的理论,研究了从蛋白质体到单细胞生物至蚯蚓,其呼吸作用和物质交换均由相应的细胞膜或皮肤来完成其“肺”与“皮毛”几乎是合一的外呼吸。从七鳃鳗到两栖类,亦显示肺和皮毛的表里相合,共同完成主气,司呼吸的功能,进化成人类强大的肺后,逐渐完善的肺呼吸完全代替了皮肤呼吸,但就其肺泡上皮(及其上微血管网)通过表面薄的水层与外界空气进行气体交换来看,仍与低等动物靠皮肤或细胞膜通过水的环境行气体交换是基本相同的。

这里回顾了生物在水的中介下,从皮毛进化到肺进行呼吸的全部历史与现状,揭示了皮毛与肺的关系,是生物气体交换进化过程汗孔这“旧”气门到肺这“新”气府的关系,它们仍随呼吸而共同开合(后世所谓“遍身毛窍俱随呼吸之气以为鼓伏”)。这就是相合的由来,而水液的中介作用,则是影响肺与皮毛呼吸的关键。

总之,事实正如何志雄导师所指出的:“津气透出体表,需赖肺气的宣发。敷布于体表的膀胱之气和外合于体表的肺气,俱统属于太阳 ”。此外,胃与小肠是阳气之本,津液之化源,这一功能对太阳的气津调燮有很重要的直接影响。

概言之,太阳的功能主要调燮体表的阳气与津液,以适应外界自然环境,在新陈代谢中保护机体。这一过程,“卫行脉外”,故其阳气能主表卫外,“营行脉中”,经、腑是津气的输送渠道与调节器官。肺气与皮毛的外合联系也统属于太阳;因这种联系是生物系统演化遗留下来的,是生物体表适应外环境调燮的牵连部分。

(三)太阳病的病因

《伤寒论》阐述发病不多,只说:“太阳中风”,或“太阳伤寒”。不论“中风”或是“伤寒”,都是风寒外邪直接遏伤体表阳气,导致太阳病。成无已《注解伤寒论》尚有夏月伤冷水致“太阳中暍”,是与伤寒的太阳病“应宜别论”的类似病,亦同出此理。总之,人体在受到风、寒,水等低温环境的邪气(包括微生物、理化因素)的侵袭下,超过了太阳的温表卫外调燮功能所能适应的限度时,就会感觉恶寒,这就是体表阳气遏伤,外感寒邪的开始。风、寒、水这些低温致病因素概可混称“寒”邪,其发病可统称为“伤寒”。兹举一病例来做说明。某青年渔民,体素强壮,夏天汗出未干,潜入海中捕鱼,回家时汗出甚多,此后不论冬、夏、昼、夜常自汗出，曾用玉屏风散等治疗未效。后认为此病起于汗出之际，毛孔疏松，水湿入侵肌腠，阻于营卫之间，开合失和，用桂枝汤，助热粥，温复微汗而愈。本例因汗出伤水发病，却按太阳中风之法治愈，是中风抑伤寒耶？可见对外邪致病有时不能明显划分清楚界限。中风与伤寒，虽不宜混淆，亦不必拘泥。它与受邪的轻重之差，体质的强弱之异等因素也有关。仲景对中风与伤寒，实际上常因证而命名。故尤在径说："学者但当分病证之有汗无汗，……以证伤寒中风之殊"，这着重提示辨证的鉴别。

太阳与寒水的关系(注2)，《内经》说"寒生水"，"其在天为寒，在地为水 "。这一阐述，与地球的远古时代的地壳温度先冷却而后出现水这一大自然的历史演变过程是相吻合的。但《内经》这一阐述的意义在于：①有时作为一种逻辑演绎、先寒后水，寒为因，水乃果。②进一步作为一个统一的概念分类，即五行分类中，寒与水是同一属性的概念统一体，寒是水之本性，水是寒的体现，其气为寒，其体为水。作为常态，自然界如此，人体亦如此。因此，太阳发病的外因主要是感受概括风、寒、水的寒邪。经曰"太阳之上，寒气治之"，就是太阳发病的主要倾向的概括。

"太阳病，发热而渴不恶寒者为温病"。不恶寒，不合太阳病提纲，已为温病范畴，故不予讨论。

(四) 太阳病病机

太阳病的意义是什么？综观太阳病篇全文，太阳病常与"表证"、"外证"作同位语。如"太阳病、八九日不解，表证仍在(46)"、"太阳病，外证未解(42)"、"太阳病当恶寒(121)"、"太阳病未解……必先振栗汗出而解(94)"等。而治疗太阳病常称"攻表"、"解外"、"发汗则愈"、"当从汗解"。

可见，太阳病是以表证为中心的。由于太阳对津液排贮调节需要阳气温化，当风寒邪气遏伤它的阳气时，会导致对水津排贮有效调燮失司。分述如下：

1. 遏伤表阳卫外与温养功能　"太阳之为病，脉浮、头项强痛而恶寒"。脉浮是卫阳与邪相争，浮盛于表，故脉浮。恶寒是太阳受风寒之邪的主证，遏伤温表卫外功能的主要标志。由于"腠理开，邪气因入(97)"，遂致"卫气不和(54)"。卫气有"温分肉"的作用。邪束肌表，卫阳受遏，不能充于肤表故恶寒；卫阳与邪相争，欲求阳充以却寒，遂致在邪束之下，加强了温分肉的作用，故发热，即发热是恶寒引起代偿亢进的继发症状。《伤寒论》说："阳气怫郁在表，当解之，熏之(48)。"据此，恶寒发热是太阳温表卫外功能遭抑遏或损伤的病理表现。

太阳阳气在体表的另一方面功能是柔养体表，也就是"充皮肤、肥腠理"的作用。若邪气阻遏，表阳受伤，经脉不利，津气不布，在经输则"头项强痛"，"项背强几"；遍于体表则"身疼腰痛，骨节节疼痛"；若表阳虚不能温煦则"四肢微急，难以屈伸(20)"等。

太阳病的治疗，张仲景处处都重视温护体表。无汗者，仅取微汗，得汗止后服；自汗者，啜热粥，温复取微汗。惟恐"汗多亡阳遂虚(38)"，反复告诫"发汗病不解，反寒者，虚故也(68)"，都是为了恢复太阳阳气的温护体表作用，使邪去而正复于恰到好处。

2. 遏伤水津调燮功能

(1) 遏伤津汗调燮功能：自汗与无汗是太阳中风与伤寒的区别：如桂枝汤证，既有发热汗出之症，又有"病常自汗出"，而无发热之症，而太阳伤寒证也有已发热或未发热，应用麻黄汤与桂枝汤，辨别表虚表实的重点不在发热，汗之有无才是关键。

不论麻黄汤证或桂枝汤证，"发其汗则愈"。然而，若汗不如法，"令如水流漓，病必不除"。却是何种原因呢？桂枝汤自汗为何还要发汗？临床上有些外感无汗者，汗出即愈；而有些自汗的外感表证,用运动或其他方法令微汗,为何不见效,而用桂枝汤才有效呢?由此看来,即使是发"微汗",也不是治疗目的,而是药效的反映。在于通过服药发微汗这一"药汗",调节由于外邪入侵后,气津失调的机体,使卫气恢复对肤表"司开合"的正常作用。"微药汗"是使邪与汗并,汗津恢复有效调燮的标志。当然,也有不需治疗。机体自身也有自我恢复的能力。故《伤寒论》说:"津液自和,便自汗出愈(49)","所以然者汗出表和故也(92)"。可见,汗出又常是机体"津液自和"过程的一次产物,自我调燮获得恢复的反映。所以,对汗要分析它对机体有效调燮的程度。

由于汗有调燮体温、退热等的作用,而太阳病的发热恶寒又以汗法为治则。那么,我们又可把它的发热恶寒看成是汗调燮功能不全的后果。这种津汗调燮功能的遏伤,可粗分为闭遏性与泄漏性两类。

1)泄漏性:若是自汗发热恶风证,形式上是津汗对发热恶风的调燮功能亢进,其实是机体反应较弱,津液自和力不全的表现。主导因素是"卫气不和",即卫气受邪伤遏,不能和阖。此证的外因是外感风寒致"内开腠理,毛蒸理泄,卫气走之"。或者是汗出感水,致水气舍于皮毛之内,"与卫气并居",使腠理不能固密。内因主要是心胃阳虚。心虚不能部于表;表阳不振,胃气弱则生化不足,卫气失常,不能固表所致。所以,脉浮弱或浮缓、缓或弱,均是胃虚阳弱的外候。对这一津汗自和力不全的治疗,称之为"解肌",这种解肌调燮所用的代表方——桂枝汤除注意护理饮食外,应用时要注意发汗量、治疗时、诱导点等三方面,发汗量,即服药因汗出而定,分温三服,不能大汗,不能无汗,微汗止服。治疗时,时发热自汗出者,要"先其时发汗(54)"(经云:"风之与虐,相与同类",故治法亦相同)。诱导点,例如:"太阳病,初服桂枝汤,反烦不解者,先刺风池、风府,却与桂枝汤则愈(24)"。对证用药为何反烦?"欲自解者,必当先烦(116)",此证先后两次用药而只愈于刺风池、风府之后,而且这两穴又非太阳经穴,说明刺风池、风府穴能诱导桂枝汤发挥药效。经曰:"卫气每至于风府、腠理乃发",并说:"风府无常,卫气之所应,必开其腠理"。意指卫气每行至风府,即能开腠驱邪,药后反烦不解,此时正是药力助卫气却邪,相争于风府——这一解肌开腠的关键处的表现。先刺之以枢转气机,再用桂枝汤治疗即愈。这里就提示了桂枝汤的解肌调燮,通卫和阳的作用途径与风府、风池有关。也就是说,泽汗调燮功能不全与风府、风池穴的调燮有联系。把三点归纳起来,说明这是卫气与津液,机体与邪气等的相向调燮。这恰恰反映出温护体表功能与津汗调燮功能是一个环节的两个方面。若注意到此证对发汗量的要求提示治疗的双向性(不能无,不能多),发汗时间所提示的机体自我调节性,刺风池、风府诱导药效提示的对中枢调节的影响,从这三点综合考虑的话,那么,津汗调燮功能的不全是由中枢(丘脑下部)的某一调定点的阀值升高或降低的病变引起的观点,就获得共鸣,值得进一步研究证实。

2)闭遏性:若是无汗恶寒发热证候,是汗津对发热的调燮功能受闭遏,即上述的"津液自和"功能抑制的表现。产生的外因是外感寒邪常较重,令玄府腠理闭而不开,卫阳不能泄越,故汗津不得泄。内因是其人素体腠理固密,阳气较盛,机体反应较强,用麻黄汤为代表方以开闭散寒,即能解除津汗调燮的抑制状态。寒邪随汗散,闭开则阳通,故发热恶寒"汗出必解"。若寒闭重,服药启可出现"微除"一烦一瞑一衄而病解的过程(46)。出血是津液打破闭遏深重状态的标志。值得注意的是,瞑、衄的出现位置与风府、风池刚好在同一水平位置上,一前一后,提示这一连线区域之间,是太阳病获解的调燮途径或枢纽的反映,其中可能与中枢调节有关。

(2)遏伤气府宣发功能:肺为气之府,在上源之水的滋润下,外合皮毛以司呼吸。肺气宣发则气津外达于皮毛、腠理，肺气肃降则津液洒陈于五脏六府、下输膀胱。若太阳伤寒、邪束肤表，常可入而迫肺，如《伤寒论》说："阳气怫郁不得越……其人短气但坐，以汗出不彻故也(48)。""短气但坐"是患者气喘促，唯有端坐呼吸的肺系症状形象描述，张仲景却认为其病机，是阳气郁遏，不能透汗所致。又如："发汗后……以水灌之亦喘。"汗后灌洗，是体表虚日受邪而致喘满。两条文所举之例，都说明体表受邪，阳气遏伤，汗津不达就可以直接株连及肺气的宣化与水津的通调。邪解汗透，肺气宣降功能也就可以随之获得恢复。若玄府腠理内合肺气俱受邪闭，不能宣发，津气不达，则无汗而咳，气不肃降而反上逆故喘，宜麻黄汤散寒邪、发汗津以平喘。若肺气闭而导致水津不布者，则脉浮缓，身不疼但重；若阳郁不透之甚者，则不汗出而烦躁，宜大青龙汤助肺宣发阳气，透达水津。若外有太阳表邪犯肺。胃有停水而上逆，寒水停束肺胃、更作咳逆，宜小青龙汤。

总之，其机转是太阳肤表受邪，即玄府("旧"气门)为邪所闭，邪随气津内迫于肺("新"气府)，故无汗而喘，若是喘而汗出的麻杏甘石汤证，是因汗、下后，邪已化热，热壅肺气而喘，气津为热所迫而外泄，"旧"气门代偿性开放，故汗出。前者是从外及肺，后者是从肺及外，前者为塞闭，后者为热壅；前者为正局，后者为变局，都是肺津调燮失职。麻黄汤、大小青龙汤兼能治溢饮浮肿之症，即从实际上说明发太阳体表郁闭之邪与通肺气不宣降之水原有相通之处。

(3) 遏伤水府行水功能：《伤寒论》中说："中风，发热六七日不解而烦；有表里证，渴欲饮水，水入则吐者，名曰水逆，五苓散主之(74)。"本条不仅是邪束肤表，遏伤汗津的调燮，且还累及府，遏伤膀胱水府行水功能。外不能行水透汗以解发热恶风表证，内不能化气利水而烦渴，水入即吐，用五苓散治疗以化气利水。服药后"多饮暖水，汗出愈"。为何五苓散利尿而"汗出愈"？五苓散证为何"有表里证"？又如"头项强痛，翕翕发热、无汗、心下满微痛，小便不利者，桂枝去桂加茯苓白术汤主之(28)"是胃有停水兼有表证者，方后却有"小便利则愈"。可见，膀胱化气即能利尿透汗，汗尿都与太阳有直接关系。生理已前述，病理机转亦如是。

综上所述，太阳病以表证为中心，是寒邪直接遏伤表阳之气，温护体表(温表卫外与柔养体表)的功能失调，与及津汗调燮功能紊乱。同时，由于肺外合属表的皮毛呼吸，是在水津的中介下进行的，并且参与着这一水液的调燮，所以，太阳病就从外部直接牵连着肺气的病理改变。寒闭表阳也就直接遏伤肺气对水津的宣化功能，影响着它自身的呼吸功能。所以，这些从表传来的肺系症状都隶属于太阳表证范围，可以随发汗而解(但并非任何肺系症状都属太阳表证)。太阳蓄水病变也是因邪从经入府，津液调燮进一步障碍的反映，服药后水府行水，也可以汗些而愈。总之，太阳的病变是以伤寒表证为中心，上及气府，下连水府的一系列气津病理改变。病变的本义是寒邪遏伤体表阳气，津液直接排贮的调燮系统的功能紊乱，"寒水"是这一系统疾病的特征概括。见图 16-2 所示。因此，《内经》把太阳画与"寒水"相配对，而后世直称太阳经为"寒水之经"*。

(五) 太阳病变证

太阳病变证较多，多数从误治或失治(包括未能治疗控制疾病而自然发展传变)而来。从整个太阳病篇来看，变证的病所，往往反映了太阳的脏腑生理联系。参看图 16-1 与图 16-3。变证的

---

*太阳与寒水的相配关系，属于《内经》关于运气方面的内容。这种相配由正化与对化而来。所谓正化，是指产生本气的一方，即含有阴阳相生的意义，或者取其方位。所谓对化，指对面作用或相互影响的一方，这里恰恰说明了"寒水"与太阳肤表的关系与作用。

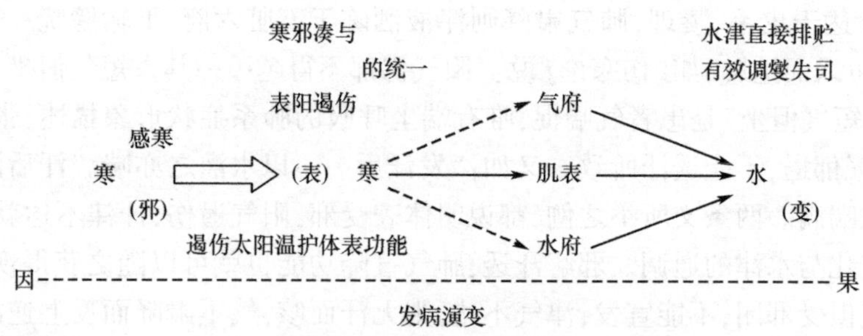

图 16-2 太阳发病演变图示

病理性质,主要由阳气与津液遏伤后如何进一步演化而定。也可以说是"寒水"病变的演变。

阳气受损伤则病从寒化,如心阳受损之桂枝甘草汤、桂枝去芍汤证,胃阳受损之苓桂术甘汤证、厚朴生姜甘草半夏人参汤证、桂枝人参汤证;肾阳受损之真武汤证、茯苓四逆汤证等。随着阳损而水盛,常是这种寒化的转归。

如太阳病篇的真武汤证,是汗后邪不解,反伤阳气而外浮。寒水内动。用此方温肾阳,镇寒水,助太阳化气行水而解。若阳气素盛,受寒邪抑遏、误治失治后有两种可能:一是郁而化热,加以误治失治伤津,则病从热化,如病在肺的麻杏甘石汤证,病在中焦的白虎加人参汤证等。二是郁而化热入里,与水气相结,病在胸胃者可成结胸症,痞塞在心下可为痞证;病在下焦可变作热与血结之太阳蓄血证,如桃仁承气汤证;由外寒入腑,凝结腑脉,故外候见"少腹急结",以寒则筋急,血凝则结之故,主用桂枝辛以润之;寒郁化热结于膀胱血脉,瘀热上攻,故其人如狂,主以桃仁配桂枝以通阳活血,配调胃承气汤中,借阳明通道,使与血相结之邪通泄而下,服药后"微利"可愈。因邪在血分而不碍气化,故小便或利或不利(原文未提及)。此证病位尚在膀胱,但其病机已无表证而化热结于里,却似阳明又无阳明证,依病位归属太阳膀胱,作变证看。血与水同属阴液,但血结与水停的治法则迥然不同了。

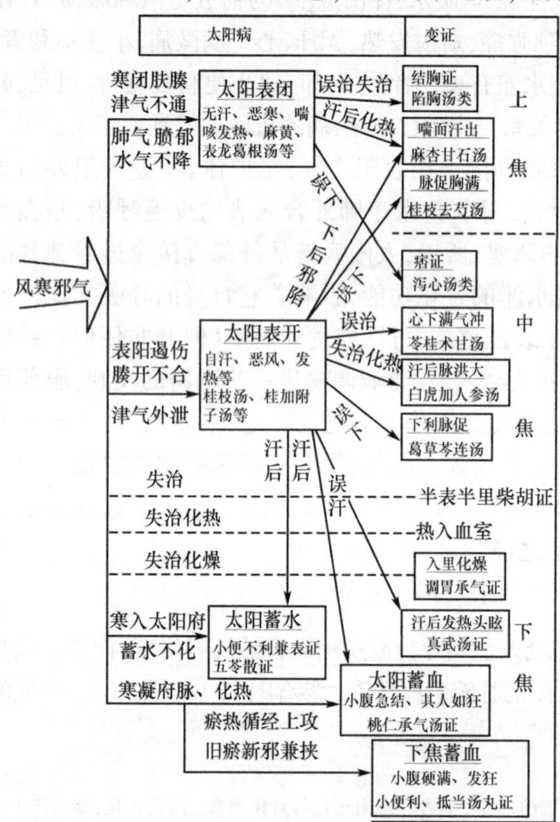

图 16-3 太阳病本证与主要变证图示

若抵当丸、汤证,则为下焦蓄血,陈年旧瘀在前,新感在后,两相兼挟而成者为多。

这里小柴胡汤证没有太阳病主证,主要是借三焦通调津液的渠道转枢邪气透达于腠理,从太阳而解。故有"先宜服小柴胡汤以解外(104)","身濈然汗出而解(230)"之句。

综上所述,太阳病变证繁多,而主要的变证与太阳病本证的相互关系见图 16-3 所示。与图 16-1 的太阳生理环节图是基本吻合的。

（六）太阳病义与临床应用

上述太阳表证，是寒邪犯表遏伤太阳阳气，而致津汗调燮功能异常所致。从这一病机认识出发，再进一步分析之：①寒邪犯表遏伤太阳阳气，言太阳客邪之寒；②表阳遇伤，言体表卫气之不足，即经曰：阳虚则外寒之谓。言邪言正，我们可统称为表寒。表寒在外感证，必恶寒脉浮，或已发热，或未发热，即太阳表证，言外邪为主。若是杂病表寒，则可从表证误治、失治、或渐受邪而成。杂病之表寒，以体表阳气之不足为多，常觉形寒畏冷，肢体疼痛不仁，脉浮舌淡苔白滑，或不发热。或微发热，这都概属表寒。温护体表的功能受伤，治疗上都宜温表。均可参考选用太阳病之方。又从外感表证自汗与无汗的鉴别中作类比推广认识，杂病表寒同样可分为泄漏性与闭遏性两类。现按临床运用，分表失温养、阳虚表寒水漏、表寒变证、表寒津闭等分述如下。

（1）表失温养：若寒滞气血或阳气耗伤，不足以温煦柔养体表，在外感则为恶寒、身疼痛、脉浮诸症；在杂病则见脉浮缓、浮弱、肢体弛缓、沉重、麻痹、甚则拘急、抽搐。可选用桂枝加黄芪汤，桂枝加葛根汤、桂枝加龙牡汤，以治肢体麻木、黄汗、脑血管痉挛的半身麻痹弛缓、低钙抽搐、肌神经麻痹、经期背寒等。如有人治一小儿急惊，岁半，寐醒抱出，冒风而惊；发热自汗沉迷，角弓反张，手足抽搐，目上视，指纹赤而浮，唇赤舌淡白，脉来浮缓。用桂枝汤加粳米一小撮，服后温覆而卧，使得微汗，一剂尽即熟寐，汗出热退，次日霍然。按：《素问·风论》说："风气循风府而上，则为脑风。"这是风寒邪气遏伤太阳阳气运行，风邪直犯人体开腠理、散风邪的枢纽——风府，温护体表的调燮直接受邪，致阳气之精者不能养神则神昏，阳气之柔者不能养筋故抽搐。

（2）阳虚表寒水漏：太阳外感风寒邪致津汗调燮功能不全，其泄漏者，主要是汗液。若推广至杂病，则可以是病理性的以水为主要成分的各种液体组织成分、体液、排泄物、炎症渗出液、漏出液等，如精液、血液、乳汁、泪涕液、尿液等泄漏过多。这是机体温表卫外功能受伤所致。这样，应用桂枝汤不仅可以治太阳中风的发热、恶风寒、自汗、脉浮缓症，某些产后发热、风水、自汗等症可应用。并根据病情选用桂枝加附子汤、桂枝加龙牡汤等对症加减，治疗某些皮肤慢性疮疸渗出清稀液体、慢性眼病流冷泪、过敏性鼻炎流清涕以及迟缓渗漏之鼻衄、妇人经漏、带下、乳泣、遗尿、遗精、失血等病症，皆适用此一治则。《内经》云："诸病水掖、澄沏清冷皆属于寒"，说明漏出液清稀是辨证的关键。仲景就是提示此证治的大师。他说："太阳病，发汗，遂漏不止，其人恶风，小便难，四肢微急，难以屈伸者，桂枝加附子汤主之(20)"。"遂漏不止"一句，原意指汗漏，但可以类比引申治疗阳虚表寒不固而致的很多液漏证，加附子者，以"附子温经(30)"之故。例如一妇女久患白带，每天带下量多质稀，色淡如水，腥气异常。腹感下坠而不胀痛、面皖唇淡，舌淡苔薄、脉沉细迟，月经3~4个月一至，用本方合四物汤三剂大减，再三剂月经来潮。此案即从漏字着眼。

（3）表寒变证：太阳的阳气来源于心阳的敷布，胃阳气的充养，肾阳的温煦，而桂枝除能温通太阳阳气以驱外邪，尚能温心阳、壮胃阳、温肾平冲逆。《本草经》谓其能治上气、吐吸、结气、补中益气，久服通神。所以桂枝加桂汤、桂枝去芍汤、小建中汤、炙甘草汤等推广治疗心阳虚损，胃阳缺乏等证，都是已离开表证范围较远的变证。但有些内有心胃虚寒、外有肤表寒水病变不解者，又常可活用加减。笔者曾治一阴黄病人，外科诊断为胆石、胆道感染入院，抗感染治疗后已无发热，但全身浮肿，黄疸不退，色萎黄晦滞，辄易头汗出，食欲缺乏，小便黄短，胸腹满闷，口淡，舌质红，边稍暗，苔白，脉浮缓，先用茵陈五苓散加北芪利水消肿,但黄疸不退。想起仲景有寒湿可发黄,“黄汗脉浮”与“诸病黄家……假令脉浮,当以汗解之,宜桂枝加黄芪汤主之”的记载,说明寒湿在里固然可发黄,寒湿在肤表,阳虚湿郁不解,津汗调燮功能受伤,肤表津液不能自和也可以致黄疸,只要见脉浮,即是其外候,可用汗法(这种发汗退黄法与太阳病解肌发汗法可能有相近的病理基础)。遂拟桂枝加黄芪汤,试服数剂,病无恶化。于是据其久病色暗晦、胁下痞块,即于原方再加三棱、莪术,以期内能活血散瘕,助原方通阳益气,走表以利水,再三剂即身透汗,头汗减,小便多,黄稍退,16剂后,黄疸全退出院。笔者体会,三棱、莪术治此证当然不能退黄利水透汗,但在桂枝加黄芪汤的基础上,加上此两药以治其内有瘀积,桂枝加黄芪汤的作用即可充分发挥。治杂病已大大超出太阳病的范围,但却是从它的本义中获得启发而来。

(4) 表寒津闭:津闭,是体表汗与津的闭遏,致使其调燮功能抑制(如解热、泄邪、透毒外出、炎症渗出增多的排泄障碍之类等),故津闭则邪亦不解,多表现为邪闭实证。①用麻黄汤可治疗湿家烦疼(麻黄加术汤)、小儿受寒发热昏沉(即还魂汤主治证)、急性乳腺炎、表寒津闭致难产等。②用葛根汤加味治疗鼻炎不闻香臭多年而肩背恶寒者,加川芎、辛夷治疗膝关节半月板切除术后关节的积液、足癣合并感染等,以及后世阳和汤治阴疽等,皆是从麻黄汤化裁,类比引申的治法。赵锡武老中医认为,皮肤病治疗当散,使病邪外达,用麻黄汤、葛根汤、越婢汤、麻杏苡甘汤合方加当归,大黄治疗神经性皮炎,兼泛发湿疹者再加黄柏、苍术,其理亦同此义。如已故何志雄导师曾治一急性肾炎患儿,12岁,面目浮肿、气促,伴有恶寒发热已有一个星期。自诉寒热时头痛甚剧,午后寒热稍减,始终未见汗出;纳差,尿少。舌苔薄白,脉略浮紧。用麻黄汤加桑白皮、大腹皮、生姜皮,服一剂得微汗,浮肿气促和外感症状减,继用前方加减,服两剂各症基本消除。此案即从津闭上求解决。

(5) 太阳蓄水:寒邪遏伤阳气,太阳不能气化,在外则有表证,在府则为蓄水。这是府气行水功能遏伤,用五苓散化气行水,则尿利汗透而病解。所以,有人治疗一例两上肢及颈部湿疹二年,中西医诸治未效患者,认为是太阳寒湿不能气化行水,用此方三剂减,六剂愈。随访一年未见复发。俱同此理。

(七) 小结

太阳,是表示“阴阳量”的消长及其势态的概念之一。鉴于阴阳所概括属性的广泛,所以,其概念的范畴是多项向量的总和及其坐标位置的反映。由于它同时又是一个取类此象的相对的概念,不同的对象与范围有不同的内容。太阳病的太阳是脏腑的阳气充旺于体表的概括,并主要反映在足太阳膀胱经所在部位与气化功能敷布的最表层次上。这一概念范畴,已客观上大致规定了它的发病阶段、层次,寒热、虚实、阴阳、发病倾向,证候与传变。

太阳的功能叫主表而统营卫,实际上是调燮体表的阳气与津液以适应外环境,在新陈代谢中保护机体。在这一过程中,卫阳之气行脉外,故能温表卫外;营行脉中,太阳经、腑是津气输送渠道与直接排贮调燮的器官。肺气与皮毛的外合联系也统属于太阳,因这种联系是生物系统演化遗留下来的,是体表适应外环境调燮的牵连部分。

太阳病是以伤寒表证为中心,上及气府、下连水府的一系列气津病理改变。改变的实质是寒邪遏伤体表阳气,津液直接排贮的调燮系统功能紊乱。实质上主要是它的抗寒调节功能为中心。“寒水”是这一系统疾病的特征概括。

太阳病变证多从误治或失治(包括未能治疗控制疾病而自然发展的病变)而来。变证的病所,往往反映了太阳的脏腑生理联系,变证的性质,主要由阳气与津液遏伤后如何进一步演变而定。也可说是寒水病变的演变。由此可见,《伤寒论》对太阳病与变证的阐述,印证了《内经》关于太阳生理的基本理论，而对其病变的阐述又有所修改与发展。这反映出二书之间的继承与发展的关系。

弄清太阳病的本义，可以从其水津的闭遏与泄漏获得启发，按阳虚表寒水漏与表寒津闭等病机推广应用于临床。

太阳病的性质与病变所反映的生理联系有深远的生物系统演化渊源，从对生物系统演化的回顾中，我们明确了太阳的肺、肤表、膀胱的联系及其与寒水的关系的由来。在弄清本义的前提下，探源溯流，进一步探讨六经病及其生理的生物系统演化的联系，对阐明六经病，减少不正确的解释，使人们重视探讨生物系统演化后的仍遗留着的原始的联系方式，将是十分有意义的新研究课题。

长期以来，《伤寒论》的六经病辨证是指导人们进行辨证治疗的重要方法。太阳病是六病之首，既复杂，又常见。先弄清它的本义，再探讨它的本质，深入到新的认识层次，将有助于对六经辨证的进一步研究，并对掌握《伤寒论》的要领，提高其指导临床辨证的认识水平均有价值。

二、阳明与阳明病

（一）阳明的涵义与作用

阳明又称二阳，它既非如三阳之浮盛外达，又非如一阳之幼弱游离，是充和明达的阳气，故称二阳。《素问·至真要大论》曾释作“两阳合明”，《灵枢·阴阳系日月》释作“两阳合于前”。合，是聚合或配合之意。两阳合明是三阳与一阳之气配合温煦，指其阳气的作用；两阳合于前是交合于肢体的前面，指经络所在，又是它的气化在体表的反映。阳明府即胃与大肠，胃肠道的阳气即阳明之气。它吸收水谷之气，合成、转化成人体的充盛的阳气，维持全身对阳气的需求，这叫做“二阳为维”《素问·阴阳类论》。

若把人的躯干看成是一个管状结构，那么，胃肠道则为管内壁，对体表来说属于里。若人躯体如爬行动物样前俯，则背后在上为表，身前在下为里，两侧在中为半表半里；所以阳明属里。这样，阳明二字，实际上概括了它的气多少与所在势位。用它来描述生理，包涵着充和明达的二阳之气聚合于里的意义。其阳气可从下向上，从前向后，从胃肠道里向表转送，以维系全身。

（二）阳明的生理

“阳明为合”。合是指它聚合阳气于胃肠道，这样才能腐熟水谷，蒸化水津，传导化物，化生精气，把水谷之气转化、合成为人体的阳气与津液，并以阳气为主。胃肠道这种转化的能力，就是阳明之气的功能体现。

命门之火是阳明之火的根本，起着产生火种与调节阳明之火的作用，又靠自身的水谷精微所产生的阳气充养。阳明之气的功能，尚需要手足少阳与手足太阳这四腑的配合，才足以完成它腐熟水谷，传导糟粕等，从而产生阳气与津液的作用。这叫做“二阳合明”。

如图16-4所示，水谷之悍气、慓疾滑利，先从中、上焦出体表为卫气，并散于肓膜、胸腹之间。水谷精微的黏稠浓郁部分，输送到心脏与血脉；水谷精微其余部分输送到肝、脾、肺，敷布全身。

脾脏一方面接受胃转化水谷而来的气津，另一方面又为胃行津液，调节胃液。胃尚受肺气宣化洒尘，从上焦而下的津液濡养。上述机转，均是阳明的阳气与津液的来源与功能。

从经络归属上看,阳明之气包括胃与大肠之气,自不待目。然《伤寒论》说:"阳明之为病,胃家实是也。"胃家者,所指何物?掘《灵枢·本输》说:"大肠、小肠,皆属于胃",且胃为六府之海,因此,从这一广义上看,应是概括了胃肠道腐熟、受纳、传导的功能,并强调了胃在其中的主导作用。阳明病的阳明,即是指胃家的功能。而小肠府在受盛功能方面显然可以看成是胃与大肠上述功能的协同部分,故可说归属胃家。

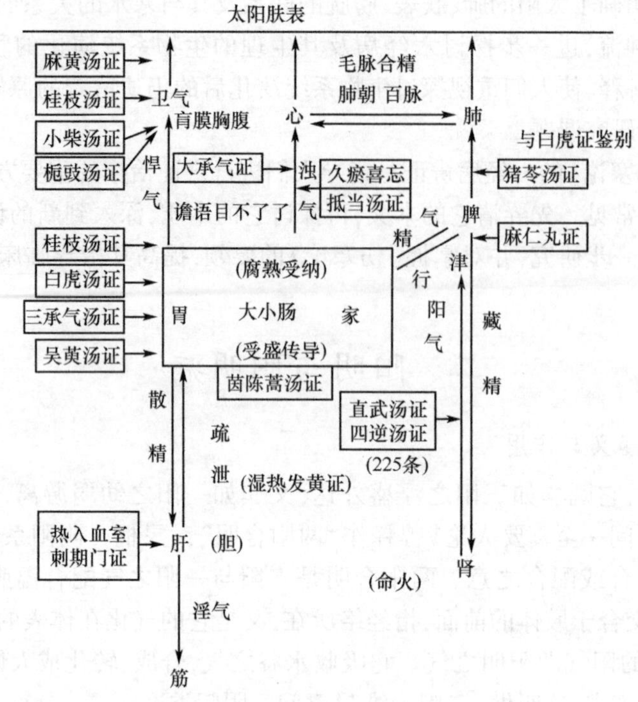

图 16-4 阳明生理与证治图示

质疑者说:小肠为手太阳经,与上述观点岂不矛盾?对此应予细辨。小肠主分别清浊。何谓清浊?《素问·阴阳应象大论》说:"清阳出上窍,浊阴出下窍;清阳发腠理,浊阴走五脏,清阳实四肢,浊阴归六腑。"出上窍,营养五官的,发腠理,输送营气于表的,应是升浮阳气的作用,是手太阳小肠的主要功能。此外,盛受精微,实四肢,充养体力的,应看成是阳明胃与大肠的协同部分。从下窍排泄,或先归六府,然后排泄,应从属大肠与膀胱的功能的协同部分。走五脏之精微、是太阴脾功能的协同部分。故总的来说,小肠之升浮清阳,渗浊膀胱的功能是它作为手太阳之府气化的体现。而盛受精微,实四肢,助传导,是其阳明之气的协同部分,也是太阳阳明证的生理基础。

(三)阳明病病机

阳明病可以从外感直传,也可以从太阳或少阳传变而来。因而有太阳阳明,少阳阳明与正阳阳明之称。主要是阳明热盛伤津、胃家实热。以清热、攻下为基本治法。其机制分析如下。

1. 耐热的有效调燮功能紊乱 阳明病恶热症状的出现,是一个明确的讯号,说明机体耐热调节功能的损伤。大渴是胃家热盛伤津,引水不足以自救的表现;同时伴随大汗出是机体散热调节增强的反映,大汗出而热不为衰,尚恶热,显然是机体的耐热的调节功能失灵的反映。

本来，从生理功能上看，太阳为开主外，阳气浮盛，温护体表，反映着体表的抗寒调节，所以其病则恶寒为先。阳明在里为合，内聚阳气之所在，标志着机体的耐热调燮功能，所以阳明病则见恶热，大汗等。机体的抗寒调节与耐热调节在正常的情况下应是相协调的。但在体表感寒，表受寒遏之后，表阳与之争而发热；寒遏不解者，与胃家之强者合热力强，必更激发阳气聚合，阳气亢盛与邪争而更发热，热壅遏于阳明，反蒸腾耗伤自身津液而汗出口渴等，或太阳治疗以汗、尿之法失当，使胃家津液耗伤，阳热必更盛，这时，恶寒因热汗而去，里热因失衡而不止，从而完成了从恶寒到恶热的转化。这种转化的机制，是胃家之内津液耗伤、阳热无制、水火失衡，转化的表现是大热、大渴、大汗、脉洪大等。人们常称之为邪入里化热，实际上又是机体耐热调节功能的紊乱。

《伤寒论》指出恶寒罢的原故是："阳明居中主土，万物所归，无所复传。"这是对病的"归"与"传"的简释，"居中"指位置在里，"主土"意指能产生合成阳气，即阳明府是机体内生成聚合阳气之最大源头。此处指阳气之充盛，不但可使"恶寒自罢"，甚至还会恶热。这当然是其他五经所不能比拟的。

2. 阴液调燮功能损伤的发展　由于阳阴胃家在生理上首要是合成阳气，当寒邪化热传阳明时，胃中水亏火旺，阳热无制向外透发则蒸蒸发热，引水自救故口渴，故说："蒸蒸发热者，属胃也(248)。"大肠主传导化物，当津液耗伤时，即增强蒸化津液功能自救，则大便干结，传导不行，邪热壅结困积，更伤津液而出现谵语、潮热。故《伤寒论》指出这是"胃中必有燥屎(215)"。实际上，仅肠中燥屎尚不足以谵语，习惯性便秘者十余天不大便何妨？而因燥屎之积已感受之邪热秽气不能从下解而循胃上攻于心方能至谵语。从口渴到便难、谵语的出现，正是阳明津淮伤从胃到肠，不断加重的过程。在这种情况下，日晡潮热的出现，正说明津液损伤日益严重，不但恶热或发热，且不足以调燮体温相对稳定，而只能在发热的基础上，与外界阳气盛衰同步，也是耐热调节功能进一步损伤的反映。从白虎汤清热济阴、承气汤泄下存阴的有效治疗来看，阳明病的主导因素还是热盛，而不是阴液损伤。阴液损伤是继发的，又是直接导致一系列症候出现的因素。但清热、攻下阳明实热是如何影响体液，从而影响丘脑前侧的耐热调节中枢的？"目不了了，睛不和，无表里证，大便难，身微热"，要"急下之"，这是一千古疑难是否应看成是中枢损害的警钟而做的截断治疗呢？上述发人深思的问题，尚待日后临床与实验的进一步研究。

（四）阳明病相关证

阳明病主要相关证为：①热邪循阳明之经上扰胸膈，心烦懊侬为栀子豉汤证。②阳明之气从胸腹肓膜出表，受邪壅阻，转枢不利。胸满便硬而呕为小柴胡汤证。③阳明热盛，挟肝胆湿热、郁结于里而发黄为茵陈蒿汤证。④阳明中寒、食谷欲呕为吴茱萸汤证。⑤久瘀外感、喜忘便黑为抵当汤证。⑥阳明经受寒，尚未化热入里，仍按麻黄、桂枝汤证。⑦脾约属太阳阳明麻仁丸证。⑧脉浮热渴猪苓汤证，但阳明的生理与阳明病相关证的病理对照详见图16-4。

综上所述，阳明概括胃肠之气的功能，是人体熟谷、蒸津、传导之处，阳气聚合与生成之所，故又是机体耐热调节的系统。伤寒致阳明病，主要是热盛伤津，水火失衡，耐热调燮失司；病甚者胃家热实，传导不行，阴津对整体的调节损害进一步蔓延，变生种种症候。从外邪伤津致病这一意义来说，经曰："阳明之上，燥气治之"，仍可以看成是阳明病的主要发病倾向。但这是阳热伤津的阳燥。

(五) 阳明病义与临床应用

阳明病仅从病机来看,是机体的耐热调节失衡。进一步从生物源流上认识,人体阳明的生理功能正是生物在陆生环境耐热、耐旱所促成的。换句话说,适应与耐受热与旱的气候、理化、微生物环境是阳明的主要生理功能。机体适应此环境的功能失衡所产生的病理生理就是更深意义上的阳明病。众所周知,陆生以后的动物主要用肺呼吸代替腮呼吸,并以干食代替水中食物,同时胸腹部耐干燥的陆地辐射之热等。耐热耐干渴首要在消化道。这样一来,消化道为主连及呼吸道一系列的外感温热性病都可归“阳明之为病”之中去。值得注意的是,《素问》独有一篇“太阴阳明论篇”(而无少阴太阳或厥阴少阳论)着重提到:“阳者天气也,主外;阴者地气也,主内。故犯贼风虚邪者阳受之……阳受之则入六腑,阴受之则入五脏,入六腑则身热不时卧,上为喘呼。”这里泛说六腑,胃为六腑之海,这里实际专指阳明府,纵观前后文可知,即阐述了阳明外感热病导致“身热不时卧、上为喘呼”之证,为后世临床医疗实践所不断证实与发展。《伤寒论》中阳明病两大治法,一是清法,一是泻下法。属于这两大治法的仲景方,目前已广泛活用到临床各种疾病中去。按有关伤寒活用方书记载,可归纳如下。

白虎汤类:乙脑、钩端脑炎型、热厥、温疟、麻后肺炎、小儿热渴。麻杏甘石汤类:肺炎、过敏性哮喘、荨麻疹。栀子豉汤:鼻渊、小儿尿频、心肌梗死、心肌炎。大黄黄连泻心汤:热痞、细菌痢、吐衄。小陷胸汤:胸膜炎、肺心病、胃炎、胆囊炎。葛根芩连汤:胃肠型感冒、肠伤寒、乙脑下利。茵陈蒿汤、栀子柏皮汤:急性病毒性肝炎、痢疾。大承气汤类:腹痛、肠梗阻、高热腹泻、神昏不大便、肾上腺皮质功能亢进、多食多便、肥胖症,阳明腑实咳嗽、溃疡病穿孔、痢疾、真寒假热、不明原因高热,中消、咳嗽、热厥、弥漫性腹膜炎。

从上述可见,阳明证治之方活用之面是很广泛的,虽然不能反过来说明所治之证是阳明病证,但可给我们认识阳明病证提供思路与参考——阳明证的外延可涉及五脏六腑的证治。但有些问题必须注意到,按《内经》的原旨,从饮食得之病阴受之,只能称之为胃肠病或脾胃病。而从外感之邪得热病才是阳明病。而阳明病也有它与胃肠相关证,但更主要是被命名为“阳明”之病的耐热调节失衡的恶热、大渴、大汗、潮热、便秘等症。更有显示与此阳明的中枢相关的较特殊的“目中不了了,睛不和”清窍证(三阳之证俱有此点,宜留心鉴别)。张志民教授对此有较深的认识,据述曾遇见一位在早晨来上班者,并无恶寒发热的过程,但见其目瞪口呆,状若木鸡,迥异平日状态。经问知其四天无大便,按其腹硬而拒按,即毅然配制大承气汤予服,大便通而目瞪口呆之状除。邱会河教授用大承气汤治愈一本证候患者,是用脑过度之后,头痛失眠八个月,大便秘结。马云衢氏治一妇人,素无疾病,只同前自称微热不适及无大便,忽而号哭中宵,似不识人物,服大承气汤而愈。临床所见,亦可有变化,有双目紧闭者,有双目力睁者,有睛色发青者,有开眼只见眼白而不见黑睛者,或眼无异证,但主诉鼻闻异臭者。范中林老中医曾治一阳明证高热痿躄,某妇,24 岁,田间劳动后,身热头痛不适十余天,渐而蒸蒸发热,下肢痿软,步履维艰,烦渴恶热,面赤,舌红少津无苔,脉洪大。用大剂白虎汤加沙参、竹茹、灯心草,两剂热退,渐能行走,调养旬日而愈。此案阳明病致痿,颇发人思考。

三、少阳与少阳病

(一) 少阳的涵义与作用

少阳又称一阳,为阳气的幼小部分。它的经络分布于躯体的两侧。《素问·阴阳类论》

说“一阳为游部”,“一阳为纪”,意指它的经络连系、游行于太阳与阳明之间。因为太阳为表,阳明属里,少阳处于半表半里之间,故“少阳为枢”、实质是概括它转枢幼少之阳气在太阳与阳明、表与里、开与合之间的协调与整合作用。

（二）少阳的生理

1. 阳气的来源与功能　少阳之气是对胆与三焦功能的某种概括,并主要强调其对枢转气液的功能。三焦之气来源于肾中元气,是“元气之别使”,又从胃先受水谷之气的不断充养。胆内藏(调节)来自肝脏的精汁,胆气生于肝,少阳之气生于厥阴。所谓一阴尽,一阳生。胆一是指藏于肝内的营血所耗,是胆一阳之气来源;二是内寄心包之相火,又是人身之动气,实际上是从命门游离出来的元气,从这里体现它作为阳气的功能。胆气疏泄条达,既有助于阳明胃与大肠疏泄,又枢助三焦的功能。三焦的功能受上述阳气的启动,通过自身的气化疏通水道,尤其内达脏腑,外透腠理,故与太阳膀胱共称水府。从而可见少阳之气以胆为主导。对太阳、阳明的影响重点是枢转气液、通调水道、调整胃肠的功能。《金匮要略·脏腑经络先后病篇》上说:“腠者,是三焦通会元真之处,为血气所注,理者,是皮肤脏腑之纹理也。”可见,作为少阳的气化层次,必然在其他脏腑之外,体表之内,脏腑与肌肉的腠理之中,肓膜胸腹之间,并主要在躯体两侧部分。因为这是经络所在。所以,少阳之气气化,游离于此部(胸胁、耳中、目锐眦及各种空隙),它既可助浊气下趋阳明腑道,也可助清阳之气从体侧而屈,助体前阳明之里的耐热调节,转枢气机出入,协调全在少阳之气的疏达。

2. 津液的调燮与代谢　胆液来源于肝,三焦之真阴来源于肾及胃的精微之液,先出上两焦而成。并由于它们的气化,上焦如雾出卫气,中焦如沤出营气,下焦如渎出水液,推动着机体津液的运行与代谢。推动上部心肺之气通过上焦出表,中部脾胃通过中焦出营液营养周身与入肝脏,下部肾通过下焦出水液到膀胱而气化。

（三）少阳病病机

太阳病传变,或风寒直犯腠理,均可致少阳病;或厥阴病的阳气未复,也可能转属少阳病。主要是邪入半表半里,阳气枢转不灵。以疏解邪气、调和阳气为基本治法,简称和法。

1. 阳气枢转不得,寒热整合调燮紊乱　躯体肤表之内,肠胃之外(除脏腑外)的广大区域,是人体的腠理赖以枢转阳气、协调内外之处。它相应沟通联系着躯体两侧胸胁,是人体的半表半里层次。风寒之邪留阻于此,则少阳之气外不能转枢透达走背而出太阳之表则恶寒,内不能枢转阳明之里,致胃家之阳热反助阳热郁于里则发热。换言之,邪凑少阳,阳气不能助太阳阳气之开则寒,反入里、过益阳明阳热之合则成热。邪留于此阳气游离转枢之处,不能全塞,又时不适,正邪分争,时而能枢泄阳热,热泄则身凉,邪气不爽而复作恶寒,因而寒热往来。这是阳气转枢在表与里、开与合之间的障碍。可以回顾联系设想一下:太阳主大量阳气之开,太阳病则恶寒,即是体表抗寒调节病变;阳明主聚合阳气于内,自然是体内耐热机制所在,阳明病恶热,是耐热调节失灵;少阳主转枢少量阳气,少阳病则往来寒热。不正是机体抗寒与耐热调节的整合与协调功能紊乱了吗?这与西医认为人的调节中枢——丘脑下部后侧属抗寒调节、前侧属耐热调节、两侧属整合调节是相仿的。

2. 气液不枢,游火上炎　由于邪阻少阳,津液不能敷布转枢,反成痰热郁阻于胆,胆气化火,游火上炎,故见口苦、咽干、目眩。柯琴氏说:“口、目、咽不可谓表,又不可谓里,所谓半表半里也。”“苦、干、眩者,皆相火上走空窍而为病。”邪阻经络,结于胁下、或郁于胸中,三焦失枢,故胸胁苦满。本病尚可出现经脉所过的各种症候。

(四) 少阳病兼证

少阳病寒热往来,胸胁苦满是阳气转枢不利的小柴胡汤证。若兼表寒未解,是柴胡桂枝汤证;若少阳病迁延、表寒未解,邪气滞留、气液不枢、痰饮结于胸胁,是柴胡桂枝干姜汤证;若少阳病气液不枢,痰热扰心而兼胸闷烦惊、小便不利,是柴胡加龙骨牡蛎汤证;若少阳邪热耗伤阳明之阴液兼见潮热者,为柴胡加芒硝汤证;若少阳邪传阳明,致胃家传导阻滞者,是大柴胡汤证;若热迫大肠至下利腹痛,是黄芩汤证;若邪热入血室,宜小柴胡汤加凉血之剂,随证治之。少阳的生理与少阳病兼证的病理对照详见图16-5所示。

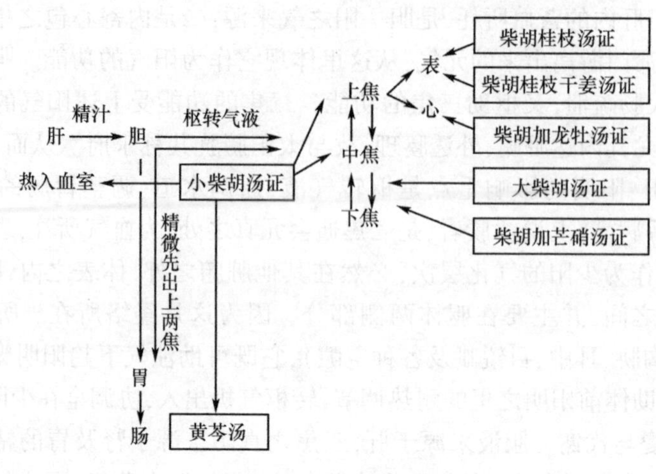

图16-5 少阳生理与证治图示

(五) 少阳病义与临床应用

少阳病义主要是指人体游离阳气有整合协调里外寒热的作用。而人体这种游离的少阳之气是寓于人体半表半里的津液之中的,并以枢转气液的脏腑生理功能作调节的物质与功能基础的。这样,我们实际上不难理解,所谓和解法,就是通过助枢转气液,使少阳之气充分发挥协调里外寒热的作用,或从外透汗解,或从内通而解矣。仲景以小柴胡汤作为和解少阳的主方,从此方的运用可反过来认识少阳的作用,但长期以来,对柴胡汤的使用及柴胡的评价有个争论不休的问题。

善用者,称柴胡为品质优良的退热药而放胆大剂量使用。贬之者,谓柴胡劫肝阴。不论后学者如何聪明,在未经临床实践之前,总会在脑海里留下一个难解之结。如果认识到这是枢转气液与和解外邪是一个问题的两个侧面,我想这一问题应不难理解。柴胡能助少阳枢转气液,自然是优良的退热药。假若少阳气液亏损,不足以枢布,必然舌红绛无苔,或舌干燥甚,如再徒用柴胡,岂不伤少阳之津液及其来源而致"劫肝阴"?

根据高德氏编著的《伤寒论方医案选编》所载,小柴胡汤加减可广泛应用在感冒、发热、热入血室、疟疾、败血症、渗出性胸膜炎、久咳、黄疸、腹泻、产后痢、急性肾盂肾炎、癃闭、水肿、囊痈等病症。可见其枢转气液功能对脏腑功能的生理病理影响是很广泛的。在治疗发热的病例当中,有结核午后发热用原方,有产后发热加归、芎、益母草、炭芥,有长期发热用原方加绵茵陈,有低热用大剂柴胡24克。还有热入血室加凉血药。有败血症加大黄,都有启发。说明临床上有不少热不盛的证候,都可用小柴胡汤枢转气液,和解协调表里以退热,只要再结合病因加用针对性药物即可。例如值得讨论的是疟疾,此病寒热有时,似典型的少阳病，但只按少阳病小柴胡汤类就不能治好。实际上《素问·疟疾》与《素问·刺疟》早已论述得较详细，认为“风之与疟，相与同类”，主张疟疾分六经证针治。当代对疟疾的研究倾向于认为，应把它作为一个有特异病因的疾病而作针对性的截疟治疗。即辨病治疗为主，而不是一般化的辨证论治。高德氏的《医案选编》有一例小柴胡汤加常山、草果、尖槟、乌梅治疗三日疟的验案。所加药味即属辨病，小柴胡汤属辨病的治疗。此案若非以辨病治疗之药为主，恐难取效。

近来，不少临床报道，运用小柴胡汤治疗半夜发病之证，如小儿夜半啼哭、小儿夜半抽搐、夜半发热等。夜半是子时，为人体一阳之初生之时，阳气生而出入受阻，诸症遂发。小柴胡汤助其枢达，故可治之。“少阳病，欲解时，从寅至辰上。”少阳病解时，恰是朝阳初照的卯时前后，自然界一阳之气已充旺之际。机体的阳气亦相应之。故少阳病若解时，多在此时。

四、三阳小结

总之，胆与三焦是疏泄、通调人体表与里之间广大区域的气液之府，故叫半表半里。又是初生的一阳之气游离出入、敷布之所，故主宰着太阳肤表的抗寒与阳明之里的耐热功能，是这二者之间的转枢、整合调节功能。少阳病主要是枢转不利导致这一功能紊乱，从而郁火内生，游火上炎诸症出现。经曰：“少阳之上，相火治之”，是概指这一病理倾向。

太阳病篇我们曾注意桂枝汤证刺风池、风府再服桂枝汤，麻黄汤证服麻黄汤出现烦-瞑-衄而病解与及阳明病篇“目不了了，睛不和”需急下之证，可能与丘脑下部的中枢前后调节有关。这里少阳病目眩咽干也应看作是伤寒后丘脑下两侧中枢整合调节紊乱引起局部反应的证候。故总而言之，这里提示了我们，三阳调节的根本都与丘脑下中枢调节密切相关。我们辨证论治的过程中，既应辨别它们的全身明显反应，更宜留心它们的局部反应证候，以避免因微少的忽略而成重大的遗漏。

经曰：“阳者，卫外而为固也”，“阳者府也”，所以三阳都应是机体适应外环境的调燮功能。三阴三阳，只是阴阳衍化、一分为三的名称，三阳的功能都与卫外有关。由于阳气的多寡不同，所处在机体的部位各异，就起着不同的作用，而六府的生理功能虽然各异，但它们主要从开、合、枢三者不同侧重点保证了阳气的卫外作用，协同参与着机体的各种适应外环境调节机制。另一方面，卫外功能，适外调节的直接作用是阳气，但阴液自始至终的参与作用却是必不可少的物质基础。五脏的整体调节和参与都应予注意。

五、太阴与太阴病

（一）太阴的涵义与作用

太阴又称三阴，按“以名命气，以气命处”的指导思想，它包含着大量的阴分充溢于内之意。《灵枢·营卫生会篇》说：“太阳主外，太阴主内。”《素问·阴阳类论》说“三阴为母”，《素问·阴阳离合论》说“三阴为开”，都概括地强调了三阳卫外功能以阳气浮盛的太阳为首，而三阴的营内机制，则以阴分充溢的太阴为主要基础。从这一意义出发，不难理解构成人体最大量的物质，是以水津为载体的精微充养全身而构成生命机体最基本、最大量的物质与阴分，故是“三阴为母”。

（二）太阴的生理

人体吸收输布水津、贮调水津的作用，应是太阴的生理功能。《伤寒论》常提及“脾家”（278条）的吸收运化水谷之精的功能。脾家，除脾脏外，还应包括胃肠之阴及其有关营运的功能。另外，肺有通调水道、宣发津气，“宣五谷味”《灵枢·决气篇》）的协同作用。脾的水谷之精与肺呼吸之气相合的“毛脉合精”，都供敷布、运送全身。大量的水津作为载体充满精微，输养全身，不但是机体赖以维持生命，生长发育的物质基本来源与基础，也是维持生命机体内稳态调节的基础。故曰：“三阴者，六经之所主也”（《素问·阴阳类论》）。

（三）太阴病病机——寒凝湿聚于内

所谓太阴病，是指受外邪后，脾家受寒，见时腹自痛，食不下，生湿下利等诸症。或寒湿郁而发黄，或寒郁气滞而腹痛，或水谷精气上输于肺受逆阻而胸下结硬等，总以水液输布障碍为主导的脾家之证候，治法当以温中为主。

众所周知，阴阳学说的相对性，对不同的对象与范围，性质区分各异。三阴三阳只是阴阳学说的进一步分化。例如，对五脏而言，肺为阳中之少阴（《灵枢·阴阳系日月》），十二经脉则从经脉在体表的循行部位来规定肺属于太阴。伤寒病应对整个人体而言，它的三阴三阳辨证既与人体全身的十二经络有基本的联系，但又有区别。区别就在于它阐明外感疾病为主，因而偏重于从阴阳的三分层次结构及其三分结构所代表的跨藏象系统，出现的阴阳生理、病理三层次来阐明疾病的演变与治疗。与十二经络手足络属还有触及重点不同，主与次的区别等。这种不同之处，是仲景根据《内经》阴阳的理论，结合伤寒病内部的传变规律，从临界床实践中总结出来。因此，仲景在外感伤寒证治中，太阴病主要是寒凝湿聚于内的病变，极少提及肺协助脾敷布水津、通调水道，“宣五谷味”的功能，而不列证，也就不足为奇了。

值得注意的是，范中林老中医曾治一个奇案。患者视物变白，或视一为二已两个月，全身无明显不适和既往史；舌淡红、苔白微腻稍紫密，白睛微现淡红血丝。认为此属寒湿犯肺，用麻黄汤，以半夏易桂枝，去桂枝，是不使增强发汗之力；用夏，取其燥湿散结之功。六剂而愈。名曰太阴歧视证。范老对太阴证理解之深，令人折服。范老还有一个痰湿犯肺咳嗽的医案，叫太阴证痰咳。二案都从痰湿着眼，认定为太阴证，确发人深省。同时也从实践上补《伤寒论》之未备。

由此可见，经曰“太阴之上，湿气治之”，显然是提示太阴病发病的主要倾向是外感后太阴运行输布水液的障碍致湿聚于内而已。

（四）太阴病义与临床应用

太阴显然意味着体内津液精微储调输布系统，包括脾肺两脏及其经络气化在体内的相应功能。太阴病主要是受寒生湿或致生寒湿的种种脾肺病证。

上文提到范中林老中医诊一视物变向、歧视两个月，认为是太阴证用麻黄汤去桂加半夏、六剂而愈及痰湿犯肺作太阴证论治获效，俱可为上述意义的佐证。有人报道一麻疹肺炎患者，身热、口鼻冷、便溏、尿清、脉虚缓，认为既有太阴寒湿、又有阴虚挟杂而用理中汤合地黄汤兼挟而治，颇值参考（郭子光《伤寒论汤证新编》）。据（浙江医大《伤寒论方古今临床》）所载，有些肺源性心脏病，腹胀、下肢浮肿、便溏尿短、苔薄滑腻、脉沉细弱，认为属太阴痰湿食滞而用理中汤加消导药而效，也足以开拓思路。

不少临床报道理中汤活用还治疗吐泻，久痢、冷痢、血证、便秘、肠梗阻、喜唾涎沫（高德《伤寒论方医案选编》）均可参考。

六、少阴与少阴病

(一) 少阴的涵义与作用

少阴,蕴指人始生之阴。《灵枢·本神篇》说"生之来谓之精,两精相搏谓之神",说明人之生命与成形的本始。故少阴之气实际上主要指精气神在全身,尤其在心肾功能上的反映。少阴又称二阴,《素问·阴阳类论》说:"二阴为里"、"二阴为雌",概指少阴在三阴层次当中所处的第二层势位。《素问·阴阳离合论》又说"少阴为枢"。这里的"里"与"雌",相对于太阴之"表"与"母"而言。枢是枢纽、关键,比喻少阴功能在机体内稳态调节上处在枢纽性的第二线的物质储备与功能的操纵调节之上。

(二) 少阴的生理功能

所谓少阴的功能就是心肾的若干主要功能的体现。少阴的阳气来源于肾中元阳,即命门之火及心之君火。它枢转敷布、温煦着全身脏腑组织,是生命存在的动力来源。如它一方面温煦着脾家与胃家,使阳明得以"合",太阴得以"开",使水谷之精得以形成与敷布全身,并受水谷之精的不断充养,以期维系着自身的恒存。同时它能以神御精,使太阳肤表有足够的感觉保护作用,又能藏精化气,使太阳有充足的阳气敷布于表,司其卫外的功能,以及使水津排泄,这是少阴作为太阳之里的很重要的功能,其阳气又游离敷布于少阳,以使气液枢转全身上下、内外,协调全身。

少阴以真阴为本,真阴即肾中元阴,来自先天,受充养于水谷之阴精,又是元阳的物质基础,不离元阳敷布全身,使元阳充分发挥全身的主导调节作用。少阴之阴包括心阴与肾阴,它们上下交济。正由于心肾阴阳相交济,才能完成少阴的全身枢纽调燮作用,这里包括以神御精,化精养神,藏精化气,以气行血在全身的调节作用,也就是它的枢纽作用。

(三) 少阴病病机

1. 心肾元气耗伤　"少阴之为病,脉微细,但欲寐"。脉微细,是邪伤少阴心肾,致心脉运行;邪阻遏,故见微与细。寒邪伤,刚气衰少可见此脉;热邪耗,阴血少而滞行,脉亦细,总是气血循行障碍。"但欲寐"即精神委靡,情志淡漠、昏沉、恍惚如寐之状,为心肾受邪所伤,致精不养神,神不自充之故。故少阴病篇各条或烦或躁均是最宜细辨的眼目。因为这是辨别心肾受邪的少阴病主证。蓝克信氏指出,少阴病是急性热病病程进入微循环衰竭冷(暖)休克阶段的危重证候值得参考。范中林老中医对诸如头痛、哮喘、喉痹、心悸、偏枯、虚损、淋证等很多慢性病元气虚损致全身衰弱者,均认为是心肾受损伤,作少阴证论治,寒者大剂四逆汤辈,热者四逆散类,每获奇效。这就从临床实践上对少阴病病机提出很有意义的启发。那就是心肾受邪过程中,中心是神-精-气这生理调燮链的损伤或障碍,即关系到人体生命之能的储备及其枢纽调节系统的紊乱或损害,就是少阴病的要害与本质所在。

2. 寒常伤肾阳,热先耗心阴　图 16-6 所示,若寒邪从太阳而来,或直中少阴,令阳气耗伤,必小便色白,宜麻黄附子甘草汤、麻黄附子细辛汤表里双解。或真武汤、附子汤温化少阴之阳而解。若太阴吐利伤及少阴阳气,出现厥逆肢冷,当急用四逆辈。若厥逆无脉,更宜通脉四逆汤类。所有寒厥证是少阴病的危重证候,应予重视肾阳的温煦为急务。

若热邪犯少阴。可轻犯少阴经,致咽喉作痛,有诸清热、祛痰、润燥方。热邪扰心,少寐,宜黄连阿胶汤。热邪犯少阴兼津伤热结致阳明府实,腹胀、咽干、心下痛等宜大承气汤急下。若热邪伤阴又致下焦湿热、下利、小便不利心烦者,宜猪苓汤。若少阳枢机不利,热

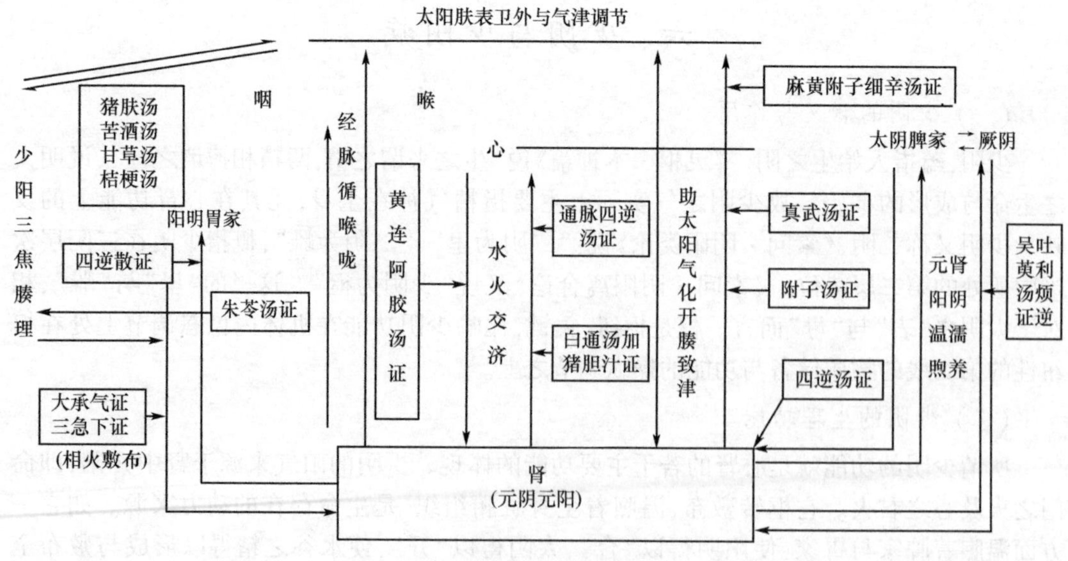

图 16-6 少阴生理与证治图示

郁于中,耗伤元气,不能温煦四肢者,宜四逆散。诸热化证,常先上耗心阴,又及阳明,不可不察。

《素问·六元正纪大论》说:"太阳寒化,施于少阴,少阴热化,施于阳明。"故少阴病既有寒化、又有热化的一面。少阴为太阳之里,是太阳阳气的直接输送化生者,故太阳表寒会直传少阴。少阴之阳气,来源于阳明充养,故少阴之热证,常传犯阳明。另一方面,从上述少阴病各方证来看,各方证也有轻重之分,说明对少阴心肾这一生命之能的储调系统的侵害程度,有轻重之差异,凡未伤真元不可辄云重证,病不离少阴经脉又不可谓其非少阴病。

少阴的生理与少阴病方证对照详见图 16-6。

《内经》说:"少阴之上,热气治之",又说:"少阴之上,名曰太阳"。《素问·阴阳离合论》当是指少阴发病的热化与受太阳寒水影响这两种主要倾向。《伤寒论》少阴篇实际上已从临床实际上对寒化与热化这两点作了具体化的阐述,尤其对太阳寒水兼少阴寒化作了更为明确的阐明发展,为指导后世临床做出了卓著的贡献。

(四)少阴病义与临床应用

少阴以真阴为本,内寄元阳,心肾相交,水火相济才能完成神、精、气的枢化与调节作用。故不论是急性病,还是慢性证候,危及元气耗伤,精气枢化失调导致出现休克、衰竭、神气耗伤等即是少阴证的表证。若神、精、气枢转化生障碍,心肾水火不济,则易产生寒化与热化两类证候。寒常伤肾阳,热先耗心阴,故而常出现出上热下寒、假热真寒、标热本寒之候。因此也少不了上从下取之治则。范中林老中医在临床实践上经治了不少属少阴证的鼻衄、头痛、哮喘、咳嗽、喉痹、舌强、心悸、气厥,概用温煦下元的四逆汤加味而愈,药到之处,沉疴遂起,令人启发良多。这一类少阴证,虽然病见鼻衄、喉痹、头痛、喘促、舌强、气厥诸上逆之候,但必有舌质淡白、苔润有津、面色晦暗无泽、神疲、恶寒、四肢清冷、口不渴或不思饮或喜热饮、夜尿多、脉弱等之特点。例如范老治一例脑震荡后遗症九年,患者舌强咽干,晨间为甚,温水漱后才能说话,纳差畏寒,右上肢麻木,下肢沉重,动则气喘、目窠浮、神乏、伸舌左偏,舌苔灰白腻、脉沉,此为少阴阳衰阴盛证。以四逆汤、制附片(久煎)60 克、干姜30克、炙甘草30克，服一剂即觉舌强好转，能说话，七剂后转合理中汤调治而舌强诸证基本治愈。

恽铁樵氏认为少阴寒化证急用附子的关键在于辨证用药，有如下三点：一辨脉，以“脉硬汗出”为特征。这一经验，来源于仲景“病人脉阴阳俱紧，反汗出者，亡阳也”。二辨舌，以“舌色干枯”为特征。舌色干枯如荔枝壳、色紫棕如劫液状，是肾阳虚衰、津不上承所致。正如《伤寒本旨》所云：“干燥者，阳虚不能化津上润也”。三辨汗：以“肌肤津润”为特征。是阴盛阳衰、虚阳上越之象，谓“肌肤津润，其肤必凉；热厥指尖凉，阴证腕背面肤凉”。指出：①腕背与手背先冷，此是亡阳之征兆；②手腕肤凉，全手皆凉，此为亡阳之证，用附子最有效；③四肢逆冷，冷过肘膝，此为亡阳危候，急进附子犹可转机；④体温外散，肌肤冷涣汗出，此时阳气已绝，再用附子难以挽回。这些经验，都有其理论依据与临床实践基础，颇足参考。

少阴证也有些热化证治，多为热邪循经络上犯，致咽痛生疮，或耗心阴于上之心烦不寐等证；也可看成精气枢化通路痞塞与失衡的反映。热厥之四逆散证，从药测证多倾向于属肝脾证治。从厥证治方看它，则属于精气枢化失衡的病理范畴，应属少阴证，用此方是对它另一功能的使用。如范老治一女性，小便不畅十余年反复发作，尿道灼痛，淋漓不尽，见四肢不温、舌尖边红、苔白滑，用四逆散助精气枢化，加桔梗，茯苓升降利水通淋，半月而愈。也算是个例案。

七、厥阴与厥阴病

（一）厥阴的涵义与作用

厥阴又称一阴，故阴分最少。《素问·阴阳类论》说“一阴至绝作朔晦”，“一阴为独使”，就意指一阴如月亮之暗尽转初明，已到阴尽阳复、交通阴阳的势位。厥者尽也。即《素问·至真要大论》云“两阴交尽”之意。其中“交”字，可理解成交合或至之意。“交尽”应是意指此阴分从两阴交汇余阴而成，而从太阴与少阴至此厥阴，阴分从多到少，是最后也是最有限的阴分层次之意。肝为厥阴之脏，又是“罢极之本”，（《素问·六节藏象论》），联系“罢极”来认识“尽阴”，就不难理解厥阴已是疲劳或衰弱的最末调节的储备机制。因为厥阴者，肝与心包也。心包为心之外卫、也能助心主血；肝主藏血，都内寄相火。故《素问·阴阳离合论》说“厥阴为合”，意指它主要依靠合藏阴血，并内寄相火以应机体不时之需。它既与太阴的大量水谷精津的开放、敷布全身不可比拟，又不能与少阴心肾枢化精气以燮理全身同日而语，而是最有限、且是最后层次的阴分燮理系统。

（二）厥阴的生理

厥阴的功能，就是肝与心包的若干主要功能的体现。肝阴的来源有三：一是从肾精化清血而归于肝，由于肝阴常得肾阴充养，故又叫肝肾同源。二是中焦取汁奉心化赤为血而藏于肝。三是中焦的精气散精于肝而充养肝的气阴。故肝阴实际来源于太阴与少阴，即“两阴交尽”的生理内涵。肝阳亦来源于肾中元阳，与心包同内寄相火。由于厥阴有储藏来自两阴的阴分与阳气的作用，又曰“厥阴为合”。而寄藏的目的是为了用，为了不时之需，实际上是调节作用，肝喜条达主疏泄，有疏泄脾胃气机、敷布相火与贮藏调节血液的运行作用，故能以其储备的营血濡养脏腑，以其内寄的相火温煦四肢百骸。这就是它协调太阴之表与少阴之里的“独使”作用，也即以营血储调循行是三阴之津液、二阴之精气的交通输送作用。

（三）厥阴病病机

厥阴病篇原文较多遗失而显得支离破碎，引起不少争论，因而被称作“千古疑案”。为避免争论引起的迷惑，在此仅从公认的毫无疑问的原文入手讨论，以图从大处着眼来认识它的本质。

1. 寒遏厥阴，气火郁阻 “厥阴之为病，消渴，气上撞心，心中疼热，饥而不欲食，食则吐蛔，下之利不止(326)”。这是厥阴篇第一条。此条症状的病机，如果作杂病用脏腑辨证，有可能会被作为肝肾阴虚论治，但纵观厥阴篇全文所论，可以肯定无一可支持这种认识之处，并且无主治阴虚之方。而被公认能主治此证者，是治疗吐蛔肢厥的蛔厥证主方——乌梅丸方。笔者认为，伤寒至厥阴，不论直中，或是传变，已是最后阶段。但不见里寒，却见此一派相火内郁之象，唯一的可能是厥阴之阳气为寒邪所闭遏，激发相火所致。寒遏相火，火欲上突则气上撞心，心中疼热；相火横扰中焦则消渴、饥不能食。此中道理，与太阳伤寒会出现烦躁、发热无汗、身痛表实热闭遏的大青龙汤证的机制相仿。而乌梅丸方恰可以细辛、桂枝、蜀椒以散肝之寒邪，附子、干姜以助肾中之元阳，正合“肝欲散、急食辛以散之，以辛补之”。而取黄柏、黄连清内郁之火，合乌梅酸以泻之，以酸苦为阴之故；再加当归、人参补血益气，使厥阴之寒可散、热可泻气血得复。方中药味虽多方兼顾，仍以辛散为主，因而是较合适治疗厥阴病的主方。

2. 营血异循，相火勃发 厥热胜复显然是厥阴病篇所特有的证候，也是上述证候的进一步发展。因为上证失治，寒郁闭遏既久，若寒邪胜则必厥，以阳气郁不能温达四肢之故。若阳气郁而化火胜则火气外发时必发热。古人云，厥阴在生理上原为阴尽阳复之脏，具有交通阴阳、调燮阴阳平复的作用，正如少阳有调燮寒热，使寒热往来恢复的作用一样。这种认识需要深化，到底人体的一阴是什么物质，具有这种性质并能完成这一功能呢？显然，唯一的可能是上面生理功能提到的受肝与心包储备调控的营血。营血储调系统通过其循行内以交通协调两阴津液与精气所，外以载附一阳之气出入，从而完成交通阴阳的作用。《素问·天元纪大论》说“君火以名，相火以位”，既然君火有名不主令，相火代君宣化火令。那么宣化火令的是内寄于心包与肝的相火，而相火又即是人身的动气，显然主要是指载附于营血之中的一阳之气，此是生理。一旦人之阴分受损，则营血循行异常，相火妄动为贼邪，或风火相煽即是病及厥阴的标志，此是病理变化。纵观各家相火之论，大致如此。

厥热胜复这一证候表现，不论我们是否见过，但就其病理本质来分析：厥是营血不能营四末，或逆而上行，热是相火勃发，交替出现必是受邪阻遏。所以厥热胜复正是厥阴这一营血储调系统受寒邪遏伤后阴阳调燮危机的直接反映；或者说是发热与微循环障碍交替出现是机体正发馈与负反馈的自身调节的特殊状态。就像前后摇摆欲坠的自行车，取决于骑车者最后的控制自稳能力一样，厥阴的自身调燮尚受全身阴液与阳气最后的支持与影响。故《伤寒论》把发热与厥的时间相等与否作为观察机体寒与热、邪与正相争是否平衡的标志。若寒邪胜则厥不回而正气消亡，若阳热胜则寒邪退厥自止、机体向愈。这种从生理上阴尽阳复到病理上的厥热胜复的机制，恰恰又直接反映了肝为将军之官，又是罢极之本的特性。

（四）厥阴病相关证

若寒邪伤肝，里无盛郁之相火，气血受寒不能温四末，致十足厥寒、脉细欲，宜散寒血温经，是当归四逆汤证。如肝胆气机郁结，阳郁于里，手足不温之热厥证，或热厥往来、腹痛、泄利下重者宜参少阴篇四逆散证。若中焦虚寒不能散精温养于肝,至肝胃之气挟寒浊上逆是吴茱萸汤证。若肝郁已化热,下迫大肠,热痢后重,是白头翁汤证。若厥阴之郁热犯上焦,宜从上宣散,轻者为下利后虚烦,是栀子豉汤证;重者邪热结在胸中,手足厥冷、胸满心烦、饮不能食,是痰热扰厥阴的瓜蒂散证。若厥阴郁热上冲,咽喉不利、唾脓血,同时热又下迫大肠至泄利不止,并且热困于中而手足厥逆者是麻黄升麻汤证。若下利厥逆而又内拘急、大汗出、热不去为少阴阳气虚衰不能温煦厥阴的四逆汤证。篇中其余方证与厥阴病相类似,宜相鉴别。

厥阴的生理联系与厥阴病相关证病理对照详见图16-7。

厥阴病常来自他经传变,也可以直中。但应注患的如《素问·六元正纪大论》所说:“阳明燥化,施于厥阴。”故阳明病热盛伤阴迁延常会病及厥阴。如先发热而后厥的热厥证,厥热胜复证就是这种传变途径。

总之,厥阴病病机主要是寒邪遏阻厥阴,阴分受损,营血异循,气火受郁,或从内攻,或外发不达,或郁热上窜下迫,或厥热往来等。从寒遏到火郁都伤元气,并产生出寒热错杂、虚实相因、阴阳胜复的证候来。这一切,最后取决于衰弱的正气最后的调节能力。尤其是厥热往来时,元气胜则可望恢复,邪气胜则气尽人亡。生命直接取决于厥阴这最后的内稳态调节系统及令身气阴对厥阴的支持调燮力了。

临床上不少晚期肝病患者衰竭之时阴分受损、营血异循而又郁火上攻下迫等,虽然无寒邪阻遏不一定见厥热往来,但这种垂危病人似较多见“回光返照”,这从本质上说也是厥阴病正邪胜复的反映。另外,结合厥阴温病血分证动风动血的证候特点来看《内经》所谓,“厥阴之上,风气治之”,那么《伤寒论》的厥阴病应是由于厥阴寒邪遏阻、营血异循、相火窜伏,正邪胜复表现出的善行与多变的发病证候倾向是为“风”之病变。

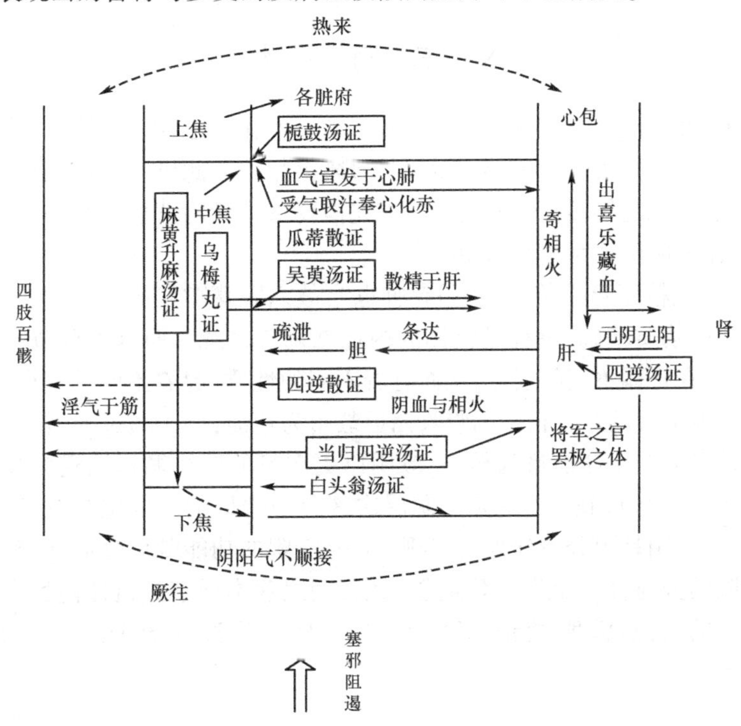

图16-7　厥阴生理与证治图示

(五) 厥阴病义与临床应用

厥阴是肝与心包储调营血的系统，是三阴调节的最末层次。寒遏脏腑，气火内郁，可见气上冲心诸证。营血循行异常，相火勃发则可见厥热胜复、动风动血诸候。这里所说的营血循行异常，我同意孙晓云氏提出的"冲脉经气逆上"，产生的条件是脾气虚或阴虚。此见解颇有创见，但我觉得其意未尽。气血菀于上致厥逆，或营血不能温行四肢致肢厥等。俱是"阴阳气不相顺接"，俱可视作营血循行异常。目前临床罕见的厥热胜复应是一种特例，终究是营血储调系统自身紊乱的反映。这在病理上是完全可以分析理解的。例如，不少人公认乌梅丸方可治寒遏脏腑，气火内郁之消渴、气上冲心诸症，而张子辉氏却能以之治疗营血异循的崩漏证35例，病例多属西医的功能性子宫出血。这些病人多寒热错杂，经水淋漓不断、色暗红或有血块，头晕耳鸣、咽干、饥不欲食、阵发性心悸烦乱、手足厥冷、便干尿黄、脐部压痛、脉沉缓或濡滑。这些病人每寒热挟杂、虚实相因，用乌梅丸方加味，多能取效。例如乔×，29岁，患者于2个月前足月顺产，至今流血、淋漓不断，西医检查子宫复归良好，注射止血剂无效。近两天出血突然增多、有血块，腹痛较重，阵发性心悸烦乱，脐部跳动。干呕不能食，头晕目眩，手足发凉，面色苍白，胃脘及脐部压痛明显，舌质淡红苔黄厚，脉象沉滑。用乌梅丸方加阿胶、仙鹤草、三七等两剂血止、症大减。观察五个月，月经正常。这些病人心悸烦乱而又手足厥冷、经水紊乱，就是从寒热挟杂乃至产生营血异循，相火勃发的某种反应。颇值思考。

另外，手足厥寒、脉细欲绝的当归四逆汤证，也是受寒邪后阳气遏阻，营血循行受阻的表现。范中林老中医就以此方治疗一些坐骨神经痛的寒痹证。总之，中心是营血储调功能的病变，而与这一中心有关的脏腑病变，就常寒热挟杂、虚实相因地反映出来。注意这一点时，对临床杂病如厥证，支气管扩张咯血，蛛网下腔出血、高血压等病的治疗是很有启发的。

八、三阴小结

少阳之气枢转津液于胆与三焦之府，枢转不利亦生相火之病。厥阴之气寄藏于阴血之中，阴分受损、营血异循、相火生而善行多变，即风火相煽。此风，实从营血循行异常而来。少阳厥阴相表里，少阳之气转枢气液的功能首先需要来自厥阴营血循行的内在物质保证与支持，气津与营血的阴阳关系相互为用。

经云："阴者，藏精而起亟者也"，"阴者脏也"，故六脏藏贮精微物质的功能都是生命机体赖以新陈代谢的物质基础，也都是机体的内稳态调节系统。而这种调节，由于各脏阴分物质多少而异，处在机体不同的层次，从而有着不同的性质、起着不同的调燮作用。太阴以大量的津液为主要成分的水谷精微的吸收储运敷布为功能；少阴通过神-精-气的生理链，以中等量的物质储备调节生命能量为核心；厥阴以更次量的营血循行调燮为基调，从而完成机体三大层次的内稳态调节。这就是三阴层次区分与辨址治疗的主要意义之一。按照阴阳离合论的观点，三阴是阴分一分为三，合则为一；三阴的功能既可分而又密切联系而成一体的。三阴三阳的分与合亦如此。不赘述。故三阴之病本质上是机体内稳态调节的紊乱，尤其是伤寒之后的"无热恶寒"之证，必然是三阴之病。反之，不等于说三阴病必无发热，详见各篇即可知悉。

九、六病总结与质疑汇释

(一) 六病总结

通过上述各节的分述,人们可以清楚地看到,十二经脉仅是三阴三阳的一个组成部分,并由它的循行路线所在体表的部位及所络属的脏腑而定性,并冠名于经脉之前,曰何阴阳何脏腑经。而《伤寒论》“六经辨证”的实质是三阴三阳病的六个分证系统。但三阴三阳病理系统并非虚名强立,故不能以八纲或变相的八纲辨证来理解它。因为它根植于五脏六腑六大经络及其气化的生理功能,是此六系统阴阳气演化与联系及其病理改变,结合外感疾病的实践,从而科学地确立的六大病理层次。还可以换一个角度认识它,六经辨证实质上是阴阳学说的衍生物——三阴三阳理论,藏象经络学说与外感临床实践结合的产物。前者是中医理论体系的自然哲学基础,中者是中医医学自身的基础理论,后者是外感疾病医疗实践的总结。张仲景创立的六经辨证体系,可以说是医易结合在历史上第一个重要的里程碑(因阴阳学说是易学的灵魂)。因此,六经辨证体系与脏腑经络气化学说有大同,更有多异之处。要认识它,知其同不难,解其异却不易。例如,仅知手足太阳经为膀胱、小肠,何以能理解其主表的作用?更难认识麻黄汤与桂枝汤作为太阳病主方的意义与小肠、膀胱的联系。仅知脏腑经络学说,就不可能认识三阳病的恶寒、恶热、寒热往来外感发病传变热型与层次的机制;仅知手足经的络属关系,显然不足以透彻地认识它们同属在一个层次的阴阳系统中的意义。问题的产生从根本上说,是由于三阴三阳辨证从纵合的角度分析人整体阴阳气多少异用为本,结合以脏腑经络生理功能为标的。在先哲眼里,经络是通路,脏腑是阴阳气舍节之处,三阴三阳还应有它在躯体层次结构的归属等。据此三阴三阳与经络之间相关又有明显区别。仅以脏腑经络气化生理功能辨证还何须立三阴三阳之名以分病辨证?这是显而易见的。但长期以来,由于很多人不理解这一基本出发点,以致见标不见本,甚至本标倒置,从而产生出很多“不解之谜”。诸如太阳病咳喘与太阴肺的关系如何,太阴病为何只言脾不及肺,伤寒是否传足不传手经,如何评价厥阴病等。实际上太阳是指人体巨大的阳气充盛于表的抗寒调节功能为中心,及与此相关联的水液直接排贮功能,并主要体现于足膀胱经功之上,自然与小肠也有牵连。太阴是阴分最多的层次,其生理功能是指人体水谷精津的吸收储备为主的调节(运化、敷布)功能,病则生湿为主。故以脾家运化功能为主,以肺宣化功能为辅。只要从三阴三阳的实质内涵来理解,此类问题不难冰释疑云。而厥阴病的实质,也只能是营血储调为中心的脏腑经络功能系统失调的病变。另一方面,三阴三阳病变也必然会影响各脏腑经络的病变,从而产生出六病的诸多变证、兼证、相关证与及鉴别证来。传变的病所,往往反映了六病与各脏腑的联系,传变的性质,由阳气与津液受邪遏伤后如何进一步演变而定。各节中以内经为依据的生理联系图与《伤寒论》方证表所反映的病理联系都十分切合,也就充分说明了这一点。

(二) 质疑汇释

1. 日传一经与病愈日,欲解时释疑 《伤寒论》有“日传一经”的提法。如“伤寒一日,太阳受之”,显然出自《素问·热论》“伤寒一日,太阳受之”的影响,是承袭《内经》的一方面。但书中也有“伤寒五六日”、“中风六七日”的论述,这是实践中的真实记录,与《内经》“日传一经”不相符的记录。按照《伤寒论》篇次,六经的层次是太阳-阳明-少阳-太阴-少阴-厥阴。用“循经传”的经络观点解释不能成立的。因为十二经络循行手足阳经相连,并挟在手足阴经之间,次序显然不同。而上述层次是按三阳-二阳-一阳-三阴-二阴-一阴的阴阳消长太极循环论第次相传的。中心思想是外感邪气,主要指寒邪侵袭人体后,正常的阳气消长受阻而改变,导致时空改变一传经,而人体与自然界同步的阴阳消长首先以一日为周期,同步消长改变,故有“日传一经”的古述。这显然与古代医易相关的理论有关。与此相关的是“病愈日”与“欲解时”问题。《伤寒论》说:“发于阳,七日愈;发于阴,六日愈。以阳数七、阴数六故也”(7)。据陶治中氏研究,“七日愈”来源于《周易》“七日来复”的天象自然数。“发于阴,六日愈”来源于地理的五脏五行生克循环数。而实际上以人体阴阳脏腑而言,发于阳者与六腑相关,第七日为第二周期之始日;发于阴者与五脏有关,第六日为第二周期之始日。故应是机体阴阳消长重建稳态最有利的“病愈日”。“欲解时”与此意义相似。太阴为三阴,故欲解于一阳初生之中心子时;少阴为二阴,欲解于阳气初长之中,心丑时;厥阴为一阴,欲解于阳气长之第三对,即中心寅时。阴尽阳生,少阳欲解于阴之将尽的中心卯时;太阳为三阳,欲解于一阴初生之中心午时;阳明为二阳,欲解于阳之将尽的中心酉时。

总之,三阳解时,在三阳旺时而解及阳盛得阴而解;三阴解时,亦在三阳初旺时而解及阴盛得阳而解。《伤寒论》以生阳为本之故,总与太阳在天体的运动与人体阳气的消长有密切的关系。“欲解时”是最有利于阳气恢复,使人体与自然界阴阳消长同步的时机。当然并不一定“不治而愈”。“病愈日”是天人相应观指导下认识恢复人体与自然界阴阳消长同步人体脏腑内周期的内在时机。“欲解时”是天人相应中自然界因素为主导的外在时机为主导的外在时机。

2. 标本中气释疑 《素问·六微旨大论》说:“少阳之上,火气治之,中见厥阴。阳明之上,燥气治之,中见太阴。太阳之上,寒气治之,中见少阴。厥阴之上,风气治之,中见少阳。少阴之上,热气治之,中见太阳。太阴之上,湿气治之,中见阳明。所谓本也,本之下、中之见也,见之下,气之标也。”这就是《内经》的标本中气学说。它以人体三阴三阳为标,六气为本,一是阐明了二者之间的主从关系,即人要适应自然外环境的关系;二是揭示六气与三阴三阳的某种对应关系。三阴三阳的病理生理及其发病主要倾向,不但有外感六气的因素,更有对应内生“六气”的病理系统。故我们上述各节阐述的三阴三阳又是人体内生“六气”的生理基础。古人认为,标本中气的“中气”,是标本之间所维系的阴阳表里关系。它调节气化盛衰,使阴阳配偶而起枢机作用。实质是三阴三阳的某一阴与阳之间在一方病变时,另一方起着调节作用。即太阳寒化病变时受少阴阳热的支持调节,病则如20条桂枝加附子汤证;少阴热化病变时受太阳津液贮调的调节,病则如319条猪苓汤证;阳明燥化病变时受太阴津液调节,病则如247条脾约丸证;太阴湿化病变时受阳明燥热调节,病则如279条桂枝加芍大黄汤证;少阳相火病变时受厥阴营血的调节,病则如269、270条证示;而厥阴营血失调时,风从内生,受少阳气津的调节,病则如379条小柴胡汤证。总之,标本中气学说是阐述在六气外感环境下,人体三阴三阳相感病变的三者间的关系,这对帮助人们理解与认识六经辨证的本质,有着很深刻的启发作用(图16-8)。

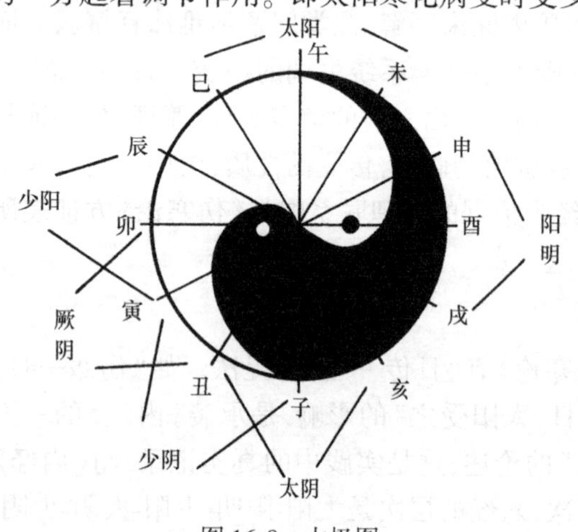

图16-8 太极图

其中涉及标本从化问题，原意说太阳少阴因标本异气、寒热两极，故可从标从本。阳明厥阴因燥从湿化，风从火化，同气相求，故不从标本，从中气。少阳太阴因标本同气，故从本，实际上从化问题主要指出外感六气后三阴三阳发病的转归。太阳的生理是巨大的阳气充盛于外的抗寒调节为中心，感寒后必然或从寒、或从热两极转化。故太阳病篇既可有汗后发热头眩的真武汤证，又有汗后脉洪大的白虎加人参汤证。少阴的生理是神、精、气化之所，藏精以稳内，化气以助太阳御外，若外感后生理功能障碍也会寒热两极转化。故少阴篇有不能气化助阳则寒化而有真武汤，附子汤证，四逆汤证；又有藏精稳内障碍的黄连阿胶汤证，猪苓汤证、乃至四逆散证、少阴三急下以存阴证。故太阳少阴从标从本。阳明的生理是耐燥热的调节为中心，外感病发的转归只有赖太阴津液的多少存亡而定，故有白虎汤清热不伤阴，或急下以存阴为主要宗旨。若阳明中寒，必从湿化。厥阴生理是营血储调以维系内稳态，又受少阳游离的气津相助以运行调节。外感受邪所阻遏，营血循行异常，则相火勃发，风证内生。此时津与精难助，必先赖疏泄以通阳和阴，故赖少阳的气津的疏泄凋和，故病则有379条的小柴胡汤证。因此，阳明厥阴的病理生理特点不从燥化、风化，而主要赖太阴、少阳而定转归。故说"从中气"。少阳的生理是游离的阳气以调燮寒热，外感后阳气阻遏，唯有化热化火。故说从本。太阴的生理是大量的津液敷布储调以稳内，外感受邪、必津液凝聚成湿、故说从本。综上所述，标本从化指出三阴三阳的外感后发病主要转归，是由三阴三阳自身的生理病理特点决定的。《伤寒论》均有方证证实了这些理论。

上文指出，太阳病抗寒调节为中心，阳明病以耐燥热调节为中心的病变，但《金匮要略》有"太阳中暍"，《伤寒》有"阳明中风"、"阳明中寒"，又该如何理解？太阳之表的生理是散发大量的阳气以御外，但又受日射的影响，暑热交迫又反迫胸中，内迫阳明之里，故太阳中暍仲景用白虎加人参汤、清里益气。其中中暍的"发热恶寒"、"若发汗则恶寒甚"，是与太阳伤寒鉴别之处。故太阳中暍，着重在中暍，从阳明出太阳而解。"阳明中寒"未见治方，191条说"阳明病，若中寒者，不能食……"，243条"食后欲呕，属阳明也，吴茱萸汤主之"。此证属阳明、不能食，用吴茱萸汤应予考虑。可见，若阳明中寒，重在中寒论治，或"实则阳明、虚则太阴"从太阴论治。

如上所述，"日传一经"、"病愈日"、"欲解时"、"标本中气"都是在天人相应观的思想指导下阐明人体与天地自然的阴阳消长同步及相感而产生的阴阳变化的病理生理。目前，人与自然的阴阳消长同步的生物钟理论已广为人们所接受，而对这种阴阳相感的信息能量传递的客观途径却知之甚微，尚待研讨。"日传一经"的古述也许古代多见，现代难觅。但显然它只是阐述在天人相感应作用下，人体阴阳失调时则易依三阴三阳六层次的阴阳消长次序相感而产生病变而已。阴阳失调获得恢复最有利的内外时机是"病愈日"与"欲解时"。疾病是否传变或痊愈，应视感寒后机体内阳气与阴液的具体演变如何而定。这是我们对多年以来的争论与疑义的认识。结论只有这样，才较客观，较符合历史唯物论。

《伤寒论》的六经辨证(图16-9)，实质上是六病分证系统，而六病的确立，则为后学阅读(伤寒论)起到纲举目张的作用。而且也体现了《内经》"生之本，本于阴阳"，"治病必求其本"的指导思想，并使之具体化而为辨证论治的纲领了。

六经辨证系统(归纳)
- 阴阳失司证(主导、本、二阴三阳之名以之辨证的意义所在)
- 脏府经络失调证(标之常、阴阳气舍节之处与通路)
- 三阳空窍证(标之异)

图16-9　六经辨证系统归纳图示

最后必须回答的问题是，“古方今病缘何相能？缘何不相能？”谓“古方今病不相能”是指随着人类社会的进步，时代变、环境变，人类疾病谱也在变。一是变得多因素、复杂化了，二是产生古所没有的新疾病等。这些新疾病是现代化科技生产环境等条件下产生的，是古代所未记载的。同时，由于人类总是不断有所发现，中医学也在不断进步发展的。经方在过去与现在都不可能囊括治疗所有的疾病，而仅是部分的疾病而已。故仲景师也明言：“寻余所集，思过半矣。”这是古代科学家当时实事求是的科学态度。从这种意义上去认识说，“古方今病不相能”是正确的。

3. 古方今用释疑 现代中医在中医现代化的实践中，发现上述问题仍可通过古方活用研究取得较显著的进展。一是对多因素、复杂化的疾病采用辨证论治的方法与思路，拟以方证相对、合方对证等方法治疗。而对新疾病也有不少通过活用古方而行之有效的。

从实践回到理论上来认识“古方今病缘何相能”的问题，从上述各节图示比较中提示，《伤寒论》方证与《内经》阐述的生理功能是基本吻合的，其中有此生理功能联系的环节未引起后世的重视与阐发，在《伤寒论》的方证上却基本得到反映。换言之，六经证治体系又基本反映了作为人体科学的三阴三阳基本生理绎构各环节的病变与治方。这是经方历千年之久、屡用不废的理论基因。但时代变，环境变，人类疾病谱变，也不能老固守经方一成不变，要充分与深刻地认识前人的成就与实践基础上不断发展新方。活用经方也要善于，应变，才能做到“以不变应万变”。后学者也只有这样才不致迷失方向，并摆正老树干与新枝叶的关系——学好仲景学说才能为学习中医垫好基础；并充分认识，中医现代化不能不要仲景学说。

表 16-1 三阴三阳六病分证归纳简表

证治 六病	阴阳失司证	脏府证	经络空窍证	舌脉证	治法
太阳病（抗寒泄水失司）	恶寒发热	小便不利、汗出失调蓄水	头痛、项强、鼻衄、烦	舌质淡红润、苔白根腻、脉浮	汗法解表
阳明病（耐燥热与传导糟粕失司）	恶热、发热、潮热	口渴、便秘、燥屎	目不了了睛不和、目痛鼻赤	脉洪大、舌红苔干	清法、下法
少阳病（寒热整合失司）	寒热往来	胸胁苦满、胁痛、心下痞	口苦、咽干、目眩	苔薄白、脉弦	和解法
太阴病（储调津液失司）	恶寒、腹满而痛	下利、时腹自痛	四肢温	脉缓迟	温中法、祛寒湿
少阴病（神-精-气枢化失司）（生命能量储调）	形寒，但欲寐、神衰	心烦不寐、脉微细	咽痛、心烦、四肢厥冷	舌淡、脉迟微细	温下法或清上导下法
厥阴病（储调营血失司）	厥热往来	气上撞心、心中疼热、饥不欲食、食则吐、下利	头顶痛、吐涎、肢冷		祛寒通络、养血理肝

十、三阴三阳生物源流

阴阳者，“万物之纲纪”。天地之阴阳产生人之阴阳，而人的阴阳也是从生物进化而来。因此，不妨从生物进化史认识阴阳史，即以之认识人类三阴三阳衍生史。

“太虚寥廓、肇基化元。”《素问·天元纪大论》指出了无际的太空从无到有。而从太虚到太极的世界及从太极分两仪，即阴阳，是易学最早提出的基本点。阴阳衍化，一分为三而分为三阴三阳，如从生物进化史来认识的话，单细胞生物到两胚层辐射对称的栉水母动物，尚似阴阳衍化尚未完全衍化。从两侧对称三胚层的扁形动物开始，就产生了阴阳的一分为三的衍化。似由于三胚层的扁形动物开始躯体多平行于地面，阴阳方位渐确立而分化（图16-10）。

《素问·阴阳离合论》说："前曰广明，后曰太冲，太冲之地名曰少阴；太阴之前，名曰阳明；少阴之前，名曰厥阴；厥阴之表，名曰少阳。"综合《内经》及十二经脉所述，人体的三阴三阳是一个左右对称的三层次管状结构。这与三胚层的两侧对称结构是吻合的。如上述，躯体横切面之上是生物之背（向上）、藏三阳二阴，切面之下是生物的胸腹、为二阳三阴，两侧为一阳一阴；外为阳，内为阴（图16-10）。

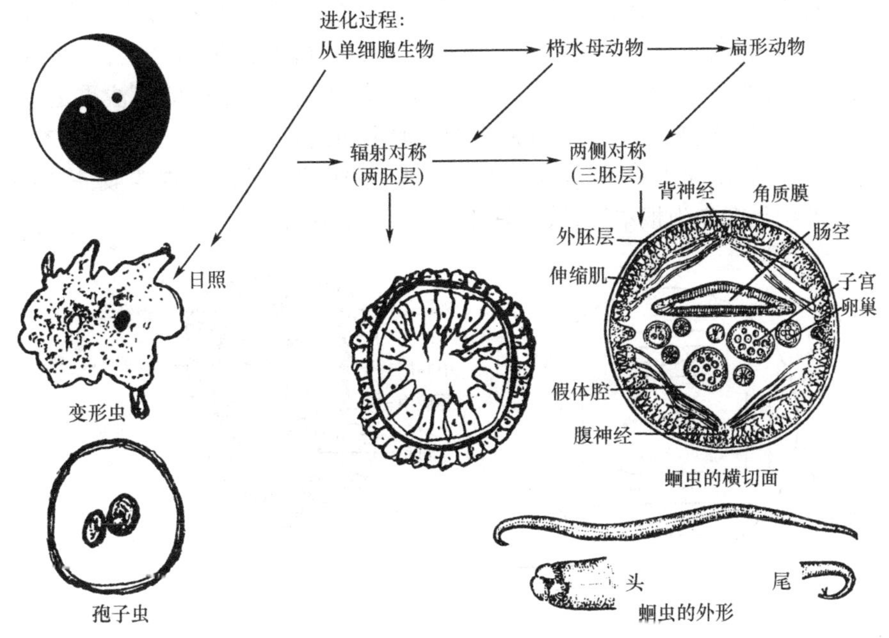

图16-10　生物进化至三阴三阳格局形成图示

早期的生物三胚层结构，外胚层担任保护和感觉，应似太阳少阴的雏形。内胚层担任消化和吸收。似太阴阳明的雏形。中胚层担任支持、运动和生殖，似少阳厥阴与少阴的功能。但随着扁形动物的进化，中胚层进一步分化发展成肌肉、神经、眼耳、排泄系统等，外则支持外胚层，内则补充内胚层（挟杂着太阴与少阴层次的分化）随着生物进化到人，三阴三阳也在逐步衍化完成，三胚层的基本功能与三阴三阳的关系已有了较复杂的变化。以外胚层的生物体表的演化来说吧。

我们上文已知道，由于远古时代地球上寒冷水漫、炎热干燥等自然环境的演变，使生物进化经历过水生、两栖与陆生三阶段。同时，不论是水中俯游的鱼类或陆上爬行的动物，它们的头项背都是向上、腹朝下的。从这些动物进化而来的人类，头项背属太阳之表，主御寒；腹属阳明之里，主耐燥热；两侧属少阳半表半里，主转枢。太阳病则恶寒、阳明病则恶热、少阳病则往来寒热。而T. E鲁氏等指出，丘脑前侧主耐热，丘脑后则主抗寒调节，两侧为整合调节。这些自然环境的变化，生物进化与人体生理病理，中西医之间如此巧合，即使只是稍加思考，都会意识到，人体背太阳之表的抗寒调节，起源于原来的水生动物，并与体表的水液排泄系统相联系。体表之前属阳明之里耐热调节,应起源于陆生爬行动物的生活环境,是地热辐射与干旱的环境促成这种调节机制的形成,并与食物干燥化改变相联系。两侧少阳转枢整合调节来源于两栖动物的生活环境,与在水陆两栖环境与寒热交替相联系。进化到恒温的哺乳动物之后,三阳调节也才算大致完成。因此,可以认为,三阳调节大致出现于扁形动物,大致完善于恒温的哺乳动物。外胚层这一原来从太阳(少阴)相似的层次演变成三阳调节俱全的层次,显然是进化过程中生物阴阳太极方位改变与固定所致。此时,三阴调节也应相应于三阳调节产生与完善。即太阴的水液吸收与输送调节,少阴的生命与能量调节,厥阴的营血循环调节完成。例如,从生物进化上看,完成羊膜腔的进化完善生殖系统,是爬行动物彻底摆脱依赖水中生殖到陆上定居最有意义的事件。从生物三阴学说看,这显然是太阴津液储调系统完善到足以把津液输布于肾与冲任生殖系统的标志。综上所述,我们对于《内经》标本中气学说所说的"太阳之上,寒气治之;阳明之上,燥气治之;少阳之上,相火治之;太阴之上,湿气治之;少阴之上,热气治之;厥阴之上,风气治之"这些论述似有不谋而合的较明晰的理解了。有人觉得《伤寒论》六经辨证只注重足经、忽略手经,是从《灵枢·根结篇》的基础上发挥而来的。但不知其意义何在。为什么十二经强调足经为根本?但从生物演化史看,生物从两栖到陆生,两栖动物开始出现四肢,蝌蚪是先出下肢,再长上肢的。足在先为根本,上肢只好排第二了(图 16-11)。

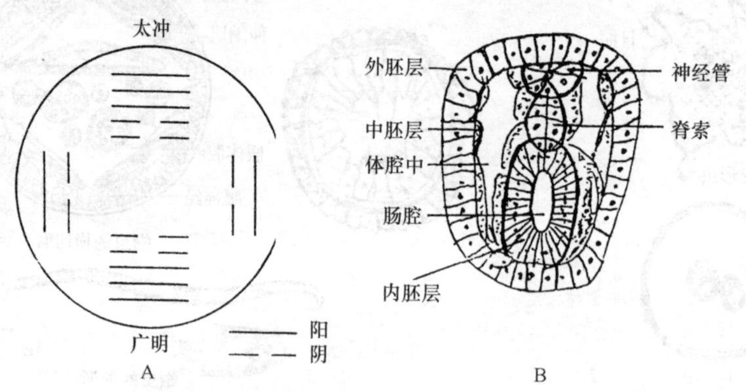

图 16-11　A. 躯体横切面三阴三阳分布图;B. 文昌鱼胚胎横切面

目前,人体胚胎三胚层结构的演化已颇为复杂。我们显然还不能以胚层的组织结构对等三阴三阳的所在而加以一一确认。这是由于前者在历史上重生物机体形质演化比较研究,后者以取象比类法,"以名命气"的功能抽象演绎,再加上三阴三阳的交叉离合等,使前者远不能满足后者的需要,因此,目前还未能用生物进化与胚胎学全部阐明人体三阴三阳理论,但是事实说明,二者之间确有某些吻合点,假若从生物或胚胎的三胚层演化作为追踪探讨人体三阴三阳的线索,是可以找到一些尽管是零星的,却是很有价值的吻合点,连接这些吻合点。可以勾画出人体三阴三阳生物本源的粗线轮廓。如果能认清人体三阴三阳的生物演变史,就可以进一步认识十二经脉在生物进化过程的演变。那么,六经辨证、针刺疗法就可以更广泛应用于各种生物,人体科学就获得更彻底的阐明了。

探 讨 篇

第十七章　两个王氏假说及相关探讨

中医的藏象功能到底从何而来，这几乎是每个初学中医的人的疑惑。尤其是西医院校的师生。因为相对而言，西医的结构功能学的思维逻辑非常明确，有什么样的解剖结构，相应是生理功能的基础。那中医藏象这些“生理功能”的器官结构与基础在哪里呢？有些学生在学习过程中提问：脾切除了，脾的功能仍在吗？胆切除了，胆的“中正之官”决断功能仍在吗？近来，有些专家说，应是“脑主神明”，而不是“心主神明”。诸如此类问题，归结到一个基本点，即藏象功能有没有解剖作基础？说没有？不对，《内经》早就有“八尺之士……其可解剖而视之”的记载，《难经 · 四十二难》有更详细的解剖记录，清代王清任《医林改错》也作了很认真的修改；说有？历代古籍罕有藏象及病机与解剖的详细必然联系的阐释，甚至连三焦的形态学也争论了两千多年未果。因此，古解剖学基本上(而不是完全)并没有渗透到藏象学说中去而成为藏象的器官阐释基础。

我们的老师总在回答说，中医藏象是功能单位。这些年来，由于中医生理学的研究不容易，转而从辨证入手，即研究证的本质及其发病的内在机制改变入手，从而认识中医生理功能的实质意义。对于上述问题，笔者多年来一直受教学的困扰。1997 年本人曾在《医学与哲学》杂志第 9 期发表题为“从‘自然演变-生物遗传-人体生理’探讨天人相应观的中医理论的设想。”瞬间二十年过去了，痴心不改，仍然就此问题的研究提出假说。

在科学并不发达的古代，古解剖学不能进一步成为中医生理学的基础的情况下，中华民族的祖先退而以更大的人生观去认识人。就是以天人相应观去认识人，这是中医学理论的一大特点。自然界以阴阳、五行、四时、六气等作为相对规范化的思维坐标的分类，与之时时处处相应的人类也有阴阳、三阴三阳、五脏六腑与之相应。于是，结合人的生理病理特点观察总结出藏象经络学说、病理、中药学等理论相应建立起来。

本人提出以下两个假说，并作相关探讨。

一、从天人相应的客观途径探讨藏象本源的假说

《内经》说：“人以天地之气生、四时之法成”，“天食人以五气，地食人以五味”，就是这种思想的反映。《伤寒论》也有类似的提法，谓：“天布五行，以运万类，人禀五常，以有五脏”，由此可见，这是贯穿中医基本理论的观念。假若当前注意对天人相应说的研究，获得较客观、具体的理解，并从这一基点出发，推动中医理论的研究与发展，将会有新的意义。这里所谓的“唯象”理论，是天象、卦象、舌象、脉象等之象，试图用现有水平、现代语言加以解释，表达是什么意义而已。本文谨围绕藏象谈谈浅见如次。

(一)“天人相应”的客观存在

据我们现在所知，天人相应确是存在的。美国人类学家沃森的《生命潮流》认为，每

个人体内的液体是古代海洋的完美再现，我们血液中的钠、钾、镁和原始海洋里的是相同的。有人认为，每个细胞都像一个微小太阳系，并受天体电磁场影响。国内罗颂平氏报道，妇女群月经的周期与太阴月节同步，即行经期较多集中于月消期前后，排卵期较多靠近月满期。这些现象，是外界环境作用于人的松果体，影响人体内分泌的“微观潮汐”所致。

另外，进化论告诉我们，自然界的演变影响着生物的进化，而生物的个体发育的不同阶段，又回过头来清楚地反映了动物种系（亦称系统）的演化过程，德国生物学家海克尔把这种个体发育现象叫“重演论”。不但胚胎发育可看成是生物进化的缩影，人体生理也如此。俄国的梅契尼可夫从海河车这种动物的体液内首先发现白细胞吞噬现象，后来也在人体内找到白细胞的吞噬现象，从而倡立了“吞噬虫学说”；而且，病源体的专一与特异性，免疫学上抗体的特异性都与种系进化理论有关。在遗传基因中，也反映了生物进化的“痕迹”。

近年对生物信息传递的研究方兴未艾，包括神经系统、胚胎与生物群体的信息传递等。又如，当人们发现某些外气功治病为低频涨落红外线时，便加大红外线功率做治疗机治病，结果却无效。后来才考虑到信息疗法，以激光载体把气功信息运载到穴位深部，通过经络、神经、体液的作用以调整控制人体某种失衡的病态，才能使其康复。总之，现代大量的资料提示了天人相应的存在。仅就上面所述，就给我们描画了一个粗浅的天人相应的路线示意图（图 17-1）。

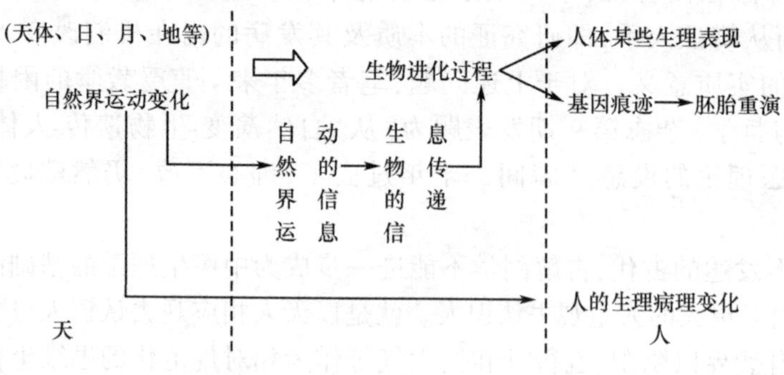

图 17-1 天人相应的路线示意图

图 17-1 给我们以很重要的提示：自然界与人有相应的关系，从生物的基因到胚胎到人的生理表现的各部分，都有某些对应存在，而非生物界（包括天体、月球等的演变）则自始至终影响着，以信息传递的方式影响着生物及它的进化乃至人类，可以看出，这种天人相应，是从自然界-信息-生物进化-遗传的方式，在漫长的自然发展史中的遗传积累而获得的。换言之，可以把人看成是这个历史进化过程的各种时间层次的总底片，或叫全息照片。可见，中医学的天人相应的思想无疑是反映客观实际的，科学的。张仲景说“人禀五常，以有五脏”，一个禀字，就把天人相应来源于禀受（像禀受于父母一样）的传递与遗传的意义基本表达了。不过，这里的天人相应观却仅提到以阴阳四时五行六气作分类与信息传递而已。其中的物质、信息、能量到底是什么，及如何传递，我们目前还一无所知。

（二）藏象经络的本源

阴阳五行学说显然不能概括藏象功能，如金的清肃、刚劲不能完全概括肺的功能一样。

研究整理中医的藏象经络，有必要从天人相应观出发，重新研究自然界、生物界遗传在人体的各种信息，从发生学、胚胎学、生物比较解剖学、系统演化论等之中寻找与研究，以阐明中医藏象学说的内容与本源。

我们知道，由于远古时代地球上寒冷水漫、炎热干燥等自然环境的演变，使生物进化经历过水生、两栖与陆生三阶段；同时，不论是水中俯游的鱼类或陆上爬行动物，它们的头项、背都是向上，腹朝下的，从这些动物进化而来的人类，头项属太阳之表，主御寒，腹属阳明之里，主耐热，两侧属少阳半表半里，主转枢；太阳病则必恶寒，阳明病则恶热，少阳病则往来寒热。根据T·E鲁等编著的《医学生理学和生物物理学》认为：丘脑前侧主耐热调节，丘脑后侧为抗寒调节，两侧为整合调节。这些自然环境的变化、生物进化与人体的生理病理、中西医之间竟有这般巧合的现象，是颇为有趣的值得探讨的问题。它使人马上会联想到，人体背太阳之表的抗寒调节来源于水生动物，体前阳明之里耐热调节来源于陆生动物，两侧少阳转枢整合调节来源于两栖阶段的动物。

比如《内经》说"肺外合皮毛"。有人运用比较解剖学生理学的资料，以系统的演化进化发展的理论研究了从蛋白质到单细胞生物、蚯蚓、两栖类到人类，亦显示肺与皮毛的表里相合司呼吸的作用，揭示了生物在水的中介下，皮毛与肺的关系，是生物气体交换的过程汗孔这旧"气门"与新"气府"的关系，它们仍随呼吸而共同开合（后世谓遍身毛窍俱暗随呼吸之气而为起伏，气功家们亦有此感受）。这就是相合的由来。说明在生物系统演化史上，肺与皮毛曾是"同功"的器官。若再追溯到较高等的无脊椎动物的呼吸器官是表皮一部分转化形成，或向外突出成为水生种类的腮，或向体内凹成为陆生种类的气管，那么肺与表皮又曾是"同源"的器官。

《内经》认为，膀胱与毫毛相应。但中医概念的膀胱，不仅是解剖学上的膀胱，且是直接排泄水液系统的功能。从生物进化的进程来看，肺呼吸功能进化完善之日，也即膀胱储尿进化已趋成熟之时，而且到哺乳类，才真正完成后肾、输尿管、膀胱、尿道的完整尿液排泄系统，生物进化到哺乳类才产生毫毛，且多数有毫毛。可见，尿液排储系统进化完整与有毫毛的表皮的"相应"出现，并以相应联系的方式，协同完成（哺乳动物）水液代谢的直接排储的调节，这就是膀胱与皮毛"相应"在生物系统演化史上的意义。人是更进化了的哺乳动物，不例外于此种意义。

总之，生物的肤表，在水中本来有呼吸与排泄两种功能，进化到人类后，仍有着汗津的排泄、保持与膀胱"相应"的联系，并存在着与肺呼吸"相合"的作用，并以此种生物的原始功能的某些内在联系影响着呼吸与排泄。而追溯这种系统演化的由来，虽然离不开生物从水生环境到陆生环境对它的影响，按中医五行术语说是从寒水到湿土，从暑火到燥金对它转变所产生的种种影响。而太阳膀胱的排泄则仍保留着在寒水环境中的某些性质。

又如，从动物比较解剖学来看，心脏起源与血管一样，都有来自中胚叶的间叶细胞，事实上，心脏就是一段较为膨大、富有肌肉的血管而已。而动物第一个出现的血管是脐肠系膜（卵黄）静脉，当下板的壁在胚胎腹面愈合的时候，二条卵黄静脉愈合而形成心脏，心脏居于脊椎动物身体腹部中央，包到腹系膜内。这就是"心主血脉"、"与小肠相表里"的生物渊源。临床上，在小肠外的神阙穴（脐）拔罐能疏风活血，治疗风疹证就是这一理论及渊源的验证。

生物系统演化也可反映在临床上，如表皮受凉易诱发起支气管炎咳嗽，与它们曾是"同源”器官有关。有人报道急性乳腺炎乳闭初用麻黄汤,一剂知,二剂已。从生物系统演化观点看,乳腺是从汗腺演变而来的,故桂枝汤治自汗而又能治乳漏。

对于经络的实质,有人从发生学,结构学上来探讨,认为与神经节段有关,它来源于胚胎早期三体节的演化而来。美国理查德·康里博士也有这个设想,认为穴位与机体的不同部位和不同功能的相互关系,从某种程度来说可能来源于胚胎上的起源。种种迹象提示,经络很可能是生物在漫长的进化过程中的传导系统,这种生物的古老的传导系统随着进化到人类后,神经、血管系统从中迅速分化与完善到起支配作用,使原来的经络系统居于“二线”地位,但仍能影响着神经、血管的功能,并发挥自己的传导作用。在针灸、气功、特异功能等的情况下,最容易反映它的存在,激发它的功能发挥。我们已经知道,兽医能用针灸治疗家畜,不少动物可以通过针灸治病。但生物学家们对生物的经络传导系统了解尚少,未能对我们了解人类的经络的本源提供更多的参考。生物学界如果能在横向联系当中为此做出贡献,将会对中医学的发展有重大的意义。

总之,自然界各种演变与信息过去与现在都影响着生物及其进化与人类,而生物进化历史过程的若干联系仍深刻地蕴藏于人的机体之中,传统悠久的祖国医学理论往往与这种生物的原始的联系相吻合,并应用了它,用经络、阴阳气化学说加以解释,对其演化历史与出来却未能加以阐明,值得日后加以研究,并在阐明中加以修改与发展。

（三）阴阳八卦五行问题

阴阳二字,从文字源流上来理解,有山之北,水之南日阴,山南永北日阳之说。山的日照面温热、明亮、气流上升属阳,山的背光面阴暗、寒凉,气流下降等属阴,古人便从此自然现象中把阴阳的属性抽象出来了,发展成阴阳学说,它就像从矛与盾抽象出矛盾论一样。已经升华成一种系统的理论,阐明自然的朴素真理了。试设想,地球不正是在太阳的照射下分出阴与阳、日与夜、寒与热的?并在公转过程中产生四时,在阴阳四时作用之下,地球表面的大气层产生了气流,形成了风暑湿燥火寒六气,生物也就在地球上从无到有,从简单到复杂的衍生出来。故阴阳的属性必然地、无孔不入地渗透到各种自然现象之中及生物界与人的各种生理之中。即所谓“天地阴阳,合之于人”。三阴三阳经脉在肌体中的分布恰就是阴阳演变在生物进化过程中遗留下的线性描述。

太极八卦本是古人观察天地自然规律的科学总结。太极图实际是揭示闭合的空间、无限循环的时间的阴阳消长规律。八卦则是在此规律指导下,阴阳交感、痞塞、衍化、复合等的多层次图解,并赖以作为认识客观世界未知部分的指南。例如针灸学上的灵龟八法,就是以奇经八脉纳八卦,而每一奇经以每一交会穴作代表,然后运用九宫八卦、日干的演算方法,算出人体气血予午流注的开穴时间,作为临床选穴,用针最佳时间的依据。相比之下,当今人类社会的科技水平尚未能研制出人体气血流注、阴阳消长的探示器,不可谓这不是古人的创举。

五行学说一直在受到人们的批判,丰富多彩的大千世界,为什么就是一分为五呢?据说它的来源与深奥古朴的河图有关,古人从四时加长夏,四方加中央等这些基本时空数目出发,通过河图洛书这样简练的几何图形运用于各种自然科学的演算之中。五个手指手一双,可能仅是古人五行学说、十进制的数学思维的最初启发而已。实际上,不但一分为五是可以指责的,一分为二也有人持异议。有人说,为什么不可以一分为三?上下、左右、前后立体空间,过去、现在、将来的时空观也可以。古印度又有一分为四的理论。而门捷列夫周期表中元素多少?还尚待人类不断发现修正。为此,我怀疑目前争论一分为几是否有必要。因为人类在认识自然界的过程中,必须给自己作某些人为的规定,作为反映客观事物的依据。五行学说是历史遗留下来的,应看作是古人提供给我们的认识自然与人的关系的一种古朴,简易的方法。可以设想,大自然除人与动物之外,空气是天地间之气,各种信息能量场,影响天地人关系的介质。古人肉眼见到的自然界是植物(木)、金石(注)、泥土(土)、水与火(太阳)。

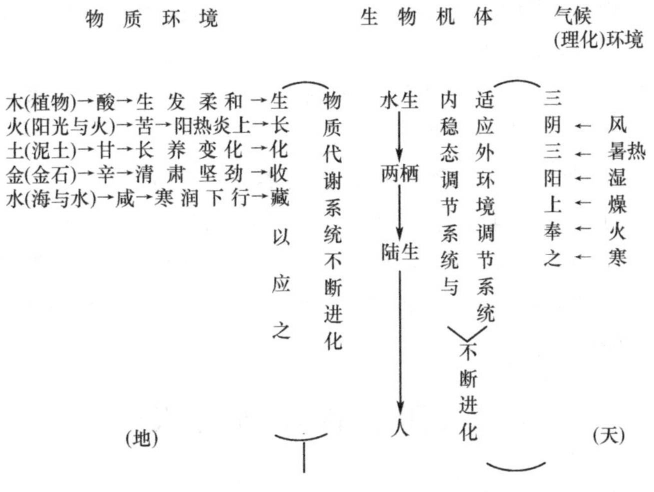

图 17-2　五行与六气对生物三阴三阳的影响图示

如图 17-2 所示机体生命在地上的五行物质环境与天上六气的气候或理化环境下诞生,并在它的不断演变当中进化而来的人类必须适应它,即对五行物质环境"生长化收藏以应之",对六气理化或气候环境"三阴三阳上奉之"。从而提示了各种类的生物动物机体主要由于它们的物质代谢系统,适应外环境调节与机体内稳态调节系统不断进化而不同,或说它们的"生长化收藏"与"三阴三阳之气"各不相同。阴阳五行,六气在这里实际上阐明了自然的演变对生物与人的深远影响,这种思想是应予肯定的。另外,仲景说"人禀五常,因风气而生长",这就提示了木=风=肝的绝对化的理解是错误的,因为五行当中每一行都有整体的影响存在。实际上它把五种自然物抽象出它的物质运动与存在的属性,映射到人与自然的各方面去,就像数学上的映集。这五种对应映射的集合,能否看成是五种大的自然界运动信息与其在人体的存在与反映?从天人相应图来看,否定的结论似应慎重。因为一方面生物到人在自然界影响下的进化过程尚能在人的胚胎发育过程中获得重演,另一方面阴阳五行学说在藏象学中主要阐明互相之间相互依存与制约的协调关系。与西医有此关系的神经-体液学说等尚未找到充足的吻合点以证实。但不排除将来寻找到这种信息传递的过程与具体表现形式以证实它,甚至有很多细项补充它,因为它仅是一个极粗的大分类而已。《内经》七篇大论有不少关于"北方生寒、寒生水、水生咸……"等的论述,若能结合自然演变来理解,也许较为容易。有人争议这是后人补入《内经》的,但这不应成为障碍我们探讨它的真理性的理由,比如我们现在也仍在用许多新学科去补充阐明《内经》的理论体系的真理性。这些记述,是否上古时的《上经》、《下经》、《太始天元册》等反映史前文明的上古医学的遗文重整?不在此讨论。

(四)小结

综上所述,天人相应途径研究是中医理论研究链条的中心环节。人体是通过信息与遗传积累来完整记录历史进化过程各个时间层次的全息照片。本文以此作为出发点展述藏象本源论,藏象功能显然是在自然界演变影响下与生物理学系统演化遗留下来演化前的联系有关。而这种联系又常是“同源”或“同功”系统,而阴阳演变、五行、六气的自然环境地自始至终影响着生物的进化乃至人类,五行主要指它促进机体的物质代谢系统进化,六气主要指它促进内稳态调节系统与适应外环境调节系统的不断进化。考虑到这种影响可能产生的信息储存、遗传积累等因素,故不排除日后在人体内找出这些相应属性的信息传递具体通道及其客观依据。这种体内外的联系与影响是直接的,与藏象的一般功能同中有异,三阴三阳经脉是阴阳演变在生物进化过程中遗留下的线性描述。中医学上的太极八卦是在阴阳消长规律指导下对人体内在功能的预测与应用。

人类社会对人的心神情志的影响响机制不在本文讨论范围。

从自然演变-生物遗传-人体生理去阐明天人相应观的中医理论可以使人们获得新的客观的理解,使人们认识到藏象经络的本源,也可以找到中西医的某些吻合点为日后认识它的本质打下基础,但需要生物系统进化学、基因组学等多学科的横向联合研究才能完成。上述假说是否可行,盼同道们予以指正。

二、太阳表证本质的假说

太阳是脏腑大量的阳气充盛散布于体表之意,是体表适应外环境调节的主要功能,故曰太阳主表。太阳病是寒邪遏伤表阳、津液直接排储的调节系统功能紊乱。所谓表寒水津失调,简称“寒水”或“表寒”证。至此,对其本质的认识似已无疑义了,其实不然。表在何处?八纲辨证有表证,外感疾病有表证,表就是体表吗?但以麻黄汤、桂枝汤为代表方剂的发汗解表法,除治疗常见的感风寒表证外,也可治疗下利、浮肿、黄疸等证。故谨以“表寒证”解释不能令人满意,必须作更深入的探讨以认识太阳表证的本质。

(一) 从历史概念集合看太阳之表的功能

集合,是现代数学概念,是把任何具有某种属性或抽象的事物(研究对象)作为一个整体,称之为集合。何新氏运用集合论的理论,研究了黑格尔的辨证逻辑理论,提出一种新的逻辑范畴,即历史概念集合。例如,生物(原生物→单细胞生物→多细胞生物→脊椎动物→人类)、植物(种子→芽→花→果实)。因此,给它下的定义是:若有一个概念集合A,其中每一个子概念$\{a_1, a_2, \cdots, a_n\}$均分别对应于某一客体A的历史发展过程,而且彼此之间具有递进有序的时序关系。故我们称集合A为关于客体的历史概念集合。可见,此概念的特点是:①概念是发展的,有历史的,而非固定不变的。②概念的发展与客体自身的发展具有对应关系。另一方面,按照生物学“重演论”的揭示,人类从低等生物进化而来,胚胎发育可看成是生物进化的缩影,即卵细胞相当于单细胞动物,桑椹胚相当于球状的无空腔的群体生物,心脏分隔的变化相当于两栖类和爬行类,胚胎的成熟也就反映了进化到人。这就是说,人胚的发育过程与生物进化的顺序相一致;人胚所反映的每一个子概念都分别对应于若干生物进化这一客体的过程。据此,我们可得出结论,人关于若干生物进化的历史概念集合(图17-3)。如果以这种观点认识人类的话,我们就可进一步作两点引申,一是把人体细胞当作单细胞生物,把人体组织器官或系统看作是多细胞生物那样的具有某种性质的单细胞集合;二是可设如下的子集。设太阳是生物体表适应外环境的调节功能,为历史概念集合B,它的每个子项是各种动物体表的适外调节功能，则可得 B 集合；从 B 集合中可见，低等生物肤表的渗透具有呼吸与排泄水液双重功能，两栖、哺乳动物及人类的肤表在适应外环境的调节中，肺与皮毛相合呼吸、与膀胱相应有排泄水液的作用。可以看作这是从低等生物演变而来的原始式联系，也都属太阳的功能。

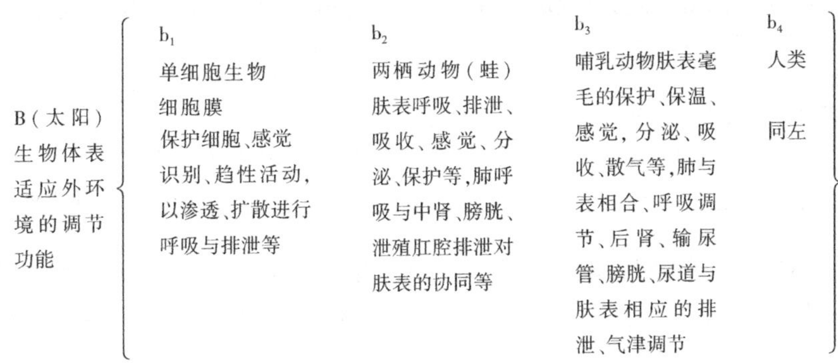

图 17-3　不同生物进化阶段不同体表层次图示

（二）从组织层次功能对照太阳的功能

按照《伤寒论》六经辨证的三阴三阳概念，人体分表、里、半表半里三大层次。阴阳衍化一分为三，人们不妨联想，细胞的三层次是细胞膜、细胞质、细胞核；生物进化从水生、两栖、陆生三阶段；人体胚胎三胚层；人体组织有上皮、结缔、肌肉三大组织层次。它们之间有否历史影响与联系，姑且勿论。如把人当作若干生物进化的历史概念集合，并从上述第一点引申出发，按照三层次区分，先初步把细胞膜、上皮组织当作细胞或器官的表是较为慎重的。这样，再把它代入上述生物的太阳集合 B，人的太阳就可以演绎成如下 C 集合的式子（图 17-4）。

C 人的太阳
c_1　细胞膜　适外代谢调节
c_2　上皮组织　适外代谢调节
c_3　人体体表　适外代谢调节

图 17-4　人体太阳之表包括不同层次之体表推演式

图 17-4 提示，细胞膜、上皮细胞、人体体表等适应外环境代谢调节都应是人的太阳这一集合的功能。c_3 是传统解释上的太阳病之太阳，C 集合则是更大范围的太阳。这一意外的演绎结果，有必要复习原有的理论作对照。

细胞膜作用是参与机体生命活动，如吸收、分泌、内外物质交换、体液调节、神经调节、生物电、淋巴细胞对抗原的识别、心肌细胞的节律性同步搏动等。上皮组织中，被覆上皮有保护、吸收作用，腺上皮有分泌、排泄功能，感觉上皮有感觉等。太阳主表而统营卫，故以营卫概念与细胞膜、上皮细胞、上皮组织的相应功能作一粗略对照（表 17-1）。从表 17-1 中可以发现，营卫的功能与细胞膜、上皮组织的功能位置与联系颇多吻合。

表 17-1 营卫概念及功能与生物相应层次生理功能对照

	营卫概念及其功能	生物相应层次生理功能
卫	行于脉外,循皮肤、分肉之间、发腠理、熏于肓膜、散于胸腹	各细胞膜、细胞衣之间与功能联系,(细胞间隙)
	腠者,是三焦会通元真之处,为血气所注。理者、皮肤脏腑之纹理也。司开合	各器官、系统之表层上皮组织与组织间隙细胞膜调节物质进出,上皮细胞的吸收与分泌排泄作用
		细胞膜的调节代谢功能(包括产热)
	温分肉	保护细胞、组成上皮组织与感觉功能
	卫外而为固、充皮肤、肥腠理	
营	营行脉中,营周不休、津液营血异名同类,均属阴液营养全身	腺上皮组织细胞膜的分泌、排泄作用,如营外分泌腺的汗液、唾液、胆汁,乳汁,组织内液组织外液过程

从表 17-1 对照可使我们意识到太阳病及其变证如此复杂、广泛,从恶寒、发热到自汗、小便不利、其人如狂、下利、脉结代等。这显然与其统营卫,参与着机体各种重要的代谢活动有关。

(三) 太阳表证本质的假说

太阳表证的病机首先是表寒,包括寒邪在表与表阳不足。匡调元指出,恶寒,是皮肤小血管反射性痉挛缺血。虚寒,是体表皮肤或黏膜静脉血流郁滞,局部体温下降。慢性炎症病变为渗出炎症细胞,以淋巴细胞和大单核为主。黏膜性分泌细胞活跃,分泌以黏液为主,外观色白等。侯灿认为,寒,中心是产热功能低下所致。因此可以认为,太阳表证主要是体表适应外环境代谢调节的损伤,主要反映在某些上皮细胞组织及细胞膜代谢、分泌功能紊乱及作用于这种功能的调节机制与配合系统的病理改变,是一个从皮肤小血管反射性痉挛缺血、皮肤黏膜、静脉郁血等循环改变,到呼吸、排泄、神经、生化等改变的全身性过程(因太阳是脏腑功能阳气充旺于袭的反映)。这里若把机体全部细胞膜、上皮细胞功能部作太阳之表,则尚未把它们处在不同的组织层次加以区别,以及受外寒这一外源性致病因子时将直接和间接侵犯的区别考虑进去。而且也不一定所有细胞膜和上皮细胞的病变都是太阳表证。还有原发与继发的区别等。目前仅能提出的是,在低温环境的外源性致病因子的作用下,机体适应外环境的代谢调节损伤而表现出某些上皮组织或细胞膜的产热、渗透与分泌紊乱为中心的"寒性病理改变",这应是太阳表证的本质。它能更深入反映表寒水津失调的病理。但是,这仅是建立在集合论最简单的模拟获得的结果而提出的假说。然而,演绎是否正确、多大程度符合客观实际,还待日后进一步验证。

(四) 讨论

众所周知,临床上有不少伤寒杂病,只要病机是表寒水津失调,都可用辛温发汗而解。例如仲景有以麻黄汤,大小青龙汤治疗肾炎浮肿的风水证;葛根汤治下利腹泻;还有"诸病黄家……假令脉浮、当以汗解之,宜桂枝加黄耆汤主之"之遗训。临床实践也证明,黄疸、水肿、下利等都有可用辛温发汗之处,使人联想到前人"五脏六腑皆主表"、"六经都有表证"之谓。结合病理学理解,此种肾炎浮肿,肾小球毛细血管内皮细胞增生肿胀是肾"表寒水闭",如黄疸,肝内胆红素反流入血液而不能充分从尿中排出是肝"表寒湿困";又如腹泻、肠运动分泌失调是脾胃"表寒湿阻"。这都与病变细胞膜的渗透和器官的上皮细胞、组织的产热与分泌紊乱为中心的一系列病变有关。

表,一般指身体体表,即皮毛经络为外表,表证是它的病变,实际上它与脏腑阳气息息相关。所以表证时除体表小动脉收缩,皮肤表现为一时性苍白缺血外,还包括于呼吸道为首的五官黏膜症候反应,或者有中枢神经系统的充血或缺血等全身病理的存在。在此说表的集合,仅指机体感受器或效应器所在,表证则连及机体控制系统的失常。但表证是不危及生命的疾病前期。这是临床观察与理论推断的结论。太阳主表,意指太阳是体表适外调节的主要功能。所谓主表,是因为它本来是体表的抗寒调节系统。太阳表证就是体表抗寒调节系统受损所致的一系列病理变化,故是表寒证。

阴阳是一个相对的概念,"数之可十,推之可百"。以全身来说,肌肤为表,以器官或系统来说,也自有它的表,细胞亦然。从分子生物学认识阴阳学说也理无二致。而太阳表证应包括各种层次之表才符合阴阳玄奥的真数,从而更能深刻阐明太阳表证复杂性的根源。

历史概念集合是建立存古代杰出的思维科学成就之上的当代思维科学的新花,它属于已广泛应用的模糊集合的范畴,借以认识生物进化与人的关系,并从中弄清太阳表证这个中医学的概念,看来是可行的,对帮助我们深入到新的认识层次也是有益的。可以展望,用历史概念弄清若干关系与中医概念之后,就能进一步为应用模糊集合于中医学的研究而架设好必不可少的桥梁。

三、外感热病统一辨证提纲浅议

伤寒与温病辨证提纲与统一之争议已旷日持久,见仁见智,尚无了期。假若从生物进化这一历史源流上来认识,就可以另辟蹊径。客观地寻找那种辨证提纲赖以存在的生理病理基础的生物演化源流,会较容易为人们所接受,从而避免繁琐而又持久的理论战。

我们已经知道,人体三阴三阳生理调节系统的形成过程贯穿了生物进化的水生、两栖、陆生的全过程。而温病的发病成因所需的环境,显然是陆生或伴以两栖的环境,生物在此环境下形成适应此环境的生理功能,进化完善此环境的防御系统。针对此环境的生理功能,防御系统的辨证提纲,就是温病的客观的辨证提纲。因此,从生物进化形成的全过程来看,六经辨证的生理病理基础是全方位的,若以温病辨证提纲概括伤寒三阴三阳辨证,显然是不可取的。反之,以三阴三阳辨证系统概括温病的发病与辨证,则是可能的,但需要补充与发展,尽量吸收温病辨证的内容。因为辨证的方法必须依据发病的形成与证候这一客观因素而确立的,而不是凭主观设想的。同时,也必须考虑到生物长期陆生或两栖的生活环境对已在水生环境形成的太阳之表的抗寒调节的影响,从而提出如下必须加以讨论的一些问题。

一是《金匮要略》所提出的"太阳中暍",该如何认识问题。这里仲景师指出了太阳之表也可感暑中热。我们知道,由于太阳之表本身主司散发大量的阳气热气,但又受日射的影响,暑热交迫,阳气郁不能发散、必反从胸内迫于阳明之里,其证汗出恶寒、身热而渴。仲景师用白虎加人参清里热佐以益气为治,与阳明病出现四大证治法大致相同。耐人寻味。另外,中暍证"发热恶寒","若发汗则恶寒甚","小便已洒洒然毛耸",这里的恶寒与毛耸应同机制,但自然不是寒邪束表所致。而是一方面机体阳气耗伤,同时,太阳之表气化开合的功能不利,阳气受热邪阻遏一时不达而引起的反射。这种竖毛反射,应是太阳之表抗寒调节基础上新产生的又一种本能反应。这种反应本能导源于进化后期较高等的动物时才形成。

另一方面,风温初起也有微恶风寒症。温病学家吴鞠通认为它是手太阴之表证,自然是有道理的,因为从理论上说"六经都有表证","五脏六腑皆主表"。从生物源流上来认识,也与以上机制一致,不外也是毛皮开合气机受邪阻引起太阳之表的一种反射。从近来的研究资料表明,温病卫分证的微恶寒,实质上是其人先内感温热之邪,借太阳之表诱发已矣。故目前治疗外感发热症,既用辛温解表。又用清热解毒以治里,融二者为一炉而成通治之方。这种里热外透的理论与实践目前已较普通,也使我们很容易解释为何种类繁多的清热凉茶都能预防各种流行疾病,也多数是温病。因此,“有一分恶寒便有一分表证”的提法。一般来说是对的。而对于风温、中暍之“恶寒”则必须意识到这仅是表气不利的反射所致,可佐以风药,却不宜以发汗或散寒为主要的治法。

可以设想,生物从水生进化到陆生之后,干燥的生活环境变异之大,对生物自身的进化影响是很大的。它首先促使生物呼吸从腮、鳔进化完善到肺为主的呼吸,这是生物太阴系统的重大改变。其受外邪致病,也必然从寒水的生物、理化因素转移到干燥空气的微生物与理化因素为主了。在此干燥外环境下,首先必要的是原来太阳之表的阳气的温分肉、充皮肤的卫外功能为加强与太阴肺呼吸的联系,必然与之形成协调一致的反应功能以完善卫外功能,此其一。另外,陆生以后,干燥的陆上食物也必然促进生物阳明系统的产生与演变,才能适应陆生以后“燥气治之”的环境。即消化道、胸、腹在耐热、耐干燥环境下,阳明系统要产生与完善生理与防御功能适应此微生物与理化、气候环境。这是温病赖以产生的环境对生物阳明系统的主要影响。适者生存,生物的阳明系统对此温热燥的微生物、理化气候环境下,生理功能与防御系统进化完善则适应,则生存,此其二。陆上环境寒热、风雨变异比水中快,生物必须进化它的少阳厥阴的气津与营血储调的循环系统,此其三。陆生环境对太阳少阴的适外、排泄与生命能量储调影响较少。生物机体如不能适应陆生外环境对这些系统的影响则病。因此,把上述几点综合起来,说明陆生环境促成的卫气营血系统若失调,就是外感温热现赖以形成的病理生理基础。叶天士说:“辨卫气营血与伤寒同”,说明三阴三阳辨证是可以渗合卫气营血辨证的。

脊椎动物的进化还趋向于上下分工,引起了三阴三阳手足之分化,而人体的直立,又促使三焦有上、中、下之分。因此,直立以后人体三焦的津液储调功能不能适应外环境而引起失调疾病,应是湿温病的病理生理基础。人类现已进入现代工业化的社会,环境因污染而已有较多的改变,也必然带来新的外感疾病,同时也要求我们进一步去认识这些新疾病的病理生理基础及新的辨证方法。而不论这些新外感疾病如何发展,其辨证的方法必然是发展了,丰富了三阴三阳辨证的内容而又受其所归纳。

日本藤田氏提出,《伤寒论》是以流感菌、伤寒杆菌等嗜水性强的细菌性疾病为主体,而《瘟疫论》则区分为流感菌、麻疹病毒、肺炎菌、结核杆菌等嗜气性强的细菌性疾病,以及主要由病毒引起菌血症的出疹性疾患。这种对病因学的见解是有卓识的。因为《伤寒论》及其三阴三阳系统导源于生物从水生伊始,外邪可从皮毛肌表而入。温病主要来自口鼻而入,从陆生生物开始。少阳厥阴循环调节系统的产生与完善导源于两栖生活,是所谓嗜血性病毒易犯成疾的病理生理基础。藤田氏把嗜气、嗜血、嗜水微生物分类作为气、血、水的病理生理基础,恰能支持我们对外感疾病统一提纲的病理生理基础的认识。大自然依次造就了生物的三阴三阳系统、卫气营血系统与三焦系统,而人类对外感疾病辨证提纲的认识也依次是六经辨证-卫气营血辨证-三焦辨证。人类对自然客体的认识进程与自然客体自身发展的进程竟如此相一致,确是应验了先哲黑格尔的名言了。而三者结合,恰是全方位的立体的三轴坐标辨证提纲了。

当然,统一寒温辨证提纲未必如此简单即可完成,近年来人们在治疗外感病的过程中组方常寒热挟杂。以感冒为例,常既用荆芥防风解毒、祛寒,又用银花、连翘、板蓝根清里热而疗效较捷。及所谓“辨证施治以热，寻病用药以寒”、“寒药治病，热药治证”，这并非完全出于辨证不准确，而是当代人类疾病外感热病寒热同感，即上文所述，既有从口鼻吸入温邪的潜因。又有受风邪从肌表侵袭的诱因。治疗时不两相兼顾，疗效就不会理想。

中医的外感热病的病因学理论建立在外感六淫之上。而时至今日，六淫之间的辨证与论治从理论到实践都没有充分分化而自成体系。由于历史条件的限制，都未把六淫各邪单独致病的辨证论治体系阐明，更未按《内经》的原旨，六淫对三阴三阳各有亲和性，无论从理论与实践，尚无充分的展开。因此，六淫常交叉致病，混合辨证论治，准确性受影响。原因是历史上的局限，不具备这种分化工作的进行。因此，当代要完成辨证提纲的统一，必然因细目不清而显得困难一些，也只能暂时先粗糙一些，我们的研究也只能耐心与慎重些。

四、哈雷彗星回归时对女子月经的影响

我国春秋时代已有关于彗星的记载，古籍中有“妖星”和“扫把星”之释。中医古籍虽未见记述，但《内经》说“星辰者，所以制日月之行也”，“凡刺之法，必候日月星辰”，这反映了祖国医学的天人相应观。哈雷彗星回归，给我们考察天体对人类生理的影响、弄清古人所提出的问题提供了很好的机会。这次哈雷彗星（简称彗星）接近地球，初次在 1985 年 11 月末，第二次在 1986 年 4 月下旬，我国南方才易观察。为此我们对 320 名女子在 1984 年 12 月 ~ 1986 年 5 月间的月经情况，作了下述调查，现报告如下。

（一）一般情况

调查对象为广东医学院及其附属护士学校、湛江市职工中专卫生学校的大、中专女学生。年龄 15 ~ 26 岁，平均年龄 17.8 岁。未婚者 304 名，已婚者 16 名。调查于 1985 年 10 月，1986 年 3 月、6 月，分 3 次进行。

（二）调查统计分析

对 320 名女子在彗星回归前与回归时各 6 个月时间内的月经周期及其症状情况统计，累加平均数，见表 17-2。

表 17-2　彗星回归前及回归时各 6 个月的月经症状变化情况

时间	正常	提前	推后	拖尾	量多	量少	色淡	暗块	鲜红	带多	带少	带白	带黄	头晕	闭经	痛经	崩漏
回归前 6 个月（月均人次）	159.7	25.5	45.3	34	41.8	44.7	14.2	47.5	53.2	51.7	34.8	67	20	15.5	10.8	17.7	0.43
回归时 6 个月（月均人次）	96.5	60.2	60.2	32.7	44	43.8	14.2	53	42.7	53.5	27.3	52.2	20.1	18.8	16.7	14.8	1

回归前 6 个月，即从 1984 年 12 月至 1985 年 5 月间；回归时 6 个月，即从 1985 年 12 月至 1986 年 5 月间。表 17-2 提示，彗星回归地球时期这 6 个月内，女子经期正常的每月人次显著减少，或者提前，或者推后。回归时 6 个月与回归前上 1 年同期月均人次的月经异常或提前均显示出非常显著性差异（$P<0.01$）。而月经期的其他临床症状未见明显改变。

（三）各人月经变异情况与体质分型关系

对调查的对象逐例进行病变体质分型，分型标准如下。

（1）脾虚型：舌胖嫩大，苔白，经期先后紊乱，经色淡，白带多，头晕腹痛，纳欠佳，脉濡缓。

（2）阴虚型：舌红瘦，经色红，量多或少，腰痛，寐差，脉细等。

(3) 肝郁型:胁痛,闭经,月经乱或推迟,有精神刺激史,舌边红或舌边有瘀,脉弦等。

(4) 痰湿型:舌淡胖苔滑腻,白带多而黏,经色淡暗,腹痛,脉细濡。

(5) 瘀热型:经色暗黑或成块,或经来量多色红,腰痛、腹痛,舌红紫或有紫斑,脉沉实等。

(6) 阳虚型:舌淡白胖,经色淡,月经推迟,白带多而稀白,脉沉迟。

(7) 阴阳平和型:月经正常,无自觉症状。

分型后,逐例作彗星归前与归时对比统计,见表 17-3。

表 17-3 彗星回归前及回归时各人月经变异情况与体质分型关系

变异情况	归前轻度变化(1～2 个月)								归时明显变化(3 个月以上)								共计
	肝郁	脾虚	阴虚	阳虚	痰湿	瘀热	平和	小计	肝郁	脾虚	阴虚	阳虚	痰湿	瘀热	平和	小计	
提前	3	2	3	1	1	2	4	16		10	11	4		9	5	39	55
推后	2	4	5	1	3	3	12	30	5	13	10	1	5	6	4	44	74
量多	1		1					2	4	10	4			3	1	22	24
量少或闭	1	4	2	1		1	1	10			7		4	5	5	21	31
痛经	2	1				2	2	7		9	6		3	3	4	25	32
合计	9	11	11	3	4	8	19	65	9	42	38	5	12	26	19	151	216

从表 17-3 可见,月经有轻度变化者 65 例,有 3 个月以上改变者 151 例(前后月经均异常或正常者不属统计范围),共 216 例,占调查总人数的 67.5%。其中脾气虚者 53 例,占变化人数的 24.5%;阴虚者 49 例,占变化人数 22.7%。提示脾气虚型与阴虚型月经病变者较多。此外,月经无改变者 104 例,占总人数 32.5%,以阴阳平和者为多。

(四) 讨论

我们考虑到,在学未婚女子的月经应较已工作的已婚女子所受的干扰少;从生理上看,青春期女子发育日趋成熟,月经周期逐渐转正常,但对外环境因素的影响较为敏感。因此,选择了在校女生为调查对象,作为外环境对人体生理影响的某种反映。

我们注意到,从中医运气学说来看,这次哈雷彗星回归期间,介乎乙丑年金运不及,太阳寒水在泉与水运太过的丙寅年、少阳相火司天。调查结果表明,女子经期紊乱者明显增多(当然尚未能排除气候、社会其他因素的影响),尤以脾气虚与阴虚型病变者多,用上面运气学说似难解释。哈雷彗星回归如果对运气有影响的话,则应是六十甲子所不能预算的"非时之气"、"虚邪之风"。若拟从外界感应,相火游行,扰脾于阴来理解,似可通。

调查结果未发现女子月经期的临床症状有明显改变。对康熙字典中"彗"字释条下,作"妖星"、"彗星为搀枪"之古释,在此未见反映。

五、阴阳学说的核心是质能态交变律

"阴阳之义配日月"出自《周易·说卦》,一语道出阴阳之意义另一种与天象相配渊源。且"易"字本身,即日与月合而为一,具有阴阳动静、阴阳消长、升降变化等含义。千百年来,这种思想渗透到祖国医学的每一领域,形成了中医学的阴阳学说理论,并代表着它独特的医学内容,成为中医学理论的基础。如何进一步以现代语言阐述阴阳的玄奥而深刻的含义,是一个必不可少的课题。

（一）日、月与阴阳之义

在科学不发达的古代，全世界的古人都重视天文学，我们的祖国显然是走在前列的。他们“仰观天象”，深刻地认识到在日月星辰的众多观察对象中，日与月最直接、最主要。“星辰者，所以掣日月之行也”，星辰主要是通过影响日月而发挥作用的。而日与月对于在地球上观察的古人来说，它们在太空中纵横交错，南来北往，此东彼西，昼夜交替，时空恰恰相反。另一方面，阴阳二字是指“山南水北曰阳，山北水南曰阴”。阴阳的文字是古人最初从日照对山水的观察中发现总结出来的，它代表着明暗、寒热、升降、动静等自然变化的两类状态。在那“日出而作、日入而息”的时代，日代表着天之阳，月则代表着天之阴，这是很自然的。因为首先是昼夜交替变化最能代表明暗、寒热、升降、动静的交替变化。一年十二个月的四时变化也如此。日、月、年三种周期的阴阳变化是对人类生命活动影响甚大的切身问题。

（二）日月运行与天地质能态交变

太阳给我们以大量的光和热，对地球上的人类来说，无疑是能量的源泉和化身。月是阴，因为它仅是星球物质，对地球与人类发挥近距离的优势影响与作用。因此，日代表着能态的作用，月代表质态的影响。地球就在此质能影响下周期运动，人类也在此质能态周期变化作用下而有质能态的周期变化，即是质能态交变的周期。这就是天人相应思想。太极图深刻而又质朴地表达了这种质能态交变周期变化。

然而，众所周知，经典物理学上有能量守恒定律及质量守恒定律，认为能量只能从这种形式转变为另一种形式，但不能增多与减少。质量亦然。另一方面，现代物理学又使我们知道，质量不等于物质，宇宙间能量与物质是无所不在的，其电磁相互作用的量子概念的引入就是例子。而光量子是“没有”静止质量的。道家的“空”（真空）是物质存在的一种基本形态。在爱因斯坦著名的狭义相对论的公式中，$E=mc^2$，E 是能量；m 是质量；c 是光速。实际上意味着能量与质量的相互转化。日本著名物理学家坂田昌一也承认质能的相互转化。本文的话题是太空中没有不带能量的物质，也绝没有无物质的能量而单独存在，因此仅以质态与能态表示在某一时空的质能何者相对为主而已。且阳中有阴、阴中有阳，太阳必有物质，月球亦藏能量，是从没有人怀疑的。它们在运动中相互作用，并作用地球而产生质能态周期变化。当然，阴阳学说与爱因斯坦的狭义相对论是不等同的，相距较远，但反映质态与能态可交互转化则有共同点。兹从阴阳属性的几点规律分述其意义。

1. 阴阳对立——天地质能态存在的普遍形式　太空中日月星辰，包括地球的存在都是以其能量与物质并存。能量大于质量的作用应属阳，质量大于能量的影响应属阴，这是二者相对的概念。但太空中不同的时空、质能态是变化的。宇宙就在这作用与反作用中永存。

2. 阴阳之道与阴阳协调——质能态交变的条件与稳态　“一阴一阳之谓道”，阴阳之道是“天地之道也，万物之纲纪”。但“道”的成立实质上是有条件的，而不是任意万物中之二者。首先它是指天地自然间的事物作为相对独立的系统中相互关联的双方，如太阳与地球等。但牛头与马嘴、汽车与火车不存在阴阳属性关系。阴阳协调更有条件性。日与地协调，实际就是日与地质能态交变的稳态。如日食、太阳黑子爆炸太过就是条件受干扰、稳态就受干扰，地球偏离轨道，稳定就完全破坏。

3. 阳主阴从——能量传递态　阳主阴从，强调阴阳交感当中阳的主动作用。质能交变态的主导因素也显然是能量的传递。不同时空能量差异、正负能的相互作用导致能量传递,从而出现质能交变态。世界上小若原子、原子核,阳电在内,诸电子阴电在外;大如太阳系,太阳属阳在内,各行星属阴运行在外。阳在内、阴在外的客观结构一样,也是阳主阴从的反映。但对人来说,生在日地之间,太阳在上,地阴在下,阳在外,阴在内是为区别。

4. 寒热、明暗、动静、升降——能态高下的转换 寒热是热能多少的反映,明暗是光能强弱的标志,动静是动能有无的显示,升降是动势能的转换。这些能态高下的转换,也是质能交变态的反映。能态低时质态物影响就大。

5. 阴阳互根、消长、转化——质能态交变律 阳生于阴,能赖质的转化释放;阴生于阳,质赖能的维系与聚散。阳消阴长是能态降低,质态增大,反之同理。阴阳转化是质能态两极化而剧烈交变方式。

6. 阳刚阴柔——质能态的形象化 阳刚是高能态藏于物中之形,阴柔则相反,是低能高质物之象。

7. 天地质能态与时空 天地间的质能态主要是由日、月、地三者时空关系决定的。质能态反过来又能大致反映时空变化。

综上所述,阴阳之义基本上是反映天地自然的质能态的。阴阳学说的规律,思想核心是质能态交变律。高能低质态为阳,低能高质态即属阴。天地就在此二态互相推荡、周期变换之中。

(三) 中医学阴阳说的质能态交变律

由于天人相应的关系,天地自然的质能态交变必然反映到人体中来,即天人相应。天地自然与人的阴阳消长是同步的,时时处处相应的。阴阳学说出现后,应归功于《内经》的作者,把它渗透到医学科学中来,与医学结成血肉相连的联系,并在实践中充实它。同时,在医学领域里,中医学阴阳学说有它某些特定的内容与涵义。例如,阴阳在人体一般泛指阳气与阴精。

1. 生理上的质能态交变律 “脏者,藏精气而不泻”,藏精气是人体吸取营养、同化物质、补充机体的过程,也是人体向质态转化,故脏为阴。“腑者,传化物而不藏”,传化物即分解与排泄的过程,是机体异化作用,产生能量,向能态转化的过程,故腑为阳。“气为阳”,是因为气是机体功能的标志与反映。机体功能作用意味着能量释放,故为阳。血、精、液为阴,是因为它们是以物质状态充养于全身机体。脏腑功能是同化与异化作用,是质能态交变的过程。气与血、精液互相化生与依存,同样是质能交变态的过程,而且是关联治病效果的问题。五脏各有阴阳。脏之阴指充养物或代谢产物;脏之气与阳,是其功能或热能释态。显然,它们彼此作用也是互变互补的。

人以“阴平阳秘”为正常,实质上是指人的质能态要维持某种水平的协调与稳态,就必须质态不多不少,能量储存稳定在质之中。这种质能交变态的整体或局部的稳态破坏,都会成为疾病。

2. 病理上的质能态交变律 “善诊者,察色按脉,先别阴阳”,四诊后的病理概可用八纲来归纳,故在此仅着重讨论八纲问题。

(1) 寒热:人是恒温的机体,要维持热能代谢的稳定,寒热是机体热能代谢的反映。面红、目赤、高热、口渴、大便秘结等都是机体热能代谢亢进,消耗水分较多的能态高的表现。面白、形寒、肢冷、二便清长等寒证候是机体热能代谢障碍或低下,应该代谢消耗的物质或水分潴留而显得原有水平的质能交变态失衡,质态大于能态,故属阴。

(2) 虚实:"精气夺则虚",不论气血阴阳,各种虚证都是机体质能态俱低下,或偏质态,或偏能态,而归根结底是生命活动障碍而表现出质态为主,故为阴。这与阳主阴从的道理相一致。"邪气盛则实",实证因邪所致,是致病因子致机体功能亢进以祛除病因的状态。此时,质能交变的总值会高于常值,但能态亢进偏高为主,故属阳。然邪可致虚,正可祛邪,这一矛盾的斗争,常导致证候虚实挟杂、虚实相因。机体的质态与能态此低彼高的失衡与时高时低的稳态破坏状况,恰是质能态交变的反证。

(3) 表里:表证属阳,里证属阴,与其说反映病位,不如说反映病势。它本是时空概念,而不是质能态的直接反映。但表证宜解表,必用释能药,故属阳。里证治里,少不了调质药,故为阴。因为对外感疾病来说,表为阳,里为阴,三阳为表,三阴为里。三阳与六腑相关联,是机体在分解排泄、异化作用中释放能量,作为机体适应外界环境调节的需要,故以能态为主。三阴为里,与五脏相关联,是机体储存精气、同化物质以维持内稳态的功能,故以质态为主。三阴三阳是表里证病理生理基础。但表里证各有寒热虚实之分,质能态不能于此细论。但表证可转化为里证,里证之邪可以透表,质能态就如此交变着。总的来说,自然界质能态的交感互变在生物及人的机体,主要体现在"阳化气,阴成形"的气形交感与互变,同时也体现于"阳在外,阴之使也;阴在内,阳之守也"的生命机体阴阳相互依存,势位交变之中。用笔者的语言来说,"阳化气"是反映生命机体的异化作用,"阴成形"则是反映生命机体的同化作用,它们之间协调平衡组成了机体生命新陈代谢的作用。即自然界的质能态交变,在生命机体的体现是新陈代谢。阴阳学说尚有其他要素,但核心是如上所述。

3. 治疗——质能态交变的调变 治疗法则按病理寒热、虚实等施治,毋庸赘述。中药四气五味中,寒热温凉四气就是针对质能态而施用的。五味中辛甘为阳,辛味药含挥发油,直接刺激机体增强释能作用;甘味药多含糖类,糖易释放热能,有补益作用,是补充促进机体趋向能态;酸味多含机酸,有收敛作用;苦味多含生物碱;咸味多含无机盐,都对能态有相对抑制作用,故为阴。五味选用配方。自然可调燮质能交变态。

针灸治疗的原理,是建立在人体的阴阳气血运行与天地阴阳气运行相协调上的。这是《灵枢》所谓"阴阳系日月"。因此,任何疾病的产生,都反映在气血运行失调上,针与灸二者是通进刺激机体某穴引起的反应,以调整机体循环,改变机体气血运行的时空偏差而达到调治质能态的。疏通就是调节。疏通就能改变虚实、寒热及表与里之间的状态。

(四) 结语

千百年来,阴阳学说一直指导着我国科技文化的研究与发展,尤其是中医学。但时至今日,尚因其玄冥幽微而为后学者所困惑。因此,如何刮垢磨光,用现代语言加以表述是一个值得探讨的问题。20 世纪 80 年代,陈立夫先生曾提出从"质能盈虚以代表阴阳"。甚觉精到,唯未见结合中医展开阐述。谨在此,从回顾阴阳之本义及其天文背景开始溯源探流,初步认识到它的实质是阐述天地自然与人的质能态,而阴阳学说的四大规律,其思想核心是质能态交变律。天人合一俱属如此。

六、阴阳易的生理与证治初探

性行为是人与动物的一种本能,借以繁衍后代,中国古代对性行为的认识有过很丰富的记载,尤其是阴阳交感的理论,对性行为起着内在导引的作用,仅于此作一探讨如下。

（一）阴阳交感形成与性冲动生理

阴阳交感的思想可溯源到《易经》，我国著名科学家郭沫若曾解释易学上的阴阳爻，是古人以男、女的生殖器作象征或示意图的。《周易》中既济卦代表水火相济，未济卦代表坎离未交，泰卦代表阴阳相交，否卦代表阴阳不交。都是阴阳交感思想的源流。《内经·气交变大论》就强调天地之气交而变。《素问·六微旨大论》说："气交之分，人气从之，万物由之，此之谓也"，"高下相召，升降相因"。《素问·阴阳应象大论》说："地气上为云，天气下为雨。"这些论述都孕育着天地阴阳交感变化的思想。明确阴阳交感理论、强调阴阳交感的重要性莫过于明朝大医学家张景岳，他在《类经附翼·医易义》中说："物生谓之化，物极谓之变，阴可变为阳，阳可变为阴，只此一二，交感生成。"他指出阴阳"消息之机，交感之妙，错综之义，昭乎已备"，并举例说"迨乎以阴孕阳，以柔孕刚，以小孕大，以短孕长"，认为阴阳交感是生物繁衍的基调。

阴阳交感在于人体，首先强调阴阳相交，中医学认为，心代表火在上，肾代表水在下，水火当互济，上下应交通，心藏神，肾藏精，人之生理，积气以成精，积精以全神，藏精可化气而能损精，或耗精伤神，也可以以神御精，聚精会神，神精气可相互转化、滋生，也可以相互消耗。

与性冲动相关的生理条件是性功能的成熟，性功能的成熟前提是肾精之中的生殖之精成熟与排出健全——"天癸至"。女子十四岁左右，任脉才真正通顺，冲脉盛，共同发挥任育胞胎作用，月经才初潮。冲任二脉通盛的具体意义是什么？后世阐发尚少。显然它受肾气激活，在性系统中起着关键的中间枢纽作用。作为通道，把肾的信息与物质传递至胞宫，并促成女性第二性征的发育与完善，并且是经水和乳汁产生的重要因素。故说"冲为血海，任主胞胎"。

男子"二八"肾气盛，天癸至，精气溢泻，并未提及冲任脉，原因是男子并无月经等生理现象，但冲任不论男女，作为人体的经脉，促进性功能的传导，沟通心肝气与肾气的联系作用，以及启动与转送"天癸"的作用是必然存在的，认识这一点很重要。

男子性功能尚与宗筋功宜彦有关，宗筋首先指前阴。《素问·痿论》说："冲脉者，经脉之海也，主渗灌溪谷，与阳明合于宗筋"，"阳明虚则宗筋纵"，说明前阴之筋的性冲动与阳明、冲脉的充养与冲动有关。

《灵枢·五音五味篇》尚指出没有冲动的三种人。一种是因病"阴气绝而不越"的男性，有胡须等男性征，但无性冲动。另一种是通过手术去"宗筋"的宦者，无男性征也无性冲动。因"伤冲脉，血泻不复，皮肤内结，唇几不荼"。还有一种是先天性的"天宦"，病机是"任冲不盛，宗筋不成，有气无血，唇口不荼"。可见，不论男女，性冲动与人整体的阴阳之气交感，在此相交导引下，心肾相交，肾中天癸至，阳明气血衰盛，冲任畅旺，宗筋完整无恙的功能发挥正常，都是完成性功能的重要环节，任何一环节的病变或障碍，都会影响性冲动及其功能。

（二）性行为与两性阴阳交感

与中医学的天人相应观一样，阴阳交感的易理广泛存在于人与日月、人与天地自然之间。乾道成男，坤道成女，自然界中男女、雌雄之间，当彼此在生活中接近，如产生亲热感，就是生物两"心神"阴阳交感导引下产生的性冲动的基础。在自然现象中，阴阳电静电感应可产生雷电放电现象。在生物界阴阳交感的最终导向表现在雌雄动物的两体合一的性行为。在哺乳动物雌雄体的性行为中,从舐毛、咬嘴到性交,雄性插入阴茎都是从背后进行的。像单极接通放电一样。而人类的性交,更多的接吻、顶舌、性交从前面进行,从而完成了两人之间任脉、心肾两窍(舌与前阴)两极环路的接通的最佳电循环通路。"任主胞胎",因此应是最易受孕成胎的性交方法。

(三) 房中术——阴阳交感逆转流向的尝试

正常的性交,都以"男施女受"以告一段落,中医认为,过多的性交导致肾精亏损,是男人折阳寿的原因。秦汉时代依始,古人就试图逆转阴阳交感的流向作为延长寿命的措施。唐代孙真人《千金方·房中补益篇》收入记载说:"能御十二女而不施泻者,令人不老有美色,若御九十三女而自固者,年万岁"云云。据云选择妙龄少女以温柔内向者为对象,在女方性冲动高潮时,更是男方"采阴"的有利时机,尤其是男方不能冲动射精,否则走火入魔,而告失败。这种以牺牲女方的利益以满足服务于男方的延年术,随着男尊女卑的封建社会被推翻而成为历史尘埃。而古人以阴阳交感为指导思想,使男女性交逆转流向,以达到把"男施女受"转变为"女施男受",以图延寿为目的,这种思路指导的试验是很明显的。

《素问·五常政大论》说:"阴精所奉其人寿,阳精所降其人夭"是一个基本的指导思想。因此,《内经》开卷首篇《素问·上古天真论》就指出要节制性生活,以"以酒为浆,以妄为常,醉以入房"是折人阳寿的生活习性。中医以节制性生活以求养生保健在历代的实践中很突出。而多不主张房中术。

(四) 性行为传染——阴阳易致病

中医第一部临床专著《伤寒杂病论》就记载了性行为导致疾病传染的就是所谓"阴阳易","伤寒阴阳易之为病,其人身体重、少气、少腹里急,或引阴中拘挛,热上冲胸,头重不欲举,眼中生花,膝胫拘急者,烧裈散主之"。宋代庞安时《伤寒总病论》说:"阴阳易病者,阴阳相感动,其毒气着人,如换易也,男子病新瘥,女子与之交,女子得病名曰阳易,女子病新瘥,男子与之交,男子得病名阴易。"后人分析《金匮要略》的狐惑病指出,古人把男淫女子称狐;《周易》说:"女惑男,风落山,谓之蛊",均是性接触传染致病。狐惑病类似白念珠菌感染之类。

《伤寒论》的烧裈散治阴阳易,男子用靠妇人中裈近隐处,取烧作灰,这种追溯阴阳交感而来的病源途径,并通过"烧灰存性"的技术处理,达到治病目的是当代人颇为费解的。但若细加分析,妇人中裈隐处的病邪(病源微生物)是经正邪相争而正胜之病邪,"烧灰存性"后取"方寸匕水服"后,原文指出:"日三服,小便即利,阴头微肿,此为愈矣"。这是通过服药后利尿排毒达到有效治疗的真实记录。而不是古人凭空臆想的荒诞文字记载。这与当代灭活菌苗接种注射的思路何其相似乃矣!以此类推,古人以甘草泻心汤治狐惑病,以升麻鳖甲汤治阴阳毒,后人以老鼠屎汤治阴阳易,均是颇值参考的治疗性交致病的资料。

(五) 结语

按中医的基本观点,天地间阴阳交感,在生理上造就生物雌雄间的性交与繁衍,也可走向反面,导致折夭与病变。同样,利用它的理论指导,也可以从事健康长寿的研究,即控制性交与房中术,古人的这种研究是难能可贵的。此外,阴阳交感"以曲孕直,以短孕长"的思想正提示我们,同一事物止损之短也必有抗邪之另一面之长,如何充分利用自然界的"长"与"短","以长补短"是一个值得探讨的问题。

当代治疗某些不治之性病,如艾滋病能否参考阴阳易的治疗方法,如取 HIV 阳性的存活动物的排泄物(尿或屎)煎汤服,或“烧灰存性”后服,如果这些古老的土方法能先在动物实验中有效,将为人体治疗艾滋病提供有价值的参考。

重视阴阳交感思想与中医基本理论的几个生理环节,如心肾之神与精、冲任、阳明、宗筋等的功能与病机阐发,是对性病进行辨证论治的基本要素。

“阴阳易”引用了阴阳学说“数之可十,推之可百……万之大,不可胜数”,但不是无条件的自然界阴阳之间“交感相错”的同一事件两方面或两个事物,才能成为彼此的阴阳两方面,才能在互动中交感转化、痞塞、突变等。在无机界主要表现为“阳化气,阴成形”质能态交变,在生物界表现为同化作用与异化作用的新陈代谢,在生殖生育上则又强调交感才生变化。但必须遵循动物的雌雄、人类的男女生理医学上的特点与规律。这就是古人带思辨的哲学思想到客观的医疗实践探索的例证。

参 考 文 献

常宇. 2002-3-25. 重症肌无力一定要早治——访徐淑文. 中国中医药报, 第3版

畅达. 2000-6-14. 对"无症可辨"的思考. 中国中医药报, 第3版

陈立夫. 1989. 中医之理论基础. 福建中医药, 20(1): 3

陈雪功. 2001. 对张景岳"归原"之说的再认识. 中国中医药学报, 16(3)

陈易新, 陈家旭, 季绍良, 等. 2000. 对于证实质研究的辨识与思考. 中国医药学报, (6): 10 ~ 12

成都中医学院. 1980. 金匮要略选读 · 水气病脉证并治. 上海: 上海科学技术出版社: 129

储水鑫. 2007-1-31. 蜈蚣的临床配伍应用. 中国中医药报, 第6版

董岳琳. 1975. 桂枝汤新解. 新医学杂志, (3)

方药中. 1979. 辨证论治研究(上). 北京: 人民卫生出版社

甘均权. 1979. 桂枝加龙牡汤的临床运用经验. 新医药学杂志, (6): 11

高德. 1981. 伤寒论方医案选编. 长沙: 湖南科学技术出版社: 22, 28 ~ 29, 131 ~ 140

广东省仲景学术专业委员会, 广州中医药大学第一附属医院. 1998. 经方临床应用与研究. 广州: 广东经济出版社: 78 ~ 91, 123 ~ 133, 141 ~ 146, 306 ~ 318, 345 ~ 350

广州中医学院. 1979. 方剂学. 上海: 上海科学技术出版社

郭立中. 2001. 叶传蕙从风论治肾炎蛋白尿的经验. 中国中医药学报, 16(3): 48 ~ 50

郭迎树. 2013-2-22. 郑绍周治癫痫经验. 中国中医药报, 第4版

郝万山. 2001-8-6. 抓主症、对症用方. 中国中医药报, 第3版

何新. 1980. 简论历史概念集合. 学术月刊, (11): 10

何志雄. 1981. 伤寒论选释与题答. 广州: 广东科技出版社: 3, 33

河北医学院. 1982. 灵枢经校释 · 决气第三十. 北京: 人民卫生出版社: 499

河北医学院. 1982. 灵枢经校释 · 岁露第七十九. 北京: 人民卫生出版社: 422 ~ 424.

河北医学院. 1982. 灵枢经校释 · 通天 · 七十二. 见"太阳之人". 北京: 人民卫生出版社: 285

河北医学院. 1982. 灵枢经校释 · 卫气行第七十六. 北京: 人民卫生出版社: 357 ~ 358

河北医学院. 1982. 灵枢经校释 · 五癃津液别论第三十六. 北京: 人民卫生出版社: 533

河北医学院. 1982. 灵枢经校释 · 阴阳系日月第四十一. 北京: 人民卫生出版社: 4

河北医学院. 1982. 灵枢经校释 · 营卫生会第十八. 北京: 人民卫生出版社: 352, 357

侯灿. 1964. "八纲"病理生理学基础初步探讨. 中医杂志, (12): 32

胡学军. 2000. 略论临床病势. 中国医药学报, (6): 53

焦树德. 1977. 用药心得十讲. 北京: 人民卫生出版社

康殷. 1979. 文字源流浅说. 北京: 北京荣宝斋出版社: 367

柯琴. 1959. 伤寒论翼. 上海: 上海科学技术出版社: 34

匡调元. 1980. 中医病理研究. 上海: 上海科技出版社: 105 ~ 106, 111

蓝克信, 杨麦青. 1985. 从微循环角度来补充关于伤寒论中传经和六经的假说. 仲景学说研究与临床, (2): 2

李晨辉. 2005. 利胆泄浊法治疗高脂血症. 中国中医药学报, 15(3): 54 ~ 55

李军, 程东凯, 翁宁, 等. 2012-5-4. 治输卵管阻塞性不孕经验谈. 中国中医药报, 第4版

李莱田. 1981. 从系统演化论"肺外合皮毛". 山东中医学院学报, (1): 13

李秋贵, 李文瑞. 2001.《伤寒杂病论》的辨证方法研究. 中国医药学报, (4): 4

林国通. 1987. 中医拮抗疗法. 长沙: 湖南科学技术出版社

刘清泉, 安海燕, 郭建文, 等. 1999. 分层扭转法与脑出血重症. 中国医药学报, (2)

刘少轩. 1964. 对桂枝汤治自汗的点滴体会. 福建中医药杂志, (5): 35

刘小平. 2006-9-28. 葛根的解肌作用及引申应用. 中国中医药报, 第5版

孟彪. 2010-4-26. 治分缓急对药助攻. 中国中医药报, 第4版

邱志济. 2010-5-31. 双降汤镇肝熄风汤治高血压. 中国中医药报, 第5版

邱志济. 2012-3-8. 朱良春使用药对治顽痹. 中国中医药报, 第6版

任继学. 2004-1-12. 医家应重视伏邪的致病. 中国中医药报, 中国医师版

任继学. 2004-1-19. 医家应重视伏邪的致病. 中国中医药报, 中国医师版

山东中医学院, 河北医学院. 1982. 黄帝内经素问校释(二册). 北京: 人民卫生出版社: 62, 92, 163

沈自尹. 2010-1-1. "肾"的研究成果对中西医结合研究思路的启示. 中国中医药报, 第4版

施家珍. 1965. 伤寒论六经病理初探. 中医杂志, (5): 32

施毅. 1989. 恽铁樵妙着用附子. 上海中医药杂志, 8: 18

宋兴. 2000. 怪证诊治探要. 中国医药学报, (6): 13～16

孙晓云. 1980. 体内血液分布异常或循环异常引起的疾病. 新中医, (增刊1): 46

陶治中. 1989.《伤寒论》"病愈日"与《周易》循环论医易相关研究. 贵阳中医学院学报丛刊. 贵阳国际学术研讨会论文摘要专辑, (第二集): 30

汪昂. 1959. 医方集解. 上海: 上海科学技术出版社

汪涛, 姚实林. 2000. 先病后证, 判明邪正消长态势是辨证的关键. 中国医药学报, (6): 50

王伯章. 1985. 太阳与太阳病本质初探. 江苏中医杂志, 9: 11

王伯章. 1987. 从"自然演变-生物遗传-人体生理"探讨天人相应观的中医理论的设想. 医学与哲学, 9: 26

王琴, 胡晓峰. 2007. 当代名老中医图录. 北京: 中医古籍出版社: 98, 115, 291, 293, 295, 302

吴佩衡, 吴元坤. 1979. 吴佩衡医案. 昆明: 云南人民出版社: 2

谢水新, 文伯伟, 安迪光. 1984. 范中林六经辨证医案选. 沈阳: 辽宁科技出版社: 39, 105～153

胥庆华. 1996. 中药药对大全. 北京: 中国中医药出版社

杨君柳. 1980. 麻黄汤治愈急性乳腺炎一例. 江西中医药, (4): 27

杨新中, 李金彩, 邹水银, 等. 1999. 对中医肿瘤病因病机与治疗的思考. 中国医药学报, (6): 57～60

叶景华. 2008-8-29. 名医名方——叶景华方剂介绍. 中国中医药报, 第4版

尤在泾. 1956. 伤寒贯珠集. 上海: 上海卫生出版社: 9

张会永, 李玉奇. 2007-1-26. 老中医治疗胃病经验. 中国中医药报, 第6版

张景岳. 1980. 类经(上). 北京: 人民卫生出版社: 267, 317

张喜奎, 杜治琴, 杜治宏等. 1997. 杜雨茂肾病临床经验及实验研究. 西安: 世界图书出版公司西安公司出版: 28～42

张兆云. 2002. 辨证识机论. 中国医药学报, (1): 7

张志民. 1980. 伤寒论方的运用方法. 新中医, (1)

张志民. 1984. 伤寒论方运用法. 杭州: 浙江科学技术出版社: 153

张子辉. 1964. 治疗崩漏35例的经验介绍. 中医杂志, (10): 14

中医研究院西苑医院. 1980. 赵锡武医疗经验. 北京: 人民卫生出版社: 91

周凤梧, 王万杰, 徐国仟, 等. 1958. 黄帝内经素问白话解. 北京: 人民卫生出版社: 11, 34, 51, 53, 130, 132, 134, 175, 271, 355, 476, 511

朱丽红. 2007-3-19. 勇于探索, 勇于创新——贺丰杰妇科临床科研思路简析. 中国中医药报, 第4版

朱晓雷, 孙伟. 2010-8-25. 肾脏移植后中医来养护. 中国中医药报, 第5版

朱章志, 李赛美. 2002. 经方临床运用思路与方法. 第四期全国经方运用高级研修班讲义: 广州: 28～41, 55～62, 84～87

T E 鲁, F 博尔顿. 1974. 医学生理学和生物物理学(上). 北京: 科学出版社: 205～206

T E 鲁, F 博尔顿. 1974. 医学生理学和生物物理学(下). 北京: 科学出版社: 883～886